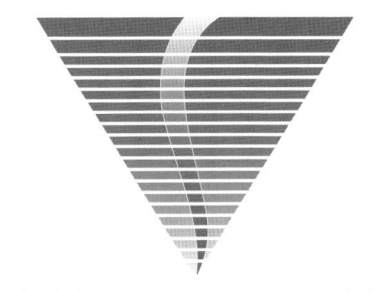

形成外科ADVANCEシリーズ I-2

四肢の形成外科
最近の進歩　第2版

 監修
杏林大学教授
東京大学名誉教授
波利井 清紀

 編著
埼玉成恵会病院・埼玉手の外科研究所所長
東京慈恵会医科大学客員教授
児島 忠雄

克誠堂出版

執筆者一覧
(五十音順)

石川	浩三	大津赤十字病院形成外科
石倉	直敬	石倉クリニック
磯野	伸雄	東京女子医科大学形成外科
小山	明彦	北海道大学医学部形成外科
梶	彰吾	松江赤十字病院形成外科
川口	智義	癌研究会附属病院整形外科
木村	直弘	千葉県救急救命センター形成外科
光嶋	勲	東京大学医学部形成外科
小坂	正明	近畿大学医学部形成外科
児島	忠雄	埼玉成恵会病院・埼玉手の外科研究所
桜井	裕之	東京女子医科大学形成外科
佐瀬	道郎	東邦大学医学部形成外科
佐藤	兼重	昭和大学医学部形成外科
澤泉	雅之	癌研究会附属病院形成外科
柴田	実	新潟大学医学部形成外科
城倉	雅次	新潟大学医学部形成外科
菅又	章	東京医科大学八王子医療センター形成外科
関口	順輔	せきぐちクリニック
多久嶋	亮彦	杏林大学医学部形成外科
竹内	正樹	東京女子医科大学形成外科
鳥居	修平	名古屋大学医学部形成外科
林	明照	東邦大学医学部形成外科
波利井	清紀	杏林大学医学部形成外科
平瀬	雄一	埼玉成恵会病院形成外科
福本	恵三	埼玉成恵会病院・埼玉手の外科研究所
藤川	昌和	大阪府立急性期・総合医療センター形成外科
保阪	善昭	昭和大学医学部形成外科
本田	耕一	形成外科メモリアル病院
前川	二郎	横浜市立大学医学部付属病院形成外科
丸山	優	東邦大学医学部形成外科
山口	利仁	東京手の外科・スポーツ医学研究所
吉田	純	金沢医科大学形成外科
渡邊	彰二	東京労災病院形成外科

ADVANCE

第 2 版　序

　四肢の再建外科において，形成外科の果たす役割は大きく，その領域に確固たる地位が築かれてきたといっても過言ではないであろう。はじめに，マイクロサージャリーの進歩と，それに伴う遊離組織移植の採取部としての皮弁の開発が行われ，その結果，多くの皮弁の応用が可能となった。その後，全身にわたる筋肉，筋膜，皮膚の血行動態の解明が進み，筋皮弁，筋膜皮弁の概念が導入された。四肢においても種々の筋皮弁，筋膜皮弁が開発された。これらの進歩に基づいて 1980 年代から 1990 年代にかけて多くの手術法が報告された。また，1980 年代より tissue expander が導入され，四肢にも応用されるようになり，再建方法も多様となった。四肢の再建外科，形成外科の分野において，本邦の形成外科学のレベルは高く，国際的にも高い評価を受けてきた。

　このような状況下で"形成外科 ADVANCE シリーズ"「四肢の形成外科：最近の進歩」が企画され，刊行された。しかし，初版刊行以来，早くも 10 年が経過した。この 10 年余の間に，さらに新しい方法の開発など，その後の目覚しい進歩・展開が見られている。また，一部の執筆者も，この間に定年で退職，あるいは第一線から退かれた。これらの事情を勘案して，執筆項目と執筆者に多少の変更を行い，四肢の形成外科，その後の進歩・新展開を取り入れた改訂版の刊行が企画された。そこで，四肢のそれぞれの分野に造詣の深いエキスパートにご執筆をお願いした。

　本書は初版と同様に，3 部より構成されている。第 1 部の新しい手術法の四肢への応用には，悪性腫瘍切除後の四肢の機能再建，穿通枝皮弁の四肢への応用，陰圧ドレッシングを用いた植皮片の固定法，四肢の vascular malformation の治療法の 4 項目を新たに設け，tissue expander はリザーバードームを用いる新しい試みに変更された。第 2 部の上肢の再建には，遊離皮弁・遊離複合皮弁による手指の知覚再建・爪の再建を血管柄付き遊離複合組織移植による手指再建としてまとめて述べていただいた。第 3 部の下肢の再建では，皮弁・筋膜皮弁と筋膜皮弁による下肢の再建を三つの部位にまとめ，足部の再建は皮弁による足底の再建のみについて述べていただいた。

　以上のように，今日における最新の四肢の形成・再建外科の理論と手技，症例が述べられており，初版と同様に，形成外科医の勉学の良き指針として利用されるものと確信する。外科手術の進歩・発展は日進月歩であり，今後も多くの新しい方法が考案され，報告されていくであろう。ある新しい方法が確立されたものとして広く受け入れられるためには，十分な客観性を持たなければならない。そのためには，多くの追試がなされ，長期の遠隔調査が行われなければならない。このような観点からも今後の一層の発展の礎として本書が利用されることを期待したい。

　おわりに編集に精力的に携われた克誠堂出版株式会社・大澤王子さんに厚くお礼を申しあげます。

2005 年 9 月

埼玉成恵会病院・埼玉手の外科研究所所長
東京慈恵会医科大学客員教授

児島　忠雄

初版　序

　近年，四肢の再建外科において，形成外科の果たす役割は大変大きくなってきている。まずはじめに，マイクロサージャリーの進歩と，それに伴って遊離組織移植の採取部としての皮弁の開発が行われ，その結果，多くの皮弁の利用が可能となった。その後，全身の筋肉，筋膜，皮膚の血行動態の解明がなされ，筋皮弁，筋膜皮弁の概念が導入された。四肢においても種々の筋皮弁，筋膜皮弁が開発された。これらの進歩に基づいて，1980年代から1990年代にかけて多くの新しい手術法が発表されている。また，1980年代より tissue expander が導入され，四肢にも応用されるようになり，再建方法も多様となった。

　以上のような状況を踏まえて"形成外科 ADVANCE シリーズ"「四肢の形成外科：最近の進歩」が企画された。本シリーズは本邦における形成外科学の進歩・発展を現時点で集大成し，本邦形成外科学のレベルならびにその成果が世に問いうるものであることを目指すとされている。四肢の形成外科の分野においても，本邦の形成外科学のレベルは高く，国際的にも高い評価を受けている。そこで，四肢のそれぞれの分野のエキスパートにご執筆をお願いした。

　本書は3部より構成されている。第1部は新しい手術法の四肢への応用と題し，tissue expander，遊離筋皮弁移植，遊離側頭筋膜弁移植，calvarial bone graft，骨延長器などの新しい手術法を総論的なものとして取り上げた。第2部は上肢の再建として先天異常，熱傷，外傷の治療，各部位における再建について述べて頂いた。第3部は下肢の再建として，上肢と同様に先天異常，外傷の治療と，各部位における再建についてご執筆頂いた。

　このように，現在におけるもっとも進歩した四肢の形成・再建外科の理論と手技が網羅されており，形成外科医の勉学の良き指針として利用されるものと信ずる。外科手術の進歩・開発は日進月歩であり，今後も多くの新しい手術法が考案され，発表されていくであろう。ある手術法が確立されたものとして広く受け入れられるためには，十分な客観性を持たなければならない。そのためには，長期間の遠隔調査が行なわれ，多くの追試がなされなければならない。この観点からも，本書が今後のいっそうの発展の礎として利用されることを願うものである。数年後には，本書よりもさらに進歩した内容のものが刊行されることを期待したい。

　最後に本シリーズの企画編集に熱心に携われた東京大学・波利井清紀教授，克誠堂出版株式会社・林　靖英氏に感謝の意を表します。

1993年1月7日

埼玉成恵会病院・埼玉手の外科研究所所長
東京慈恵会医科大学客員教授

児島　忠雄

目　次

I　新しい手術法の四肢への応用

1．Tissue expander 法の四肢への応用 ……1
（竹内正樹，桜井裕之，磯野伸雄）

- A　術前の評価　*1*
- B　手術手技　*2*
- C　術後管理　*4*
- D　症例　*4*
- E　考察　*6*

2．骨軟部悪性腫瘍切除後の四肢の機能再建 ……7
（澤泉雅之，川口智義）

- A　概念　*8*
- B　四肢の解剖・機能上の特性　*9*
- C　術前の評価とプランニング　*10*
- D　手術法の選択　*11*
- E　術後管理　*12*
- F　症例　*12*
- G　考察　*16*

3．穿通枝皮弁の四肢への応用 ……19
（光嶋　勲）

- A　概念と歴史　*19*
- B　術前の評価　*20*
- C　手技　*20*
- D　四肢に有用な代表的な穿通枝皮弁　*21*
- E　術後管理　*27*
- F　考察　*28*

4．陰圧閉鎖ドレッシングを用いた植皮片固定法 ……31
（小山明彦，本田耕一）

- A　概念　*31*
- B　手技　*32*
- C　術後管理　*33*
- D　症例　*33*
- E　考察　*35*

5．骨延長器の応用による再建 ……37
（梶　彰吾）

- A　概念　*37*
- B　術前の評価　*37*
- C　手技　*37*
- D　術後管理　*38*
- E　症例　*38*
- F　考察　*42*

6. 四肢の vascular marformation の治療法 ·············44
(渡邊彰二, 保阪善昭)
- A 診断法　*44*
- B 治療法　*44*
- C 治療法の選択　*45*
- D 硬化療法の手技　*47*
- E 症例　*50*

II 上肢の再建

7. 手先天異常の治療の進歩 ·············55
(福本恵三)
- A 手先天異常治療の基本概念　*56*
- B 分類　*56*
- C 手術時期について　*56*
- D 術前検査　*57*
- E 術後管理　*58*
- F 各疾患について　*58*
  - 合指症　*58*
  - 裂手症　*63*
  - 横軸形成障害合短指型に対する遊離趾骨移植術　*64*
  - 母指多指症　*69*
- G 考察　*71*

8. 手熱傷の初期治療の進歩 ·············75
(菅又　章)
- A 手熱傷治療の概念　*75*
- B 熱傷深度の判定　*75*
- C SDB の治療　*75*
- D DDB の治療　*77*
- E DB の治療　*80*
- F 広範囲熱傷に伴う手熱傷　*81*
- G 考察　*81*

9. 皮弁による手指の再建 ·············83
(児島忠雄)
- A 概念　*83*
- B 解剖　*84*
- C 術前の評価　*85*
- D 手技・術後管理・症例　*85*
- E 考察　*92*

10. 血管柄付き遊離複合移植による手指再建 ……………………95
(柴田　実，城倉雅次)

  A 概念 *95*
  B 術前の評価 *97*
  C 手技 *97*
  D 術後管理 *101*
  E 症例 *101*
  F 考察 *103*

11. 前腕皮弁による手の再建 ……………………107
(藤川昌和)

  A 概念 *107*
  B 解剖 *108*
  C 術前の評価 *108*
  D 手技 *109*
  E 術後管理 *110*
  F 症例 *110*
  G 考察 *112*

12. 筋膜・中隔皮弁による肘関節部の再建 ……………………115
(丸山　優，佐瀬道郎)

  A 概念 *115*
  B 解剖 *115*
  C 術前の評価・適応・特徴など *118*
  D 手技および症例 *118*
  E 術後管理 *124*

13. 手指末節切断の再接着 ……………………125
(石川浩三)

  A 概念 *125*
  B 解剖 *126*
  C 術前の評価 *127*
  D 手術手技 *128*
  E 術後管理 *129*
  F 症例 *130*
  G 考察 *132*

14. Degloving injury の再建 ……………………134
(平瀬雄一，山口利仁)

  A 概念 *134*
  B 手技 *134*
  C 症例 *136*
  D 考察 *140*

III 下肢の再建

15. 皮弁・筋膜皮弁による膝関節部の再建 …………………………………145
(林　明照，丸山　優)

  A　概念　*145*
  B　解剖　*146*
  C　術前の評価　*147*
  D　手技および症例　*148*
  E　大腿二頭筋短頭筋弁による再建　*152*
  F　術後管理　*153*
  G　考察　*153*

16. 肩甲回旋動脈を用いた血管柄付き肩甲骨による下肢の再建 …………………………………157
(関口順輔)

  A　下肢への遊離肩甲骨移植の概念　*157*
  B　遊離肩甲骨の解剖　*159*
  C　術前の評価　*159*
  D　手術手技　*160*
  E　術後管理　*161*
  F　症例　*162*
  G　考察　*162*

17. 筋膜皮弁による下腿の再建 …………………………………167
(佐藤兼重，木村直弘)

  A　概念　*167*
  B　下腿皮膚の血管解剖　*168*
  C　下腿の筋膜皮弁　*168*
  D　症例　*172*
  E　考察　*172*

18. 筋膜皮弁による足関節部の再建 …………………………………176
(鳥居修平)

  A　概念　*176*
  B　足関節周辺の血管解剖　*176*
  C　術前の評価　*177*
  D　手技および症例　*178*
  E　術後管理　*181*
  F　考察　*182*

19. 下肢リンパ浮腫の再建 ……………………………………………………………184
(前川二郎)

  A 概念 *184*
  B 解剖 *185*
  C 浮腫の評価と術前の検査 *186*
  D LVAの手技 *187*
  E 術後管理 *188*
  F 症例 *189*
  G 考察 *189*

20. 皮弁を用いた足底の再建 ……………………………………………………………192
(多久嶋亮彦，波利井清紀)

  A 概念（再建方法の選択） *192*
  B 足底の解剖 *193*
  C 術前の評価 *194*
  D 手技 *194*
  E 術後管理および二次的修正術 *196*
  F 症例 *198*
  G 考察 *199*

21. 足趾先天異常の治療の進歩 …………………………………………………………202
(吉田　純，石倉直敬)

  A 多（合）趾症 *202*
  B 合趾症 *205*
  C 先天性絞扼輪症候群 *208*
  D 第IV趾短縮症 *211*
  E 巨趾症 *212*

22. 陥入爪・巻き爪の再建 ………………………………………………………………217
(小坂正明)

  A 概念 *217*
  B 爪甲の解剖と機能 *217*
  C 評価法 *218*
  D 治療の実際 *219*
    ●陥入爪 *219*
    ●巻き爪 *223*

I 新しい手術法の四肢への応用

1 Tissue expander 法の四肢への応用
2 骨軟部悪性腫瘍切除後の四肢の機能再建
3 穿通枝皮弁の四肢への応用
4 陰圧閉鎖ドレッシングを用いた植皮片固定法
5 骨延長器の応用による再建
6 四肢の vascular marformation の治療法

I 新しい手術法の四肢への応用

1 Tissue expander 法の四肢への応用

SUMMARY

Tissue expander 法（以下，エキスパンダー法とする）の利点は，1) 植皮術のように採取部の犠牲がないこと，2) 隣接部位の皮膚伸展を図ることが多いので，再建部位との色調・質感が一致し整容的に優れていること，などが挙げられる。特に四肢領域は多くの部位が露出部となり，また再建に供する局所組織が得られにくい部位であるため，エキスパンダー法は，適応を考慮すれば，整容的に良好な結果を得ることができる再建術と言える。しかしながら，四肢は他部位に比べて安静がとりにくく，また血行障害を起こしやすい部位であり，エキスパンダー法施行による血腫，エキスパンダーの露出・破損，感染，皮膚壊死といった合併症の発生率が高いとされている。つまり，エキスパンダー法では，合併症回避が重要なポイントであり，再建術を成功させる鍵となる。

そこで，われわれは，エキスパンダー挿入時には，内視鏡補助下でへら型剥離子およびバルーンを用いた鈍的剥離を施行し，出血の少ない，安全で確実な皮下ポケット作成を行っている。さらには，吸引ドレーンが抜去された後に生じたエキスパンダー周囲の出血や漿液腫・感染などを早期に発見し，ドレナージを図ることが可能な"モニタリングリザバードーム"システムを導入している。人工物が長期にわたって挿入されるエキスパンダー法では，適応の見きわめを含めた術前の綿密な計画，手術手技の工夫および術後の医師による定期的な局所管理のみならず，患者や家族にも日常生活での留意点をよく理解してもらい協力を得ることが，合併症を回避し，よりよい結果を得るために重要である。

はじめに

エキスパンダー法は，母斑や瘢痕などの病変隣接部位の皮下にシリコン製バックである組織拡張器（エキスパンダー）を挿入し，一定期間内に徐々に生理食塩水を注入してバックを膨らますことで正常皮膚を伸展させ，そこに生じた余剰皮膚を利用して病巣部切除後の皮膚欠損部位の再建を行う手術手技である。同じ色調，質感の皮膚を欠損部に移動し，線状瘢痕として治癒させる方法であるため，再建に供する組織が得られにくく，多くの部分が露出部となる四肢領域には，適応を考慮すれば，整容的に良好な結果が得ることができる。本稿では，四肢領域におけるエキスパンダー法の手術手技と合併症回避の工夫点を中心に述べる。

A 術前の評価

1．適応疾患

エキスパンダー法の利点は，1) 植皮術のように採皮部などの採取部の犠牲がないこと，2) 隣接部位の皮膚伸展を図ることが多いので再建部位との色調，質感が一致し，整容的に優れていること，などが挙げられる。

われわれが過去5年間（1999～2004年）にエキスパンダー法を施行した症例数は61例（男20例，女41例）であり，その中で四肢領域に本法が用いられた症例は18例（29.5％）であった。その対象疾患としては，外傷・熱傷後瘢痕，母斑，刺青などが多く，整容的再建を求めた症例が本法の大部分を占めてい

る。

感染を併発しやすい皮膚潰瘍（熱傷潰瘍，褥瘡）の再建に対するエキスパンダー法の適応は，合併症回避の面から慎重にした方がよいと思われる。また，本法は2回の手術と待機期間が必要であるため，悪性腫瘍の1次再建には適応とならない。

2．術前計画

まず，術前にエキスパンダーの挿入部位・大きさ・数を決めるが，その決定には，エキスパンダー除去後の伸展皮膚による再建を見通したプランが必要となる。理論上必要な皮膚伸展は，病変部切除後欠損の大きさの2倍となるが，実際は3倍程度の伸展が得られないと不十分なことが多い。圧迫による下床組織の沈下でやや効率の悪い皮膚伸展となることも要因である。また，一般に伸展皮膚は，四肢の長軸と直交する方向へは良好な移動が得られるが，長軸方向には移動しにくい。そのため，長軸方向の移動が必要な場合は，欠損の3倍以上の皮膚伸展が得られるように大きめのエキスパンダーを用いるか，エキスパンダーの数を増やす必要がある。

B 手術手技

3段階に分けて行う。

1．第1期：エキスパンダー挿入（内視鏡補助下[1)2)]）

まず，瘢痕や母斑などの病変部より挿入するエキスパンダーの大きさ，形状，位置を決定する。皮膚切開はできるだけ切除する病変部位内で行うが，病変部の瘢痕化が強く，剥離に際して血行不良が予想される場合は，病変部辺縁よりアプローチする。通常，内視鏡補助下で行う場合には，エキスパンダー辺縁と直交する方向に2.0 cm前後の皮膚切開を加えることが多い（図1・1-a, b）。切開後，まず直視下で剪刀を押し広げるように若干の皮下剥離を行い，筋膜上での剥離層を確認する。次に，内視鏡（直径4 mmの30°斜視硬性鏡）を挿入して鏡視下に鈍的剥離を進める。エキスパンダーを挿入するための皮下ポケット作成には，多くの場合，鈍的剥離が出血も少なく有用である。われわれはへら型の剥離鉗子（図1・1-e）を押し込むようにして剥離を行うか，また剥離用バルーン[3)]（PDB™，Origin社）を挿入し，空気注入によってバルーンを拡張する方法での剥離を行っている。鈍的剥離後，皮下に残存する索状物や血管穿通枝は，鏡視下に適宜電気凝固，切離する。挿入するエキスパンダーの底面よりやや広い範囲まで剥離を行う。予定範囲の皮下ポケット作成が完了した時点で，鏡視下での出血部位の確認を行う。止血，創洗浄後，持続吸引ドレーンを挿入する。その後，切開部よりロール状にたたんだエキスパンダーを挿入し，皮下ポケット内で用手的にエキスパンダーを広げる。このときへら型の剥離鉗子を用いると小切開部から挿入したエキスパンダーを皮下ポケット内で広げるのに有用であり，指の届きにくい部分の折れ曲がりの修正に便利である。

生理食塩水注入用のリザバードームは，関節運動の妨げにならない位置で，容易に触知できるように皮下浅層に留置する。血腫や漿液腫予防のため，エキスパンダー周囲に吸引ドレーンを留置すると同時に，側孔を数カ所に開けたチューブのみを連結させたもう1つのリザバードーム（モニタリングリザバードーム）も皮下に留置する（図1・1-e）。再度内視鏡を挿入し，エキスパンダー本体の広がりを確認し，閉創を行う。閉創は3層に行い，エキスパンダーが切開創直下に逸脱してこないように皮下にtacking sutureをおいている。深部縫合を行う場合，縫合針でエキスパンダーを傷つけないように注意する。脳べらや舌圧子でエキスパンダーを保護しながら縫合を行うのもよい方法である。

2．第2期：生理食塩水注入

創閉鎖の段階でリザバードームからエキスパンダー容量の10〜40％にあたる生理食塩水を注入しておく。これは，術後血腫形成の防止，皮下ポケット補助の一助となる。術後は，創治癒を待ち，7〜10日目頃より生理食塩水注入を開始する。エキスパンダー容量の10〜20％を目安に注入を行うが，疼痛の有無，皮膚の色調変化により適宜調整する。

3．第3期：エキスパンダー除去，伸展皮膚軟部組織による再建

予定量の注入完了後，再び外科的操作でエキスパンダーを除去，病変部を切除し，伸展皮膚を皮弁として再建に用いる。エキスパンダーによって形成された被膜は無理に除去する必要はない（図1・1-c）。

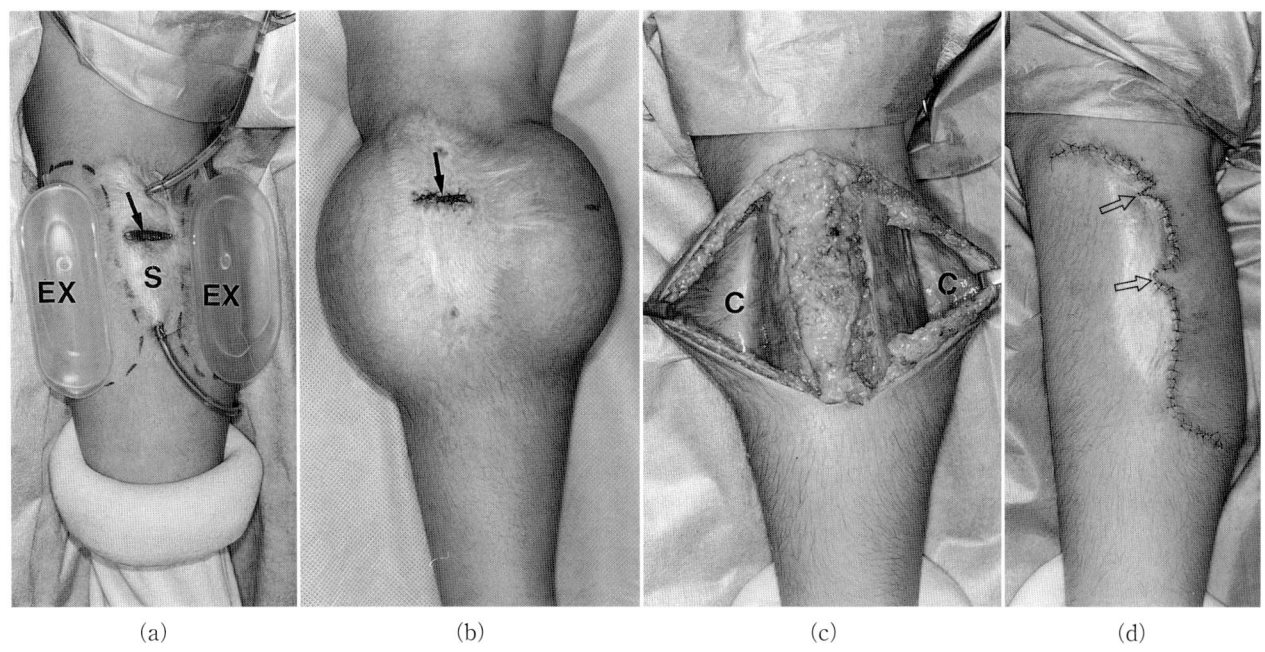

(a) (b) (c) (d)

S：瘢痕　　EX：エキスパンダー　　→：皮膚切開　　C：被膜

(a) 腓腹部瘢痕症例。病変部（瘢痕）内にエキスパンダーの長軸と直交する方向に約2cm長の皮膚切開を加えて，エキスパンダーを挿入する。持続吸引ドレーンは瘢痕内より刺入する。
(b) エキスパンダーの長軸と直交した小切開は，皮膚伸展の影響を受けにくく，創哆開やエキスパンダーの露出の危険性は回避される。
(c) エキスパンダーを除去した後の伸展皮膚。
(d) 伸展皮膚縫合後の状態。縫合線上にZ形成および三角弁の挿入（⇒）を行っている。

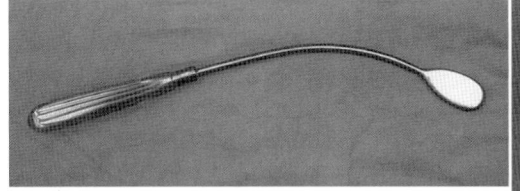

へら型剥離子

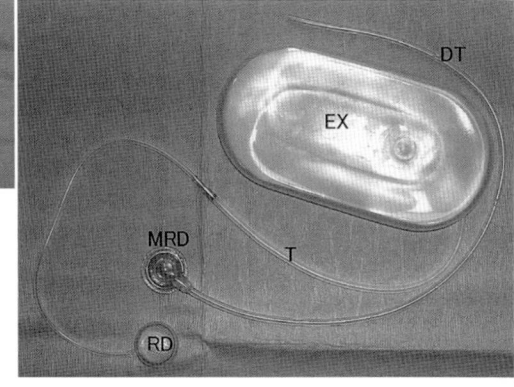

▲エキスパンダー本体（EX）周囲の貯留液を吸引するためのモニタリングリザバードーム（MRD）。数カ所に側孔が開口しているドレーンチューブ（DT）に連結されている。
RD：（生食水注入用）リザバードーム
T：連結チューブ
(e) 使用器具および装置

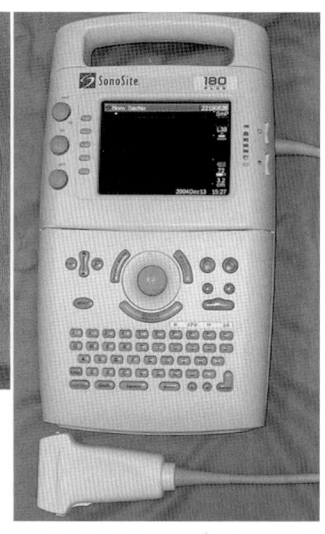

ポータブル超音波検査装置

図 1・1　手術手技

皮弁の伸展性を増すため，必要に応じて被膜の切開を加えることもある。伸展皮膚の欠損部への移動は，一般的には前進させて行うが，回転させたり，横転させたりする場合もある。閉創時には，長い直線状縫合をブロックするため，適宜Z形成を加える（図1・1-d）。伸展皮膚を移動後，十分に止血を行い，吸引ドレーンを留置する。

C 術後管理

第1期術後

手術翌日よりエキスパンダー挿入部皮膚および手術創の状態を観察し，皮膚の血行，感染などに注意する。持続吸引ドレーンは，通常排液が10 ml以下になった時点で抜去する。患者にもエキスパンダー挿入部の安静を求め，関節近くに挿入した場合や小児例では，一定期間の患肢のシーネ固定が望ましい。

第2期術後

外来での生理食塩水注入時には，清潔操作を心がけて，伸展皮膚の血行をよく観察して無理のない注入を行う。さらに皮下に留置してあるモニタリングリザバードームからエキスパンダー周囲の貯留液を穿刺吸引し，ドレナージを図るとともに，吸引した液の性状および量を確認する。量が多ければ，モニタリングリザバードームからのドレナージを図るとともに，ポータブル超音波検査装置（図1・1-e）を用いて，エキスパンダー周囲の血腫や漿液腫の有無を確認し，対処する。患者が日常生活に戻っているため，エキスパンダーの露出（図1・2）・破損のチェックを怠ることなく，また感染に対しては早期発見の努力が合併症の拡大阻止につながる。

第3期術後

伸展皮弁の血行をチェックしながら，特に下肢症

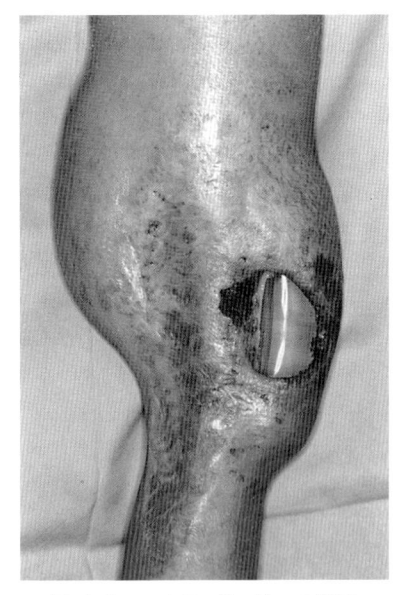

図1・2　エキスパンダーの露出

例では，術後2週間ほどのシーネ固定を行う。創瘢痕を目立ちにくくするために行うテーピングと弾性包帯による縫合線に対する減張処置は，3～6カ月間行う。

D 症例

5歳，男，右下腿分層植皮術後肥厚性瘢痕

歩行中，車に轢かれ，右下腿挫創・皮膚欠損を負った。腓骨外果部には骨露出を伴っていた。腓骨外果部には，人工真皮移植を行い，二期的に下腿から外

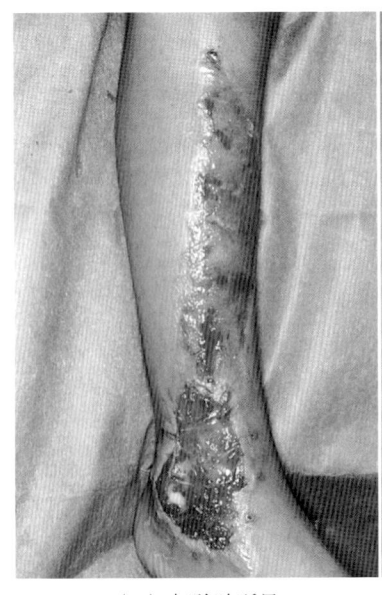
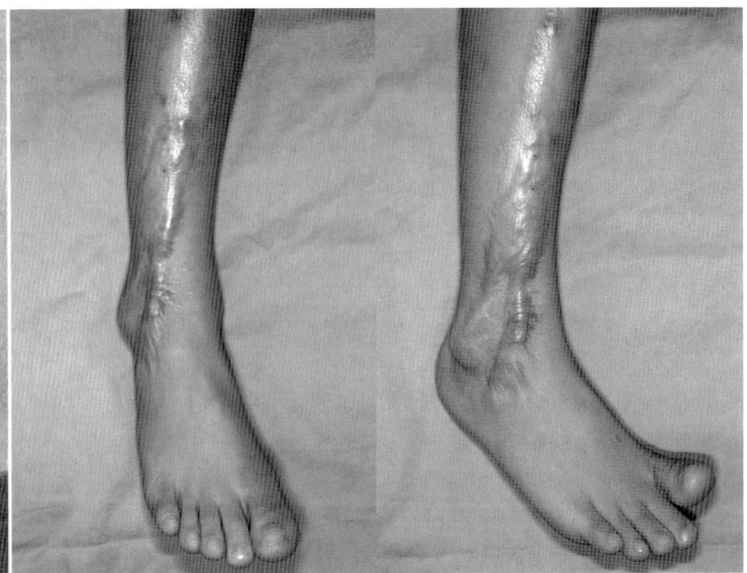

（a）初診時所見　　　　　（b）分層植皮術後6カ月に生じた肥厚性瘢痕

図1・3　症例：5歳，男，右下腿挫創・皮膚欠損

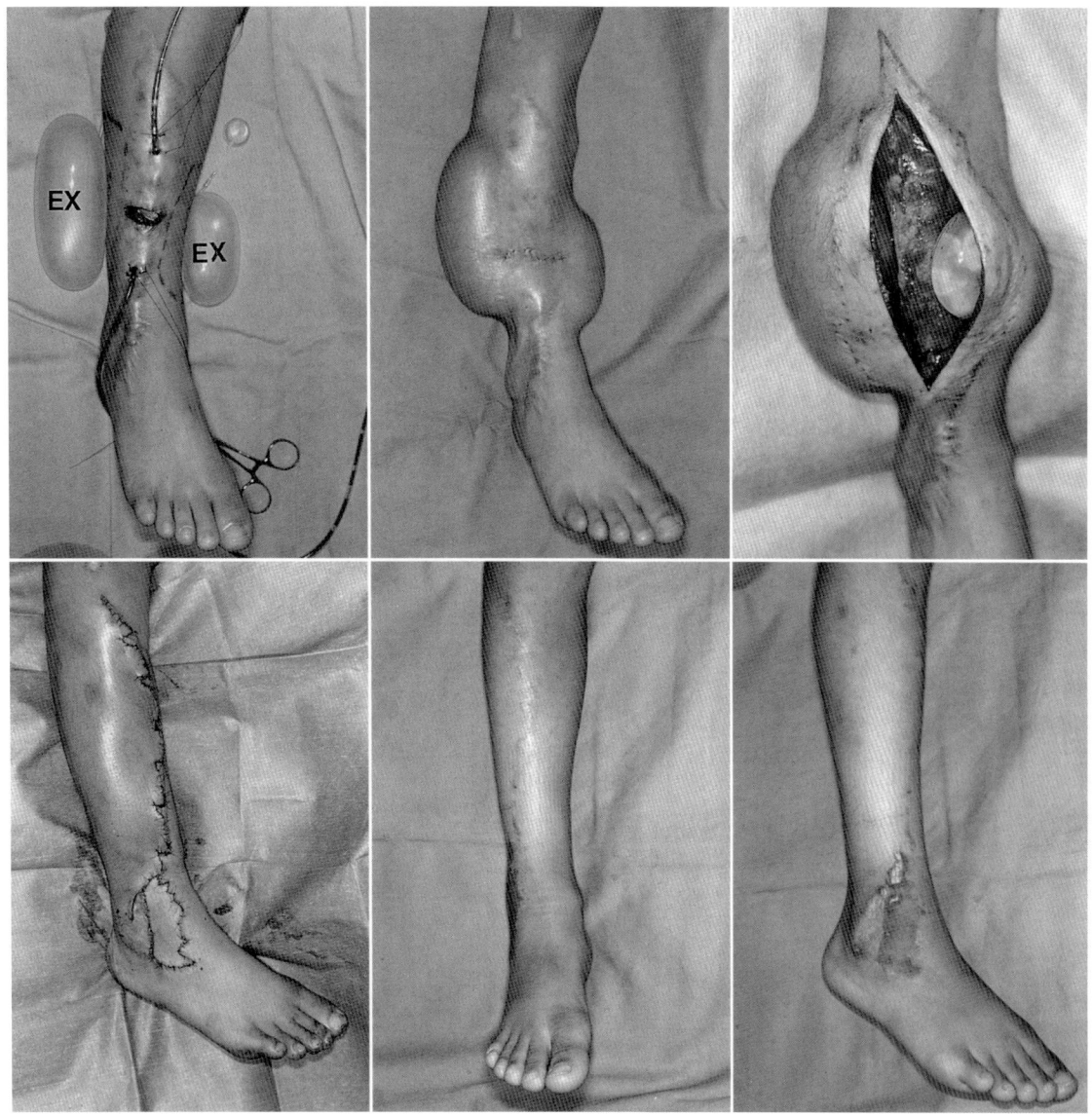

|c|d|e|
|f|g|h|

(c) エキスパンダーの挿入。EX：エキスパンダー
(d) 約3カ月後，エキスパンダー拡張により皮膚伸展が得られた状態。
(e) エキスパンダー除去時
(f) 伸展皮膚を縫合した状態。1辺1cm長のZ形成を6カ所に加えた。腓骨外果部には，鼠径部からの全層植皮術を行った。
(g，h) 術後1年9カ月の状態

図 1・3　症例

果部にかけて分層植皮術を行った。その後，肥厚性瘢痕が目立ち，整容的改善を目的にエキスパンダー法による手術を計画した。

下腿部瘢痕の内・外側に125 ml, 200 ml の rectangular type のエキスパンダーを内視鏡補助下に挿入した。

生理食塩水注入は順調に経過し，初回手術から約3カ月後に満量の状態で2回目の手術を行った。エキスパンダーを除去，下腿瘢痕を切除し，内・外側の伸展皮膚を前進させて縫合した。その際，長軸方向に長い縫合線上でZ形成を6カ所に加えた。また，腓骨外果部は瘢痕切除後に鼠径部からの全層植皮術を行った。術後1年9カ月，整容的に満足する結果が得られた（図1・3）。

E 考　察

　エキスパンダー法は1980年代より多く用いられるようになり，形成外科領域における再建術式の一つとして定着している．四肢は他部位に比べて安静がとりにくく，また血行障害を起こしやすい部位であり，本法施行による合併症の発生率が高いとされている[4,5]．しかしながら，四肢は，再建に供する局所組織が得られにくい部位であるため，エキスパンダー法の有用性が発揮される部位であるとも言える．つまり，四肢領域におけるエキスパンダー法では，合併症回避が重要であり，その観点から適応，手術手技，術後管理について考察を加えてみたい．

1．適応

　一次切除縫合が困難な母斑，瘢痕，刺青や目立つ瘢痕を呈する植皮部が四肢におけるエキスパンダー法の適応疾患となるが，慢性骨髄炎を伴うような血行不良で広範囲な外傷後瘢痕では，局所皮膚の利用が難しく，遊離皮弁術など他の方法を選択した方がよい場合もある．また全周性病変も末梢部のリンパ浮腫を来しやすいため，避けた方がよい．開放創や褥瘡は，感染の危険性が高く，適応には慎重でありたい．また閉塞性動脈硬化症などの血管病変による潰瘍症例も適応外であろう．

2．手術手技

　われわれは，1994年よりエキスパンダー法を内視鏡補助下に施行している．内視鏡を併用することにより，小切開創から確実な皮下ポケット作成・エキスパンダー挿入が可能となり，結果としてさまざまな合併症回避に役立っている[6]．従来，盲目的になりがちであった皮下剝離操作は，鏡視下で剝離層の確認と確実な止血ができ，術後血腫を減少させた．また，皮膚小切開でのアプローチは，エキスパンダーの露出や創哆開を回避させ，安全な生理食塩水注入に大きく寄与している．

　さらに，最近われわれは，エキスパンダー挿入時に側孔を開けたチューブのみをつけたリザバードーム（モニタリングリザバードーム）を皮下に留置している．術後，生理食塩水を注入する時にモニタリングリザバードームも穿刺し，エキスパンダー周囲の貯留液を吸引する．貯留液の性状や量を確認（モニタリング）することで，陰圧吸引ドレーン抜去後の血腫，漿液腫および感染の有無の情報を得ることが可能となった．

3．術後管理

　四肢は，安静が保ちにくく，筋肉収縮による圧迫など予期せぬ強い力が皮下のエキスパンダーにかかる可能性が高い．そのため，小児例や関節付近にエキスパンダーを留置した症例では，一定期間のシーネ固定が必須である．また，合併症発生率が高いとされる下腿遠位部では，生理食塩水注入を他部位と比較して慎重に行い，臨床症状を参考にしながら，1回の注入量も控えめとするのが賢明である．モニタリングリザバードームは，外来通院時に毎回穿刺吸引し，貯留液の確認と必要であればドレナージを図る．また貯留液の混濁や量の増加など感染を疑わせる場合には，細菌培養を行うとともに初期であれば，抗生剤の腔内投与も可能である．

　異物が長期にわたって挿入されるエキスパンダー法では，医師による定期的な局所管理のみならず，患者や家族にも日常生活での留意点をよく理解してもらい，協力を得ることが合併症を回避し，よりよい結果を得るために重要である．

（竹内正樹，桜井裕之，磯野伸雄）

文　献

1) 竹内正樹，野﨑幹弘：Tissue expansion法．内視鏡下手術：最近の進歩，丸山　優編，pp 107-111，克誠堂出版，東京，1998
2) 竹内正樹，野﨑幹弘，佐々木健司ほか：組織拡張器（tissue expander）挿入術への内視鏡下手術の応用．内視鏡外科 3：222-229，1998
3) Takeuchi M, Nozaki M, Sasaki K, et al：Endoscopic-assisted tissue expander insertion using balloon dissection. Br J Plast Surg 51：90-95, 1998
4) Vogekin E, de Roche R, Luscher NJ：Is soft tissue expansion in lower limb reconstruction a legitimate option? Br J Plast Surg 48：579-582, 1995
5) Pandya AN, Vadodaria S, Coleman DJ：Tissue expansion in the limb；A comparative analysis of limb and non-limb sites. Br J Plast Surg 55：302-306, 2002
6) 磯野伸雄，野﨑幹弘，竹内正樹ほか：Tissue expansion法における検討．形成外科 47：57-62，2004

I 新しい手術法の四肢への応用

2 骨軟部悪性腫瘍切除後の四肢の機能再建

SUMMARY

骨軟部悪性腫瘍の手術療法は切除手技と切除後の再建に分けられる。切除手技では，安全な切除縁の縮小の実態と，神経などの重要な臓器温存を目的とした *in situ* preparation 法を紹介した。再建手技では，知覚・運動機能の修復に関する基本的な考え方と，運動機能脱落に対し力源を再建するための筋腱移行術，機能的筋皮弁移植術について述べた。

実際の再建にあたっては，肩の挙上，足関節の背屈など単独の筋の欠損により関節の運動機能が脱落する場合には筋移行が，前腕のように複数種類の筋機能が失われる場合には腱移行が第1選択である。コンパートメントを超える切除により，周囲に代行しうる筋肉を失った場合には遊離筋肉移植術の適応となる。しかし，そのような症例では広範な皮膚欠損を生じていることが多いため，皮膚と筋肉が同時に修復可能な機能的筋皮弁移植術が適応となる。

はじめに

悪性腫瘍に対する集学的治療がめざましく進歩する中で，四肢に好発する骨軟部悪性腫瘍の外科的アプローチにもいくつかの変遷が見られる[1)~5)]。1つは患肢機能温存の点から，安全な切除縁をいかに縮小するかである。手術療法の最大の目的は腫瘍の局所根治を達することであるが，より多くの健常組織を残すことは，機能損失を最小限にとどめ，合併症を防ぐうえで重要である。そのためには，根治性を損なわずして切除縁を縮小することが必要である（図2・1）[1)~3)]。その一方で，より進行した症例や局所浸潤性を示す腫瘍[4)~6)]に対する患肢温存手術の適応も大きいと言える。これには当然，拡大手術が求められることとなり，形成外科的な再建の力量と質が問われる[9)~11)]。

最近の形成外科の進歩である種々の皮弁やマイクロサージャリー的手技を応用した複合組織移植術などを用いることで，広範な腫瘍切除後の皮膚欠損や骨欠損の修復を行うことができるようになってきた。再建手技の向上は，より根治的な腫瘍の切除を可能とし，患肢温存手術の適応も広がってきたと言える。さらに，今日では，再建術にも単に欠損を被

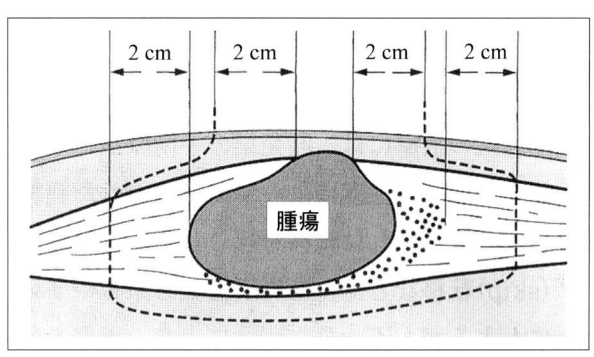

図 2・1 Adequate wide procedure の切除線
バリアーのない方向では，腫瘍反応層より2 cm 以上離して切除する。機能的に問題なければ十分離れた部位にする方が安全である。バリアーのある方向では薄いバリアーで連続性は保たれているが，反応層と可動性がない場合には切除線を1 cm と評価して，バリアー外に健常な組織をつけて切除する必要がある。

覆・補填するといった考え方から，術後QOLの観点から機能的に，さらには自然な形態に復元するといった再建の質へ目を向けた対応が求められている[10)~13)]。

本稿では四肢の骨軟部悪性腫瘍の手術療法，特に最近の切除縁設定に関する基本的概念を紹介し，その後に生じた機能脱落に対し，われわれが行っている機能再建術を部位別に整理し，その術式を紹介する。

表 1　切除縁評価法

1	切除縁を腫瘍からの距離で評価する
2	バリアーのない部位では腫瘍からの実測値が切除縁となる
3	バリアー部は，一定のスコアで換算して切除縁を評価する
4	バリアーの換算スコア	

関節軟骨，正常組織を介するバリアー外切除	5 cm
厚い筋膜，小児骨膜，幼児骨端線	3 cm
薄い筋膜，血管外膜，小児骨端線	2 cm
腫瘍癒着のある膜バリアー　本来の値	1 cm

切除材料を肉眼的に観察し，切除縁が腫瘍辺縁の反応層などと，どの程度離れているかで手術の根治性を評価する。反応層と切除縁の間に腫瘍の浸潤に対して抵抗性を持つ組織（バリアー）が存在する場合にはバリアーを距離に換算して評価する。長脛靱帯や関節包などは厚いバリアーとして3 cmに換算する。個々の筋肉を包む筋膜は薄いバリアーとして2 cmに換算する。

表 2　骨軟部悪性腫瘍の手術切除範囲に関するストラテジー

切除縁分類	手術手技 （最小切除縁での手術分類）
治癒的切除縁（curative margin）	治癒的手技
2 cm以上広範切除縁（adequate wide margin）	2 cm以上の広範手技
1 cm広範切除縁（inadequate wide margin）	1 cmの広範手技
辺縁切除縁（marginal margin）	辺縁手技
病巣内切除縁（intralesional margin）	病巣内手技

切除縁が腫瘍内を通過する場合をintralesional margin，反応層を通過する場合をmarginal margin，正常組織が介在する場合をwide marginとする。手術の根治性は切除縁が最小の部位で決定されることより，最小の切除縁でその手術の根治性を表現する。たとえばほとんどがcurative marginで切除されていても，1ヵ所がmarginal marginであれば，その手術の根治性はmarginal procedureとなる。高悪性肉腫において，最小の切除縁と術後再発率を検討すると，wide-1 procedureとwide-2 procedure以上との間に再発率に大きな差があることより，それぞれをinadequate, adequate wide procedureと表した。

A 概念

広範囲切除の根治性

腫瘍の周囲を正常組織とともに一塊として切除する手術を広範囲切除と呼ぶが，周囲健常組織の性格や切除範囲により，その根治性はさまざまである。そのため腫瘍と切除線の間にどれほどの長さの正常組織が存在するか，あるいは筋膜など腫瘍の浸潤を妨げる組織が介在しているかなど，切除縁評価の概念を考慮した広範囲切除が必要である（表1）。局所再発の原因としては，切除縁不足，スキップ転移，腫瘍塞栓，リンパ節転移などが挙げられるが切除縁不足による再発は十分な切除範囲を設定すれば防ぐことが可能であり，これを「安全な切除縁」と呼ぶ[7,8]。安全な切除縁は腫瘍の局所浸潤性，術前療法の効果によって決定される（表2）。たとえば浸潤性発育を示す悪性線維性組織球腫ではcurative procedureが必要であるが，非浸潤性の肉腫や術前療法が著効を示した骨肉腫ではadecuate wide procedureで局所コントロールを得ることができる（表3）[4]。

術前療法

腫瘍が血管，神経，骨に近接し，これらの臓器の処理なくして安全な切除縁の確保が難しい場合の選択肢として術前療法がある。術前療法を行い，有効であれば切除縁を縮小して腫瘍に近接した組織を温存する。術前療法を行わないか，あるいは行っても無効な場合には，それらの臓器を犠牲にして再建する。術前の画像で腫瘍とともにこれらの臓器を合併切除すべきか否かの判定が難しい場合には *in situ*

表 3　骨軟部悪性腫瘍の手術切除範囲に関するストラテジー

(骨軟部悪性腫瘍の安全な切除縁：癌研究会付属病院 2003)

	バリアー部	非バリアー部
初回・追加手術		
高悪性肉腫	W(2)	W(2)
低悪性肉腫	W(1)	W(2)
MFH（浸潤型）	W(2)	W(2)〜C
再発手術	W(2)	W(2)〜C
高悪性術前療法		
著　効	W(1)〜一部 Maginal＋放射線	W(2)
有効・無効	W(2)	W(2)

　癌研究会付属病院で現在行われている切除縁設定。従来，高悪性肉腫では安全な切除縁として3cm，低悪性肉腫で1cmとしてきたが，術後切除標本と局所再発例の検討などから，2003年よりバリアーを持たない皮下に浸潤するMFHや腫瘍再発例ではより広範なcurative wide marginを目指した設定が必要であり，その他の高悪性肉腫は切除縁2cm，同様に低悪性肉腫であっても筋膜上では2cmの切除縁へと改訂した。

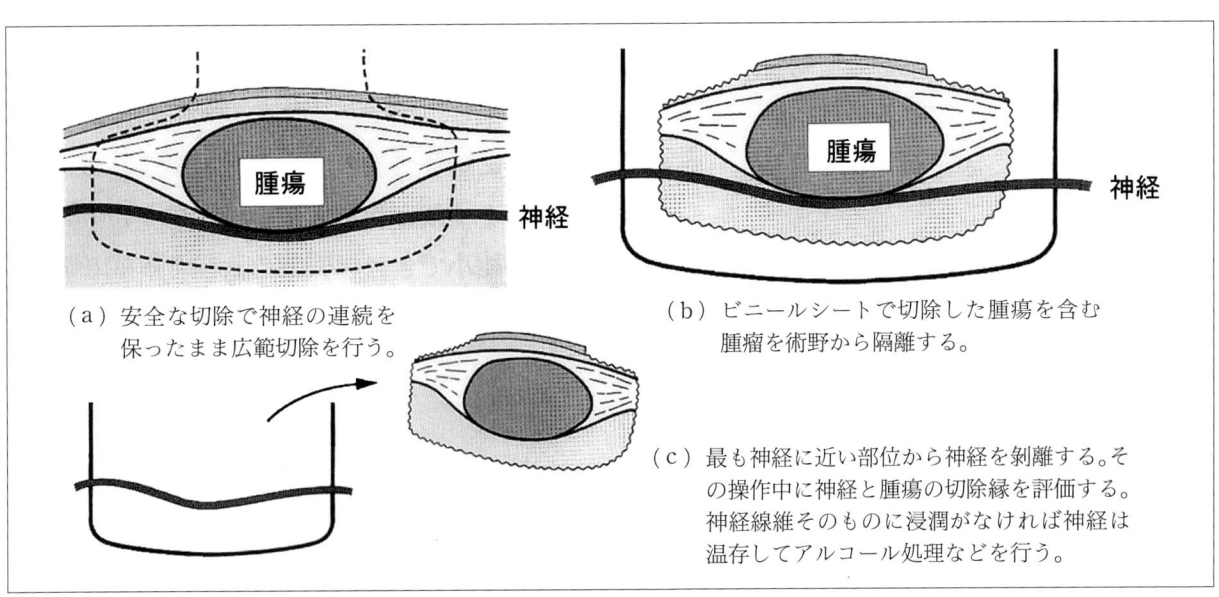

（a）安全な切除で神経の連続を保ったまま広範切除を行う。

（b）ビニールシートで切除した腫瘍を含む腫瘤を術野から隔離する。

（c）最も神経に近い部位から神経を剝離する。その操作中に神経と腫瘍の切除縁を評価する。神経線維そのものに浸潤がなければ神経は温存してアルコール処理などを行う。

図 2・2　神経に接している病巣への in situ preparation

preparation法（図2・2）[6]を行うという選択肢がある。本法を用いれば腫瘍播種の危険なく，術中に切除縁を評価できる。

再建手技のプランニング

　画像診断を中心とした術前の切除範囲の設定の結果，失われる組織とその大きさ，機能的脱落を予測することから始まる。また，実際の手術にあたっては，バリアーが腫瘍と近接している場合にバリアーと腫瘍との間に可動性があるか否かは術中の触診に頼る場合がある。したがって，術前計画を立てるうえでバリアー外の組織を大きく取ることも予想すべきである。また，in situ preparation法の導入などにより，術中に再建の有無を選択せざるを得ない場合も生じることから，術中の状況の変化に対応した術式の選択と術前の準備が求められる。

B 四肢の解剖・機能上の特性

　運動機能回復を目的とした筋機能再建の原理は，麻痺あるいは欠損した筋肉の代償として筋腱を移行・移植し，代行力源を得ることにある。したがって，末梢神経に関する機能解剖と，各種筋機能の欠落に対する基本的な再建法の習得は不可欠である。その詳細は腕神経叢麻痺や末梢神経麻痺に関する成

書を参考にされたい[15)16)]。

一般に上肢は，整容・排泄・衣服の着脱・食事など生活動作，および，つかむ・持ち上げる・道具を使うなどの作業動作のほかに，顔の表情とともに感情や意思を伝達表現するための重要な機能を有している。この点は，移動動作を中心にした下肢の患肢温存の適応決定とはいささか趣を異にしている。上肢の切断術は，機能外観ともに犠牲が大きく，患肢温存手術への期待が大きいゆえんである。

C 術前の評価とプランニング

四肢に発生した骨軟部腫瘍の切除および再建手術においては，定型的な手術方法はなく，腫瘍の質的診断，大きさ，広がり，局在部位により症例ごとの計画が立てられる。皮膚欠損の被覆や骨の補填とは異なり，機能再建を行うには安全な切除縁が確保されている症例であることが必要である。再発・転移症例など予後の期待できない症例には適応が難しいと考える。手術時期についても，末梢神経麻痺や外傷とは異なり，腫瘍切除に伴い神経や筋肉の欠損の結果として生じる機能脱落であり，術前に状況を予想し把握することができる。その結果を術中に確認したうえで極力一次的に修復することが，長期間にわたる機能障害を避け，拘縮を防止する点から望ましい。

手術としては麻痺を引き起こす神経そのものに対する処置と，筋機能の脱落に対する腱移行術，筋移植術それに関節固定術や腱固定術などが行われるが，これらは単独で行われることは少なく，しばしば同時に行う必要がある。

1．神経に対する処置

麻痺を引き起こす末梢神経が切除範囲に含まれる場合，術前から in situ preparation 法による神経の温存を考慮する。腫瘍の浸潤が神経周膜までで，これを腫瘍とともに剝離した後に神経線維そのものまで腫瘍が及んでいない場合には無水アルコールで神経の表面を洗う。この方法で，多くの末梢神経を温存することが可能である。しかし，神経表面に明らかに腫瘍が残存する場合には，神経を切除し再建する。これらは術中の判断となる。

一方，腫瘍に近接した神経を切除する場合，神経縫合を行えることは稀で，四肢の長管骨の短縮に伴う場合に限られており，多くは神経移植術を要する長さの欠損となる。しかも，神経縫合や神経移植術が適切に行われてもすべての症例で運動機能が十分に回復するとは期待できるわけではなく，むしろ多くの症例で運動機能障害を残存すると考えておかなければならない。また，筋肉までの距離が極端に長い場合には修復術が行われて神経が再生したとしても機能回復は望めない。

同様に，知覚機能についても四肢遠位部では機能回復に有利な条件を有しているが，近位部であればあるほど条件は悪い。しかし運動機能と異なり知覚機能は，たとえ数年後でも復活する可能性がある。無痛覚部位の二次的な障害を回避できる意味から無意味なものではない。その神経が正中神経のように知覚の回復も重要な神経であれば，神経移植による再建を行う。

2．筋・腱の移行術

腫瘍切除により筋肉そのものが切除された場合でも，多くの場合は共働筋が残存しており，その場合は筋力を減じながらも関節の運動は可能である。しかし，上位で筋群を支配する運動神経が切除された場合や，三角筋や前脛骨筋など単独の筋肉が上腕の挙上や足関節背屈などの力源となっている場合には，周囲の代行しうる筋肉を力源として筋体そのものを移行する筋移行術が行われる。また，前腕の extrinsic muscle の切除により手指運動の力源が失われた場合には，失われた力源に応じて単独あるいは複数の腱を移行する方法が必要となる。

共働筋の移行では運動能力の回復は比較的容易であるが，拮抗筋を移行した場合には動作が反対になるために術後かなりの学習と訓練が必要となる。

一方，コンパートメントを超える切除により，例えば下腿前面の腫瘍が骨間膜を超えて後脛骨筋まで切除範囲に含まれるなど利用しうる筋肉が周囲に残存しない場合には，遊離筋移植術の適応となる。しかし，骨軟部腫瘍の再建において筋肉のみが失われることは稀で，多くは皮弁と組み合わせての利用となる。

3．機能的筋皮弁移植術

筋肉の欠損に加え広範な皮膚軟部組織欠損を生

じ，皮弁による被覆が必要とる場合が適応となる。筋皮弁を用いることで，筋体を力源として利用するとともに，皮弁により皮膚欠損を同時に閉鎖することができる。関節運動の力源が失われた場合に加え，共働筋が残存している場合でも皮膚欠損の修復と同時に筋力を補強できる。有茎と遊離のいずれでも用いられるが，遊離とした場合には神経の再縫合が必要となり，機能回復まで通常1年以上かかる。

4．関節固定術

上肢挙上が不能で肩関節の安定性が得られない場合や，下垂足で足関節を背屈させる力源となる筋がない場合，肩関節をやや外転位で固定し僧帽筋の収縮力で肩甲骨とともに上肢を外転させる。あるいは，足関節を底屈0°位の固定で足関節を安定化させることが歩行能力を救済するために有用である。

D 手術法の選択

部位別に代表的再建法について述べる。

1．肩の挙上障害

腋窩神経あるいは三角筋の切除が原因となる。僧帽筋を肩峰ごと上腕骨へ固定するBeteman法と，広背筋を三角筋の位置へ移行する方法がある。いずれの方法も肩関節の可動性は正常に保たれている必要がある。僧帽筋を用いる方法は簡便ではあるが，筋のlever armが短く獲得できる可動域も少ない。広背筋を用いる方法はlever armが長く，力源としては十分で，さらに筋体の厚みと幅により正常の肩に近い形態の再現が可能であるとされる[14]。一方，骨腫瘍や軟部腫瘍の合併切除などにより上腕骨頭や関節面に骨欠損が生じる症例や，上腕骨近位の腱板付着部が温存されない場合は，獲得できる可動域は極めて少なく，肩関節の安定性も関節固定術のそれには及ばない。実際には，こういった症例が大半を占める。

2．肘関節の屈曲障害

上腕二頭筋，上腕筋など肘の屈筋が完全に麻痺している場合でも，腕橈骨筋や手根屈筋が機能を保っている場合にはこの筋の作用により前腕回内位での肘屈曲が可能であることが多い。すなわち，筋皮神経や上腕二頭筋，上腕筋が切離されても，前腕の屈筋群が温存されている場合は，残存筋力による肘関節屈曲が期待できる。

肘関節の屈曲再建にはさまざまな筋肉移行術・移植術が用いられるが，腫瘍再建では，以下の方法が有用と考えられる。

Steindler法：上腕骨の内上顆より起始している手根屈筋の起始部を上方に移動することにより肘関節を屈曲する。上腕に皮膚欠損のない症例が適応である。

広背筋移植法：広背筋をbipolarとして上腕に移行するもので，広背筋を支配栄養する長胸神経と胸背動静脈を温存しながら広背筋を島状に挙上し，烏口突起と上腕二頭筋腱に縫合し，二頭筋を再建する。その効果はsteindler法や遊離筋肉移植術より優れているとも考えられる[15]。筋皮弁とすることで腫瘍切除後の皮膚欠損を伴う症例にはよい適応である。

3．手・前腕の運動障害

手や指の屈曲や伸展はおもに前腕に筋体を持つ屈筋や伸筋群によって行われ，これらのextrinsic muscleの腱が手関節より末梢部へ筋肉の収縮を伝達する。したがって，前腕部で筋肉や腱の欠損が生じれば，まず腱移行術による力源の再建が求められる。腱移行術の選択は腫瘍の局在によりさまざまであり，橈骨，正中，尺骨神経麻痺に対する再建法をもとに決定する[15]。

前腕では橈骨・尺骨および骨間膜がバリアーとなり，腫瘍の浸潤を屈側，もしくは背側に留めている場合が多い。このため，神経麻痺と同様に健側からの腱移行を選択することで，ほとんどの症例を修復することができる。腱移行術による再建が困難な場合にexcursionが大きい薄筋などを用いた遊離筋肉移植が適応となる。

4．膝の伸展障害

大腿神経や大腿四頭筋のすべてが大腿近位で切除される場合や，膝上部で大腿四頭筋と膝蓋骨の連続性が絶たれた場合には，歩行時の膝関節伸展が不可能となり，起立時の関節の安定性にも大きな障害をもたらす。

臨床的には体幹あるいは下肢への筋肉移植術の適応はないとの意見がある[16]。実際，大腿四頭筋に相当

する筋力を遊離筋肉移植術で補うには無理がある。しかし，腫瘍切除により皮膚欠損を生じ皮弁による修復を必要とする症例では，機能的筋皮弁移植術として残存四頭筋を補助する役割をもつと考えられる。

大腿四頭筋の力源が残存し，遠位で筋の連続性が絶たれた場合には，腓腹筋を島状皮弁として前方へ翻転し架橋とする。さらに大きな欠損を生じている場合や，皮膚欠損を伴う場合には大きな皮弁が作成でき，収縮力も強い遊離広背筋皮弁などの筋皮弁にて架橋・被覆する。

5．足の背屈障害

深腓骨神経あるいは前脛骨筋の切除が原因となる。下垂足に対しては後脛骨筋を骨間膜を通して前方へ移行する方法がとられる。原法は第3楔状骨に移行腱を固定する方法がとられているが，腫瘍再建では切除が前脛骨筋に留まらず周囲筋にも及ぶことが多く，長趾伸筋腱，長母趾伸筋腱，長腓骨筋へside to endでinterlaceする方が簡便であり，前足部も矯正される。

下腿伸筋群に加え，下腿前面に皮膚欠損を生じ後脛骨筋も温存されない場合には，広背筋を用いた機能的筋皮弁移植の適応となる。

E 術後管理

術後の管理は骨軟部悪性腫瘍の再建に有茎皮弁術や遊離皮弁術を用いた場合と同じである。患肢をギプスシーネで固定し，上肢では術後48時間は挙上位，その後も高位を保つ。下肢ではブラウン架台に挙上し，浮腫の予防に努める。

術後の肢位，固定期間，運動療法は，手術部位，術式などにより大きく異なるため，以下の症例ごとに紹介する。

F 症　例

【症例1】　17歳，女　右手関節部 clear cell sarcoma

右手関節掌側の皮下腫瘤に気付き近医で切除術を受けたところ，病理組織学的検査結果が悪性であったため当院を紹介された。

手術は腫瘍辺縁および前回術創より2.5 cm離した切除を計画し，生じる皮膚欠損には橈骨動脈の穿通枝を利用した筋膜脂肪弁による修復を予定した。切除範囲に母指内転筋と短母指屈筋の浅層が含まれるため，環指浅指屈筋を腱移行し，母指の対立再建を行った。術式はRiordan法[15]に従い，環指基節部で浅指屈筋腱を切断し，手掌の腫瘍切除後欠損から引き出した。次に，尺側手根屈筋腱橈側の半分を反転して作成したpullyを通し，腱の末梢を2本にsplitして母指MP関節の近位と遠位で長母指伸筋腱にinterlacing sutureを行った。その後，欠損には橈骨動脈の穿通枝を茎とした筋膜脂肪弁を翻転し，鼠径部より全層植皮を行った。前腕の採取部は一次的に縫合閉鎖した。

術後3週間，母指の対立位で手関節軽度屈曲位でシーネ固定を行い，その後，自動運動を開始した。術直後には植皮部に一部遷延治癒を認めたが，7年を経過した現在，機能的には良好であり，色素沈着も落ち着いている（図2・3）。

【症例2】　24歳，男　左橈骨骨膜性骨肉腫

左前腕の腫脹に気づき中国の某病院にて骨表面を削る手術を受ける（詳細は不明）。5年後，再び前腕の腫脹が表れたため近医受診，再発を指摘されて当院を紹介された。

切開生検の結果，骨膜性骨肉腫の診断を受け，切除縁3 cmの広範切除術を予定した。MRI所見では橈骨近位から背側に浸潤する骨腫瘍像が確認された。手術は前回手術創から十分に離して皮切線を設定し，深層では橈骨および骨間膜から尺骨の一部を含め，この間に介在する腕橈骨筋を除く前腕伸筋群をすべて切除した。

前腕機能の再建は，高位橈骨神経麻痺の治療に準じ，手関節背屈，各指MP関節伸展および母指外転筋の再建を行った。腱移行術はRiordan法の変法[15]として総指伸筋には腕橈骨筋を，長母指伸筋には長掌筋のinterlacing sutureを行い，長母指外転筋は外転位で支帯に腱固定した。橈骨および皮膚の欠損は遊離骨付き腓骨皮弁にて再建した。

術後は手関節45°の背屈，手指伸展，母指外転で3週間ギプスシーネ固定を行い，その後は，自動運動を開始した。術後には，骨付き皮弁の生着も良好であり，3年を経過した状態を示す（図2・4）。

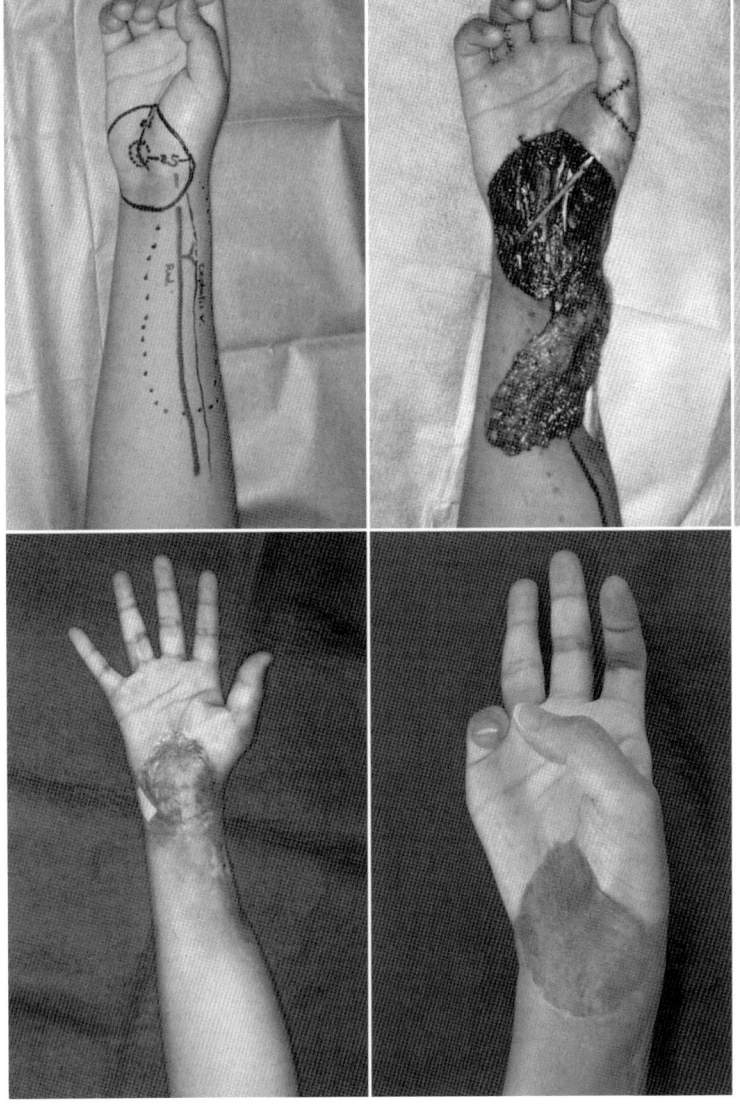

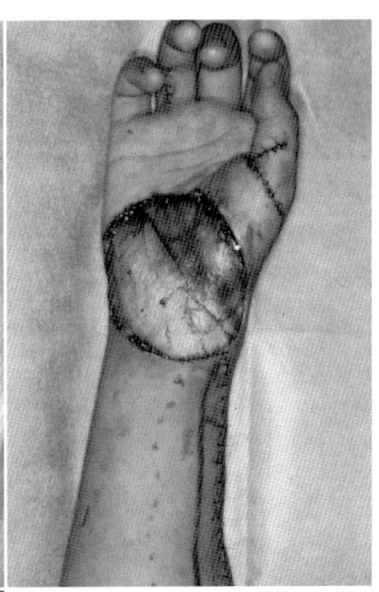

（a）手関節部の切除縁と筋膜脂肪弁のデザイン
（b）短母指屈筋,母指内転筋の切除に対し,環指浅枝屈筋腱を移行した。
（c）欠損は筋膜脂肪弁を翻転して被覆し,その上に全層植皮を行った。
（d）術後2カ月の状態。植皮部には色素沈着を認める。
（e）術後7年の状態。母指対立は良好である。

図 2・3　症例1：17歳,女,右手関節部 clear cell sarcoma

【症例3】 15歳,女　右腋窩部 spindle cell sarcoma

右腋窩部の腫瘤に気づき近医を受診し,切開生検の結果,上記診断を受け,当院を紹介された。

右腋窩部には生検の瘢痕が,同部MRI所見では正中神経と近接する残存腫瘍が認められた。術前,正中神経の麻痺は認めなかった。手術は切除縁3 cmの広範切除術を予定し,正中神経は in situ preparation 法により状況を確認することとした。皮切に続き正中神経を温存して広範切除術を行い,ビニールシートにて腫瘍と術野を隔離した。続いて,両端から正中神経の剝離を行ったところ,腫瘍近接部で腫瘍の浸潤を思わせる強い癒着を認めたため,神経の温存をあきらめて癒着部から3 cmの部位で切除した。正中神経の欠損部には腓腹神経を採取しケーブルグラフトを行った。腱移行術は長母指屈筋を腕橈骨筋に,短母指外転筋を橈側手根屈筋に,それぞれ interlacing suture を行い母指の屈曲と外転を,橈側深指屈筋を尺側と側々縫合し示指・中指の屈曲を再建した。

術後は手関節軽度屈曲位で母指は対立位,手指伸展,他指は軽度屈曲位で2週間ギプスシーネで固定し,その後は,自動運動を開始した。術後3年を経過し,母指・示指の対立は良好であるが,指尖部の知覚の回復は認めていない（図2・5）。

【症例4】 66歳,男　右上腕部 MFH

右上腕部屈側に9×5×5 cm大の腫瘍を認め,切開生検にて MFH と診断された。術前の肘関節の屈

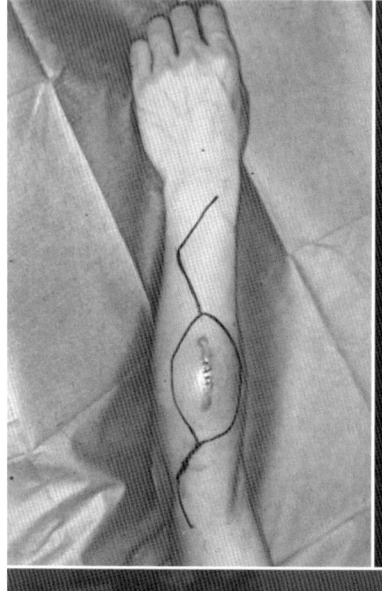
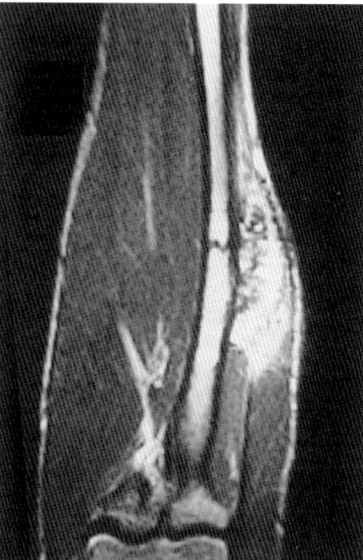
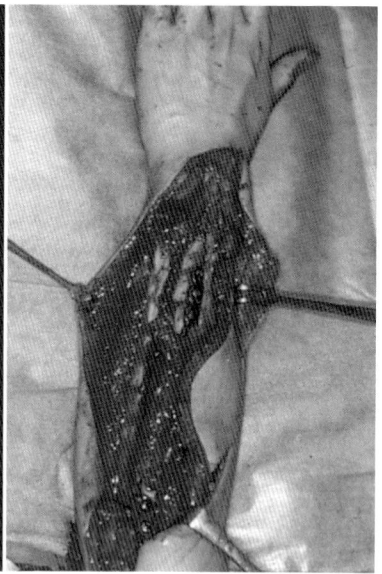
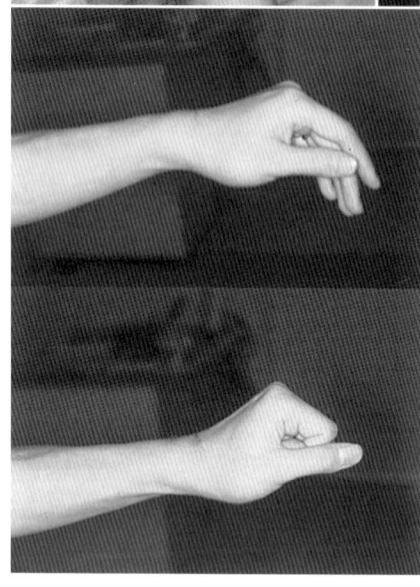

(a) 左前腕の初回手術創と再発に対する皮切線
(b) MRI 所見で橈骨近位から背側に広がる骨腫瘍像が確認される。
(c) 腓骨骨皮弁で橈骨および皮膚を，伸展筋群の修復には屈側より腱移行を行う。
(d) 術後3年の手指の状態。手関節は背屈 40°，掌屈 20°，握力は健側比 35% と良好である。

図 2・4　症例2：24歳，男，左橈骨・骨膜性骨肉腫

曲障害は認められなかった。

切除縁 3 cm 広範切除により，10×20 cm 大の皮膚欠損，上腕筋，上腕二頭筋の切除，橈骨神経は温存されたものの腕橈骨筋起始部と橈骨神経からの筋枝および筋皮神経が切除され，肘屈筋機能再建および皮膚軟部組織欠損の被覆が必要となったため，胸背神経を温存した広背筋皮弁による再建を行った。

背部に機能的広背筋皮弁をデザインし，胸背神経を温存した島状皮弁を挙上，腋窩の皮下トンネルを通して欠損部へ移行した。広背筋の停止側は烏口突起を超え，僧帽筋前縁へと延長して縫合し，起始側は前腕に残存した上腕二頭筋の腱性部に屈曲 100°の位置で縫合し，屈筋群の再建と皮膚軟部組織欠損の被覆を行った。

術後は肘関節屈曲 100°で2週間ギプスシーネ固定を行い，その後は，市販の装具着用で自動運動を開始した。術後1年，肘関節の可動域は，伸展−5°，屈曲 135°まで可能であり，徒手筋力テストは4と良好である。本人は日常で手をよく使用し顔を手に近づけることなく洗顔や食事が可能である（図 2・6）。

【症例5】51歳，男　左膝部 MFH

左大腿遠位から下腿近位にかけて 15×15×5 cm 大の腫瘍を認め，切開生検にて MFH と診断された。術前の膝関節の伸展障害は認められなかった。

切除縁 3 cm の広範切除により，膝関節部の約 2/3 周にわたる皮膚欠損と，膝蓋骨と大腿四頭筋の付着部，脛骨近位前面と前脛骨動静脈が切除された。広範な皮膚欠損と脛骨の補強，四頭筋の再建を目的に，同側背部に胸背動静脈を単一血管茎とした広背筋皮弁，骨付き肩甲皮弁をデザインした。

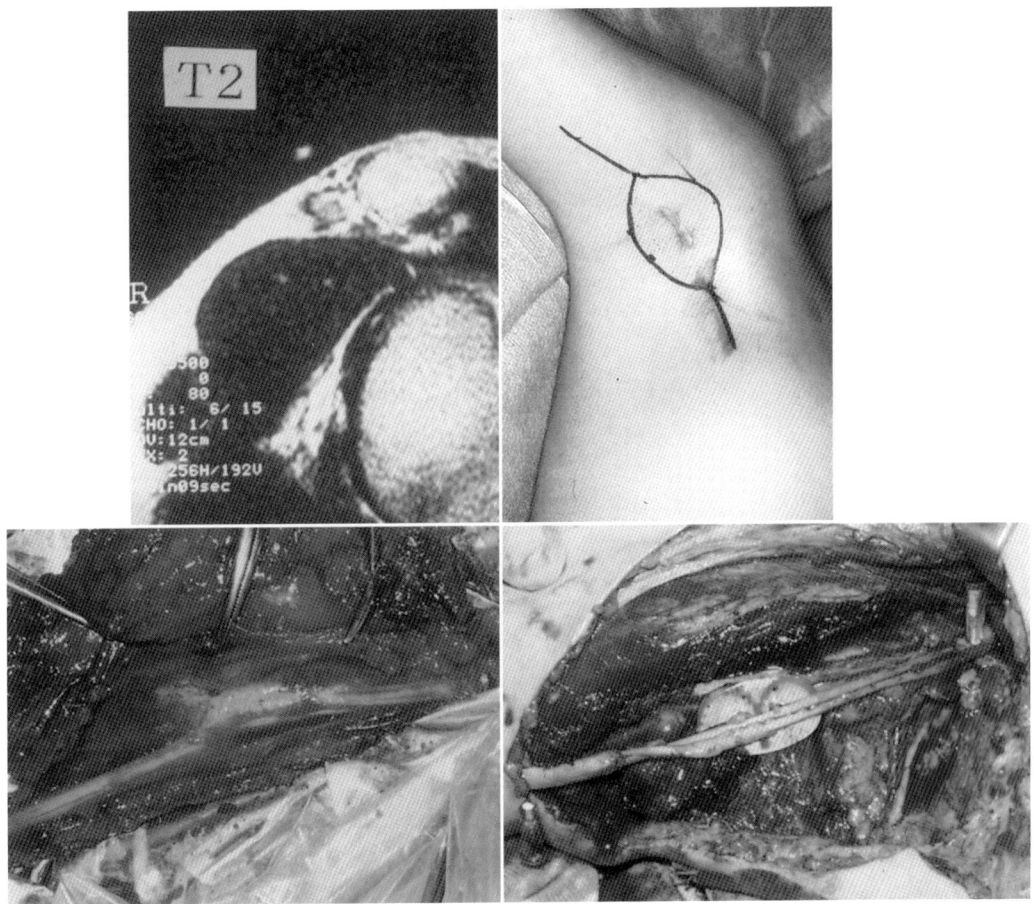

a	b
c	d

(a) 初回手術時，MRI所見で正中神経と近接する腫瘍像が認められた。
(b) 右腋窩部腫瘍切除のデザイン
(c) 正中神経の *in situ* preparation。正中神経の強い癒着を認める。
(d) 腓腹神経のケーブルグラフト

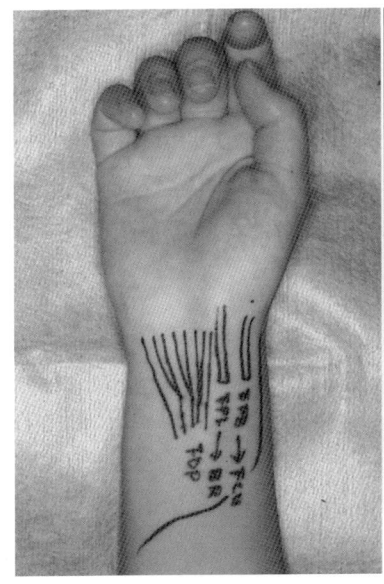

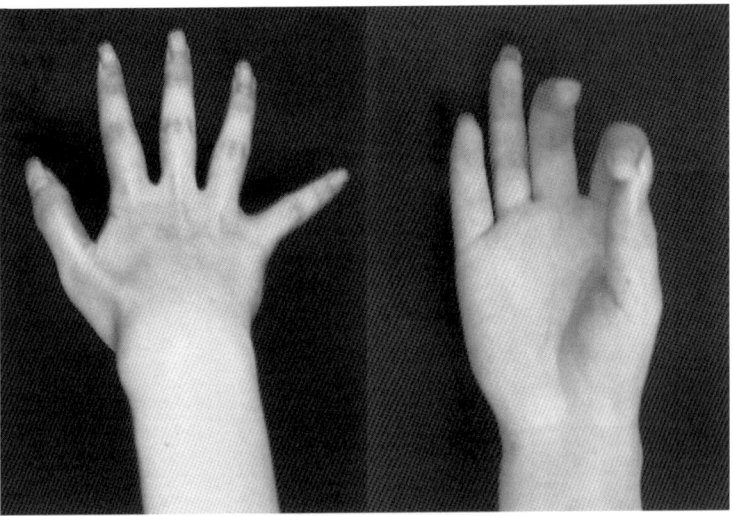

(f, g) 術後3年の状態

(e) 腱移行術のデザイン

図 2・5　症例3：15歳，女，右腋窩 spindle cell sarcoma

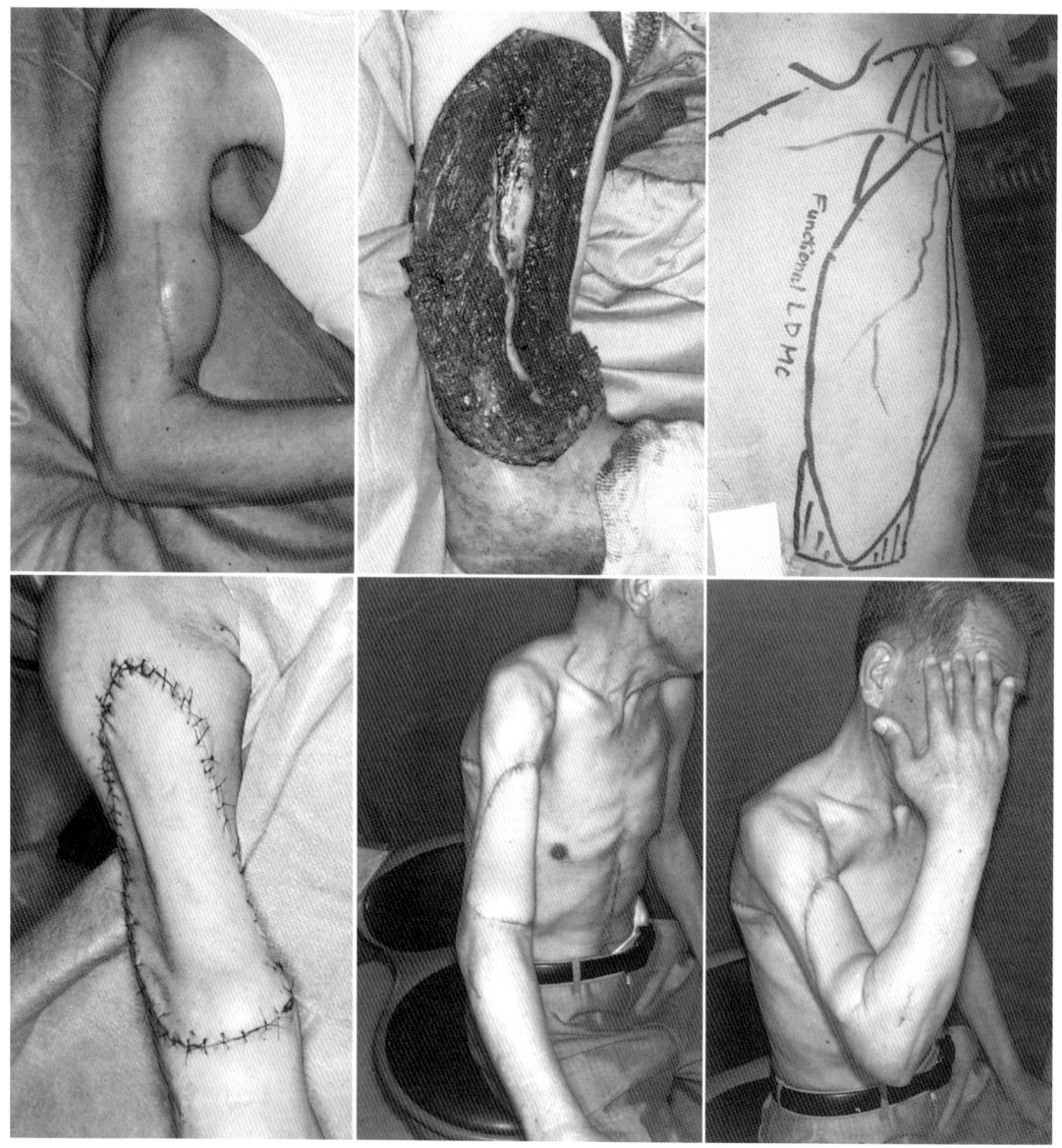

a	b	c
d	e	f

(a) 上腕屈側の腫瘍
(b) 腫瘍切除により，広範な皮膚欠損と上腕筋，上腕二頭筋および腕橈骨筋起始部と橈骨神経からの筋枝を切除した．
(c) 10×28 cm 大の機能的広背筋皮弁のデザイン
(d) 欠損部へ移行した広背筋皮弁
(e, f) 術後6カ月．肘関節の可動域は，伸展−5°，屈曲135°．顔を近づけずに洗顔することができる．

図 2・6 症例4：66歳，男，右上腕部 MFH

移植は脛骨筋前面の骨欠損に肩甲骨を onlay graft とし，前脛骨動静脈が切離された遠位端に胸背動静脈を吻合した．移植した肩甲骨と四頭筋断端を広背筋で架橋し膝伸展機構を修復し，ついで皮弁を縫合した．

術後は膝関節伸展位で2週間ギプスシーネ固定を行い，その後は自動運動を開始した．術後1年の膝関節可動域は，伸展0°，屈曲70°，徒手筋力テストは4と良好であり，補助装具なしに歩行可能である（図 2・7）．

G 考　察

切断か患肢温存かが常に問われる四肢の骨軟部悪性腫瘍において，現在では約80％の症例で患肢温存手術が行われている．切断術がおもに行われていた1970年代の骨軟部悪性腫瘍の治療では再発率約50％，5年生存率は約40％であった．しかし，1979

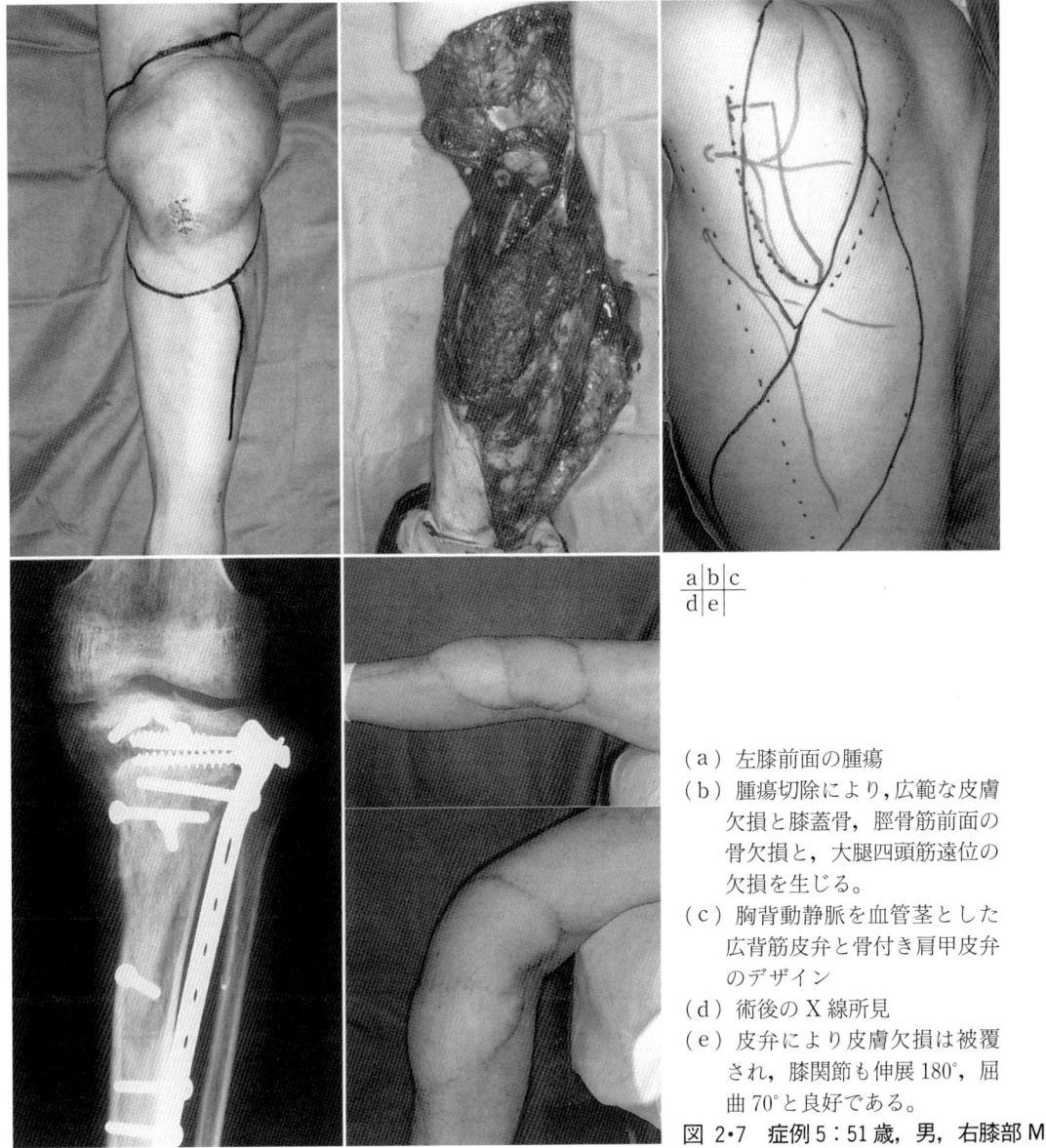

(a) 左膝前面の腫瘍
(b) 腫瘍切除により,広範な皮膚欠損と膝蓋骨,脛骨筋前面の骨欠損と,大腿四頭筋遠位の欠損を生じる。
(c) 胸背動静脈を血管茎とした広背筋皮弁と骨付き肩甲皮弁のデザイン
(d) 術後のX線所見
(e) 皮弁により皮膚欠損は被覆され,膝関節も伸展180°,屈曲70°と良好である。

図 2・7 症例5:51歳,男,右膝部 MFH

年に軟部肉腫に対する,その翌々年には骨肉腫に対するバリアーの概念による治癒的広範囲切除術 curative procedure が導入され,局所再発率は約10%,生存率は約80%へと治療成績は飛躍的に向上した[1)~3)]。また,1983年には病理組織切り出し標本の所見から手術後に切除縁を評価確認する切除縁評価法がほぼ完成し,1989年には日本整形外科学会切除縁評価法として悪性骨軟部腫瘍取り扱い規約に記載された[7)8)]。それ以後も毎年開催される骨軟部腫瘍手術手技研究会において,登録された各施設の手術縁評価と治療成績から安全な切除縁を提示し,次年度は提示されたガイドラインに添って手術を実施,これを毎年繰り返して安全な切除縁を更新している[5)]。

これまで20年に及ぶ切除縁評価の解析でみると,高悪性腫瘍において curative procedure と adequate wide procedure の術後再発率に有意差はなく,adequate wide procedure と inadequate wide procedure の差は大きいことが明らかとなってきた。このことから,非浸潤性の肉腫での安全な切除縁は curative procedure から adequate wide procedure を確実に行うべきとの方向へ進歩してきた[4)~6)]。もちろんバリアーのない方向では,機能的に問題がなければ広く取れば取れるほど安全であることは言うまでもない。切除縁の縮小は,より多くの健常組織を残すことで機能損失を最小限にとどめるとともに,感染,皮膚壊死,人工関節の緩みなどの合併症を防ぐうえで重要である[6)]。

一方，骨軟部腫瘍の形成外科的再建は，患肢温存手術の導入とともに，安全な切除縁の確保を前提として徐々に導入されてきた[10)~13)]。今日では，患肢を温存できるか否かの決定に形成外科医の再建の手腕が問われる場面も少なくない。進行した症例では，まず，必要に応じて皮弁，血管柄付き骨移植や血管移植を利用し，患肢そのものの温存が模索され，同時に関節や手指の機能の脱落程度と，これに対する再建法の有効性を見極めたうえで，患肢温存手術の適応が決定される。

四肢の機能再建，とりわけ上肢の機能再建は手の外科の手術とその発展の歴史そのものとも言うべき分野である。骨軟部腫瘍の手術においても機能再建の基本的概念は同じである。腕神経叢麻痺や末梢神経麻痺の治療法[15)16)]を積極的に取り入れることで，患肢機能を向上させることが可能である。しかし，対象となる症例は悪性腫瘍であり，予後に対する見極めが大切であることは述べるまでもない。また，腫瘍の局在部周囲には放射線照射や術前動注化学療法を受けている場合があり，再建法を決定するうえで考慮すべき事項である。術後化学療法が行われる症例では，神経再生や骨癒合の遅延を引き起こし，全身状態の低下から理学療法に影響を与えることがある。したがって，いたずらに複雑で長時間にわたる手術や，その結果もたらされる合併症は，患者にとって何ら利益をもたらすものではない。術式の選択にあたっては，安全で確実性の高い方法を選択することが大切である。また，症例の年齢の一方のピークが十歳代の若年者にあり，成長の問題とともに長期生存例にとって恒久的な再建法であることが望まれる。

（澤泉雅之，川口智義）

文　献

1) Kawaguchi N：Surgicaltreatment combined with preoperative chemotherapy for musculoskeletal sarcoma. Cancer Chemotherapy；Challenge for the Future Volume 10, pp 248-256, Excerpta Medica, Tokyo, 1995
2) Kawaguchi N, Matsumoto S, Manabe J：New method of evaluating the surgical margin and safety margin for musculoskeletal sarcoma. J Cancer Res Clin Oncol 121：555-563, 1995
3) Kawaguchi N, Ahmed AR, Matsumoto S, et al：The concept of curative margin in surgery for bone and soft tissue sarcoma. Clin Orthop 419：165-172, 2004
4) Matsumoto S, Ahmed AR, Kawaguchi N, et al：Surgical results of malignant fibrous histiocytoma of the soft tissue. Int J Oncol 8：104-109, 2003
5) Manabe J：Analysis of safety margin based on the registration of surgical margins in Japan, in modern surgical challenges for musculoskeletal sarcoma. edited by Kawaguchi N, Vol 12, pp 341-356, Orion, 東京，2002
6) Matsumoto S, Kawaguchi N, Manabe J, et al：In situ preparation；New surgical procedure indicated for soft-tissue sarcoma of a lower limb in close to major neurovascular structures. Int J Oncol 7：51-56, 2002
7) 日本整形外科学会骨軟部腫瘍委員会編：悪性骨腫瘍取り扱い規約（第3版）．金原出版，東京，2000
8) 日本整形外科学会骨軟部腫瘍委員会編：骨軟部肉腫切除縁評価法．金原出版，東京，1989
9) 木下行洋，平瀬雄一：上肢の腫瘍切除後の再建．腫瘍切除後の再建外科　最近の進歩，田井良明編，pp 145-153, 克誠堂出版，東京，1996
10) Sawaizumi M, Maruyama Y, Kawaguchi N：Vertical double-flap design for repair of wide defects of the lower limb, using combined ascending scapular and latissimus dorsi flaps. J Reconstr Micro 11：407-414, 1995
11) Sawaizumi M, Maruyama Y：Sliding-shape designed latissimus dorsi flap. Ann Plast Surg 37：317-321, 1996
12) 澤泉雅之，丸山　優，川口智義ほか：悪性骨軟部腫瘍の患肢温存手術；下肢における皮弁修復例の検討．形成外科 40：479-488, 1997
13) 澤泉雅之，丸山　優，川口智義ほか：境界領域における形成外科の役割；四肢再建における整形外科とのチームアプローチ．形成外科 41：741-750, 1998
14) Itoh Y, Sasaki T, Ishiguro T, et al：Transfer of latissimus dorsi to replace a paralyzed anterior deltoid；A new technique using an inverted pedicled graft. J Bone Joint Surg 81 B：647-651, 1987
15) 津下腱哉：手の外科の実際(改訂第6版)．pp 349-493, 南江堂，東京，1985
16) 土井一輝：遊離筋肉移植，微小外科（改訂第2版）．pp 244-260, 南江堂，東京，1993

I 新しい手術法の四肢への応用

3 穿通枝皮弁の四肢への応用

SUMMARY

現在多用されている筋皮弁・筋膜皮弁から筋・筋膜を除去し，筋間穿通血管または筋間中隔穿通血管のみを茎としても広範囲の皮弁が生着する．穿通血管を茎とするこのような穿通枝皮弁は0.8mm前後の血管吻合技術の確立によって穿通枝のみを茎とする遊離皮弁としても臨床に応用されつつある．代表的な上肢の穿通枝皮弁としては，橈骨動脈穿通枝皮弁，躯幹部の穿通枝皮弁として，深下腹壁動脈穿通枝皮弁（傍臍穿通枝皮弁），胸背動脈穿通枝皮弁，浅腸骨動脈穿通枝皮弁，上下殿動脈穿通枝皮弁がある．下肢における有用な穿通枝皮弁として，前大腿皮弁，内側大腿皮弁，後脛骨動脈穿通枝皮弁，脛骨内果・腓骨外果部穿通枝皮弁，内側足底動脈穿通枝皮弁などがある．

穿通枝皮弁の特長は，"主要な動脈，筋の犠牲がない，手術が短時間で終了する，thin flapにできやすい，脂肪弁にできる，皮弁採取部を自由に選択できる，などである．欠点は穿通枝の解剖学的な位置に変異があることなどである．

A 概念と歴史

1. 概念

極小の（0.5～0.8mm）血管茎1本のみで，大径（3～1mm）の血管茎で栄養される皮弁と同程度の面積が生着可能な穿通枝皮弁が，臨床に応用されつつある．2001年9月のゲント国際穿通枝皮弁講習会にて本皮弁の定義に関してconsensus meetingが開かれ，"筋膜または筋を含めず皮膚と脂肪から構成され，1または数本の穿通枝によって栄養される皮弁"ということで合意が得られた[1]．筋穿通枝のみを茎とするものを本皮弁とすべきとの意見もあったが，最近では皮弁の茎が浅層に移りつつあるため筋間穿通枝も穿通枝皮弁の茎として国際的に認められつつある．穿通動静脈の多くは皮神経と伴走し，皮膚のみでなく神経の栄養血管となることが多いので，別名で神経皮弁（neuroskinまたはneurocutaneous flap）などとも呼ばれる．

解剖学的特徴から，穿通枝皮弁は(1)筋内穿通枝，(2)筋間中隔穿通枝，(3)腱間穿通枝，(4)骨軟骨膜間穿通枝などに分類される．また，茎の長さによる分類として，長茎（long pedicle perforator flap），短茎（short pedicle perforator flap），穿通枝のみ（true perforator flap）などに分類されつつある[2]．

2. 歴史

1983年，Yoshimuraらの遊離腓骨動脈穿通枝皮弁，1984年のSongら[3]の前大腿皮弁などが有用な穿通枝皮弁として報告され，1985年，新井らはサーモグラフィにより穿通枝の位置を確認できることを報告し，Penningtonらも腹直筋穿通枝を茎とする遊離腹壁脂肪弁による顔面半側萎縮症の再建を行った．その前後においてPonten(1981)，西条(1985)，Cormack(1984)[4]，Nakajima(1986)[5]，丸山らは筋膜皮弁における筋膜血行（fascia plexus）と穿通枝の重要性を指摘し，1980年中頃より筋膜皮弁全盛時代を迎え，現在でもなお深筋膜血行の重要性が強調され続けている．当時著者は，筋膜を除いた皮弁でもその生着範囲はそれを含めたものとほとんど同じであることを前外側大腿皮弁や四肢の皮弁で多く経験し，筋膜血行を除き穿通枝のみを血管茎とする穿通枝皮弁の臨床応用例を報告し，これが筋膜血行

のない穿通枝のみによる新しい皮弁（穿通枝皮弁）であることをはじめて強調した。Taylorらは腹直筋皮弁が穿通枝皮弁とできることを解剖学的に指摘した。この穿通枝皮弁の概念を強調した臨床例（腹直筋穿通枝皮弁による舌再建例と大腿部広範欠損の再建例）は1989年の著者の報告[6]とされ，その後現在に至るまで，後脛骨動脈穿通枝皮弁，上下殿動脈穿通枝皮弁による仙骨部褥瘡の治療，前外側大腿皮弁による頭頸部再建，キメラ型前外側大腿皮弁，flow-through型前外側大腿皮弁，胸背動脈穿通枝皮弁，橈骨動脈穿通枝皮弁，内側足底動脈穿通枝皮弁，大腿筋膜張筋穿通枝皮弁，脛骨内果，腓骨外果穿通枝皮弁，浅腸骨回旋動脈穿通枝皮弁（SCIP flap）などが報告され続けている。

3．海外における現状

穿通皮弁はすでに欧米においても多くの臨床応用がなされている。その背景には，欧米で近年，乳房再建におけるTRAM flap使用後の採取部の合併症が予想外に高いと判明した事実があった。そこで現在，腹直筋筋皮弁に変わる再建材として，深下腹壁動脈穿通枝皮弁による再建が主流となりつつある。

本皮弁の国際的な普及とさらなる発展を目的として，Allen（ルイジアナ州立大），Blondeel（ベルギー，ゲント大），著者が中心となり1997年に第1回穿通枝皮弁と静脈皮弁に関するlive surgeryと新鮮死体解剖を中心とした講習会（於ベルギー）が開催された。以後，これまで年1回世界各地で多くの参加者をもって開催され，今後も第10回トルコ（2006年），第11回メキシコ（2007年）が予定されている。

B 術前の評価

1．カラードップラー法

ドップラー聴診法では誤認しやすい水平方向に走る穿通枝とその中枢側の幹血管を肉眼的に正確に観察でき，それぞれの径もある程度計測可能で，現在ある方法のうち最も正確に穿通枝の立体的位置，太さを確認できる。現時点では深下腹壁動脈穿通枝皮弁では判別しやすいが前外側大腿皮弁では判別が難しいとされている。

2．ドップラー聴診法

穿通血管が長く筋内を深層から浅層に垂直方向に立ち上がる場合にはドップラー聴診法は極めて有効である。しかし，著者の経験では，前外側大腿皮弁では外側大腿回旋動脈の下降枝が筋間中隔の浅層にあり，穿通枝が短いためドップラーが下降枝をひろい，穿通枝の正確な位置は判定できないことが多かった。このためすべての穿通枝皮弁でドップラー聴診法は有効とは言えない。

3．動脈造影

特に立体的動脈造影が血管の存在と走行状態を最も正確に知りうる方法であり，かつては穿通枝皮弁作成時には必須の術前検査であったが，検査侵襲が大きいため最近はあまりなされていない。

4．サーモグラフィー

著者の経験では穿通枝の位置に一致してhot spotが見られ，かなり信頼できる方法と思われる。しかし，欠点として比較的細い穿通枝の支配範囲はほとんどhot spotは出現せず，出現したとしても画像から生体の正確な穿通枝の位置を点として判定することは困難であり，現時点では補助的な診断である。

5．触診法

痩せた患者では特に四肢においてしばしば触診で穿通動脈を触れることができる。肉眼で拍動を視診できることもある。

C 手 技

皮弁挙上にはドップラー聴診器，ルーペを用いるのがよい。四肢は必ず駆血帯を用い，無血下に穿通枝を探す。血管拡張薬（塩酸パパベリン）を滴下し穿通枝の収縮を防ぐ。事前の解剖的な知識を持っておくことは重要であるが，それに捉われてはいけない。穿通枝がないときは必ず代償する穿通枝がやや離れたところにある。つまり，隣の主動脈系から派生している穿通枝があることが多い。日頃からラットの細い血管剥離のトレーニングをしておくことが大切である。皮弁の挙上に際しての最大の欠点は，穿通枝の径が細い場合には見つけにくく，その位置

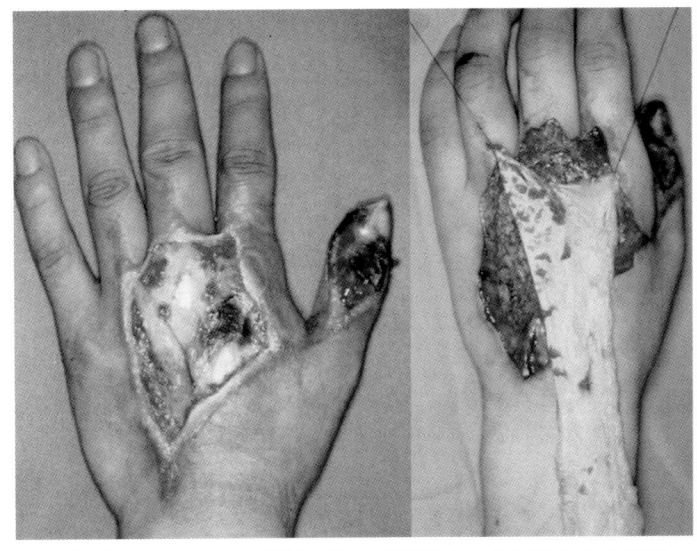
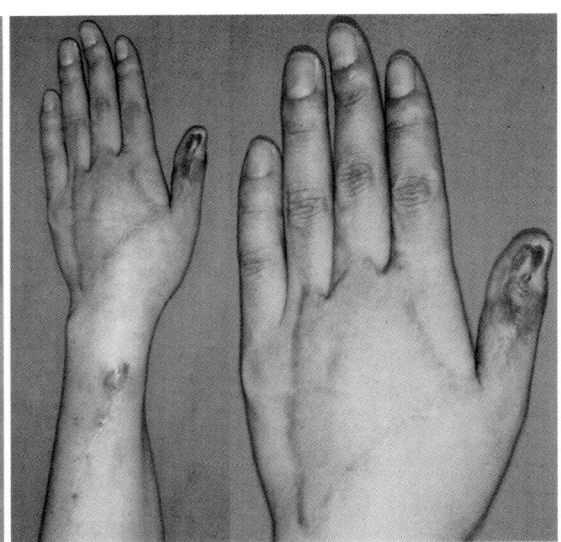

（a）手背 heat press 損傷に対して穿通枝のみを茎とする島状橈骨動脈穿通枝筋膜脂肪弁を移行した後，鼠径部からの全層植皮片で被覆した。

（b）術後 6 カ月の状態

図 3・1　橈骨動脈穿通枝皮弁（症例 1：26 歳，女）

(Koshima I, et al：The radial artery perforator-based adipofacial flap for coverage of the dorsal hand. Ann Plast Surg 35：474-479, 1995 より引用)

も時に変位があることである．このため皮弁挙上に先立ち，まず茎の近くで小切開を加え，筋鈎を用いて周辺の皮下を検索し，穿通枝を探したのち皮弁のデザイン，挙上を行うのがよい．

D 四肢に有用な代表的な穿通枝皮弁

1．橈骨動脈穿通枝皮弁（radial artery perforator flap，以下 RAP flap）[7)8)]

橈骨動脈から前腕背側に穿通する血管が数本あるが，これらはおもに橈骨神経浅枝を栄養するものであり同時に皮膚栄養枝を派生している．この穿通枝1本で前腕後面に大きな皮弁が作成できる[7)8)]．最近は皮弁挙上後の瘢痕を最小限とするため脂肪筋膜弁のみを移植したのち植皮片で被覆することが多い[8)]．最近，Ozkan は穿通枝のみを茎とする本遊離皮弁による指再建術を報告した（PRS 誌投稿中）．（図3・1）

2．胸背動脈穿通枝皮弁（thoracodorsal artery perforator flap，以下 TAP flap）[9)]

広背筋ではその近位側において胸背動静脈を源とする筋内穿通血管が数本存在する．本皮弁と肩甲骨の合併皮弁は仰臥位のままで採取できる．筋の中央部または遠位側では肋間動静脈系を源とする筋内穿通血管が多数認められる．後者では第 9 肋間動静脈の外側皮枝（筋穿通枝）などの太い血管茎も利用できる．遊離広背筋穿通皮弁としては，近位側にデザインする肩甲下動静脈系を茎とするもの，筋前縁部にデザインし，肋間動静脈外側皮枝を茎とするもの，傍脊柱筋の穿通血管を茎とするものなども利用できる．

3．深下腹壁動脈穿通枝皮弁（deep inferior epigastric artery perforator flap，以下 DIEP flap）[6)]

深下腹壁動脈から分岐して腹直筋を穿通し，皮膚に入る穿通皮枝を茎とする皮弁は臍の周囲に作成できる．太い穿通枝は臍の周囲約 5 cm 以内にあることが多く，1 本の穿通枝で 30×20 cm 大の大型皮弁を生着させることができる．さらに一期的に脂肪除去が可能であり薄層皮弁にできる．本皮弁では腹直筋がその運動神経とともにほとんど損傷されず温存されるため，特に欧米では乳房再建を中心として（近年では本邦でも）使用頻度が増えつつある．

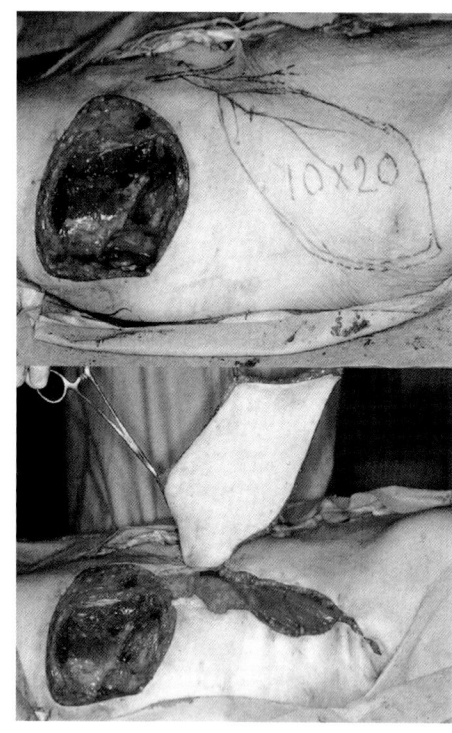
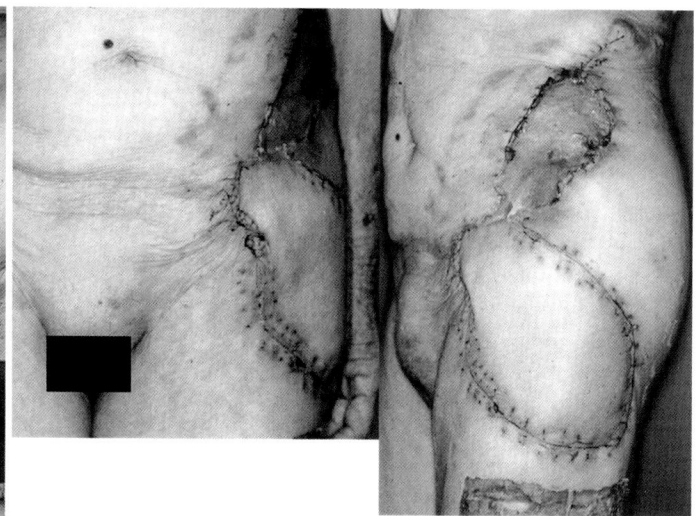

▲(b) 術後2週の状態

◀(a) 左大腿部横紋筋肉腫にて広範切除がなされた。浅腸骨回旋動脈の穿通枝のみを茎とする皮弁（SCIP flap）を移行した。

図 3・2　浅腸骨回旋動脈穿通枝皮弁（症例2：77歳，女）
(Koshima I, et al : Superficial circumflex iliac artery perforator flap for reconstruction of limb defects. Plast Reconstr Surg 113：233-240, 2004 より引用)

4．浅腸骨回旋動脈穿通枝皮弁（superficial circumflex iliac artery perforator flap，以下 SCIP flap）[10]

2004年著者らは，SCIA深枝から分岐する穿通枝を茎とする短茎の皮弁をSCIP flapとして報告した[10]。これはSCIAほぼ全部を茎とする鼠径皮弁とは異なるものとして提案した。その利点は，短茎なので皮弁挙上が早く，遊離皮弁として従来の鼠径皮弁よりも採取が容易で低侵襲であることである。欠点としては，時に解剖学的変位があり，外側大腿神経損傷による知覚障害が起こりやすいことが挙げられる。適応としては島状皮弁として大腿部再建，深腸骨回旋動脈を用いた血管付き腸骨皮弁の皮弁をスーパーチャージするために用いることができる。（図3・2）

5．外側大腿回旋動脈系

大腿部の穿通枝皮弁の栄養血管としては，大腿前面〜外側〜後面部は，深大腿動脈〜外側大腿回旋動脈系，大腿内側部は浅大腿動脈系，膝部は膝窩動脈系に由来する筋間中隔穿通枝が利用できる。また，大腿前上部は浅腸骨回旋動脈で，大腿後上部は下殿動脈によっても重複して栄養される。著者らは過去17年にわたり約180症例に対し，前外側大腿皮弁を用い，多くの遊離皮弁の中で最も有用性が高いことを報告し続けてきた。

前外側大腿皮弁（anterolateral flap，以下 ALT flap）[1)11)]

外側大腿回旋動脈の下行枝から分岐した筋間穿通枝が，大腿直筋と外側広筋の間の筋間中隔を通って皮弁を栄養するとされているが，このタイプは少ない。外側大腿回旋動脈の外側枝または下行枝から外側広筋内を穿通して，大腿前外側の皮膚に至る筋内穿通枝が複数存在する。これが本皮弁の茎であり，通常太い下行枝を茎とした遊離皮弁として用いる。外側大腿回旋動脈の終末は外側広筋内で筋枝として終わる。解剖的変異として，外側下行枝が欠損することがある。外側と内側の下行枝が同時に存在することは比較的少ない。また，外側下行枝が欠損する場合には，ほとんどの場合，内側下行枝と穿通枝が存在する。

以上より，前外側皮弁と前内側皮弁は発生学的に同一の血管茎であり同一の皮弁と見なすべきではな

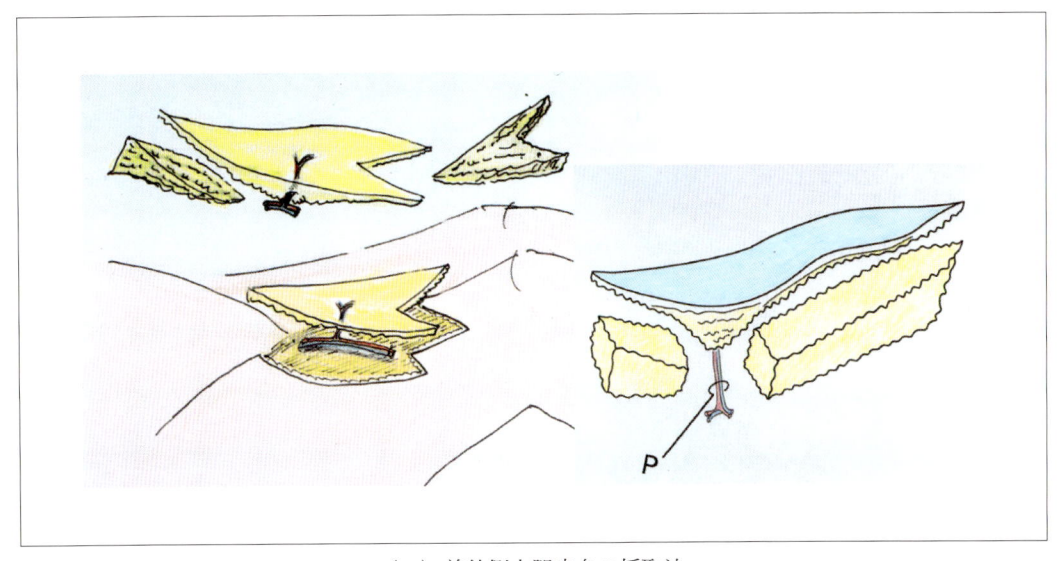

(a) 前外側大腿皮弁の採取法

穿通枝（P）と数 cm の下行枝を茎とする短茎の ALT flap は除脂が可能で，flow-through 型遊離皮弁としても有用である。

b	c
d	

(b) 交通事故後の左足軟部組織欠損
(c) Flow-through 型 ALT flap の茎（L）は足背動静脈（TD）に挿入された。
(d) 術後1年の状態

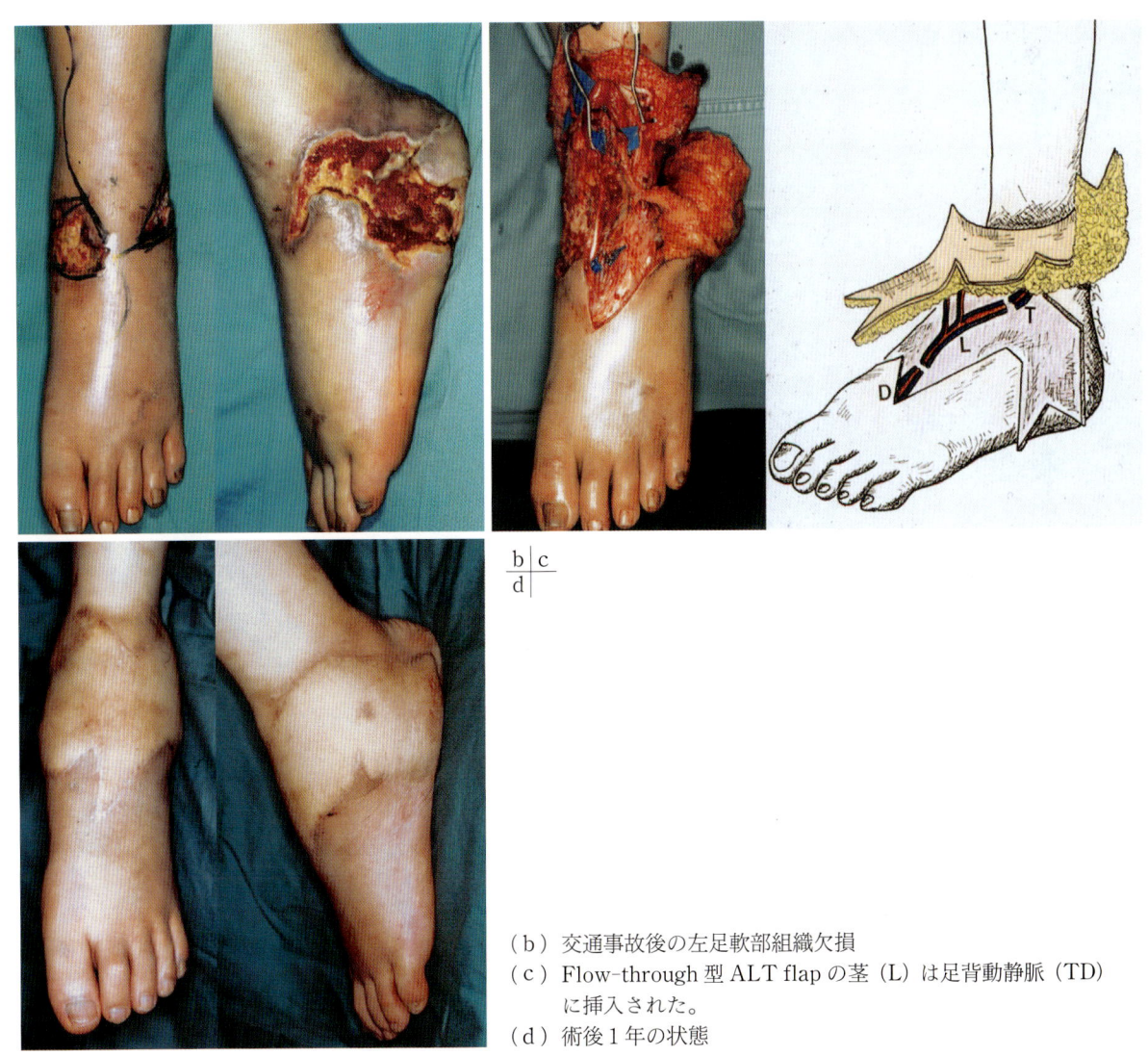

図 3・3　前外側大腿皮弁（症例3：31歳，男）
(Koshima I, et al：Flow-through anterior thigh flaps for one-stage reconstruction of soft-tissue defects and revascularization of ischemic extremities. Plast Reconstr Surg 95：252-260, 1995 より引用)

図 3・4　大腿筋膜張筋穿通枝皮弁の解剖（左）と皮弁採取法（右）
(Koshima I, et al：Free tensor fascia lateral perforator flap for the reconstruction of defects in the extremities. Plast Reconstr Surg 107：1759–1765, 2001 より引用)

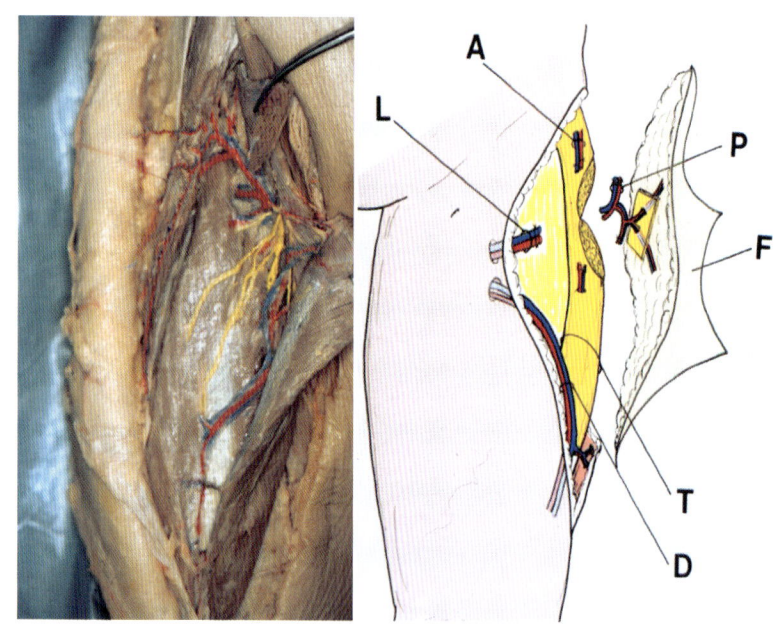

L：外側大腿回旋動脈横行枝
A：　〃　　　　上行枝
P：　〃　　　横行枝の穿通枝
F：大腿筋膜張筋穿通枝皮弁
T：大腿筋膜張筋
D：外側大腿回旋動脈下行枝

いか。また，大腿直筋欠損を少なからず経験した。この場合，多くは直筋と内側または外側広筋が合体していたが，下行枝と穿通枝は常に存在し，皮弁の挙上は可能であった（図 3・3）。

前内側大腿皮弁（Anteromedial thigh flap, 以下 AMT flap）[1)12)]

前内側大腿皮弁の茎は外側大腿回旋動静脈の内側下行枝から分岐する筋間中隔穿通枝である。この枝は大腿直筋と縫工筋の筋間中隔を通過し皮枝となる。この枝は時に欠損することがあるので全面的に信頼することはできない。前外側大腿皮弁の穿通枝が欠損していても，前内側大腿皮弁のそれは存在することが多い。

外側広筋の運動神経が外側大腿回旋動静脈に伴走するので，血管茎の剥離に際してはこの神経を損傷しないように注意する。血管茎が欠損する場合には，大腿筋膜張筋皮弁，前外側大腿皮弁，内側大腿皮弁，縫工筋筋皮弁，大腿直筋筋皮弁などが利用できる。

大腿筋膜張筋穿通枝皮弁（Tensor fascia lata, 以下 TFL perforator flap）[13)]

大腿筋膜張筋穿通枝皮弁の茎は外側大腿回旋動脈の横行枝が大腿筋膜張筋を穿通し数本の皮枝となるので，これを用いた筋を含めない太い径を茎とする穿通枝皮弁が挙上できる。血管茎が短いという欠点があるが傷跡が目立たず筋皮弁にもできる（図 3・4）。

6．内側大腿皮弁（Medial thigh flap）[14)15)]

浅大腿動脈は大腿部の中枢 1/3 部において内転筋管（ハンター管）に入るが，この管の直上で浅大腿動脈の内側から無名動脈が分岐する。これは分岐後 2〜3 cm で縫工筋枝を出したのち大腿内側の穿通皮枝となる。この穿通枝の存在する逆大腿三角の遠位頂点部（ハンターの内転筋管入口部）を含むように，皮弁をデザインする。大腿三角の内側縁に沿って皮切を入れ浅大腿動脈を露出し，大腿動脈を遠位側に剥離し，ハンター管近位で筋鈎で縫工筋を外側に引くと，血管茎（縫工筋枝と皮枝）が浅大腿動脈内側から分岐するのが見える。縫工筋枝を結紮切断したのち血管茎を剥離し，皮弁周囲を切開挙上する。

血管茎が欠損したり直径が細いことが報告されているが，その際には前内側大腿皮弁，伏在皮弁または縫工筋筋皮弁を用いることができるよう本皮弁のデザインを血管茎を確認したのちに行うことが重要である。皮弁の静脈系として大伏在静脈を，知覚神経系として内側大腿皮神経を複合できる。（図 3・5）

7．外側大腿皮弁（Lateral thigh flap）（後大腿皮弁 Posterior thigh flap）[14)16)]

深大腿動脈は総大腿動脈から分岐したのち大腿近位部を後外側に向かい，大内転筋を穿通し，4 つの穿

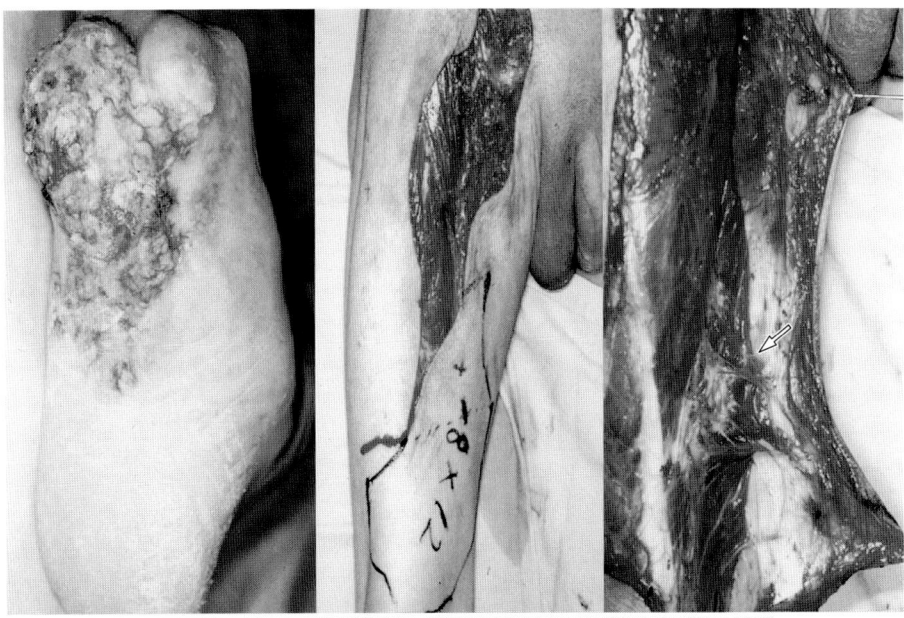

(a) 熱傷瘢痕に発生した右足底扁平上皮癌切除後に，右大腿部からの内側大腿皮弁を採取した。大腿動脈からの穿通枝が数本見られる（→）。

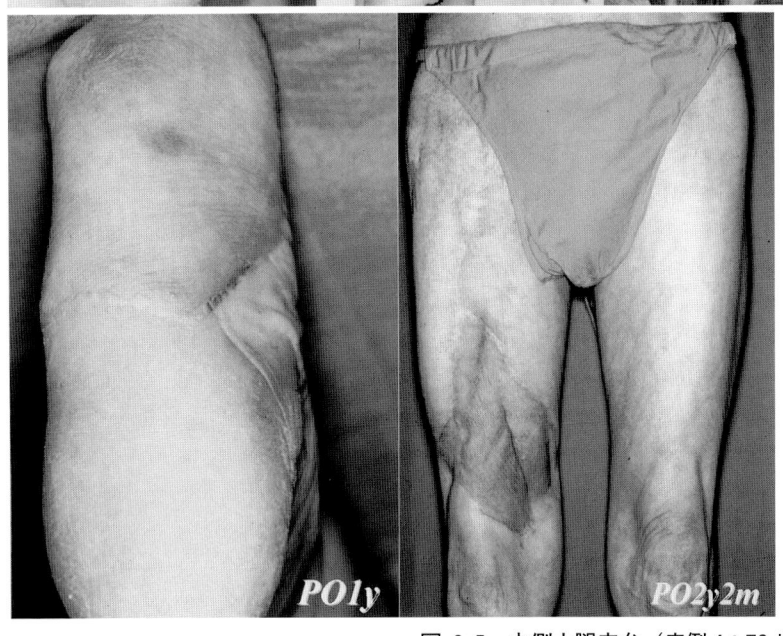

(b) 術後2年2カ月の足底と皮弁採取部

図 3・5　内側大腿皮弁（症例4：72歳，男）
(Koshima I, et al : Free medial thigh perforator-based flaps ; New definition of the pedicle vessels and versatile application. Ann Plast Surg 37 : 507-515, 1996 より引用)

通枝を派生して第4穿通枝となり大腿末梢部で外側後面の皮枝となる。第1穿通枝は短内転筋の近位で分岐し，筋間中隔を経由して股関節部の皮枝となる。第2穿通枝は短内転筋の前方で分岐し，大腿骨の栄養血管となる。第3，4穿通枝は共通茎から分かれ，最終的に膝窩動脈からの枝と吻合を共する。このうち第3穿通枝は短内転筋の末梢側で新大腿動脈から分岐し，大腿中央部で外側広筋の起始部を穿通し，外側広筋と大腿二頭筋に筋枝を出し，大腿二頭筋短頭と外側広筋の筋間中隔を通ったのち皮枝となる。

臨床的には第1，3，4穿通枝が有用とされている。このうち解剖学的変異が少なく，血管剥離が容易なのは第3穿通枝であり，遊離皮弁では，通常これが血管茎として用いられる。しかし，大転子部の再建では第1穿通枝，膝部は第4穿通枝を用いる。知覚皮弁とする時は外側大腿皮神経を用いる。皮弁採取は，腹臥位にて下肢を若干内転する。腸脛靱帯の後縁をピオクタニンでマークし，大腿二頭筋の外側部の筋間中隔を触診で知る。第3穿通枝はこの筋間中隔内で大腿後面中央部にある。皮弁のデザインは腸脛靱帯後縁を長軸とし，皮弁の挙上は筋膜上で皮弁後縁から前方に向かって行う。穿通枝の剥離は外側

広筋を筋鈎で引き上げながら筋間中隔内を近位側に向かって行い，深大腿動脈のレベルまで剥離すると10cm長の茎が得られる。

8. 伏在皮弁 (Saphenous flap)[17)18)]

下降膝動脈は，膝関節から13cm中枢側で浅大腿動脈より内下方向に分岐し，分岐後3〜10cm末梢において伏在枝（伏在動脈）が分岐する。伏在枝は縫工筋末梢部を穿通し下腿内側に至るが，縫工筋穿通部の前後で前枝と後枝を出し膝内側と膝上内側の皮膚に至る。皮下脂肪織の薄い患者では伏在動脈の拍動を触診できるのでこれを皮弁デザインの基準とする。

大腿遠位で前内側部に10cmの縦切開を加え筋膜を切開したのち縫工筋の前縁を剥離挙上し，伏在動脈の筋間穿通枝を確認する。縫工筋と内側広筋間の筋間中隔を指で剥離すると，伏在動脈が下腿末梢側に向かって走行するのが見える。伏在動脈の皮枝の位置を確認したのち，その部を含んで皮弁をデザインし，皮切を加え皮弁を挙上する。

血管茎の欠損が全症例の5％で見られ，6.7％で無名動脈が見られる。無名動脈は，膝窩動脈または下降膝動脈の筋関節枝の皮枝である[14)]。また，伏在動脈の前枝が皮枝としては重要であるが皮切に際し損傷されやすい。血管茎が欠損した例では縫工筋筋皮弁または内側膝動脈の皮枝を用いた皮弁とすればよい。

利点は，その茎が長く，比較的解剖学的変異が少なく，茎の直径が太く，分枝が少ないので剥離が容易なことである。また，皮弁は通常薄く肥満者ではthinningができ，伏在神経を含めれば知覚皮弁とできる。皮弁挙上は臥位でも可能である。欠点は，まれに血管茎が欠損し採取部の瘢痕が目立つことである。伏在神経が用いられた例では下腿内側の近位1/2に知覚障害が残ることがある。

本皮弁は遊離皮弁として四肢をはじめ全身の組織欠損の再建に適用できるが，さらに，島状皮弁として膝周辺の再建や下肢交差皮弁として対側下肢の再建にも応用できる。また，逆行性島状皮弁も可能でそのterritoryは大腿前内側面近位まで可能となる。大伏在静脈を主幹血管欠損部に移植すれば四肢の動静脈欠損をも一期的に再建できる。伏在神経を近位まで剥離して腰仙部の褥瘡に神経付皮弁として応用できる[14)]。閉塞性リンパ浮腫に対しては，リンパ管付き皮弁として応用できる。本皮弁の禁忌は動脈硬化症性閉塞の症例など浅大腿動脈の閉塞がある場合である。

9. 上下殿筋動脈穿通枝皮弁 (superior gluteal artery perforator flap, 以下S-GAP flap, inferior gluteal artery perforator flap, 以下I-GAP flap)[19)]

殿部には殿筋を穿通する筋内穿通動脈が多数存在する。特に仙骨周辺は殿筋を穿通する皮枝が仙骨外縁に沿って存在する。これらの傍仙骨部穿通血管を用いた島状の穿通皮弁は，片側殿部ほぼ全領域が生着するので仙骨部の褥瘡に対して有用である。遊離上殿動脈穿通枝皮弁の茎は，殿部中央部のやや太い(0.5mm)穿通血管を筋の深層まで剥離したうえで遊離皮弁として皮膚欠損部に移植する。下殿部の瘢痕は座位時に問題となるため上殿部からの採取（S-GAP flap）が望ましい。

10. 殿大腿皮弁 (gluteal thigh flap)（後大腿皮弁[20)]）

内腸骨動脈から分岐した下殿動脈は大殿筋の下で分岐し大腿後面の皮枝となるが，これが皮弁の栄養動脈である。この下殿動脈の終末枝は大腿後皮神経(S 1-3)を伴って大腿後面を下降し，大腿後面の皮膚を栄養し，閉鎖動脈や内側大腿回旋動脈と吻合する。

皮切は筋膜下まで加え，まず大殿筋の下縁を露出したのち大腿部に至り，皮弁の遠位端から挙上する。遠位端では血管茎の切断による若干の出血がある。皮弁挙上時には数本の深大腿動脈の穿通動脈の結紮が必要であり，近位部では皮弁の可動性を増すため大殿筋を若干切断する必要がある。血管茎が筋膜下に存在するため，皮弁挙上時には筋膜と皮弁が離れないように固定縫合を行う。

本皮弁の利点は，挙上が容易な極めて細長い皮弁が採取できること，知覚皮弁にできること，採取部が縫縮できることである。欠点は，座位での接触部のため植皮が適さず，幅の広い皮弁が採取できない点がある。本皮弁は，細長い皮弁が可能なため移動半径が大きく，会陰部とその周辺部の欠損再建に適する。また，知覚皮弁として腟再建に有用である。

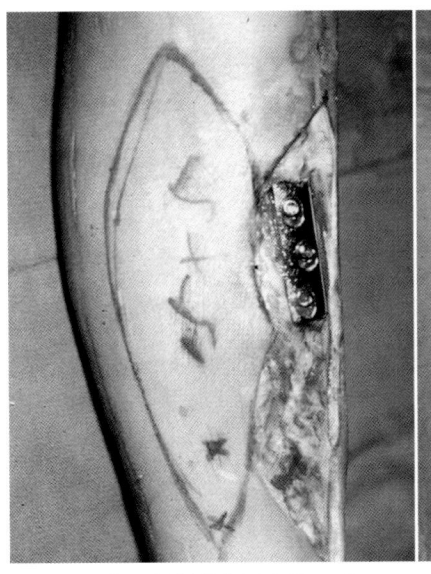

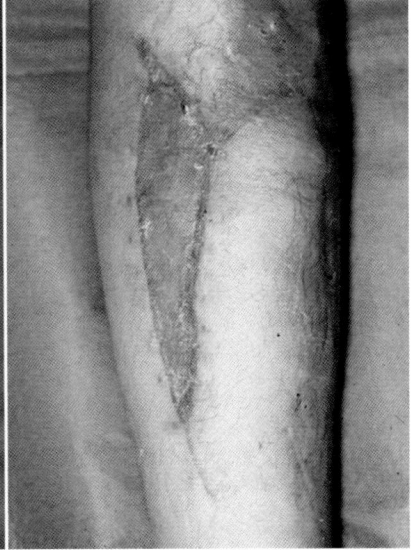

(a) 左脛骨骨折整復固定後，プレートが露出した。下腿内側面から挙上した島状後脛骨動脈穿通枝皮弁で再建した。

(b) 術後2カ月の状態

図 3・6　後脛骨動脈穿通枝皮弁（症例5：21歳，男）
(Koshima I, et al：The vasculature and clinical application of the posterior tibial perforator-based flap. Plast Reconstr Surg 90：643-649, 1992 より引用)

11. 後脛骨動脈穿通枝皮弁（posterior tibial artery perforator flap）[21]

下腿内側には脛骨内縁に添って後脛骨動静脈から派生する数本の筋間（筋内）穿通枝が存在する。死体を用いた検索では，下腿遠位側1/3の範囲内で脛骨内縁に添って多く存在し，脛骨内果より約10 cm近位に穿通枝がある確率が高い。後脛骨動脈を犠牲としない島状穿通動脈皮弁として下腿遠位部の骨露出創の被覆に適する。また，本穿通枝は下腿部における伏在神経の栄養血管でもあるので，血管柄付き伏在神経片，伏在神経皮弁が作成可能である。また，下腿近位側1/3部で脛骨内縁部には骨膜と皮膚に至る穿通枝があり，これを用いれば血管柄付き骨膜皮弁，または骨膜脂肪弁が採取できる（図3・6）。

12. 脛骨内果・腓骨外果部穿通枝皮弁（medial or lateral malleolar artery perforator flap）[22]

足関節部の骨露出創の再建は，腓脛骨外果部であれば外側踵動脈の穿通枝，脛骨内果部であれば後脛骨動脈の穿通枝を用いた島状皮弁で被覆できる。（図3・7）

13. 内側足底動脈穿通枝皮弁（medial plantar artery perforator flap）[23]

母趾内転筋の内側縁に内側足底動脈からの穿通枝数本がある。これを穿通枝のレベルまたは内側足底動脈数 cm を含めた短茎皮弁として採取する（図3・8）。

E 術後管理

1. 採取部の管理

皮弁採取後の欠損創は縫縮されることが多いが，特に四肢では術後の皮膚の緊張と浮腫により主動脈の血行障害が発生することがある。術後は患肢末梢の動脈拍動を厳重にチェックし，異常が見られたら直ちに血行再建と植皮などによる緊張緩和を計る。また，下肢の安静のため長期間の臥床後に急に歩行を許可すると肺梗塞を来たす例も報告されているので，術中術後ミルキング用ポンプを使用する。

2. 皮弁の管理

有茎皮弁，島状皮弁の場合には血管茎の緊張，圧迫などによる皮弁の血行障害に注意する。遊離皮弁

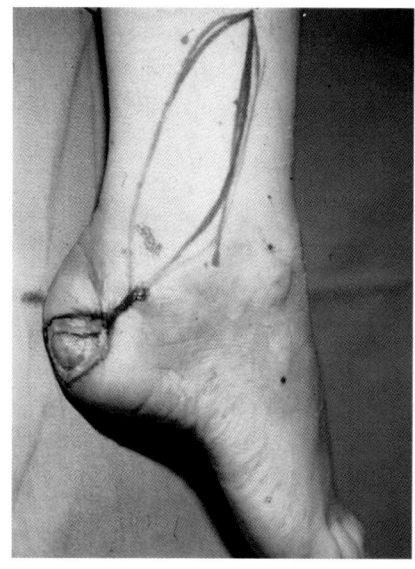

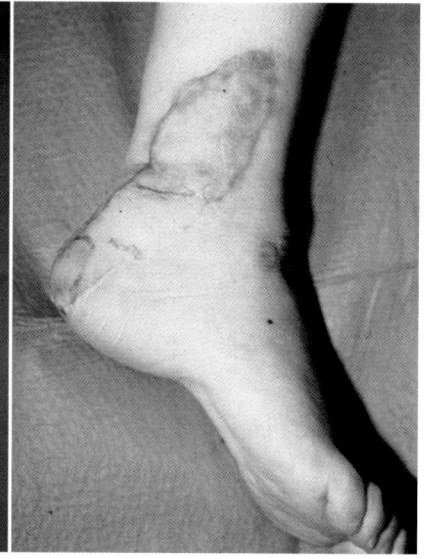

(a) 右踵部の熱傷潰瘍に対し島状の後，腓骨外果部穿通枝皮弁で被覆した。

(b) 術後10カ月の状態

図 3・7　脛骨内果・腓骨外果部穿通枝皮弁（症例6：42歳，女）
(Koshima I, et al：Medial and lateral malleolar perforator flaps for repair of defects around the ankle. Ann Plast Surg 51：579-583, 2003 より引用)

の場合には基本的な血栓形成防止のための薬剤療法が必要である。

3．血管拡張剤

PGE1を経静脈的に術後1週間使用している。

F 考　察

1．穿通枝皮弁の利点・欠点・応用

ほとんどの穿通枝皮弁が，これまでの筋皮弁や筋膜皮弁に比べ生着範囲は同じで運動神経を温存でき筋・筋膜も犠牲にしないので，侵襲を少なくできるのが利点である。応用としてはこれまで多くのものが開発されてきたが，一期的な thinning が可能であり（これまでの経験では，最大で 15×10 cm 程度の thin flap が可能であった），flow-through flap で虚血肢一期的な血行再建ができ，composite flap とすれば，各組織が分離移行できる。また，多くの例で血管柄付き神経移植片を合併できる。

欠点としては，血管柄の変異が多く，その発見と剝離に技術を要する。

応用としては，島状皮弁として，手背や手関節部背側は橈骨動脈穿通枝脂肪弁または背側骨間膜動脈穿通枝脂肪弁，下腿・足関節部には後脛骨動脈穿通枝皮弁や脛骨内果（腓骨外果）部穿通枝皮弁または足底部からの島状穿通枝皮弁がよい。遊離皮弁としては，手指掌側面の欠損には内側足底動脈穿通枝皮弁，四肢の血行障害を伴った軟部組織欠損の再建には flow-through 型皮弁が適し，ALT flap や TAP flap が候補となる。若い女性や若年者では採取部が整容的に優れる TAP flap, DIEP flap や SCIP flap が最適と思われる。

2．合併症と禁忌

穿通枝とその幹血管の伴走動静脈間の剝離時に穿通静脈茎の損傷例が報告されている。これを避けるには，ルーペを使用することと血管茎の動静脈の分離は顕微鏡下で吻合部のみにとどめることである。また，穿通枝にかけた血管テープをペアンでつかんで放置するとペアンの重みで穿通枝内に血栓ができることを経験した。ヘモクリップで留めるのが望ましい。

DIEP flap でも術後の腹直筋萎縮，ヘルニアが起こることがある。この予防のため穿通枝剝離時に伴走する肋間神経運動枝を温存する。小児の胸背動脈穿通枝皮弁では胸背神経切断によって側彎症が発生するという報告があるので，これを温存する。

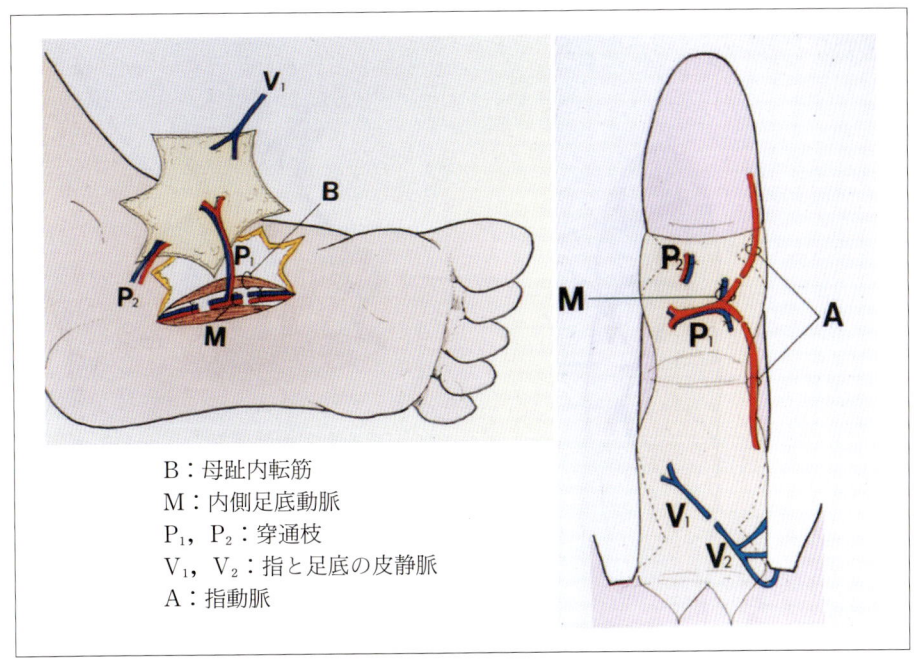

(a) 皮弁採取と再建のシェーマ

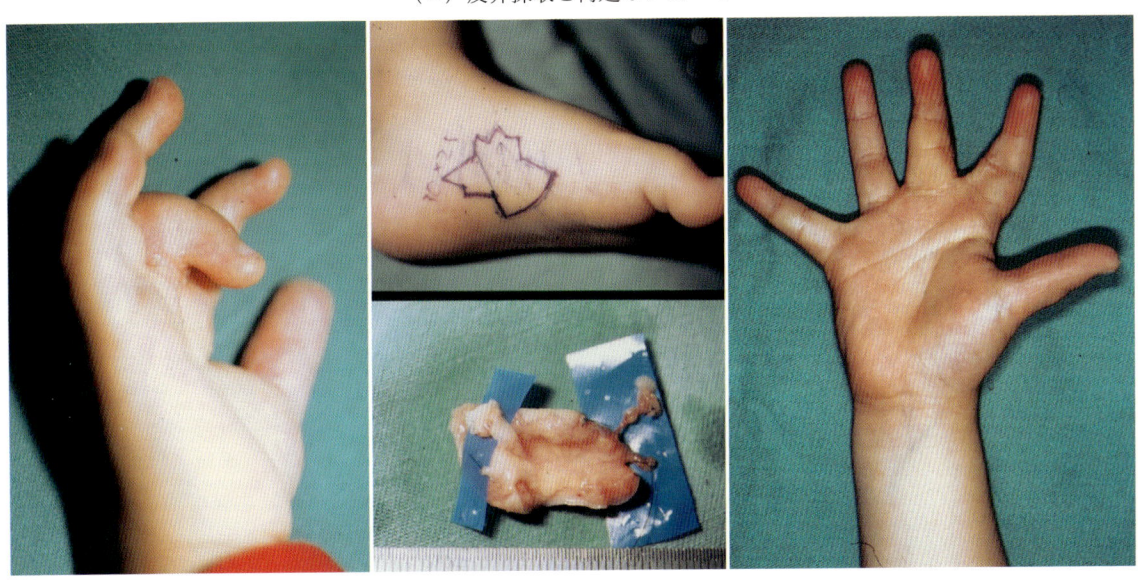

B：母趾内転筋
M：内側足底動脈
P_1, P_2：穿通枝
V_1, V_2：指と足底の皮静脈
A：指動脈

(b) 術前。重度の熱傷瘢痕拘縮を認める。　(c) 皮弁デザインと採取した皮弁　(d) 術後4年の状態

図 3・8　内側足底動脈穿通枝皮弁（症例7：1歳，女）
(Koshima I, et al：Free medial plantar perforator flaps for the resurfacing of finger and foot defects. Plast Reconstr Surg 107：1753-1757, 2001 より引用)

橈骨動脈穿通枝皮弁採取後の橈骨神経浅枝上への植皮術または縫縮術では，術後の難治性神経絞扼障害が発生する例が報告されているので，脂肪筋膜弁にとどめたり小皮弁とする。

浅腸骨回旋動脈穿通枝皮弁，ALT flap 採取による合併症は，外側大腿皮神経損傷による大腿外側部の神経絞扼，知覚障害である。また ALT flap 採取時に大腿直筋の栄養血管は残す。これを結紮切断すると大腿直筋の壊死が起こることがある。外側大腿回旋動脈に伴走する外側広筋の運動神経は温存すべきであるが，たとえ切断しても他の運動神経が存在するようで，皮弁を採取した下肢の運動障害は起こらない。

まとめ

四肢に応用できる穿通枝皮弁について，定義，意義，皮弁作成法と注意点，臨床応用例，その特徴に

ついて述べた。以上述べた皮弁は，その解剖学的存在特徴から採取部の侵襲を最小限に留めるのみでない。多彩な複合移植片としての応用，新移植片の開発，穿通枝を吻合する true perforator flap の導入など，現在ますます発展し続けている。

（光嶋　勲）

文　献

1) Blondeel PN, Van Landuyt KHI, Monstrey SJM, et al : The "Gent" consensus on perforator flap terminology ; Preliminary definitions. Plast Reconstr Surg 112 : 1378-1382, 2003
2) Koshima I, Fujitsu M, Ushio S, et al : Flow-through anterior thigh flaps with a short pedicle for reconstruction of lower leg and foot defects. Plast Reconstr Surg 115 : 155-162, 2005
3) Song YG, Chen GZ, Song YL : The free thigh flap ; A new free flap concept based on the septocutaneous artery. Br J Plast Surg 37 : 149-159, 1984
4) Cormack GC, Lamberty GH : A classification of fascio-cutaneous flaps according to their patterns of vascularization. Br J Plast Surg 37 : 80-87, 1984
5) Nakajima H, Fujino T, Adachi S : A new concept of vascular supply to the skin and classification of skin flaps according to their vascularization. Ann Plast Surg 16 : 1-17, 1986
6) Koshima I, Soeda S : Deep Inferior epigastric skin flaps without rectus abdominis muscle. Br J Plast Surg : 42 : 645-648, 1989
7) Weinzweig N, Chen L, Chen ZW, et al : The distally based radial forearm fasciocutaneous flap with preservation of the radial artery ; An anatomic and clinical approach. Plast Reconstr Surg 94 : 675-684, 1994
8) Koshima I, Moriguchi T, Etoh H, et al : The radial artery perforator-based adipofascial flap for coverage of the dorsal hand. Ann Plast Surg 35 : 474-479, 1995
9) Angrigiani C, Grill D, Siebert J, et al : Latissimus dorsi musculocutaneous flap without muscle. Plast Reconstr Surg 96 : 1608-1614, 1995
10) Koshima I, Nanba Y, Tsutsui T, et al : Superficial circumflex iliac artery perforator flap for reconstruction of limb defects. Plast Reconstr Surg 113 : 233-240, 2004
11) Koshima I, Fukuda H, YamamotoH, et al : Free anterolateral thigh flaps for reconstruction of head and neck defects. Plast Reconstr Surg 92 : 421-428, 1993
12) Koshima I, Soeda S, Yamasaki M, et al : The free or pedicled anteromedial thigh flap. Ann Plast Surg 21 : 480-485, 1988
13) Koshima I, Urushibara K, Inagawa K, et al : Free tensor fascia latae perforator flap for the reconstruction of defects in the extremities. Plast Reconstr Surg 107 : 1759-1765, 2001
14) Baek SE : Two new cutaneous free flaps ; The medial and lateral thigh flaps. Plast Reconstr Surg 71 : 354-363, 1983
15) Koshima I, Hosoda M, Inagawa K, et al : Free medial thigh perforator-based flaps ; New definition of the pedicle vessels and versatile application. Ann Plast Surg 37 : 505-515, 1996
16) Maruyama Y, Ohnishi K, Takeuchi S : The lateral thigh fascio-cutaneous flap in the repair of ischial and trochanteric defects. Br J Plast Surg 37 : 103-107, 1984
17) Acland RD, Schusterman M, Godina M : The saphenous neurovascular free flap. Plast Reconstr Surg 67 : 763-774, 1981
18) Koshima I, Endo T, Soeda S, et al : The free or pedicled saphenous flap. Ann Plast Surg 21 : 369-374, 1988
19) Koshima I, Moriguchi T, Soeda S, et al : The gluteal perforator-based flap for repair of sacral pressure sores. Plast Reconstr Surg 91 : 678-683, 1993
20) Hurwitz DJ, Swartz WM, Mathes SJ : The gluteal thigh flap ; A reliable, sensate flap for the closure of buttock and perineal wounds. Plast Reconstr Surg 68 : 521-530, 1981
21) Koshima I, Moriguchi T, Ohta S, et al : The vasculature and clinical application of the posterior tibial perforator-based flap. Plast Reconstr Surg 90 : 643-649, 1992
22) Koshima I, Itoh S, Nanba Y, et al : Medial and lateral malleolar perforator flaps for repair of defects around the ankle. Ann Plast Surg 51 : 579-583, 2003
23) Koshima I, Urushibara K, Inagawa K, et al : Free medial plantar perforator flaps for the resurfacing of finger and foot defects. Plast Reconstr Surg 107 : 1753-1757, 2001

I 新しい手術法の四肢への応用

4 陰圧閉鎖ドレッシングを用いた植皮片固定法

SUMMARY

外傷や熱傷，あるいは手術によって生じる四肢の皮膚欠損に対して，遊離植皮を行う機会は多い。植皮の成功のカギは植皮片の移植床への確実な密着を得ることであり，そのためには適切な緊張と圧迫が移植片全体に均一に加えられなければならないが，ことに四肢では短軸方向の強い彎曲や，指趾の複雑な凹凸により，よい固定状態を得ることは容易ではない。

このような場合，陰圧閉鎖ドレッシングによる植皮片の固定がよい適応となる。これは植皮部位全域をフィルムドレッシングで完全に密封し，フィルム下に留置したチューブにて吸引することで，植皮片を固定する方法である。植皮片と移植床間にも陰圧が及ぶことで両者間は確実に密着し，また大気圧により植皮片全体が均一な圧力で押し付けられるため，まさに理想的な固定条件が得られる。この方法は常に植皮片を観察することが可能で，血液や滲出液を除去し血腫や感染を予防するという意味においても有用であり，また材料の交換はほとんど不要であるため，経済性においても優れている。

はじめに

四肢の皮膚・軟部組織欠損に対する被覆法として，さまざまな皮弁が開発され，応用されて来ているが，遊離植皮による被覆はいまだ大切な手法の一つに変わりはない。植皮の成功にはその固定方法が重要な要素を占めることは周知のことであり，現在，タイオーバー法や圧迫包帯法が最も多く用いられているが，術者によりその手技は千差万別である。四肢は短軸方向に強い曲面を呈しており，特にその半周近くを占める欠損部の場合，従来の方法では植皮片のずれやしわを生じやすく，再現性を持って植皮片を移植床に確実に密着させることは大変難しく，相当の熟練を要する。

われわれは，このような部位に対し，陰圧閉鎖ドレッシングによる植皮の管理を行い，安定した生着を得ている。ここではわれわれが行っている手術の手技・ポイント・工夫などについて述べ，考察を加える。

A 概念

陰圧閉鎖ドレッシングによる植皮片固定法とは，遊離植皮部をフィルムドレッシングで完全に覆い，その密封空間を陰圧にすることによって，植皮片を持続的に，かつ均一な圧力で密着，固定する方法で

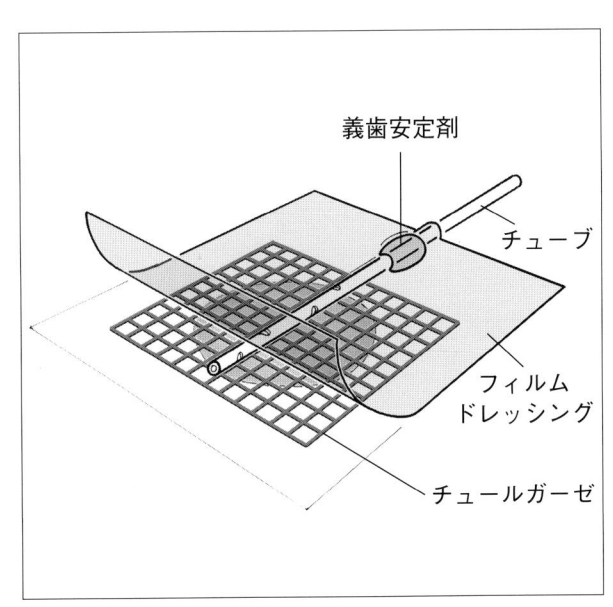

図 4・1 陰圧閉鎖ドレッシングの模式図

ある（図4·1）。陰圧で密閉されたものがいかにずれに対して強く，しっかり固定されるかは，身近に見る真空パック商品を思い浮かべれば容易に理解できる。また，創傷をフィルムで密閉することは，moist wound healing の環境を作ることであり，吸引は滲出液の貯留を防ぎ，適切な湿潤環境を作ることとなるため，創傷治癒の観点からも理想的な管理方法と言える。

植皮片を陰圧下に固定，管理する方法は，文献的には Nakayama ら[1)2)]や Blackburn ら[3)]にはじまり，その後，凹凸不整な部位など，あらゆる症例への応用[4)~10)]，さらにタイオーバー法と比較した植皮生着の量的，質的評価にいたる多くの報告がなされている[11)]。

われわれは，密閉の気密性をより高め，より持続させる工夫をし，材料の交換を最小限とするとともに，使用する材料には身近で安価なものを用いることで，より高い経済性をも追及した。

B 手　技

使用する材料は，ディスポーザブル注射器，三方活栓，プラスティック吸引カテーテルかシリコンチューブ（ファイコンチューブ® SH No. 3，直径4 mm，富士システムズ社），チュールガーゼ（ソフラチュール®，アダプティック® など），フィルムドレッシング（OpSite®，スミスアンドネフェー社など），義歯安定剤（タフグリップ®，小林製薬など），安息香チンキ，である。シリコンチューブにはリュエルを用いて側孔を開ける。チューブには三方活栓を接続する。

移植床の準備と植皮片の縫着に特別な手技や行程は必要とはしないが，植皮片と移植床の密着のためには両者間に陰圧が伝達しなければならないため，植皮片は網状植皮とするか，網状にしない場合は注射針などで小孔を多数開けておく必要がある。

（a）義歯安定剤を植皮部から少し離れたところに盛りつける。

（b）植皮片をチュールガーゼで覆う。

（c）チューブを置き，義歯安定剤に埋入する。

（d）フィルムドレッシングで密閉する。

（e）ビニール袋で全体を覆う方法もある。

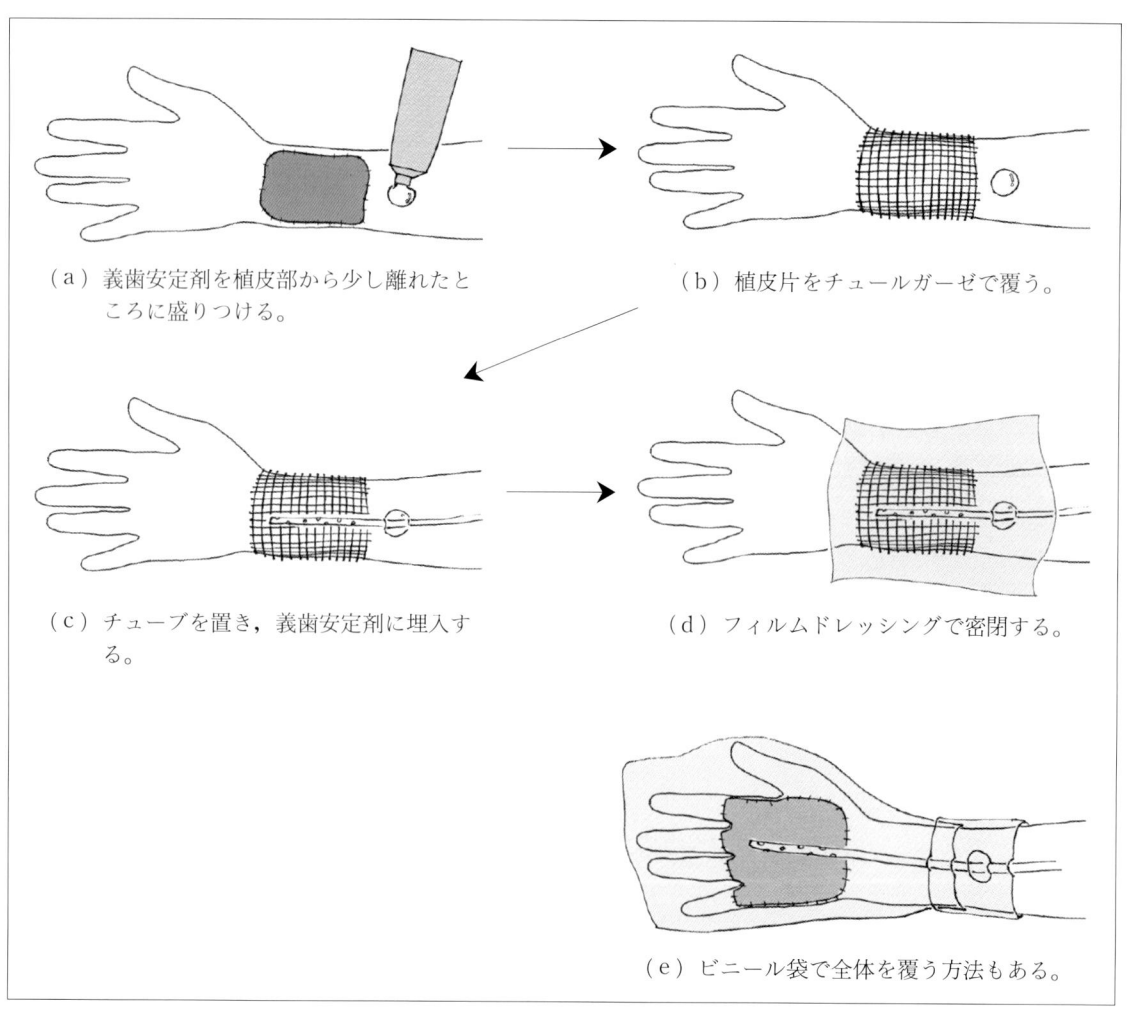

図 4·2　陰圧閉鎖ドレッシングの手順

① 植皮片を移植床に縫着したのち，植皮部周囲の皮膚は湿気を十分取り除き，安息香チンキを塗布し乾燥させる。これによりフィルムドレッシングの粘着性が高まり，気密性とその持続時間が向上する。
② 植皮片全体から少し離れたところに義歯安定剤を少量盛りつける（図4・2-a）。植皮片をチュールガーゼにて覆い（図4・2-b），その上にチューブを置く。このときチューブを義歯安定剤の中に埋入させる（図4・2-c）。これはチューブと皮膚とフィルムドレッシングで作られる間隙を通って空気が流入し，陰圧が解除されてしまうのを防止する工夫であり，重要なポイントである。これによりほぼ完全な気密性が得られる。チューブを植皮部位から刺入し，皮下を通して離れた場所から出した場合はこの作業は不要となる。
③ 義歯安定剤を含み植皮部全体をフィルムドレッシングで覆い植皮片を密封する（図4・2-d）。このときフィルムドレッシングにしわができると，空気の流入を招くことがあるので，しわを作らないよう注意深く貼付する。指趾にかかる植皮の場合は，手や足の全体をビニール袋などで覆う方法もよい（図4・2-e）。
④ 吸引装置としては，文献的にはV.A.C.™システムを用いた報告が多いが，必ずしも多くの施設に備えてあるものではない。われわれは経済性と患者のADL向上のため，注射器を用いている（図4・3）。注射器はチューブの端の三方活栓に接続し，フィルム下の空気を吸引する。フィルムドレッシングが密着したところで注射器のピストンとシリンダーの間にストッパーを挟み込んで陰圧を維持する。ストッパーには小さい注射器のピストン部分を用いたり，あるいは木製の舌圧子などを用い，ピストン部に設けた切り込みに挟み込んだりする。
⑤ 圧力はピストンを引く前と引いて陰圧をかけた後での注射器内の容積変化率を目安に調節する。たとえば1/3気圧に設定する場合は，あらかじめ注射器内に10 mlの空気を入れておき，30 mlの目盛りまでピストンを引いて固定する。われわれは初期の陰圧を大気圧のおよそ1/3～1/2にしている。

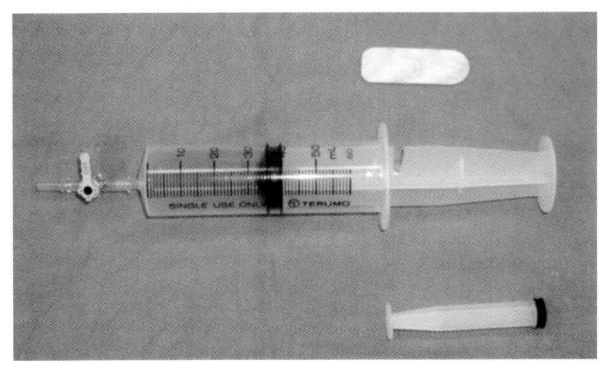

図 4・3 注射器を利用した吸引器
ピストンを引き，ストッパー（小さめの注射器のピストンや舌圧子など）で固定する。

注射器を用いたこの吸引システムは，滲出液がシリンジ内に吸引されるに従って吸引圧が減弱することと，シリンジ内の圧力が確認できないことが欠点であり，この点においては手術用吸引ドレーンバッグが，コストの面を除けば優れている。また，患者がベッド上から移動する機会が少ない場合は，ベッドサイド壁面の吸引装置にチューブを接続する方法が便利であり，吸引力を正確に維持することができる。

C 術後管理

術後は必要に応じて注射器内に吸引された排液を破棄する。植皮片はフィルムドレッシングを通していつでも観察できるので，血腫などの早期発見が可能である。通常，材料の交換を要さずに1週間ほど陰圧下に管理することができるが，フィルムドレッシングが剥がれるなど気密性が損なわれる場合には，必要に応じてフィルムの追加貼付や張り替えを行う。

D 症 例

これまでわれわれが四肢の植皮に対して陰圧閉鎖ドレッシングによる管理を行った症例は約20例であり，全例において完全生着を得ている。以下，代表的症例を紹介する。

【症例1】 25歳，男，刺青
左上肢の刺青の除去を希望して来院した。前腕から肘にかけての刺青を切除し，左大腿外側より約15/1000インチの分層植皮を行った。植皮片には注射針で多数小切開を加えた。植皮片を縫着後チュー

34   I. 新しい手術法の四肢への応用

(a) 術前
(b) 植皮片を縫着したところ
(c) 陰圧閉鎖ドレッシングを施行した。
(d) 術後7日。点状の血腫を認めるが生着良好である。
(e) 術後2ヵ月の状態。

図 4・4　症例1：25歳，男，刺青

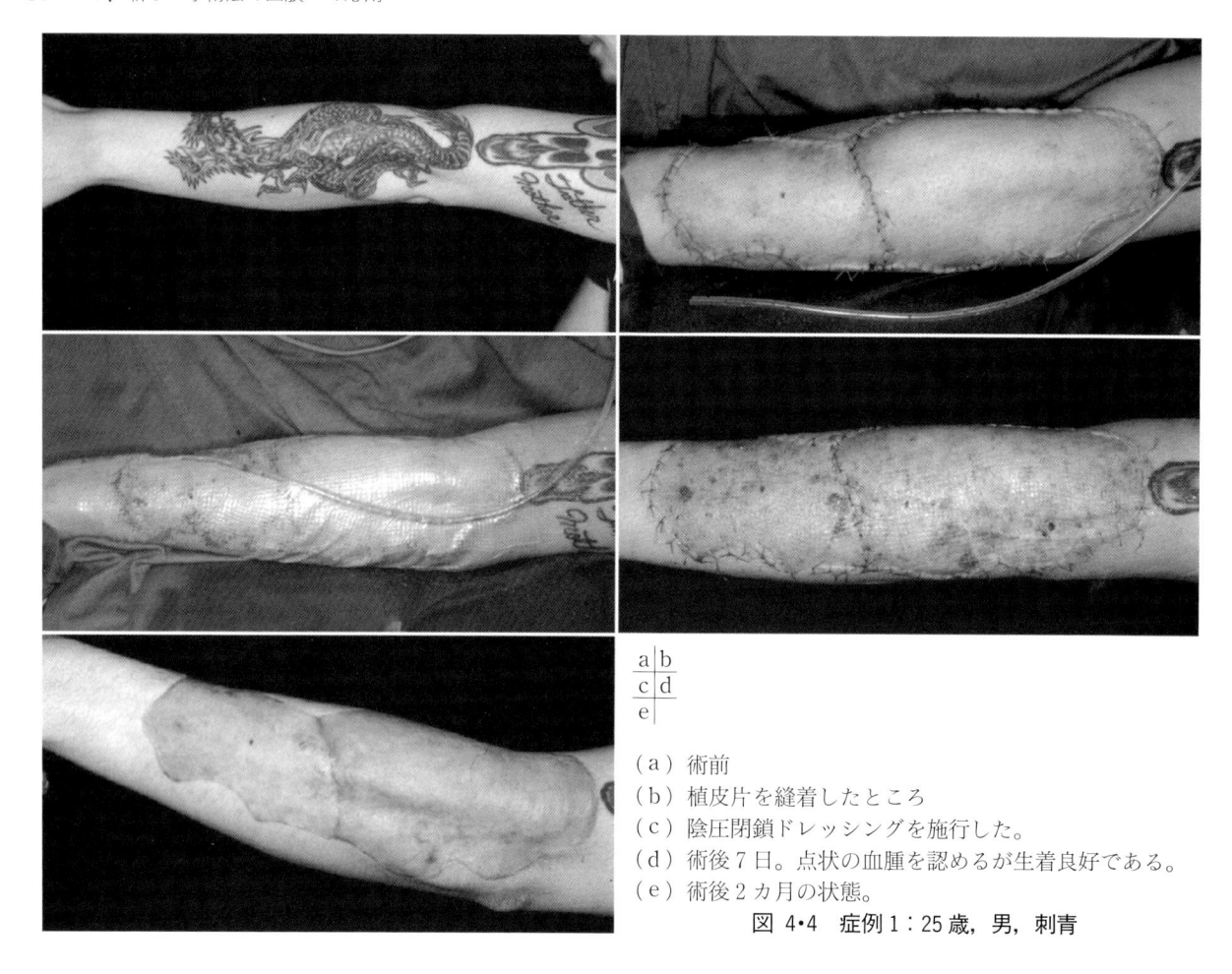

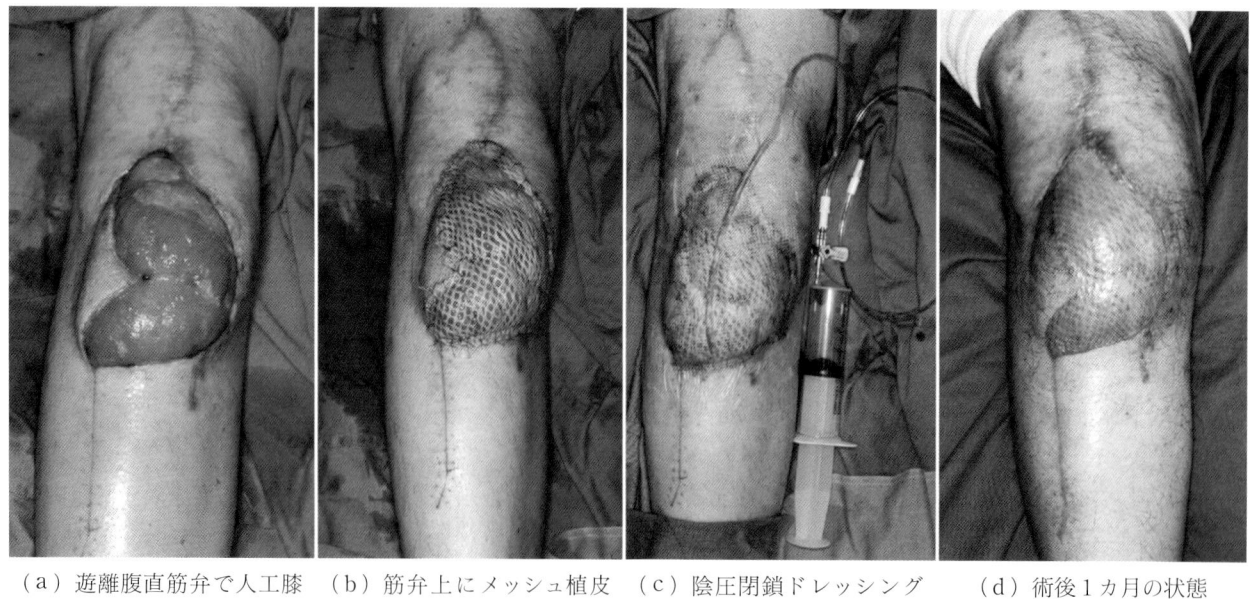

(a) 遊離腹直筋弁で人工膝関節を被ったところ
(b) 筋弁上にメッシュ植皮を施行した。
(c) 陰圧閉鎖ドレッシングで植皮片を固定した。
(d) 術後1ヵ月の状態

図 4・5　症例2：38歳，男，骨肉腫切除後の人工関節露出

ルガーゼで覆い，本法にて1週間陰圧を維持した。患者がベッド上にいる時間は通常ベッドサイドの壁面の吸引装置にチューブを接続し管理した。点状の血腫は認めたものの，しわの形成などはなく，植皮は完全に生着し，術後2ヵ月，良好な結果を得ている（図4・4）。

【症例 2】 38歳，男，骨肉腫瘍切除後の人工関節露出

骨肉腫の切除後，右膝の人工関節置換術を受け，その約5年後に同部に潰瘍を生じ，人工関節が露出した。人工関節露出部を遊離腹直筋弁にて被覆し，その後筋弁に分層植皮を行った。植皮の固定には，遊離筋弁への圧迫による皮弁血流への悪影響を考慮してタイオーバー法は用いず，陰圧閉鎖ドレッシングを行った。術後1ヵ月，経過にまったく問題はなく，植皮，遊離筋弁ともに完全に生着した(図4・5)。

E 考　察

遊離植皮片を移植床に確実に密着させることが植皮の成功に最も重要な条件である。そのためには植皮片全域で移植床との密着が得られ，両者間にずれが起こらない必要最低限の圧迫と緊張を加えることが必要であり，その方法としてタイオーバー法や圧迫包帯法が現在最も多く用いられている。しかし，突出や陥凹など凹凸不整な部位では植皮片に均一で適切な圧迫を加えることが難しく，血腫や過圧迫による壊死などを生じることがある。また，四肢の半周ほどに及ぶ植皮では，その強い弯曲上にある植皮片の固定は容易ではなく，植皮片にしわを形成したり，辺縁付近の圧迫が不十分となって血腫を生じやすい。その対策として逆タイオーバー法があるが，いずれにしても再現性のある適切な固定条件を得るには相当の技術と経験を要する。

このような部位では，陰圧閉鎖ドレッシングによる植皮片の固定法がよい適応となる。これは，従来の圧迫法と異なり，植皮片と移植床との間が吸引されることによって，植皮片全域が均一な力で移植床側に引き寄せられるため，凹凸不整な部位においても過不足のない密着を得ることができるためである。血行を阻害するような過剰な圧迫が加わることも起こり得ず，優れた固定法と言える。したがって，骨膜のように下床が非常に硬い部位や皮弁上など，圧迫には細心の注意を要する場合のほか，手足や指趾への植皮にはよい適応と言える。

陰圧を利用した植皮の固定法は，Nakayama ら[1,2]や Blackburn ら[3]の報告にはじまり，その利点を生かしたさまざまな症例への応用や改良，工夫，評価などの多くの報告がなされている[4~10]。

Avery ら[5~7]は，radial forearm flap の採取部位の植皮に陰圧閉鎖ドレッシングを用いた。Radial forearm flap の採取部位は強く弯曲しているとともに，露出した屈筋腱群により凹凸不整であり，硬さも不均一であるため，本法のよい適応であり，合併症も極めて少なく良好な結果を得ていると報告している。

Isago ら[10]は特に植皮の固定が難しい手足への応用を中心に，その有用性を報告している。

Moisides ら[11]は，タイオーバー法と陰圧閉鎖ドレッシングそれぞれの植皮の生着率と質的な評価を行い比較を行っている。それによると生着率については両者間に差は見られなかったが，移植された皮膚の「質」は陰圧閉鎖ドレッシング群がタイオーバー群よりよいと評価されたとしている。

これまで陰圧閉鎖による潰瘍や創傷の管理法が多数報告され，その有用性が語られている[12~14]が，陰圧環境下での創傷管理についてのはじめての実験的研究が，Argenta ら[15,16]によりなされている。彼らは，創を陰圧で管理することにより，組織酸素濃度の上昇，細菌数の減少，良好な肉芽形成と上皮化の促進などが確認され，結果として治癒が促進されるとしており，この点からも本法は遊離植皮の生着に望ましい条件を与えていると考えられる。

彼らの理論は現在 V.A.C.™ (Vacuum Assisted Closure) システムとして製品化され，あらゆる創傷の治療，管理に用いられている。このシステムはチューブが接続されたスポンジを創面において密閉し，陰圧をかけるシステムであり，吸引装置は圧力の設定も自由で，断続的な陰圧をかけることも可能である。これまで報告されている植皮片の陰圧閉鎖ドレッシングによる固定法はこのシステムを用いたものが多く，いずれも有用であるとしている。

V.A.C.™の欠点として，患者が吸引装置に常に接続されていなければならないことがある。また，スポンジ状の製品が創面を覆うため，植皮片を常時観察することができない点や，スポンジのコンプライアンスを考慮しないと，圧縮されたスポンジの復元力により思わぬ過圧迫が加わる可能性があることなどが挙げられる。これらのことからわれわれはスポンジは用いておらず，また用いなくとも十分な固定力が得られるため，必ずしもスポンジが必要ではないと考えている。

V. A. C.™システムはまだ多くの施設に広く導入されているとは言えず，また，システム本体や交換材料などにかかる費用など，経済面での問題があるため，われわれは身近にある注射器を利用して吸引装置としている．注射器を用いた安価な吸引装置については，これまでさまざまな工夫や改良を加えたいくつかの報告がなされており[17〜19]，利用価値は高いと言える．これに加え，われわれが行っている義歯安定剤の利用は気密性の持続性をさらに高めることができ，これによりフィルムドレッシングなどの材料の交換は約1週間にわたり不要となり，さらなる利便性，経済性の向上をみた．

本法の利点をまとめると以下のようになる．

①均一な圧迫により，不整な面に対しても密着が得られる．

②持続的な圧迫が得られるため，植皮片がずれにくい．

③血液や滲出液が常に排出されるため，血腫や感染を予防できる．

④いつでも植皮の状態を観察できるため，問題を早期に発見し対処できる．

⑤固定条件が患部の状況や術者の経験などにあまり左右されず，一定である．

⑥Moist wound healingの観点からも適切な湿潤環境である．

本法は植皮部周囲にフィルムドレッシングを貼るためののりしろとなる部分が十分確保できない部位には使用が難しいという欠点はあるが，植皮片の固定，管理において，移植床のあらゆる条件に対応できる，大変信頼性の高い方法であり，今後幅広い応用が期待される．

（小山明彦，本田耕一）

文　献

1) Nakayama Y, Iino T, Soeda S：A new method for the dressing of free skin grafts. Plast Reconstr Surg 86：1216-1219, 1990

2) Nakayama Y, Soeda S：A new dressing method for free skin grafting in hands. Ann Plast Surg 26：499-502, 1991

3) Blackburn II JH, Boemi L, Hall WW, et al：Negative pressure dressings as a bolster for skin grafts. Ann Plast Surg 40：453-457, 1998

4) 小山明彦，本田耕一，厳　文哉ほか：Negative-pressure dressingを用いた植皮の管理；簡便性と経済性の向上．形成外科 43：909-914，2000

5) Avery C, Pereira J, Moody A, et al：Clinical experience with the negative pressure wound dressing. Br J Oral Maxillofac Surg 38：343-345, 2000

6) Avery C, Pereira J, Moody A, et al：Negative pressure wound dressing of the radial forearm donor site. Int J Oral Maxillofac Surg 29：198-200, 2000

7) Avery C, Pereira J, Brown AE：Suprafascial dissection of the radial forearm flap and donor site morbidity. Int J Oral Maxillofac Surg 30：37-41, 2001

8) Chang KP, Tsai CC, Lin TM, et al：An alternative dressing for skin graft immobilization；Negative pressure dressing. Burns 27：839-842, 2001

9) Hynes PJ, Earley MJ, Lawlor D：Split-thickness skin grafts and negative-pressure dressings in the treatment of axillary hidradenitis suppurativa. Br J Plast Surg 55：507-509, 2002

10) Isago T, Nozaki M, Kikuchi Y, et al：Skin graft fixation with negative-pressure dressings. J Dermatol 30：673-678, 2003

11) Moisides E, Heath T, Boorer C, et al：A prospective, blinded, randomized, controlled clinical trial of topical negative pressure use in skin grafting. Plast Reconstr Surg 114：917-922, 2004

12) Fleischmann W, Strecker W, Bombelli M, et al：Vacuum sealing as treatment of soft tissue damage in open fractures. Unfallchirurg 96：488-492, 1993

13) Mullner T, Mrkonjic L, Kwasny O, et al：The use of negative pressure to promote the healing of tissue defects；A clinical trial using the vacuum sealing technique. Br J Plast Surg 50：194-199, 1997

14) 本田耕一，小山明彦，鈴木裕一ほか：深い褥瘡に対するNegative-Pressure dressing―在宅療養を視野に入れて．日褥瘡会誌 2：1-6, 2000

15) Argenta LC, Morykwas MJ：Vacuum-assisted closure：a new method of wound control and treatment；Clinical experience. Ann Plast Surg 38：563-577, 1997

16) Morykwas MJ, Argenta LC, Shelton-Brown EI, et al：Vacuum-assisted closure；A new method of wound control and treatment―animal studies and basic foundation. Ann Plast Surg 38：553-562, 1997

17) Singh A, Thind MS, Mander KS, et al：Syringe suction drain. Br J Plast Surg 45：484-485, 1992

18) Borman H：A simple apparatus for fluid evacuation；Syringe suction drain. Plast Reconstr Surg 104：1939-1940, 1999

19) Park DH, Song CH, Han DG, et al：A simple negative suction drain for ear reconstruction. Plast Reconstr Surg 103：972-975, 1999

I 新しい手術法の四肢への応用

5 骨延長器の応用による再建

SUMMARY

　四肢の先天異常や外傷による手指の短縮あるいは欠損の再建には，従来より種々の方法がとられている。骨延長器を用いて骨を延長することで手指の延長を図る方法は，1970年 Matev が報告して以来，外傷性母指切断例に対する母指延長を中心に追試がされてきた。本法の利点は，①知覚を温存した状態で手指の延長が可能であること，②一期的に行われる骨切り術と骨移植術に比べ，より延長効果が得られること，③マイクロサージャリーによる足趾移植術などに比較して犠牲が少ないこと，が挙げられる。一方，欠点としては，①整容的満足度に若干欠けること，②治療期間が長いこと，③骨延長器を装着することの煩わしさ，などが挙げられる。

　本稿では，著者が長崎大学形成外科学教室において経験した症例について述べるが，特に先天異常手に対する小児期の骨延長器を用いた手指延長術を中心に論ずる。骨延長は骨膜を温存し，小児においては骨新生を待つ方針をとり，成人の母指切断例などの延長においては骨移植を行うことを原則としている。小児例では，中手骨で最大 20 mm，基節骨で最大 21 mm の延長が得られた。成人における母指切断例の中手骨で，最大 31 mm の延長が得られた。また，指尖部の知覚は，ほぼ original sensation を保っていた。

はじめに

　手指の先天異常や外傷性切断による指の短縮あるいは欠損の再建には種々の方法がとられ，近年ではマイクロサージャリーによる足趾移植術などで機能的・整容的に優れた効果が上げられるようになった。骨延長器を用いた指延長法は，1970年 Matev[1] により報告されて以来，外傷性母指切断例を中心に応用されてきた。本稿では，比較的報告の少ない先天異常手に対する小児期における骨延長器を用いた手指延長術を中心に，その手技，問題点などについて述べる。

A 概　念

　本法は，創外固定器に骨の延長装置を加えたとも言える骨延長器で骨を固定し，骨切り後，徐々に骨間隙を広げて骨を延長し，皮膚および軟部組織も expansion することにより，指の延長を図るものである。

B 術前の評価

　まず延長すべき指の骨の状態および皮膚，軟部組織の状態をよく把握する。骨は延長器を装着できるだけの骨長があるか，延長に耐えられる骨であるか，などをX線所見で確認する。また，指尖部などに瘢痕組織がないことなど，皮膚・軟部組織が正常に近いことが，延長の目的を達成するのに重要である。また，患者の要求度と延長の限界をよく検討し，手術法，治療期間，術後の管理などを患者に説明する。また，指を延長することで，手全体の機能を著しく低下させることがあってはならない。

C 手　技 (図 5・1)

①延長すべき指の中手骨，基節骨もしくは中節骨

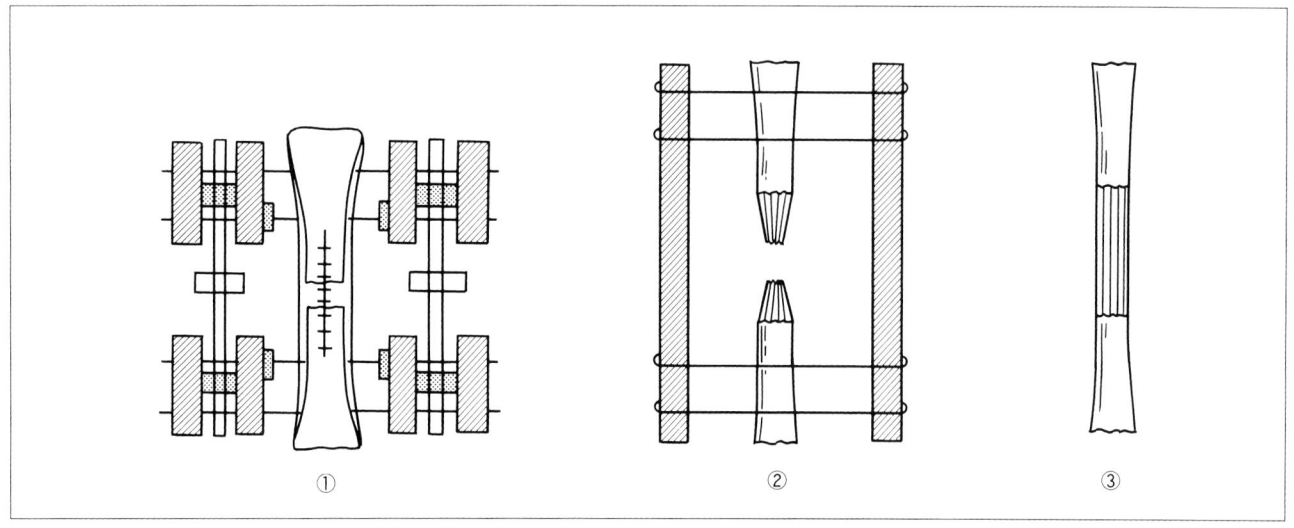

① 延長目的の骨に延長器を装着し，骨切りを行い，骨膜を再縫合する。
② 目的の延長終了時，小児例ではボールペンの外套などで固定を続け，骨新生を待つ。成人例では骨移植を行う。
③ 骨新生を待つ場合，十分な骨形成が得られたところで固定を除去する。

図 5・1　骨延長法
（梶　彰吾ほか：先天異常手における骨延長器を用いた指延長術．形成外科 31：408-416，1988 より引用）

のいずれかを延長骨として選択し，原則としてその手背側に皮膚縦切開を加え，伸筋腱，骨膜にも縦切開を行い骨切り面を露出する。

② 骨膜を骨切り予定線の末梢・中枢側にそれぞれ約 5 mm 程度，全周性に剝離する。

③ 骨切り線の末梢・中枢側それぞれに原則として 2 本の鋼線を刺入するが，小児の場合，骨端線に損傷を与えないように注意する。鋼線刺入時は皮膚をやや末梢側に引いて刺入すると，延長時に皮膚のゆとりができる。

④ 電動ノコまたはノミにて骨切りを行い，鋼線に骨延長器（AO 骨延長器または生田式骨延長器を用いている）を装着固定する。延長器を装着すると骨間隙が約 5 mm 程度生じ，すでにそれだけ延長されたことになる。

D 術後管理

骨延長器装着後は，患指の腫脹が消退し，また創が治癒する約 1 週間は安静を保ち，抜糸後，延長を開始する。延長は 0.5〜1 mm/日を目標とするが，それぞれの症例で軟部組織の状態などの条件が異なるため，延長指の皮膚の状態や疼痛などを観察しながら延長することが必要である。延長は外来通院でも可能であり，また家族の理解が十分に得られるならば自宅での延長も可能であるが，感染などに注意する。

骨の延長度，骨新生の状態などを X 線で把握し，希望の延長が得られた時，または延長が限界と考えられた場合，成人では原則として骨移植を行う。小児においては骨延長器のみをはずし，ボールペンの外套などの軽い材料を用いて固定を続け，骨延長間の骨新生を待つ。

E 症　例

【症例 1】　5 歳，男，右裂手症

外見的に中指を欠き，X 線像では中指基節骨が環指基節骨に癒合したものである。中指を再建するべく，環指の proximal phalanx と transverse bone の癒合部を切離し，分離した骨に wedge osteotomy を加え，中指基節骨として固定した。中指基節骨は鼠径皮弁で修復し，6 歳時に再建した中指基節骨の延長を行った（図 5・2-b）。25 日間で 17 mm 延長し，約 130 日間で骨形成が完了した。

術後 2 年で MP 関節の機能はよく，pinch も可能で，指尖部 S-2PD は 4 mm であった（図 5・2-c）。術後 16 年（22 歳時）で，再建された中指はよく使用されていた（図 5・2-d）。

本例の経過を X 線所見で見ると，延長をほぼ終了した 21 日ではいまだ骨新生を見ていないが，3 カ月で骨新生がほぼ完了し，2 年後では十分な骨形成が

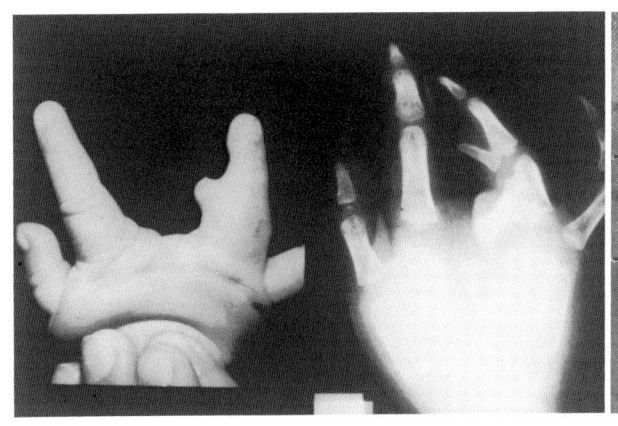

5．骨延長器の応用による再建　39

（a）4歳時の所見。中指の再建を計画した。

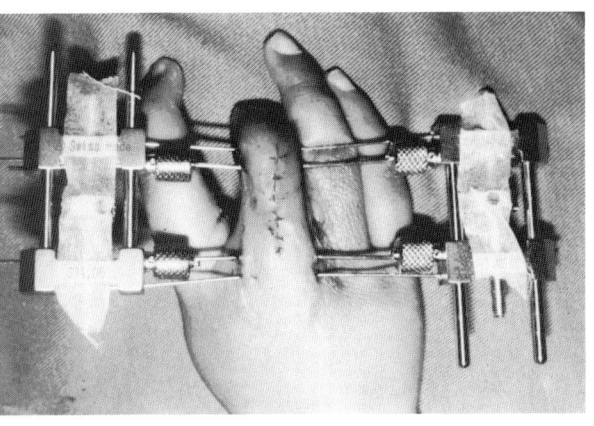

（b）6歳時，分離した中指基節骨に延長器を装着し延長中の状態

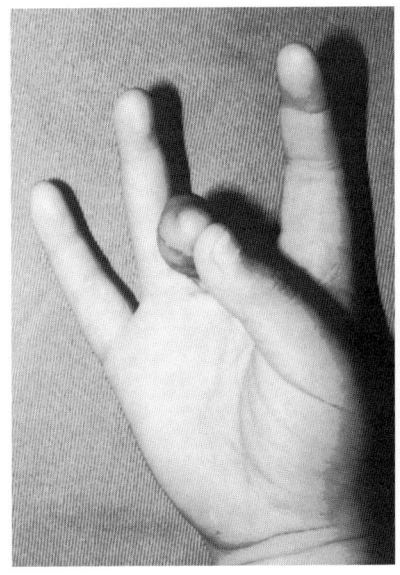

（c）術後2年の状態。再建した中指と母指とでpinchが可能である。

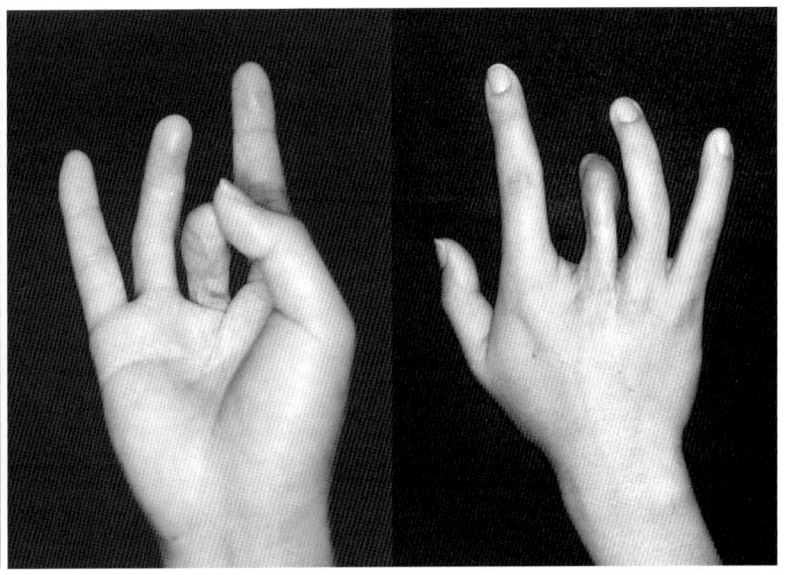

（d）術後16年（22歳時）の状態。再建指をよく使用している。

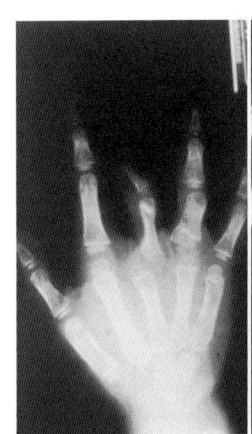

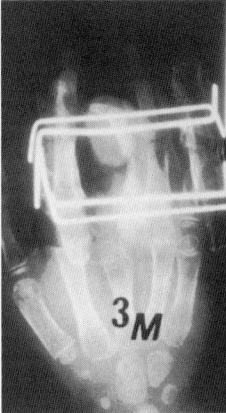

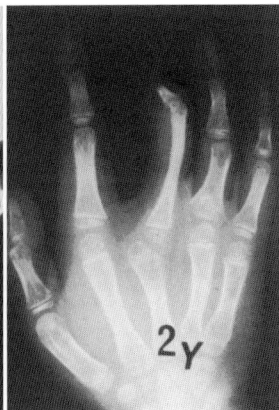

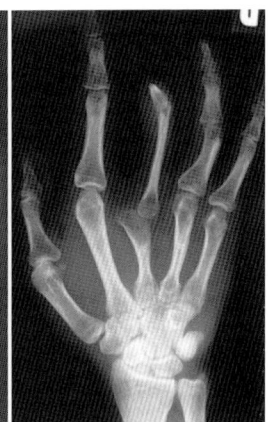

延長前　　延長後21日　　延長後3カ月　　延長後2年　　16年後では，延長骨の成長障害を若干認める。

（e）骨延長のX線所見

図 5・2　症例1：6歳，男，右裂手症

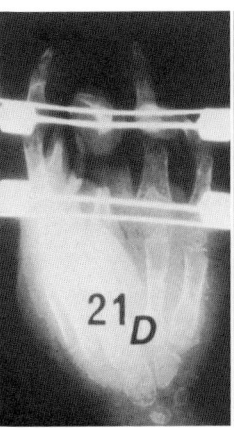

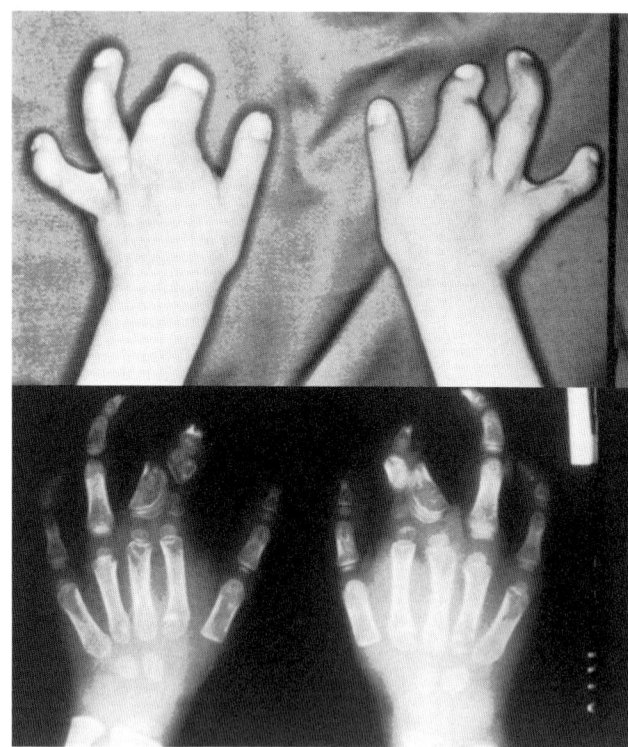

(a) 5歳時, 術前の状態。

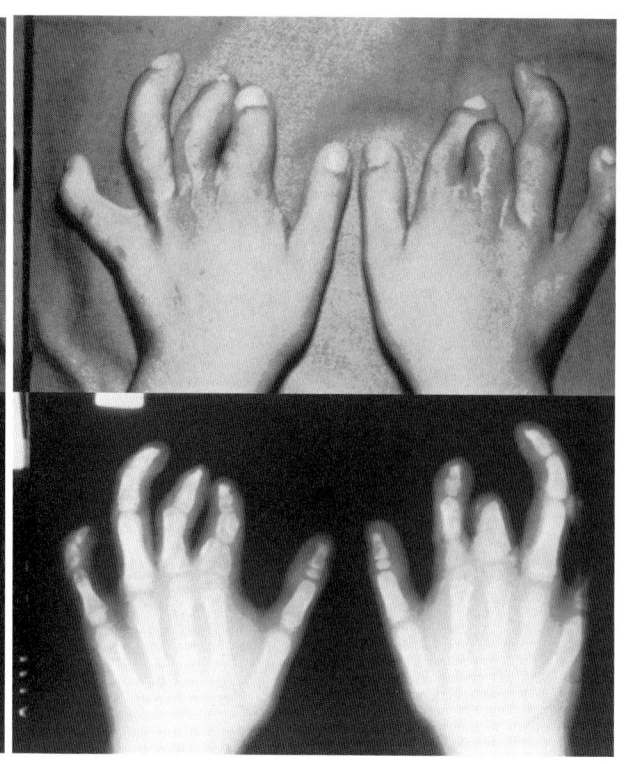

(b) 合指の部分を再建術後3年の状態。右中指の延長を計画した。

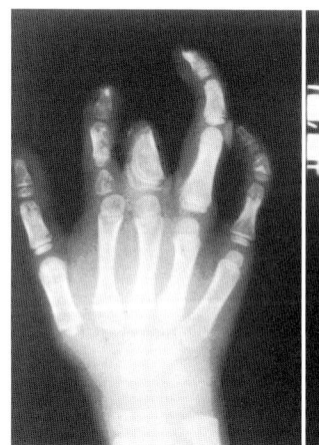

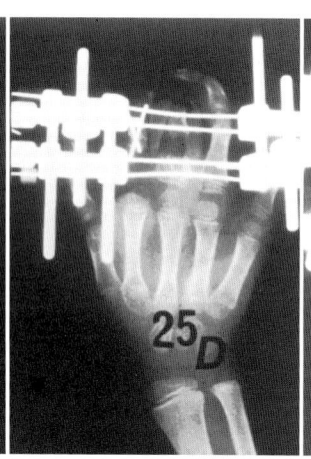

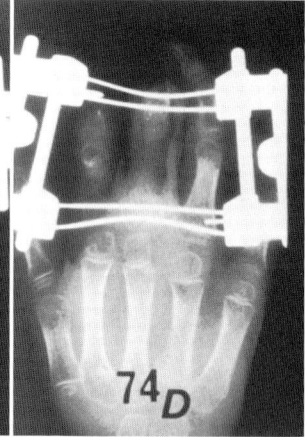

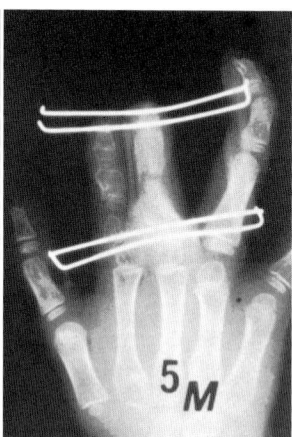

延長前 　　延長後25日 　　延長後74日 　　延長後5カ月

(c) 右手の骨延長のX線所見

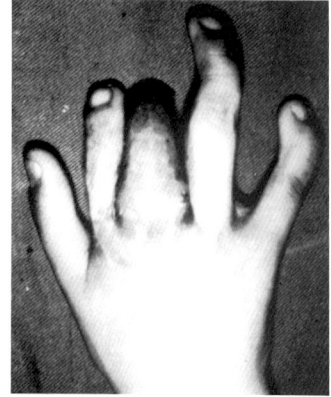

(d) 延長術後1年の状態

図5・3 症例2：8歳, 男, 両側裂手症

認められた。しかしながら，術後16年では延長指の骨成長は他の指の骨成長に比べてやや劣っていた（図5・2-e）。

【症例2】 8歳，男，両側裂手症

5歳時に合指の部分を再建した。8歳時，分離した右中指の基節にあたる delta bone の延長を計画し，延長器を装着した。延長開始後74日で20 mmの延長が得られたが，骨形成に約200日を要した。術後1年の形態はほぼ良好で，指尖部 S-2PD は6 mm であった（図5・3）。

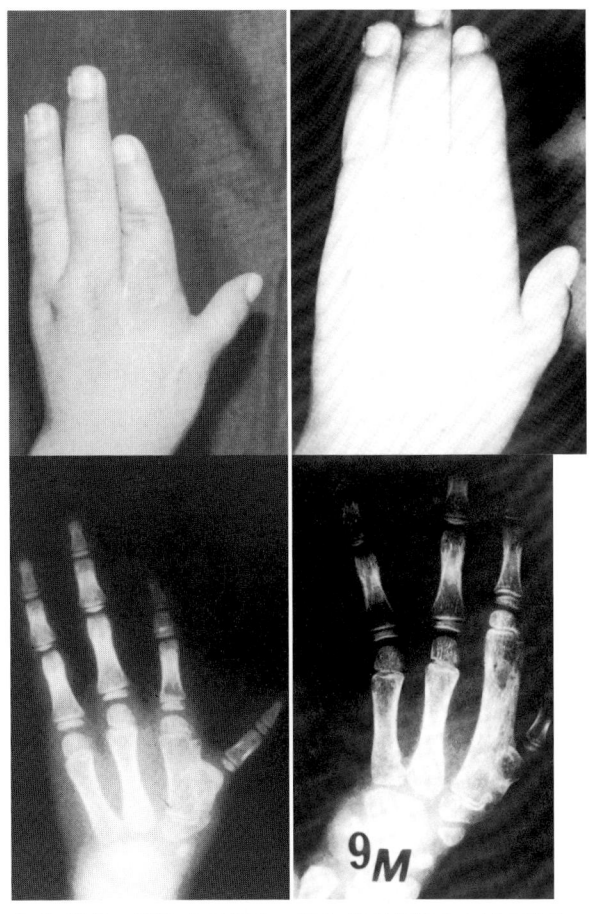

(a) 術前の状態。左示指中　(b) 延長術後9カ月の所見
　　手骨延長を計画した。

図 5・4　症例3：6歳，女，左橈側列・尺側列形成不全

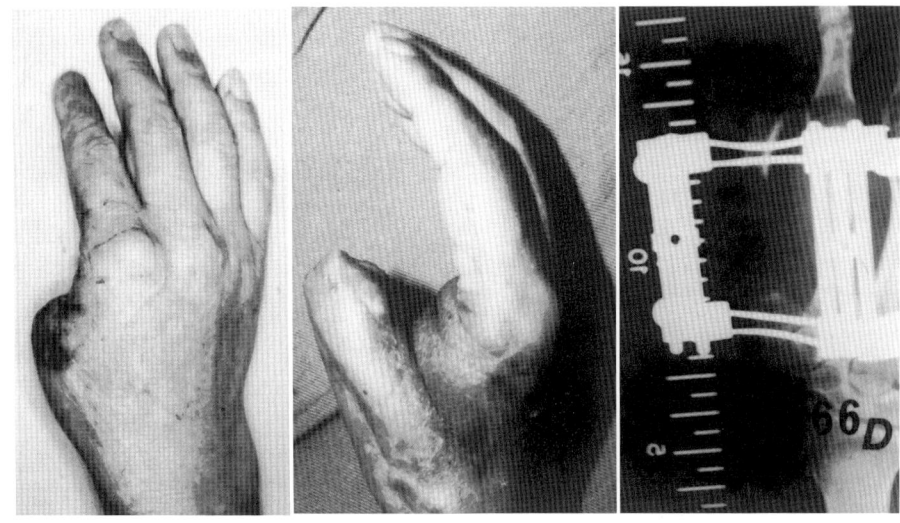

(a) 中手骨延長前の状態　(b) 中手骨延長後65日の状態　(c) 延長後65日のX線所見。母指中手骨は31 mmの延長が得られた。

図 5・5　症例4：40歳，男，外傷性母指切断

【症例3】 6歳，女，左橈側列・尺側列形成不全例
示指を延長する目的で中手骨に延長器を固定し，33日間で20 mmの延長を得，77日間で骨形成を完了した。9カ月後の状態では骨形成は良好で，延長骨の成長を認める。指尖部S-2PDは4 mmであった（図5・4）。

【症例4】 40歳，男，外傷性母指切断
母指中手骨に延長器を装着し，65日間で31 mmの延長を行った。腸骨からの骨移植を行うと同時に，第1指間形成を行った。指尖部S-2PDは6 mmで，機能的にも良好であった（図5・5）。

F 考 察

骨延長器を用いた指延長法は，外傷性母指切断例に多く応用され，報告[2)~4)]が見られるが，小児例，特に先天異常手に対する応用の報告[5)]は少ない。従来より合短指症，末梢形成不全，絞扼輪症候群などの四肢先天異常の再建において，骨切りと骨移植による指延長術が行われているが，必ずしも満足すべき延長を得がたく，増沢ら[6)]は移植骨の長さは1～1.7 cmで，十分な延長を得たとは言えないとしている。一方，Matev[7)~9)]の報告した骨延長器を用いた指延長法は，延長量の拡大，知覚温存などの利点が認められている。

本稿では主として小児期における先天異常手の骨延長器を利用した指再建について論じたが，当教室においては6歳前後に手術が行われた。この理由は，①5歳以下であると骨が小さいため延長器の装着が困難なこと，②患者の協力が得られにくいことがあり，また，③就学前に形態を少しでも改善することを家族が望むこと，などが挙げられる。延長は基節骨または中手骨で行い，基節骨で最大21 mm，中手骨で最大20 mmの延長が得られた。延長期間は最小21日，最大74日であった。小児の場合，原則として骨延長部に骨移植を行っていないが，当教室の症例では平均4カ月を要した。Matev[9)]は，10～14歳例では3カ月前後で骨形成を見ると述べている。

延長速度は1日1 mmとする報告者[4)7)9)]が多いが，小児例を報告しているGodunova[10)]は1日0.5～1 mmで，1～3日ごとに延長を行うのがよいとしている。著者も小児で骨新生を待つ場合には，1日0.5 mm程度が適当と考えている。しかし，一律に規定することは危険であり，それぞれの症例で延長速度を決めるべきである。

骨新生のX線所見では，図5・3，図5・4に見られるようにUlitskyiら[11)]が述べた骨新生のstageを見ることができるが，骨形成がかなり遅れている場合には骨移植を考慮する。骨新生を待たずに骨移植を奨める報告者[4)]が多いのは，Kessler[12)13)]が述べているように感染や関節拘縮の予防を含め，早期骨癒合による治療期間の短縮の利点と思われるが，骨移植例においては術後の若干の短縮も報告[14)]されている。著者の経験では，骨新生を待つ方法は延長を慎重に行えば，1～2カ月程度の治療期間の延長で済むことから，特に欠点を見出していない。むしろ，①骨吸収の所見がなく，②1回の手術で済むこと，などが利点として挙げられる。

成人母指切断例の延長部に対し，骨移植を行った際に採取した延長部に介在する組織の光顕所見（図5・6）を見ると，結合組織に向かってosteoblastにふちどられて結合織性骨化像に見えるところがあり，骨形成がうかがえる。小児ではより活発にこの現象が見られると考えられる。その意味での骨膜の温存は意義が大きく，高畑[15)]は骨延長の実験にて骨新生のためには，骨膜からの血行が重要であるとしている。最近，仮骨形成における基礎的研究が進み，そのメカニズムが解明されつつある[16)17)]。

延長を開始する時期は，延長器装着時にすでに数mmの延長があり，Matev[1)]の述べているように腫脹の消退する7日目頃がよいと考える。延長は希望とする長さが得られた時点で終了するのが理想であるが，指尖部皮膚の状態や疼痛などを指標に決定する。延長された指に指神経も延長されているが，良好な知覚が温存されることは本法の利点で，自験例でもほぼoriginal sensitivityを保っていた。

本法を小児に適用した場合の骨成長に関する報告を見ないが，自験例では骨形成終了後9カ月から3年8カ月の経過で，延長骨はほぼ正常に成長していると思われた。しかしながら，術後16年（22歳時）に調査できた症例1においては，延長骨の若干の成長障害を認めた。それぞれの症例で条件の違いもあるため今後は長期の経過観察の報告が必要と考える。

小原[18)]は，実験において延長を大きくするほど，骨端部，骨幹端部の血管系の障害が長時間持続し，骨

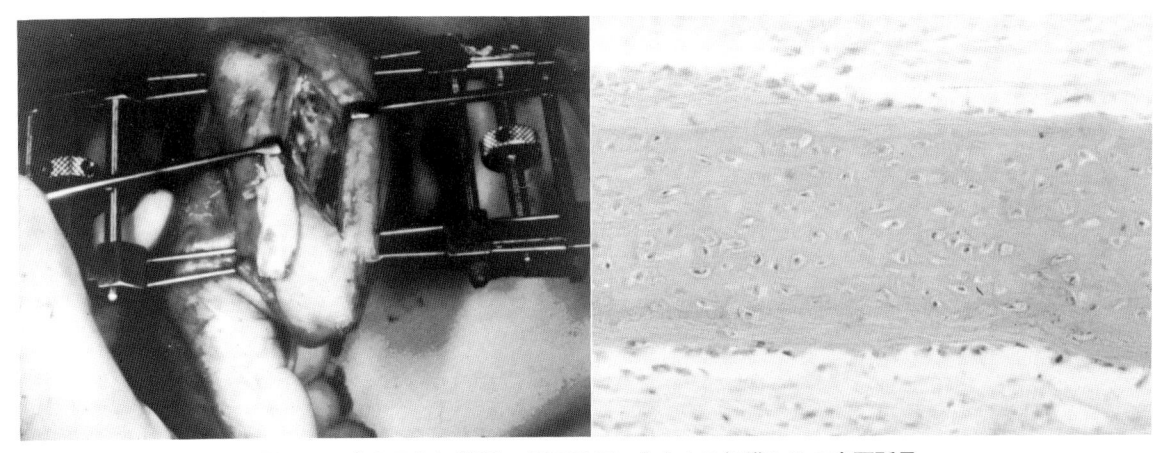

図 5・6 成人母指切断例の骨延長部に介在する組織とその光顕所見
（梶　彰吾ほか：先天異常手における骨延長器を用いた指延長術．形成外科 31：408-416，1988 より引用）

長径成長を抑制するのではないかと推測しており，骨端線への圧迫の面からも，延長速度は慎重であるべきと考える．

成人例においては，特に母指切断例に広く適応があるが，自験例では最大 31 mm の延長が得られた．成人例では原則として腸骨からの骨移植を行うが，移植骨の固定に延長器をそのまま利用してもよい．

（梶　彰吾）

文　献

1) Matev IB : Thumb reconstruction after amputation at the matacarpophalangeal joint by bone lengthening. J Bone Joint Surg 52-A : 957-965, 1970
2) 生田義和，村上恒二，越智光夫ほか：手の外科における延長固定器の考察．整形外科 34：1469-1471，1978
3) 栗原邦弘，和泉浩司，増決源造ほか：延長器を用いての切断母指再建．形成外科 26：10-15，1983
4) 園田　洋，鎌田真彦，土屋一郎ほか：指延長術 3 例の経験．整形外科 33：1692-1694，1982
5) 梶　彰吾，難波雄哉，土田　廣ほか：先天異常手における骨延長器を用いた指延長術．形成外科 31：408-416，1988
6) 増沢源造，平川正彦，里見隆夫ほか：手先天異常の指延長．形成外科 24：138-142，1981
7) Matev IB : Thumb reconstruction after amputation at the interpharangeal joint by gradual lengthening of the proximal pharanx ; A case report. The Hand 11 : 302-305, 1979
8) Matev IB : Thumb reconstruction in children through metacarpal lengthening. Plast Reconstr Surg 64 : 665-669, 1979
9) Matev IB : Thumb reconstruction through metacarpal bone lengthening. J Hand Surg 5 : 482-487, 1980
10) Godunova GS : Elongation of metacarpal and phalangeal bones using a distraction method by children and juveniles with inborn developmental anomalies of the hand. Acta Chirurgiae Plasticae 21 : 37-45, 1979
11) Ulitskyi GI, Malygin GD : Roentgenological dynamics of reparative regeneration in lengthening of metacarpals by the distraction method. Acta Chirurgiae Plasticae 15 : 82-92, 1973
12) Kessler I : Transposition lengthening of a digital ray after multiple amputations of fingers. The Hand 8 : 176-178, 1976
13) Kessler I : Experience with distraction lengthening of digital rays in congenital anomalies. J Hand Surg 2 : 394-401, 1977
14) 飯田伊佐男，楠　正敬，坂部賢治ほか：母指切断および奇形手に対する中手骨延長術（Matev 法）の経験．整形外科 34：1481-1483，1983
15) 高畑勝彦：下腿延長術の骨修復過程における microangiography．札幌医誌 43：413-426，1974
16) 安井夏生：延長仮骨の骨化様式．整形・災害外科 45：259-263，2002
17) 大山正端，宮坂芳典，国分正一：骨延長における骨リモデリングのメカニズム．整形・災害外科 45：289-295，2002
18) 小原　昇：下肢延長術の骨長径成長におよぼす影響の実験的研究．札幌医誌 52：61-85，1983

I 新しい手術法の四肢への応用

6 四肢の vascular malformation の治療法

SUMMARY

Vascular malformation のうち,比較的頻度の多い4疾患,静脈奇形,リンパ管奇形,クリッペル・トレノニー症候群,動静脈奇形について診断方法,治療方法の選択について,さらに硬化療法の手技に関して具体的に述べた。治療は手術療法,硬化療法,レーザー照射療法の3種類が一般的であるが,いずれか1つの方法で治療を完結できることはほとんどなく,いくつかの治療法を複合的に行う。すべての治療方法に精通し,それぞれの利点・欠点を理解したうえで,疾患の種類とその病態,局在部位の特殊性,加齢と慢性的な刺激に伴う変化など,多くの点を考慮して方法と時期を症例別に計画する必要がある。

はじめに

Vascular malformation の治療計画には,疾患の種類とその病態,局在部位の特殊性,加齢と慢性的な刺激に伴う変化など,多くの点を考慮する必要がある。治療計画を立てるにあたり最も大切なことが疾患の正確な診断であることは言うまでもないが,四肢においては局在部位の特殊性のために臨床症状や自然経過の個人差が大きいので予後の予想が比較的難しく,個々の症例に対して個別に治療時期と方法を考案する必要がある。治療法としては,レーザー照射療法と硬化療法と手術療法の3種類の中から,それぞれの利点・欠点を熟慮したうえで選択することになる。

手術術式において再建方法の詳細に関しては他稿に譲り,本稿では International Society for the Study of Vascular Anomalies (ISSVA) で提唱されている分類[1](**表1**)にしたがい,比較的多い疾患として静脈奇形(venous malformation,以下 VM とする),リンパ管奇形(lymphatic malformation,以下 LM とする),クリッペル・トレノニー症候群(Klippel-Trenaunay Syndrome,以下 KTS とする),動静脈奇形(arterio-venous malformation,以下 AVM とする)に関して記載する。

A 診断法

大多数の血管奇形では問診,視診,触診である程度の鑑別が可能である。補助診断としては MRI が最も一般的に使用されており,局在や鑑別診断や治療後の効果判定に頻用されている[2]。基本的に上記4疾患の MRI 所見は T1 で low, T2 で high intensity を呈し, VM と LM は境界が明瞭, AVM は不明瞭である。造影 MRI に関しては,造影剤静注後に撮影するまでの時間により,できる画像が異なるが LM では low, VM では high intensity を呈し, AVM では血流速度の大きい血管が low intensity の flow void として撮影される。他には奇形血管内部の血流速度を測定できる超音波検査(Duplex Scan)を行うのが一般的である[3]。

造影 CT は MRI に比べて撮影時間が短いことから乳児や幼児で使用されることがあるが,軟部組織の解析能力は MRI に明らかに劣る。治療前後の検査で頻回に被曝することを考慮され,使用される機会は MRI に比べて少ない。

B 治療法

それぞれの治療法の利点・欠点を述べる。

表1 ISSVAによる血管腫，血管奇形の分類

Vascular tumor	Vascular malformation
・Hemangioma 　　Congenital hemangioma 　　　rapidly-involuting 　　　　congenital hemangioma（RICH） 　　　non-involuting 　　　　congenital hemangioma（NICH） ・Kaposi-form hemangioendothelioma ・pyogenic granuloma ・Tufted Angioma（Angioblastoma Nakagawa） ・Hemangiopericytoma	Slow-flow vascular malformation 　・Capillary malformation 　・Venous malformation 　・Lymphatic malformation 　・Combined malformation 　　　Klippel Trenaunay Syndrome High-flow vascular malformation 　・Arteriovenous malformation 　・Arteriovenous fistula 　・Parkes-Weber Syndrome

(Enjolras O, et al：Vascular tumors and vascular malformations. Adv Dermatol 13：375-422, 1998 より引用)

1．硬化療法

適応：VM, AVM全般。ただし，合併症が起こる可能性が高い症例は避ける。のう胞状のLMにもよい適応である。

利点：再拡張しても同一部位に複数回の治療が可能である。熟練者が施行すれば整容的に手術に勝る結果を得ることができる。出血はほとんどない。

欠点：エタノールでは注入時に著しい疼痛がある。手技・使用薬剤に健康保険の適応がない。短期間での改善に関しては，手術に劣る。

合併症：局所的には皮膚壊死，血行障害，神経障害の可能性がある。全身的には心停止，肺高血圧，肺梗塞，腎不全などの重篤な合併症がある。

手技上のポイント：穿刺した針が血管内に入っていることを透視下，あるいは超音波下で確認して，確実に血管内に硬化剤を少量ずつ注入することである。

2．手術療法

適応：合併症が起こりやすい症例や短期間での改善が必要な症例など，硬化療法で治療しがたいVM, AVM, 毛細管状のLMに適応がある。造影剤や硬化剤に対してアレルギーがある場合も適用される。

利点：直視下で確実に腱や神経を温存できる。短期間に良好な改善が期待できる。

欠点：再拡張したときに再手術が困難なので，初回手術時に広範囲に切除しなくてはならない。手術瘢痕が残る。大腿や上腕の近位など止血帯を使用できない部位では出血が多い。手術による神経損傷，大量出血の可能性がある。

3．レーザー治療

適応：奇形血管全体の根本的な治療としての適応はない。硬化療法の合併症予防と硬化療法では治療不可能な皮膚表面に近い部分の拡張血管に対して適応がある。

利点：出血がない。小範囲であれば外来で照射することが可能である。硬化療法では治療困難な皮膚表面の拡張血管を治療することが可能である。

欠点：Nd-YAGレーザーは疼痛が比較的強い。複数回の照射が必要である。

合併症：出力が強い場合に皮膚潰瘍を生じることがある。色素沈着，色素脱失の可能性がある。

C 治療法の選択

1．静脈奇形（VM）

内服治療

血栓形成や静脈炎に対し，少量のアスピリンの内服が，疼痛緩和と血栓の溶解にも効果があるため推奨されている[4]。VMが広範囲に存在する症例では多くの場合，慢性的な血液凝固系の異常を伴っているとされ，このような症例では手術前に低分子ヘパリンの使用も考慮される[5]。

圧迫療法

血管痛のような短時間の疼痛に対しては従来，圧迫が治療の基本とされている[6]。

できるだけ早期から弾性包帯や対象部位より少し細いサイズの弾力チューブ包帯による圧迫を行うことで浮腫や血栓形成を予防する。

手術療法と硬化療法

四肢のVMに対して手術療法と硬化療法のいずれかをどのような時期に適応するべきか，という点に関しては統一された見解はない。成因を考慮すれば，血管内皮細胞に直接侵襲を加える硬化療法が基本的に理にかなっていることは言うまでもない。しかし硬化療法では，皮膚壊死や神経麻痺が合併症として生じた場合，指趾や手掌や関節部では重大な機能的障害を起こす可能性がある。したがって症例に応じて手術と硬化療法を使い分ける必要がある。

著者らは四肢のVMに対する治療は硬化療法を原則としている。ただし，皮膚壊死や神経麻痺が起きる可能性が大きく，その後の機能障害が危惧される（合併症のリスクが高い）場合，神経の絞扼によると考えられる持続性の疼痛が見られる（疼痛悪化または麻痺の可能性がある）場合，周辺組織の破壊が認められる（病理組織学的検査の必要性がある）場合には，手術を行うことにしている。

上肢の血管奇形における手術療法の基本的な留意点は，止血帯下に確実な止血を行うこと，注意深く手術計画を立てること，神経や腱や関節を切除しないこと，神経線維内に血管奇形が存在しても二次損傷を避けるために切除しないこと，関節包や関節滑膜を切除しないこと，手・指や前腕で橈側尺側の両側を同時に手術しないこととされており[4]，著者らもこれに準じて手術を行っている。

治療の開始時期に関しても統一された見解はない。出血，神経麻痺，持続的疼痛，周辺組織の破壊が存在する場合，手術や硬化療法を急ぐことに異論はないと思われるが，短時間の疼痛のみでただちに手術や硬化療法を適応することはほとんどない。静脈石が形成されると圧痛や自発痛の原因になりうるが，これもただちに手術や硬化療法の適応ということにはならない。結局，VMの局在部位と自然経過の中で発生しうる合併症を予想しながら治療時期を決定している。

レーザー治療

奇形血管の血管径は大きいので，通常の色素レーザーでは効果が期待できない。硬化療法を施行した場合に潰瘍化する可能性がある皮膚表面の奇形血管に対してロングパルスの色素レーザーかNd-YAGレーザーが適応になる。

2．リンパ管奇形（LM）

内服治療

感染により腫脹や疼痛が認められる場合には抗生物質の投与が必要であるが，通常の蜂窩織炎よりも長期に投与することが多い。感染が頻繁に起こる場合には手術や硬化療法を考慮するべきであるが，経験上そのような可能性は少ない。

圧迫療法

下肢では，浮腫の予防の目的で圧迫療法をできるだけ早期から行う。

手術療法と硬化療法

成因から考慮すると，硬化療法でも手術でも治療後に奇形リンパ管が残存し再拡張する可能性がある。これを十分に考慮して時期や方法を決定すべきであり，慎重な配慮が必要である。

一般にのう胞状，海綿状にはアルコール製剤またはOK-432による硬化療法が適応され，毛細管状には手術が適応とされることが多い。再腫脹時も同様の適応になる。著者らは切除できるものは切除し，再腫脹時には硬化療法を行う方針としている。

なお，機能的な観点から，また感染などの合併症が頻回に出現することから，手術や硬化療法による治療を行う例は四肢では比較的少ない。

レーザー治療

酸化ヘモグロビンが存在しないので色素レーザー系統は効果が期待できない。Nd-YAGレーザーやCO_2レーザー等による焼灼が施行される可能性はあるが，周辺組織を肉眼的に確認して照射する方法ではないので重要な神経がある部位では推奨されない。

3．クリッペル・トレノニー症候群（KTS）

乳児期や幼児期の患児には整容的な観点以外に成長に伴う下肢の機能的な予後を考慮して治療にあたる必要がある。

内服治療

VMやLMと比べて感染の機会は多い。抗生物質の投与に関してはLMに準じる。血栓形成による静脈炎を繰り返す場合には少量のアスピリンの内服を考慮することもある。

圧迫療法

KTSでは圧迫療法が予防的治療の中心である。方法はVMやLMと同様である。

手術療法と硬化療法

リンパ管成分はほとんどが毛細管状なので手術療法が治療の中心である。一方，静脈成分に関しては硬化療法が施行されることが多い。

殿部のLM成分が大きいために座位を保持できない場合には，座位保持が可能になる8～10カ月頃までに，また足や足関節部，大腿部内側に存在して歩行の障害になっている場合には，約1歳程度までに減量手術を施行する。殿部は圧迫が困難で術後にリンパ瘻になることが多く，長期の入院を必要とする。またVM成分の拡張が著しく不快感や鈍痛を訴える場合には，硬化療法を施行する。血管系全体の形成不全であることから，皮膚から脂肪層までの部分切除術や拡張した皮下静脈のみの硬化療法であっても，治療前にMR-Venography, CT-Venography, 静脈造影等の検査で深部静脈の欠損の有無を確認する方が安全である。

脚長差の経過観察に関しては跛行や骨盤傾斜が見られる場合は補高装具を使用する。

レーザー治療

毛細血管奇形成分の治療に関し，経験的には通常の色素レーザーでは効果が少ない。ロングパルスの色素レーザーかNd-YAGレーザーが適応になる。

4．動静脈奇形（AVM）

内服治療

内服治療として有効とされる薬剤は現時点では報告がない。Schöbinger stage IV（表2）⁷⁾の際に心不全軽減のため利尿剤等を使用することはありうる。

圧迫療法

一般にAVMに対して圧迫療法は効果がない。

手術療法と硬化療法

出血や潰瘍化したstage III，心不全に至るstage IVは積極的な治療の適応で，手術療法か硬化塞栓療法のいずれかになる[7]。上肢では流入動脈と奇形成分との関係から3種類に細分類されており，手術は広範切除，即時再建あるいは切断と報告されている[4]。手術時に止血帯を使用できる場合には術前に塞栓術は必要ない。切除範囲の目安は現時点では存在しない。表面では肉眼的異常血管端から1 cm以

表2 AVMのSchöbinger stage

Stage I	Quiescence	平坦　発赤
Stage II	Expansion	腫脹　拍動
Stage III	Destruction	潰瘍　出血
Stage IV	Decompensation	心不全

上離して，深部では伸展している部位の，さらに一段階深層で切除するようにしている。手術における注意点はVMと同様である。硬化塞栓療法の場合には止血帯が使用できる場合でも硬化療法単独とせず，塞栓術や流入動脈結紮を併用する方が安全である。著者らは四肢では手術を基本としているが，広範に切除した場合に筋肉や腱などの合併切除が必要で術後の機能障害が危惧される場合と，整容的な点を重視する場合は，硬化塞栓療法を行う。指趾では硬化塞栓療法が多く行われる。

レーザー治療

VMと同様に，硬化塞栓療法の合併症としての皮膚潰瘍予防の目的で，皮膚表面の血管に対して色素レーザーまたはNd-YAGレーザーを照射する場合がある。

D 硬化療法の手技

1．硬化剤の選択

一般的に使用されているものはabsolute ethanol（AE, 試薬の99.5％特級エタノール），Ethanolamine Oleate（EO, オルダミン®，富士化学社），Polidocanol（PL, エトキシスクレロール®，堺化学社），OK-432（ピシバニール®，中外製薬社）の4種類で，そのうちOK-432はLMに保険適応があるためLMの治療に広く用いられている。PLは市販されている製剤としては1％であるが，施設によっては院内製剤として3％のPLを作成して使用している場合もある。EOやPLは食道静脈瘤の硬化療法には保険適応があるが，血管奇形の治療には適応がない。

著者らは一般的にAEを使用しているが，潰瘍形成が危惧される場合や外来で硬化療法を行う場合にはPLを使用している。

2．器具

翼状針，留置針，カテラン針を血管径や奇形血管

の局在部位によって適宜使用する。実際には22 G程度の留置針を使用することが多い。小児の症例が多いため，造影剤は非イオン性血管造影剤のうちヨード含有量が少なく，総量が少量のバイアルがあるIopamidol（イオパミロン300®，日本シェーリング）やIohexol（オムニパーク300®，第一製薬社）を使用している。造影剤を希釈する場合は造影剤の種類により蒸留水，あるいは生理的食塩水を使用している。AEを造影剤と混和しての使用経験はないが，欧米では粉末状のDiatrizoate®（Hypaque Sodium 50%, GE Health care社）をAEと混和して使用している。EOは非常に粘稠なため原液では気泡を除去できない上に注入も困難であり，造影剤を，蒸留水で2倍に希釈した液と1:1で混和して原液として10%のEOを5%にすると注入時に透視可能で使用しやすい。

3．実際の手技

①AEは強い疼痛を伴い，術後に溶血による血色素尿をもたらす可能性があるので，血管造影室や透視室など血管造影ができる場所で全身麻酔下に持続導尿をして行うのが望ましい。

②直接穿刺は可能であれば正常皮膚の部から奇形血管に到達する方が抜針直後の出血が少ない。小児患者でも穿刺時の感触は通常の血管のような"プツン"という手ごたえはほとんどなく，VMの場合は血液の逆流が通常の血管穿刺の場合より遅い印象がある。超音波ガイド下の穿刺は皮膚表面から奇形血管が触知不能な場合や筋肉内の奇形血管に対して使用しているが，常用してはいない。

③必要であれば複数の穿刺を行って内腔全体を造影して容量と流出速度を確認する。腎負荷がかかることから造影剤の使用総量は1 ml/kgまでを基本とし，2 ml/kg以上の使用はできるだけ避けるようにしている。

④流出速度が早い場合には流出静脈を用手圧迫ないし駆血して，その後の注入で高濃度多量のAEが一度に流出しないように調節する。

⑤AEの注入量は内腔全体の容量と同量を基本としているが，一度に注入する量は術中術後の合併症防止のため，手足以外では小児で3 ml以下，成人でも5 ml以下，手足では指趾であれば1 ml以下とし，必要に応じて適宜，追加している。AEの使用総量は小児では基本的に0.6 ml/kgまでが安全であり[8]，1 ml/kgを上限としている。成人の巨大な症例であっても1カ所に総量20 ml以上は使用していない。

⑥硬化部位は注入後5分以内で硬化が触知され，造影剤が注入不可能になる。皮膚の血流障害は注入直後には出現せず，10〜20分程度経過してから出現する。これらが術後に危惧される場合にはAEを注入する間隔を最低15分以上とする必要がある。

⑦注入後は針をすべて除去し，止血と皮膚色を確認して終了する。術後に高度に腫脹するためLMを除いて圧迫包帯は基本的に行っていない。

4．術後管理

VMやAVMに対してAEを使用した場合，術直後は酩酊状態であることが多く，興奮する場合もあれば，気分不快を訴え悪心嘔吐が翌朝まで継続する場合もある。当日は2時間ごとに尿量，尿潜血，経皮的酸素分圧測定を指示し，尿量は1 ml/kg/hrを目標としている。尿潜血が見られても悪化しなければ経過観察とし，酸素分圧が95%以下が持続して呼吸苦を訴えたり多呼吸が見られる場合には，肺梗塞を疑い，肺血流シンチ等の検査を行う。筆者らは現在のところ腎不全や肺梗塞は経験しておらず，血栓溶解療法が必要であった症例はない。肉眼的血尿が見られても大量点滴のみで予防的なハプトグロビン投与は行っていない。

退院後は術後3カ月でMRI所見による効果判定を行い，必要であれば4〜6カ月ごとに硬化療法を追加している。

病変が小さい場合には外来でPLを使用して硬化療法を行っているが，総量は1〜2 mlとしている。

LMに対しては，造影において連続性がcyst間に認められなくても非常に細いリンパ管により連続していることがあり，リンパ液によるAEの希釈の可能性を考慮するようにしている。穿刺造影後，可及的に内容液を排出したのちに同量のAEを注入し15分後に排液し，さらに新しく同量のAEの注入を行う。15分後に排液し，圧迫固定を行い，終了する。退院後の経過観察はVMと同様である。

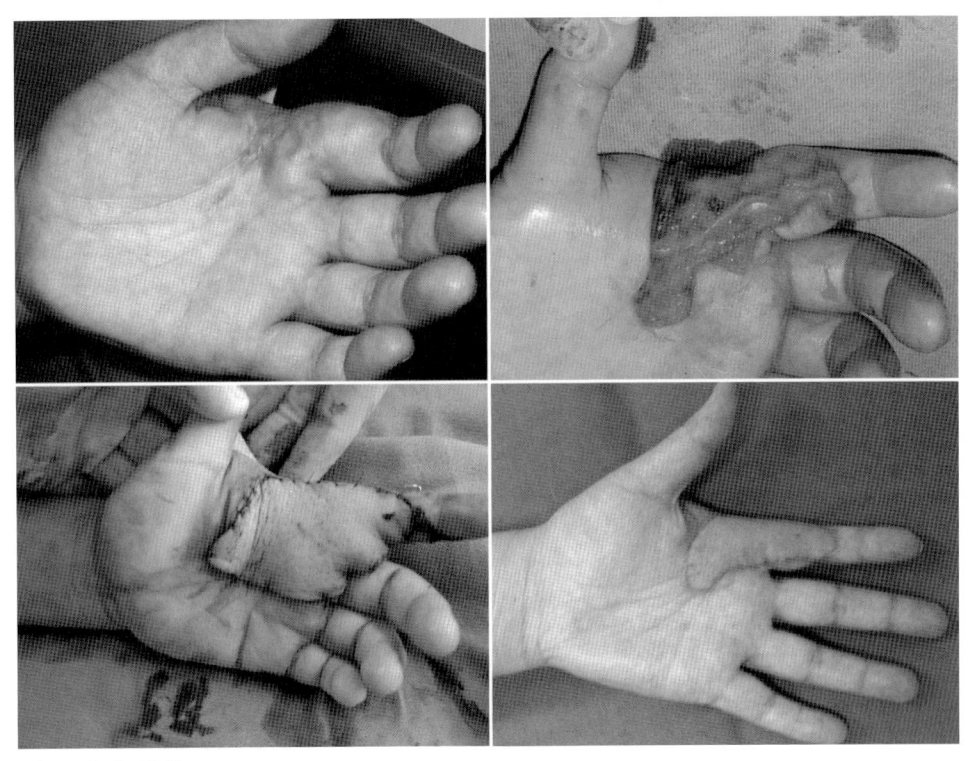

a	b
c	d

(a) 術前
(b) 術中所見。Neuro-vascular bundle は温存した。
(c) 手術直後の状態。Antero-lateral thigh flap で再建した。
(d) 術後6カ月の状態。示指の疼痛は消失した。再腫脹はない。

図 6・1　症例1：39歳，女，左手 VM
手術療法を行った。

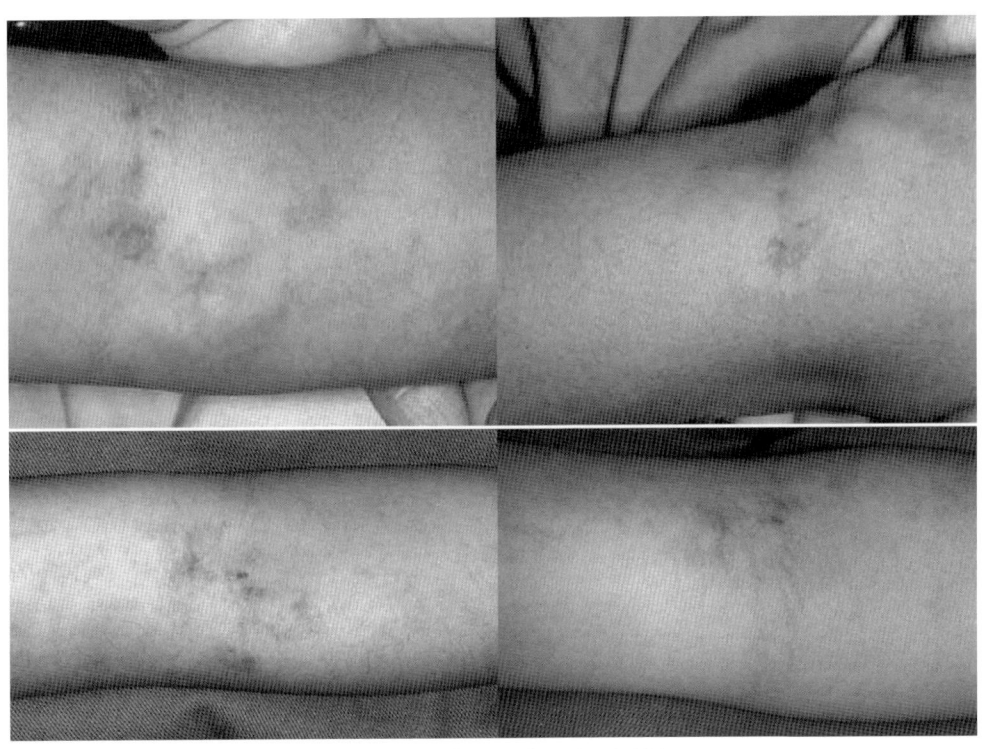

(a) 術前。前面（左）と側面（右）
(b) 硬化療法後1年の同部位の状態。

図 6・2　症例2：5歳，男，左肘窩 VM
硬化療法を行った。

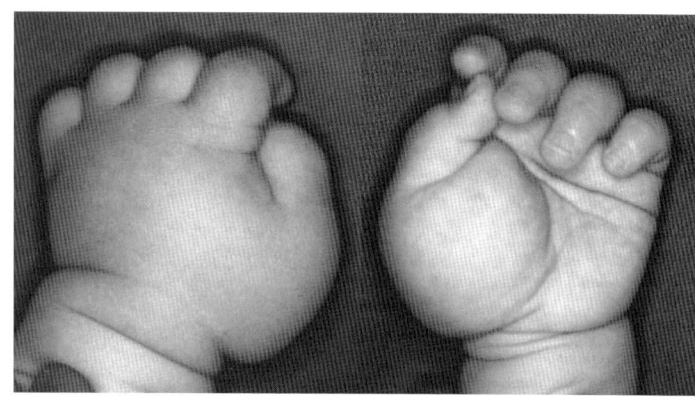

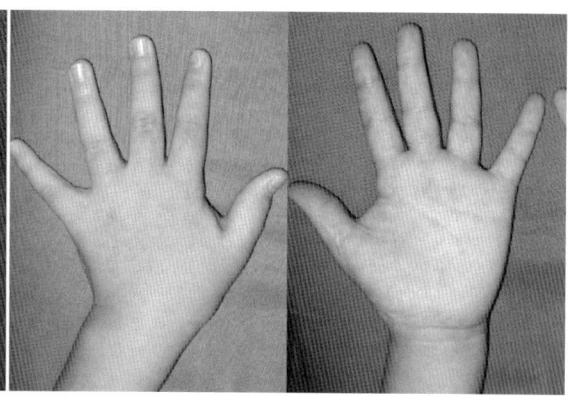

(a) 術前。母指球筋内にも LM が見られる。
(b) 初回術後8年の状態。機能障害はない。母指球筋部に時々炎症がある。

図 6・3　症例3：3カ月，女，左手 LM
皮下組織のみの切除術を3回施行した。

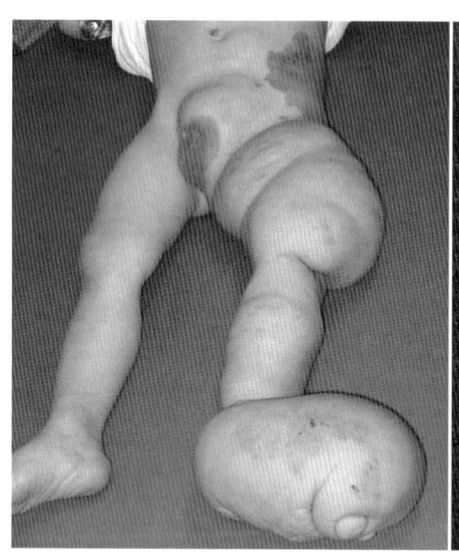

(a) 術前。歩行は不可能であった。母趾付近の局所感染による発熱で入退院を繰り返していた。
(b) 術前のMRI所見。下腿深部静脈に形成不全が見られる。
(c) 大腿，下腿，足に対して合計3回の切除術を施行し，初回術後2年の状態。Great saphenous vein は温存した。歩行可能となった。

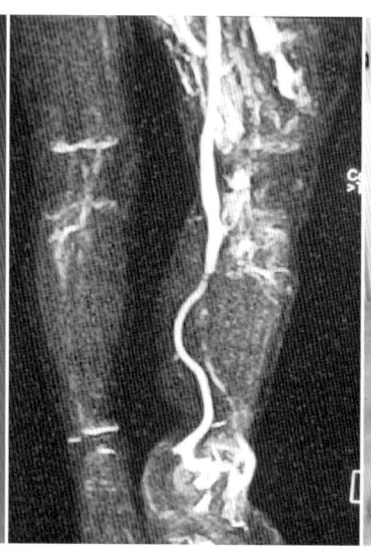

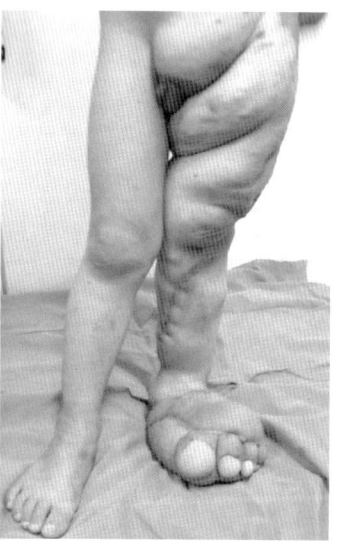

図 6・4　症例4：1歳，男児，左 KTS
皮下組織のみの切除術を3回施行した。

E 症　例

【症例1】 39歳，女，左手の VM

左示指の持続性の疼痛を訴えたため切除術を選択した。神経血管束を温存し，遊離前外側大腿皮弁で再建し1カ月に修正術を行った。術後疼痛はただちに消失し，術後6カ月を経過して再拡張は認めていない（図6・1）。

【症例2】 5歳，男，左肘窩の VM

症状はないが拡大傾向があったため硬化療法を2回施行した。初回治療後1年を経過して再拡張は認めていない（図6・2）。

【症例3】 3カ月，女，左手の LM

MRI所見上，毛細管状で母指球筋内にも LM は存在していたが，筋肉の切除はせず皮下組織のみの切除術を合計3回施行した。初回手術後8年を経過して機能的な問題はなく，整容的にも満足すべき結

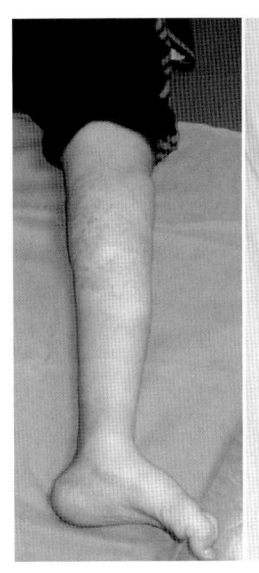

(a) 術前。両下肢の長さは不同であった。患肢の不全麻痺を認めた。　(b) 拡大所見　(c) 肉眼的境界より周囲1.5cm 離して切除した。　(d) 術後1年の状態。鼠径皮弁と植皮術で再建した。再腫脹はない。

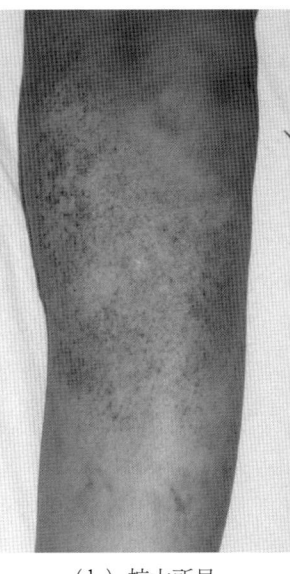

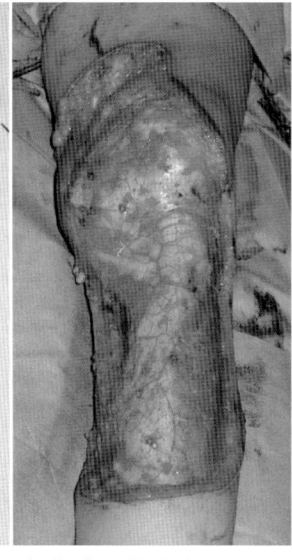

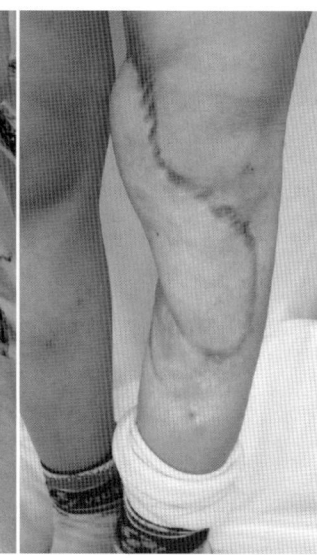

図 6・5　症例5：5歳，男，左下肢 AVM
皮下組織のみの切除術を行った。

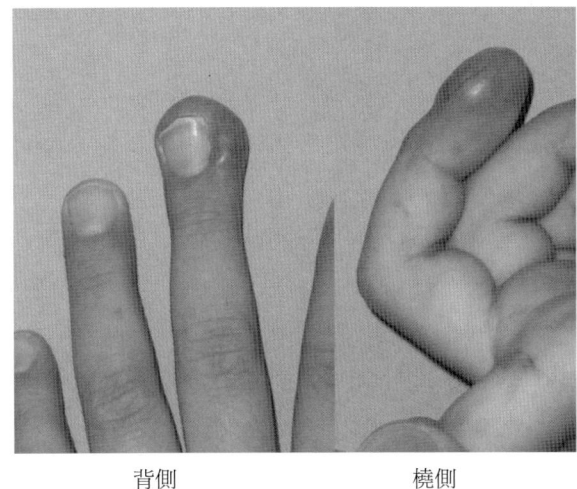

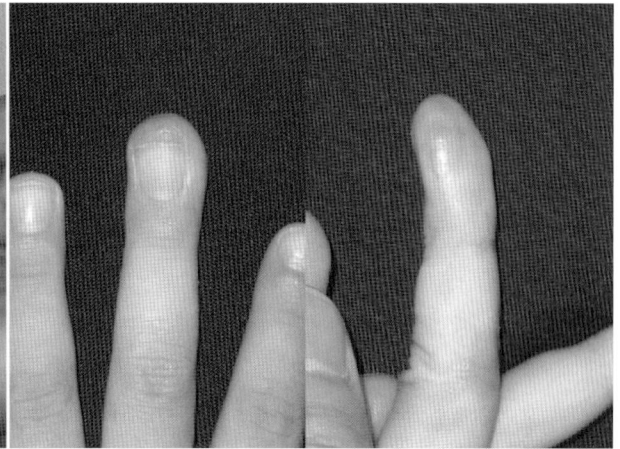

背側　　　　　橈側　　　　　　　　　背側　　　　　橈側
(a) 術前　　　　　　　　　　　(b) 硬化療法後6カ月の状態

図 6・6　症例6：5歳，男，左中指 AVM
硬化療法のみを行った。

果であるが，母指球筋部は約2年に1度炎症が起きている（図6・3）。

【症例4】 1歳，男，左KTS

初診時，歩行は不可能で，母趾爪部からの感染により入退院を繰り返し，合計6カ月入院していた。敗血症の既応がある大腿，下腿，足のLM成分の皮下組織のみの切除術を合計3回施行し，歩行可能になった。下腿の術前にMRVを行ったところ，深部静脈は欠損しており，大伏在静脈のみが流出路になっていたので，手術時にはこれを保存した。局所感染による発熱は術後1回に見られたのみである（図6・4）。

【症例5】 5歳，男，左下肢のAVM

左下肢の不全麻痺，足の内在筋の萎縮を認めたため手術を施行した。塞栓術は行わず，肉眼的に境界より1.5cm離して切除した。膝関節周囲は遊離鼠径皮弁で再建し，下腿は全層植皮術を行った。術後1年を経過して再拡張は認められず，歩行にも問題はない（図6・5）。

【症例6】 5歳，男，左中指の AVM

stage II で特に症状はないが，外傷による出血を予防するため硬化塞栓療法を行った．術中，中指の橈側の動脈を PIP 関節レベルで結紮し，AE を合計 1 ml 注入した．術後 6 カ月を経過しているが再拡張は認めていない（図 6・6）．

(渡邊彰二，保阪善昭)

文 献

1) Enjolras O, Mulliken JB : Vascular tumors and vascular malformations. Adv Dermatol 13 : 375-422, 1998
2) Rak KM, Yakes WF, Ray RL, et al : MR imaging of symptomatic peripheral vascular malformations. Am J Roentgenol 59 : 107-112, 1992
3) 佐々木了，山本有平，河合佳子ほか：静脈性血管奇形に対する硬化療法（エタノール）．血管腫・血管奇形の診断と治療のストラテジー（第1版），pp 122-129, 先端医学社，東京，2004
4) Upton J, Coombs CJ, Mulliken JB, et al : Vascular malformations of the upper limb ; A review of 270 patients. J Hand Surg 24 A : 1019-1035, 1999
5) Enjolras O, Ciabrini D, Mazoyer E, et al : Extensive pure venous malformations in the upper or lower limb ; A review of 27 cases. J Am Acad Dermatol 36 : 219-225, 1997
6) Hein KD, Mulliken JB, Kozakewich HPW, et al : Venous malformations of skeletal muscle. Plast Reconstr Surg 110 : 1625-1635, 2002
7) Kohout MP, Hansen M, Pribaz JJ, et al : Arteriovenous malformations of the head and neck ; Natural history and management. Plast Reconstr Surg 102 : 643-654, 1998
8) Mason KP, Michna E, Zurakowski D, et al : Serum ethanol levels in children and adults after ethanol embolization or sclerotherapy for vascular anomalies. Radiology 217 : 127-132, 2000

II 上肢の再建

7 手先天異常の治療の進歩

8 手熱傷の初期治療の進歩

9 皮弁による手指の再建

10 血管柄付き遊離複合移植による手指再建

11 前腕皮弁による手の再建

12 筋膜・中隔皮弁による肘関節部の再建

13 手指末節切断の再接着

14 Degloving injury の再建

II 上肢の再建

7 手先天異常の治療の進歩

SUMMARY

手先天異常の治療は長期成績をもって判定されなければならない。最近報告された各種の長期成績評価から，患者のおもな不満点は瘢痕や変形など整容面であることがわかり，手先天異常治療に対する整容的な配慮の重要性が再認識されている。

近年，日本手の外科学会では発生学的見地から，『手先天異常の分類マニュアル』を作成した。発生から見た疾患の分類は，各疾患の理解を深めることにつながる大きな進歩である。

手先天異常治療の最近の進歩について，比較的多く経験する合指症，裂手症，横軸形成障害合短指型，母指多指症を中心に述べた。

1. 合指症の治療

合指症の長期成績は予想されるより不良である。術後の問題点は指間の上昇，皮弁の色素沈着，瘢痕拘縮などである。高いレベルの整容的な結果を得るために背側矩形皮弁，掌側三角皮弁，大きなジグザグ皮切に脛骨内果下部からの全層植皮を組み合わせた方法を行っている。中節，基節レベルまでの骨性合指に対しては，van der Biezen 法とエキスパンダー法を併用し分離している。

2. 裂手症の治療

裂手症手術の目標は把持機能と整容面の改善を高いレベルで両立させることである。裂閉鎖については背側の瘢痕を最少にし，自然な dorsal slope を形成する。第１指間形成を併用する場合には Snow-Littler 法に準じた方法を行う。

3. 横軸形成障害合短指型の治療

横軸形成障害の合短指型に対しては遊離趾骨移植術による骨端線を有する成長する骨の移植が有効である。遊離趾骨移植で指を延長し，骨性支持を得た後に二期的に合指の分離を行うことが可能となる症例がある。

4. 母指多指症の治療

母指多指症は正常な母指が重複しているのではなく，１本の母指が分離した結果，２本の母指となったと認識することが重要である。おのおのの母指には正常な母指が有する組織が分かれて存在している。切除する母指に含まれる組織を有効に利用し，あるいは２本の母指を組み合わせて可能な限り正常に近い母指の再建を目指す。

はじめに

手先天異常の分野における最近の最も大きな進歩は何かと言えば，遺伝子分野であることは疑いない。遺伝子分野の研究の進展に伴って手先天異常の遺伝子も解明されつつある。裂手など一部の疾患では，その責任遺伝子が特定されている。しかしながら現在ではいまだ，手先天異常の治療の進歩には直接結びついてはいないであろう。手先天異常の診断名はその外観上の形態から名づけられたものが用いられてきたため，混乱を招いていた。そのため発生学的見地から，近年，日本手の外科学会では『手先天異常の分類マニュアル』を作成した。発生から見た疾患の分類は，各疾患の理解を深めることにつながる大きな進歩である。各疾患についての治療法の進歩

はさまざまで，数多くの報告を見る。手先天異常の分野は，症例数は多くはないが疾患としては多岐にわたるものであり，限られた紙数ですべてを網羅できるものではない。そのため本稿ではわれわれの施設で比較的多く扱っている合指症，裂手症，横軸形成障害合短指型，母指多指症に対する最近の進歩について述べる。

A 手先天異常治療の基本概念

手先天異常の治療は長期成績をもって判定されなければならない。近年，各疾患に対する長期成績の報告がなされ[1][2]，それに伴って学童期の，あるいは成人した患者が主観的に自分の受けた治療の成績をどう考えているかについても述べられている。これらの報告で改めて気づかされることは，患者の機能に対する不満は外科医が考えているほどはなく，瘢痕や，変形など整容面についての不満が多いということである。手足先天異常手術の目的は機能的にも整容的にも良好な手を形成することである。整容的な配慮のない手術を行っては患者，家族の満足は得られない。あくまでも機能の獲得を重視しながら可能な限り整容的によりよい結果が得られる術式を選択すべきである。

B 分 類

手先天異常の診断名はその外観上の形態から名付けられたものが用いられてきた。そのため，発生から見ると本来異なったカテゴリーに含まれるべき疾患が同じ診断名となることがあり，混乱を招いていた。例えば合指症は指が先天的に癒合しているものを総称する診断名であるが，そのなかにはいわゆる皮膚性合指症，骨性合指症，複合裂手，合短指症，絞扼輪症候群などが含まれる。合指という外観上の形態を共有してはいるが，発生学的には異なる疾患が混在しており，混乱を招くものである。そのため，1973年にSwanson[3]は発生を基盤にした分類を発表した。しかし，中央列多指症，合指症，裂手症というSwanson分類では異なったカテゴリーに属する疾患が同一の障害によって発現すると考えられるようになり，指列誘導障害という新しいカテゴリーが作られた[4]。1996年，日本手の外科学会ではSwanson分類を修正して『手先天異常の分類マニュアル』を作成した。1999年にはさらに一部改正され[5]，最近ではJapan Modificationとして国際的にも受け入れられつつある。この分類に従えばほとんどの疾患が分類可能であり，疾患の発生学的な理解の助けともなるので，この分類表に基づいて症例を分類し，病名を付けるべきである。

本分類の大項目は，
 Ⅰ．形成障害
 Ⅱ．分化障害
 Ⅲ．重複
 Ⅳ．指列誘導障害
 Ⅴ．過成長
 Ⅵ．低成長
 Ⅶ．絞扼輪症候群
 Ⅷ．骨系統疾患および症候群の部分症
 Ⅸ．その他（分類不能例を含む）
となっている。

C 手術時期について

基本的に手術時期は1歳前後がよいと考えている。1970年以前は2歳以上が適当であるとの報告が多い。その理由としては，1歳6カ月頃までに手術を行った症例は拘縮を起こし再手術となるものが多いこと，技術的に難しく，術後の管理にも問題があること，幼児の手の皮下には豊富な脂肪組織（infant fat）が存在し，手術の障害になることなどが挙げられていた。しかし，マイクロサージャリーの発展とともにルーペの使用や手術器具の改良がなされ，より繊細な手術が可能になったこと，全身麻酔の安全性の進歩，infant fatの積極的な切除が行われるようになったことなどから，より早期の手術が可能となった。

幼児の手指の機能のパターンは6カ月～2歳頃に確立されるため右手を手術する場合は左利きになるのを防げること，1歳前後の幼児は2歳以後に比べ，あまり暴れず治療しやすいこと，精神的ストレスを与えないことなども，1歳前後に手術を行う利点と考える。また，あまり早期に手術を行うと，骨関節の状態が把握できないこと，両親の精神的な安定が得られない場合があること，医師と両親の間にセカンドオピニオンを得たうえで信頼関係ができるには

ある程度の時間が必要なことからも1歳前後が適当と考えている。

しかし，先天性絞扼輪症候群の先端合指や深い絞扼輪に伴うリンパ浮腫は早期の手術が必要であり，生後1カ月を目標に手術を行っている。また，母指・示指間など指の長さの異なる合指では，長い指の成長を障害しないために早期の分離を考える。患者家族は早期の手術を希望することも多く，骨関節の操作を要しない多指症などでは3～6カ月程度で手術を行ってもよいと考える。

D 術前検査

1．X線検査

骨関節の状態を把握するために不可避の検査である。

初診時には両手をそろえて1方向の撮影を行って，手全体の骨の状態を観察し，病態の把握，鑑別診断の材料とする。術式の選択のためには，母指多指症であれば母指のみの2方向撮影を行う。このとき，正確な正前後像の撮影が重要である。これによって，骨切り，軟骨に対する処置の必要性などを判断する。

しかしながら骨関節形態の正確な判定は，生後6カ月程度では骨化が未熟なため生後1年位にならないと困難である。このことが，骨に対する操作を必要とする手術を行う時期を1歳前後としている理由の1つである。

2．血管造影

血管造影による血管評価は手術法を決定するうえで，非常に重要な情報をもたらす。特に，骨性合指の分離時には，合指間の指動脈をどちらに含めるかなどを決定するための必須の検査と考えている。また動脈の状態を把握することで，症例によっては皮弁を動脈皮弁として挙上することも可能となる。

通常は手術時，麻酔導入後に行っている。より複雑な症例では，術式を検討するために，術前に検査日を別に設けて全身麻酔下に行っている。血管造影法は，以前は肘部に切開を加えて上腕動脈にカテーテルを順行性に挿入して行っていた。この方法では撮影のタイミングが難しく，早すぎると動脈が造影されず，遅すぎると静脈が造影されてしまうなどの欠点があった。

近年では石倉ら[6]が報告した駆血下での逆行性撓骨動脈造影法に準じて，手関節部から逆行性にカテーテルを挿入して行っている。この方法は造影剤も少量ですみ，撮影のタイミングも比較的容易で，鮮明な造影が得られることが多く有用である。石倉らは経皮的にカテーテルを挿入しているが，先天異常の乳幼児例では経皮的刺入は困難なことが多い。また，症例によっては撓骨動脈が欠損，または低形成なものもある。そのためわれわれは，最近では太い撓骨動脈が存在する場合には撓骨動脈に，存在しない場合には手関節部で最も太いと判断した尺骨動脈または正中動脈上に，はじめから小切開を加え直視下にカテーテルを留置して行っている。

手技の実際

① 手関節部で血管の拍動を触知する。撓骨動脈が存在すれば撓骨動脈を，触知しない場合には尺骨動脈，または正中動脈を用いることとする。学童，成人例で撓骨動脈を用いる場合には経皮的に逆行性にカテーテル挿入を試みる。乳幼児例では，ターニケット下に挿入する血管の直上に小切開を加え，動脈周囲を剝離する。

② 小モスキート鉗子を動脈下に差し入れ刺入部を挙上し，24Gアンギオカテーテルを逆行性に挿入し留置する。

③ ヘパリン生食水をエクステンションチューブ内に満たしてカテーテルに接続し，スムーズに注入できることを確認するとともに，凝固を防止する。

④ ターニケットを解除し，エクステンションチューブ内に動脈血が逆流することを確認する。指を軽く伸展した状態でテープ固定するが，強く伸展し過ぎると指レベルでの造影が不十分となるので注意する。

⑤ カテーテル先より中枢で，各動脈を指で圧迫しておき，血管造影剤をゆっくり注入する。1歳前後の場合，造影剤は3～5 mlで十分である。

⑥ 通常のポータブル撮影でタイミングを計って1回で撮影する。撮影のタイミングは造影剤を注入し終わった直後でよい。

⑦ 撮影が終わったらカテーテルを抜去し，圧迫止血する。所要時間は30分～1時間である。

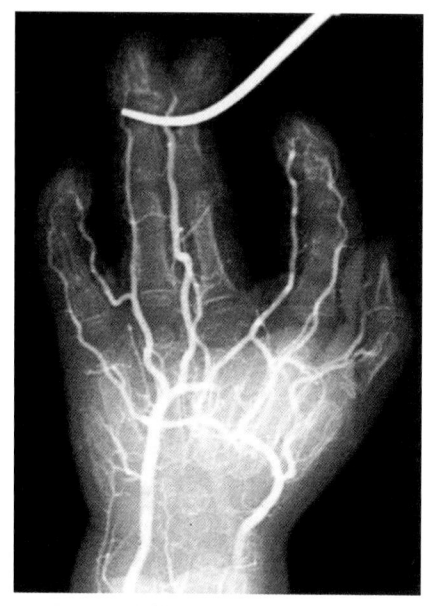

図 7・1　末節骨性合指の血管造影像
中指橈側の指動脈が欠損しているため分離時には中環指間の動脈を中指に含めなければならない。

[症例]

指列誘導障害，末節骨性合指の末節分離後の血管造影像である．本症例では中指橈側の指動脈は造影されていない．このため分離時に中環指間の指動脈を中指に含める必要があることがわかる（図7・1）．

3．エコー

腱や筋の有無の判定に有用である．

骨性合指の分離を行うか否かを決定するには術前に腱の状態を把握しておくことが必要である．分離後に各指の機能が保たれるには，各指にある程度独立した屈筋腱が存在する必要がある．その判定にはエコーによってよい情報が得られる．他にも母指多指症や母指低形成における母指球筋の有無の把握などにも有用である．MRI などと異なり，乳幼児でも無麻酔で行え，動的な情報が得られる検査でもある．

E 術後管理

植皮の圧迫は DIP 関節より末梢ではタイオーバー法，中枢では圧迫包帯法を行っている．圧迫包帯法では，ソフラチュール® ガーゼをあてた後，植皮片の大きさに切った綿花を湿らせたものを植皮片上に置き，その上にさらに大きな綿花をあててから非伸縮性包帯で圧迫している．つまり，植皮部だけにさらに圧が加わるようにする．指尖部は必ず観察できるように開けておく．圧迫後にターニケットを解除して指尖部の色調から各指の血行を判断するが，植皮を行った指の血行が不良な場合には摂子などで指と包帯の間を広げることで通常は改善する．

植皮を行った場合にはタイオーバー法，圧迫包帯法ともに術後1週間は包帯交換を行わないが，指尖部の血行は術後2，3日は頻回に確認し，血行障害を認める時は包帯を緩める，抜糸をするなどの処置を行う．

外固定はギプスシーネで行うが，乳幼児では安静が保てない場合が多いため，上肢では上腕，下肢では大腿まで固定する必要がある．

F 各疾患について

合指症

合指症は指が先天的に癒合しているものを総称する診断名であったが，その中には異なるカテゴリーの疾患が多く含まれている．日本手の外科学会分類で合指を呈する先天異常をみると，まず指列誘導障害が挙げられる．この中の皮膚性合指，骨性合指が狭義の合指症である．そのほか，横軸形成障害の合短指型，絞扼輪症候群，骨系統疾患および症候群の部分症として多発性関節拘縮，アペール症候群などがある．

本稿では狭義の合指症である指列誘導障害の皮膚性合指，骨性合指の治療について述べる．

1．皮膚性合指症

皮膚性合指症手術は種々の術式が報告され，比較的容易な手術と考えられがちである．しかし，術後の指間再上昇や瘢痕拘縮，植皮の色素沈着などの発生も多く，高いレベルの整容的な結果を得ようとすれば決して容易ではない．

指間部の形成は，はじめは直線法，次には三角皮弁によるものが多かった．著者は背側矩形弁を用いているが，その理由は指間部の皮膚の性質は背側皮膚であること，指間部の背側から掌側への傾斜（dorsal slope）を自然に形成するために適していることなどである．Dorsal slope は正常の指間では約 45°

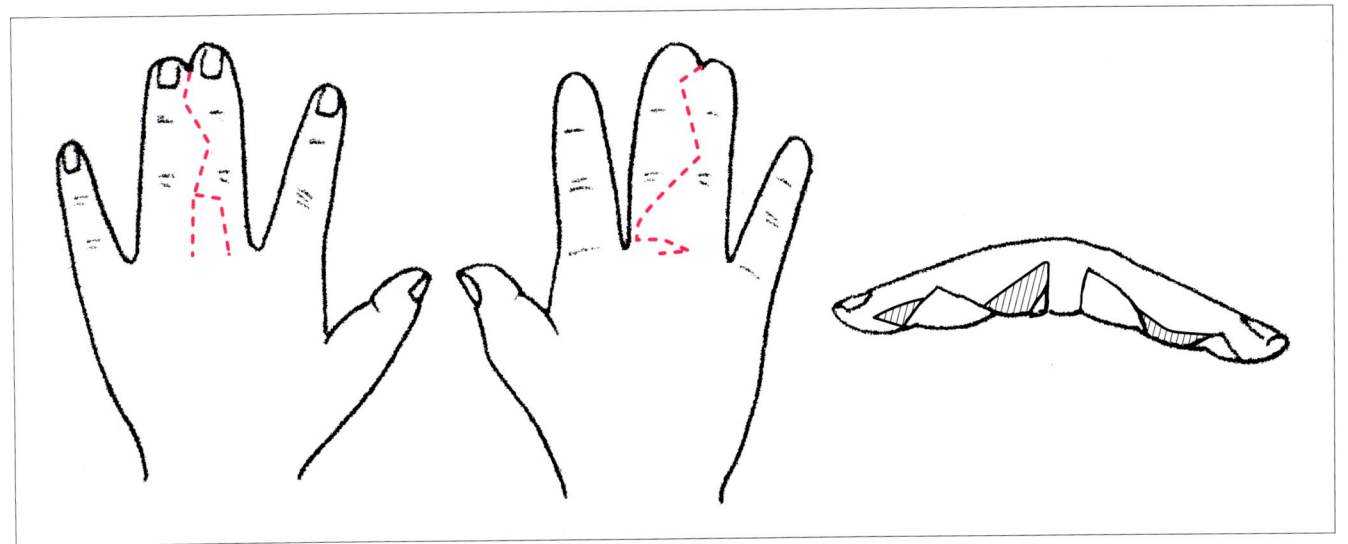

図 7·2 われわれの最近の皮膚性合指分離のデザイン
斜線部は全層植皮部を示す。

をなし，その頂で掌側の皮膚との境界を形成している。

合指の分離に関しては，はじめは直線分離であったが，その後ジグザグ皮切が行われるようになった。術後の長期成績の調査から小さいジグザグ皮切では指側面に瘢痕が集中し，この拘縮から指の側屈変形や捻れが生じることがわかり，大きなジグザグ皮切を用いている。掌側には三角皮弁を作成して，この皮弁で一方の指基部の側面を被覆して他方には全層植皮を行っていた。近年著者らの合指症手術[7]の長期成績を調査したところ，植皮の生着不良が少しでもあると術後の指間の上昇が起こることがわかった[8]。Mossら[9]は掌側に2つの小三角皮弁を起こし，指基部の両側の側面の一部をこの皮弁と背側矩形皮弁で被覆することで術後の指間の上昇を防げると報告した。著者も最近ではこの考えを取り入れて小三角皮弁を加えた新しいデザインを行っている[10]（図7·2）。

遊離植皮については，分層または全層植皮が行われていたが，全層植皮の方が術後の拘縮を来たすことが少ないことが遠隔成績の検討からわかり，現在では全層植皮が主として行われている。全層植皮片の採取部については，鼠径部が一般的であるが，術後の色素沈着が高度で整容的な問題がある。著者は，Webster[11]の報告した脛骨内果下部からの全層植皮を行っている。この方法は術後の色素沈着が少なく，採取部も幼小児では皮膚に余裕があるために幅2 cm 程度ならば一期的に縫縮が可能であるなど，非常に有用である。

【症例1】1歳，男，右指列誘導障害，中環指皮膚性完全合指症

第2指間には浅い裂を認めた。合指分離のデザインでは，背側には指間を形成する矩形皮弁を，掌側には大きな三角皮弁に Moss の小三角皮弁を併用している。背側矩形皮弁の長さは他の指間の dorsal slope の長さを参考にして決定する。掌側の大きな三角皮弁の底辺の長さはこの背側矩形皮弁の長さ，すなわち dorsal slope の長さに一致する。

指間分離は大きなジグザグ皮切で行った。末節骨の露出部を被覆するために，指尖部には Buck-Gramcko 法[12]による2つの三角皮弁を作成する。皮弁縫合時には皮下に存在する infant fat を切除することで皮弁の緊張を少なくした。皮弁下の脂肪切除は皮弁血行を損なわない程度とし，皮弁を縫着する部位の脂肪を主として切除した。皮弁で被覆できない中指基節部および環指中節部には脛骨内果下部からの全層植皮を行った。中環指の側爪郭は指尖部に作成した三角皮弁で被覆した。細長い皮弁であるが先端を薄くしなければ血行に問題はない。

術後1年6カ月，良好な指間が形成されている。第2指間が深いため，やや指間が浅く感じられるが当初のデザインどおりで，指間の上昇は見られない。植皮部の色素沈着も比較的少なく整容的にも良好な結果である（図7·3）。

60　II．上肢の再建

（a）術前。第2指間に浅い裂を伴う。

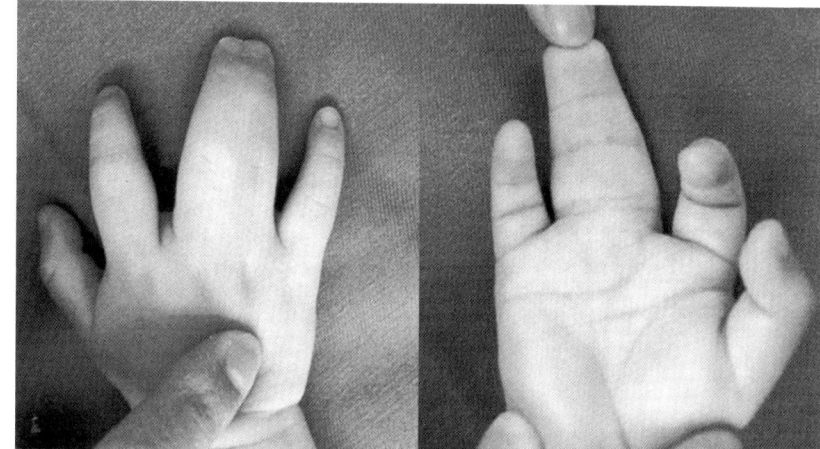

（b）合指分離のデザイン

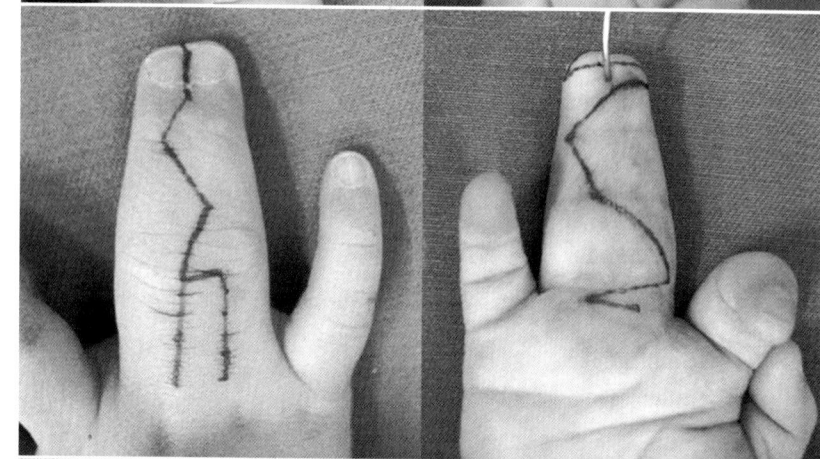

（c）術直後

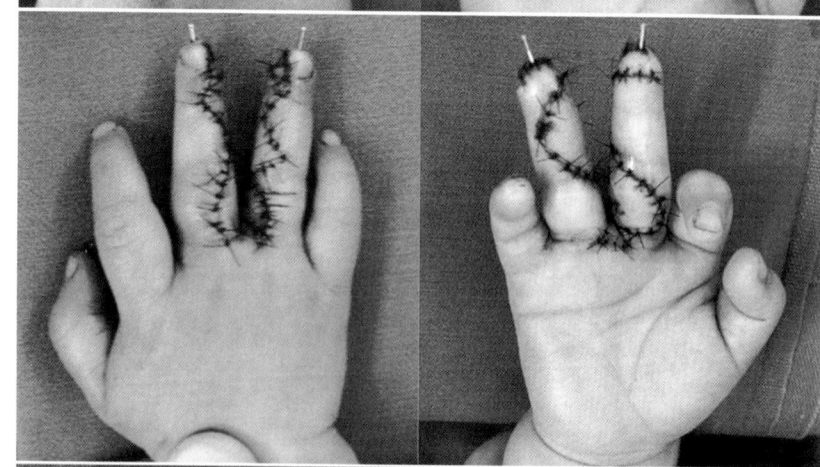

（d）術後1年6カ月。色素沈着も少ない。

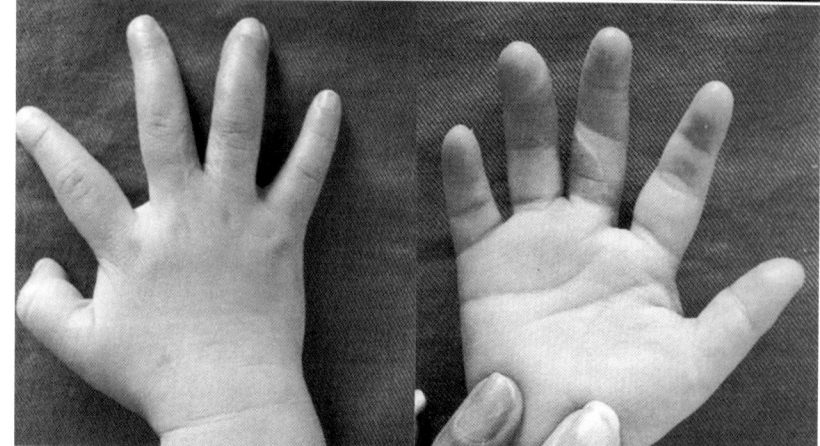

図 7・3　症例1：1歳，男，右指列誘導障害，中環指皮膚性完全合指症

2. 骨性合指症

末節骨部の分離について

完全合指の分離時には末節骨が露出する場合がある。これを被覆して側爪郭を形成することで将来の爪変形を防ぎ，指尖の形態を正常に近くする必要がある。はじめは遊離植皮が行われたが，側爪郭が形成されず爪変形を来たした。そのため腹壁皮弁が行われたが，皮膚の性質が異なり皮下脂肪を多く含むため，後に defatting を要すなどの問題があった。その後 van der Biezen らは2つの掌側皮弁での被覆法[13)14)]を，Buck-Gramcko は指腹部に作成した2つの小三角皮弁を末梢へ回転する方法を，Sugihara ら[15)]は背側と掌側からの2つの矩形皮弁を末梢へ回転する方法を報告した。著者は末節部の皮膚に余裕のないものには van der Biezen 法を，比較的余裕のあるものには Buck-Gramcko 法を行っている。

中節，基節までの骨性合指について

中節，基節レベルまでの合指では，分離すべきか否かは議論の分かれるところである。なぜなら，分離することによって5本の指は得られるが，PIP 関節の可動域制限や側方動揺性を来たすなど，かえって指機能が低下する可能性があるからである。しかしながら家族の正常な指数を望む思いは大変強いものがある。著者は，ある程度の指機能の低下が予想されても症例によっては分離を行っている。各症例によって合指の程度は異なるので，術前に分離可能かどうかを判定する。著者は分離後に機能の低下が許容範囲であるためには，各指骨の一部のみが癒合していること，屈筋腱が2本存在することが必要と考えている。

分離にあたっては術前に血管造影を行って，分離時に各指に少なくとも1本の良好な指動脈が含まれるよう手術計画を立てる。PIP 関節の側方動揺性を少なくし，さらには将来必要となれば靱帯再建術などを行うためにも PIP 関節部を皮弁で被覆する必要がある。両側の PIP 関節を皮弁で被覆するにはそのままでは皮膚が不足するため，何らかの工夫が必要となる。著者はティッシューエキスパンダーによって伸展した皮膚を皮弁として用い，被覆している[16)]。ティッシューエキスパンダーは，1歳前後であれば容量2.5 ml 程度のもの（PMT 社），または Foley Catheter に付属する容量3～5 ml のバルーンを症例に応じて選択している。生食注入時に疼痛を与えないためリザーバーは体外に置くが，重篤な感染を認めた経験はなく注入は容易である。ティッシューエキスパンダーの露出は比較的多い合併症であるが，これを防ぐためには，ティッシューエキスパンダーを挿入するポケットを作成する際に皮膚を薄くしないこと，適切な大きさや形状のティッシューエキスパンダーを選択すること，組織拡張の全期間を通じてティッシューエキスパンダー留置部の安静のために指尖から上腕まで副子固定を行うことが重要である。

【症例2】 1歳2カ月，女，左手指列誘導障害，中環指骨性合指症

爪甲の形成は良好で，PIP 関節には約30°の自動可動域があり，側方動揺性はない。X 線所見では中環指の中節骨，基節骨の骨性合指を認めた。分離することによって分離後の中環指 PIP 関節の可動域の低下，側方動揺性を来たす可能性があるが，家族の正常の指数を求める希望は強かった。腱の状態を把握するためにエコー検査を行い，中環指それぞれに独立した屈筋腱があることを確認した。分離によるある程度の機能低下はあるにせよ許容範囲と判断し，複数回の手術による分離を計画した。

初回手術として，末節骨まで分離し，指尖部の皮膚の不足を補って良好な側爪郭を形成するために van der Biezen 法による2つの掌側皮弁で被覆した。2週間後に掌側皮弁の切り離しを行うとともに中節から基節にかけて，掌側2 ml，背側3.5 ml の各1個のティッシューエキスパンダーを留置した。術後2週から注入を開始し，以後，週に1,2回の頻度で注入した。

約2カ月後に分離手術を行った。術前に血管造影を行い，中指橈側，中環指間，環指尺側にそれぞれ指動脈を確認した。分離のデザインは背側矩形皮弁と掌側三角皮弁を用い，大きなジグザグ切開で指間を分離し，伸展した皮膚を皮弁として PIP 関節部を被覆した。残った欠損部には脛骨内果下部からの全層植皮を行った。中指の PIP 関節部での橈屈変位，瘢痕形成に対して追加手術を行った。

術後10年を経過し，PIP 関節の可動域は約70°で，側方動揺性は認めない。5本の指が形成され，本人・家族の満足度も高い（図7・4）。

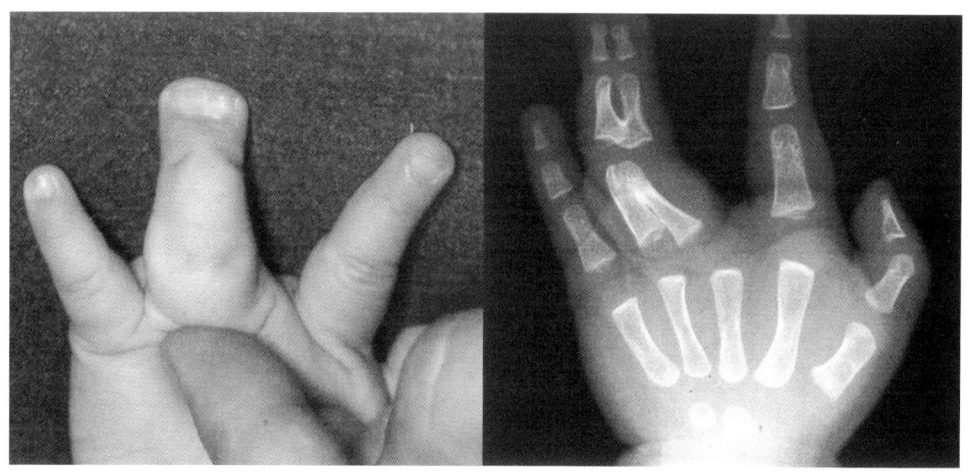

62　II．上肢の再建

（a）術前．X線所見では，中節，基節骨の骨性合指を認める．

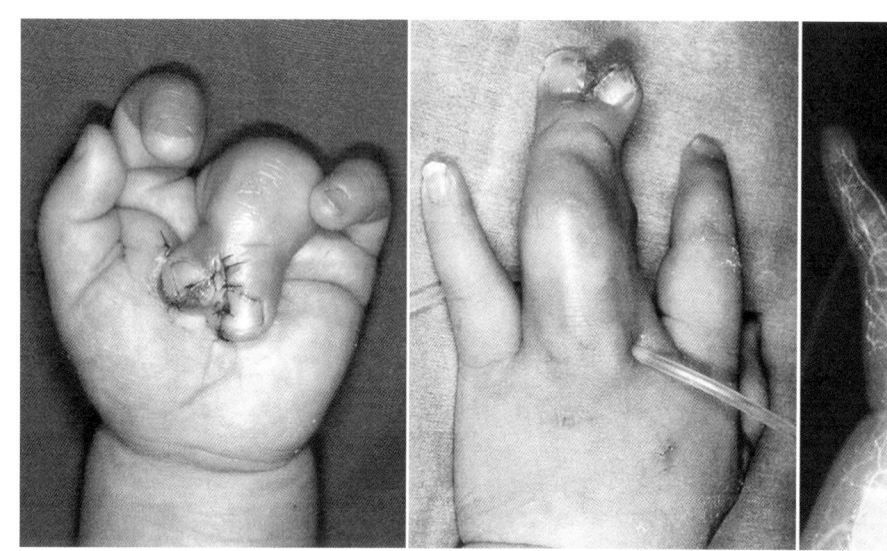

（b）van der Biezen法による側爪郭形成を行った．

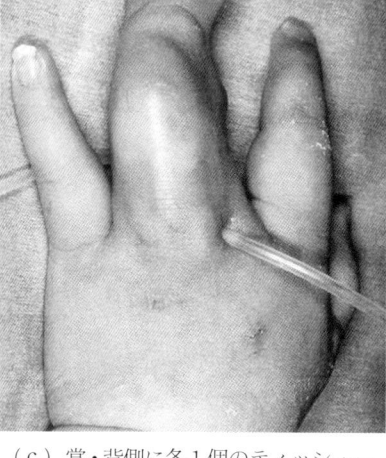

（c）掌・背側に各1個のティッシューエキスパンダーを留置し皮膚を伸展した．

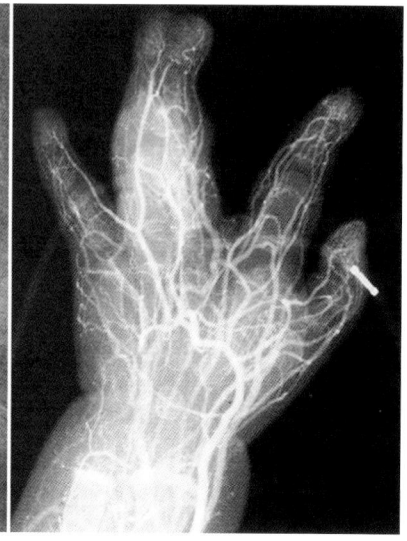

（d）ティッシューエキスパンダー挿入より2カ月後の血管造影

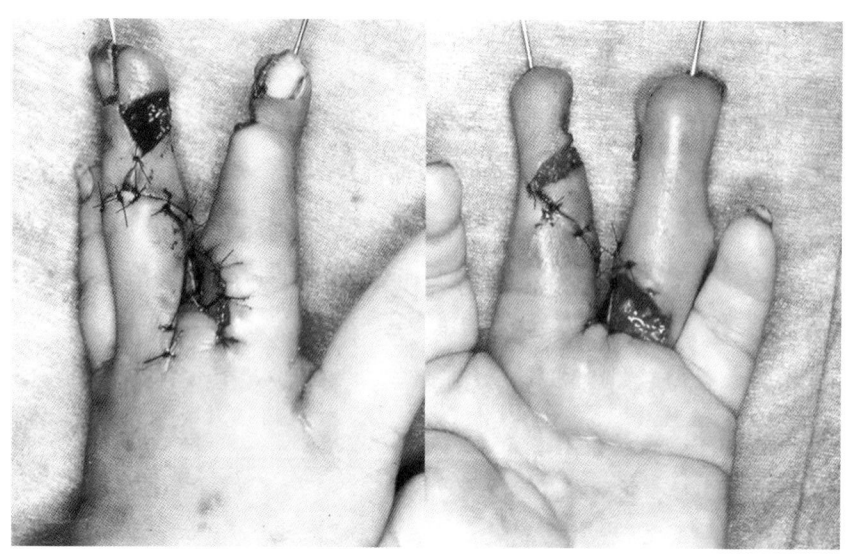

（e）分離時
　　PIP関節は伸展した皮膚で被覆されている．

背側　　　　　　　　掌側

図 7・4　症例2：1歳2カ月，女，左手指列誘導障害，中環指骨性合指症
（本症例の図a～eは，東京慈恵会医科大学附属病院勤務中に経験した．現在は当院で治療中である）

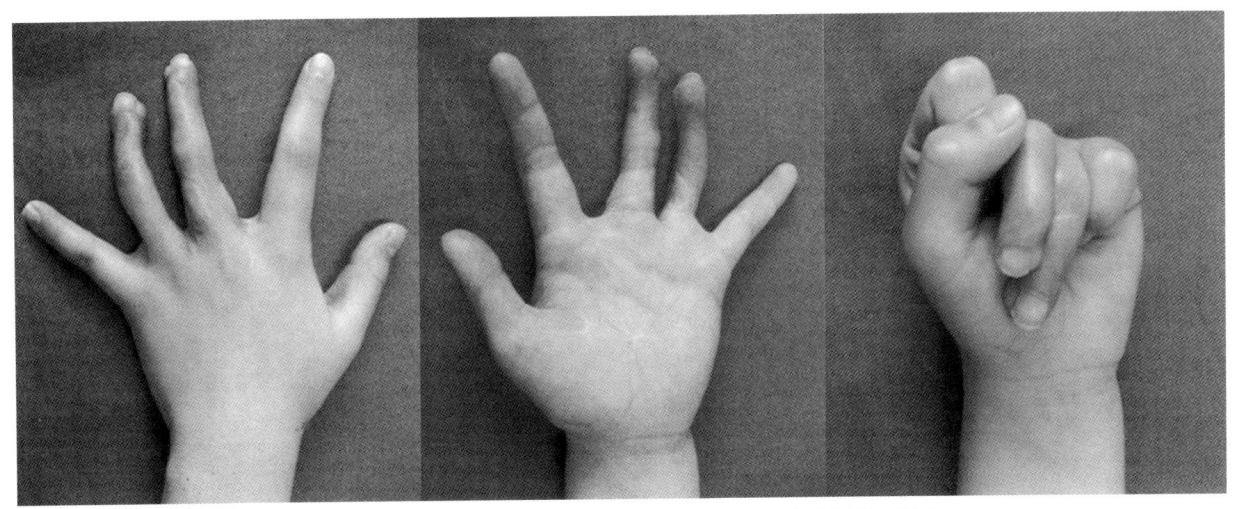

（f）術後10年。5本の指が形成された。PIP関節に側方動揺性は認めない。
図 7・4　症例2

裂手症

裂手症の治療は裂閉鎖，皮弁による第1指間形成や指列移行によるつまみ機能の改善，横走骨の切除，合指の分離などが行われる。本稿では著者らの考案した裂閉鎖法[17]，裂閉鎖に第1指間形成を併用する方法，動脈皮弁の応用について述べる。

1. 裂閉鎖

裂閉鎖については，より整容的な手技が求められている。従来 Barsky のダイヤモンド型皮弁[18]や矩形皮弁を用いて手指間を形成する方法が行われていた。しかしこれらの術式では，指間を横切る2本の縫合線のため自然な dorsal slope が形成されない，背側のジグザグ縫合の瘢痕が目立つなどの問題があった。そのため術式を検討し，背側の瘢痕を直線状とし，自然な dorsal slope を形成する方法を考案した。

術式

①新しい指間の高さは他の指間を参考にして palmar web の位置を指基部の掌側面にとり，点B，点A'とする。

②点B，点A'からそれぞれ palmar web の長さに相当する距離の点をそれぞれ点A，点B"とする（図7・5-a）。縫合時は点B'と点B，点A"と点Aが縫着される。つまり掌側側面の三角皮弁のB'と指側面のA"が互いに前進して palmar web を形成する。Dorsal slope はこの三角皮弁の前進によりB"A'が背側に移動することで形成される（図7・5-b）。

③掌側はジグザグ，背側は直線または弧状の縫合線となるよう皮切をデザインする。このとき背側のデザインは，はじめから決定せず余裕を持たせておき，縫合時にトリミングしながら自然な dorsal slope を形成していくのがコツである。

④中手骨アライメントの矯正が必要な場合には，A-1 腱鞘を中枢端から約5mmの長さを「コ」の字型に切離し，隣接指から互いに反転して5-0ナイロン糸でマットレス縫合して行う。このとき注意するのは，引き寄せすぎて指交差を起こさないようにすることである。指交差を起こすよりはやや矯正不足である方がよい。

⑤皮膚縫合は三角皮弁の先端から開始し，掌側の縫合の後に背側をトリミングしながら行う。背側は瘢痕を最小とするため6-0 PDS® で真皮縫合を行う。

【症例3】生後10カ月，女，右手指列誘導障害，裂手症

1指列欠損型で裂は浅いが幅広く環指基部は太い。X線所見では第3中手骨は存在し，第3中手骨と環指MP関節間に横走骨が存在する。まず掌側で palmar web の位置を決め，web の長さに相当する三角皮弁とそれが入り込む切開線をデザインする。掌側の中枢への縫合線はジグザグとなるようにする。背側は弧状の縫合線となるように余剰皮膚を切除するが，縫合時にトリミングするようにはじめは

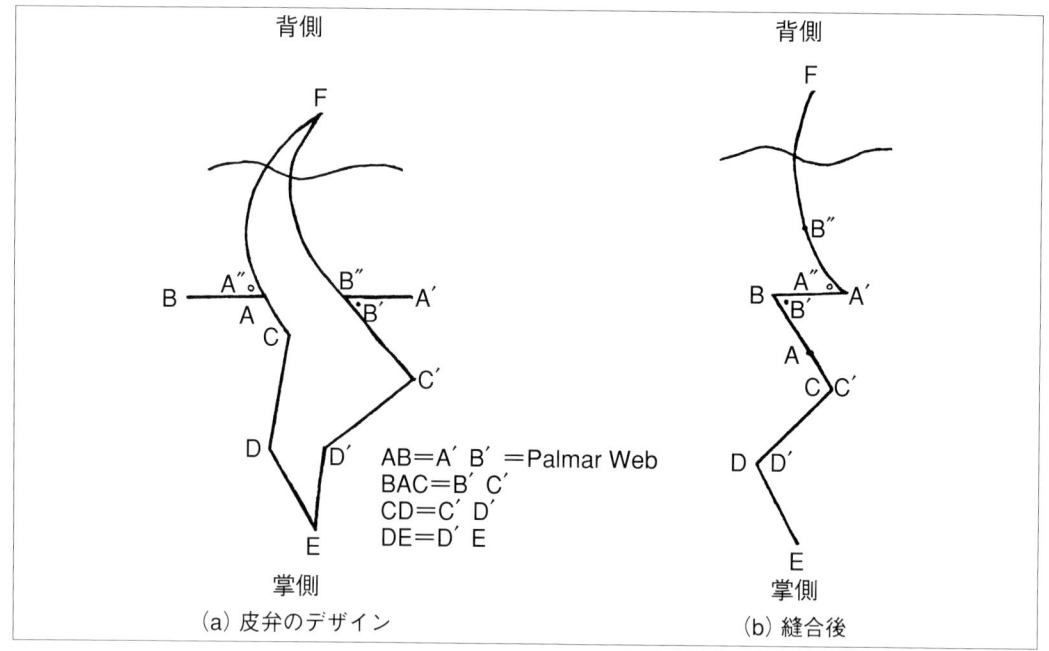

```
          F                              F
         /                              /
        /                              /
       /  B"                          / B"
      /  °  A'                       /  A'
  B  A"○ B' ──A'                 B  A"○B'──A'
      A                              A
      C                              B'
     / \                             C─C'
    /   C'                          /  \
   D   /                           D   D'
    \ D'    AB=A'B'=Palmar Web      \  /
     \/     BAC=B'C'                 E
     /      CD=C'D'                 掌側
    E       DE=D'E'
   掌側
   (a) 皮弁のデザイン              (b) 縫合後
```

図 7・5 裂手症裂閉鎖のための術式

余裕を持たせておく．横走骨を切除し，第3中手骨は温存した．術後10カ月，自然な dorsal slope が形成され，手背側の瘢痕も目立たない（図7・6）．

2．裂閉鎖に第1指間形成を併用する場合

【症例4】1歳，男，右手指列誘導障害，裂手症

1指列欠損型で第1指間は浅い．X線所見では第3中手骨の欠損を認めた．

著者らの裂閉鎖のデザインに Snow-Littler 法[19]に準じた裂隙部から第1指間への皮弁を組み合わせる．まず掌側で palmar web を形成する三角皮弁をデザインする．裂閉鎖で余剰となる皮膚を第1指間形成に用いることになる．示指尺側に Snow-Littler法に準じた三角皮弁を作成した．このときも背側の皮切ははじめに決定せずに，トリミングしながら自然な dorsal slope を形成するようにする．術直後，背側は直線状，掌側はジグザグの縫合線となり，第1指間に皮弁が挿入されている．術後1年，自然なdorsal slope が形成され背側の瘢痕も目立たない．第1指間も良好に形成されている（図7・7）．

3．動脈皮弁の応用

動脈皮弁を2例に応用した．

【症例5】8カ月，男，左裂手症，2指列欠損型

著者らの裂閉鎖法に加え，裂隙部の皮膚を Snow-Littler 法に準じて第1指間へ移行する．皮弁は示指尺側にデザインする．皮弁は細長く先端の血行は不安定になることが予想された．術直前に前述の方法で血管造影を行って，血行状態を確認した．示指には橈側尺側とも指動脈の存在が確認された．そのため，皮弁にこの動脈を含めて動脈皮弁として挙上した．動脈皮弁としたため皮弁の先端まで安定した血行が得られ，皮弁は完全に生着した（図7・8-a）．

【症例6】2歳，女，右裂手症，1指列欠損型

環指に屈指を伴い，これを矯正すると屈筋腱の露出を伴う皮膚欠損が基節部に生じることが予想された．環指橈側の指動脈を裂隙部の皮膚に含めて動脈皮弁として挙上した．環指の屈指矯正時の屈筋腱露出を示す．島状皮弁として無理なく欠損部へ移行，皮弁の setting も自由に行えた．皮弁は完全に生着した（図7・8-b）．

横軸形成障害合短指型に対する遊離趾骨移植術

横軸形成障害における欠指，短指に対して腸骨などによる遊離骨移植や骨延長器による指の延長が行われてきた．しかし，通常の遊離骨移植では術後の骨吸収は必発でその長期成績は常に不満足なものであった[20]．骨延長器による骨延長は，治療期間が長期に及ぶこと，数回の手術を要することが多いなどの問題がある．マイクロサージャリーによる遊離足趾

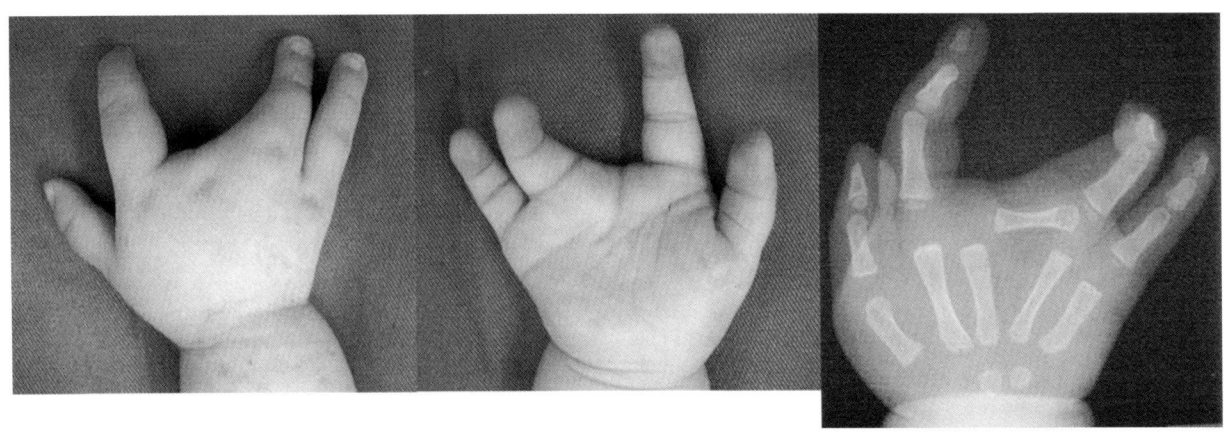

(a) 術前。第3中手骨と環指MP関節間に横走骨が存在する。

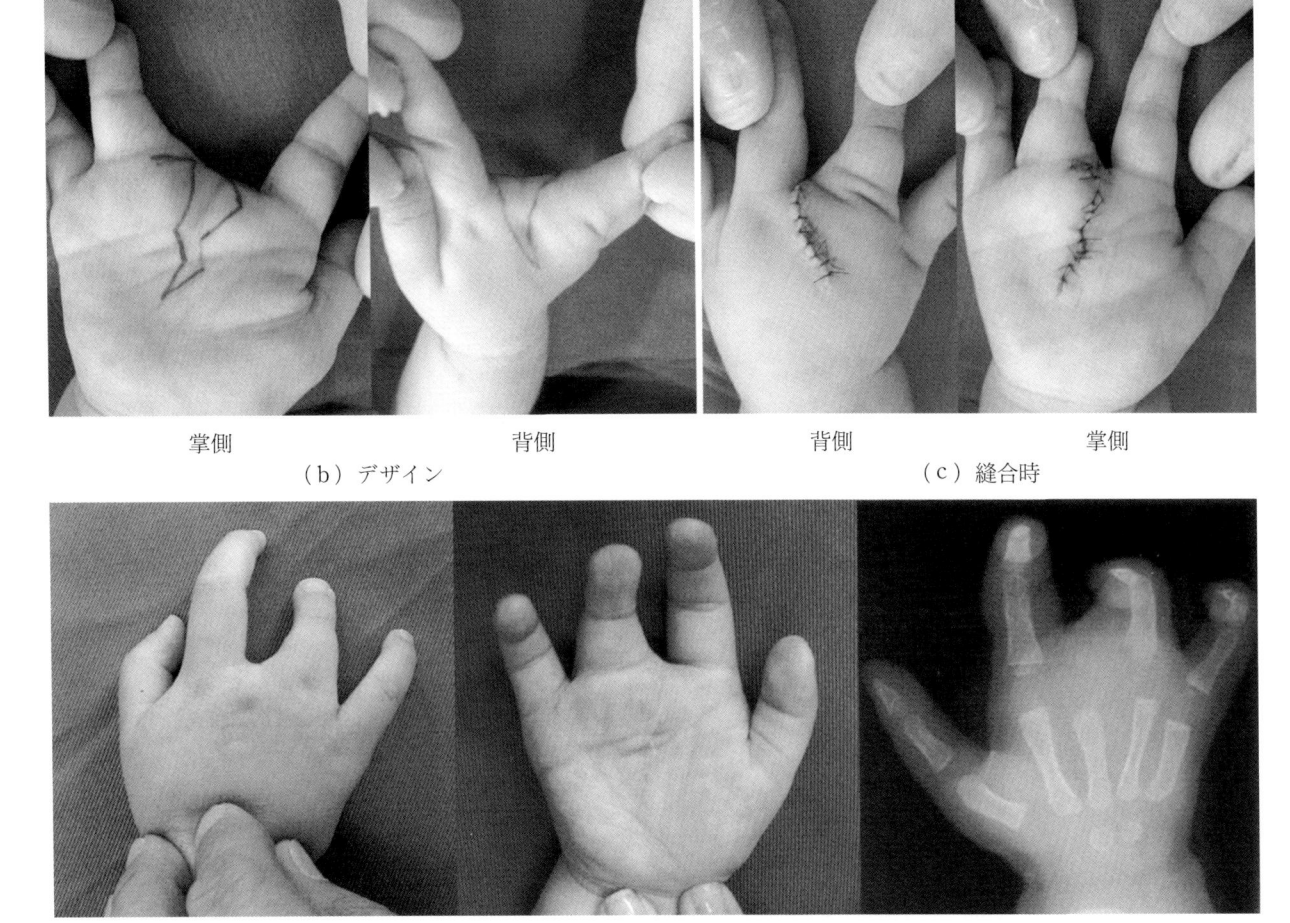

掌側　　　　　　　　背側　　　　　　　　　背側　　　　　　　　掌側
　　　　（b）デザイン　　　　　　　　　　　　（c）縫合時

(d) 術後10カ月。自然なdorsal slopeが形成され背側の瘢痕も目立たない。横走骨は切除した。
図 7・6　症例3：生後10カ月，女，右手指列誘導障害，裂手症

移植術は一部の施設で行われているが，高度な技術を要すること，趾を犠牲にすることなどからその適応は限られる。遊離趾骨移植による成長する骨の移植は，最近開発された方法ではないが，先天異常手に対して本邦で行われるようになったのは近年である[21]。遊離趾骨移植の腸骨など他の骨移植に対する利点は，1) 骨膜を全周性に温存して移植することにより，術後の骨吸収が少ない，2) 骨端線を温存して移植することにより，移植した趾骨が成長する可能性がある，3) 移植趾骨の関節面と付属する側副靱帯，足底板を用いて関節が再建できることなどである。

術式

Buck-Gramckoの方法[22]に準じて行った。

①術前にX線写真で採取する予定の趾骨の長さを測定し，移植床である手部に十分なスペース

66   II．上肢の再建

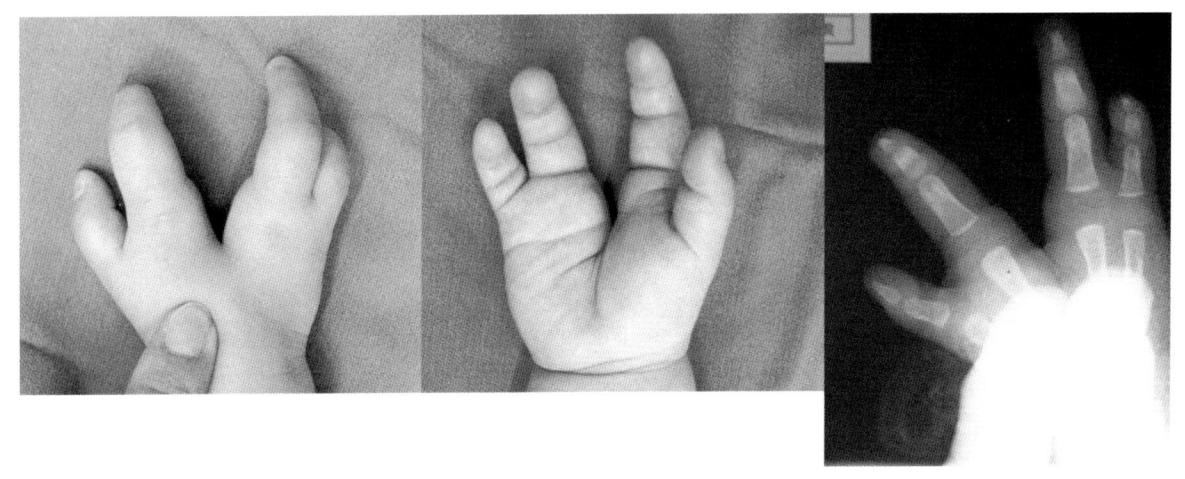

(a) 術前。裂手症1指列欠損型で第1指間は浅い。

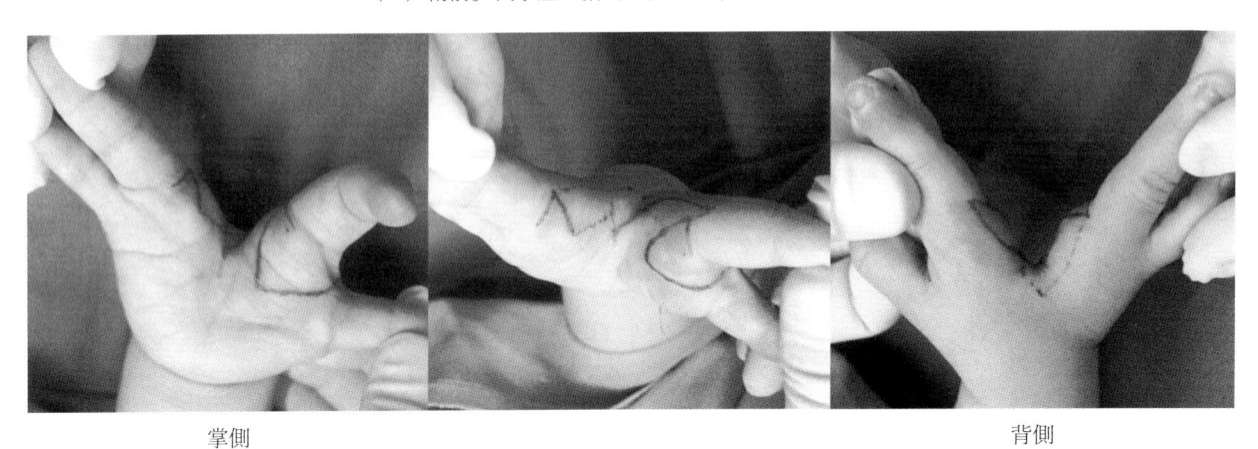

掌側　　　　　　　　　　　　　　　　　　　　背側
(b) デザイン
示指尺側に三角皮弁を作成する。背側の皮切ははじめから決定せず，縫合時にトリミングする。

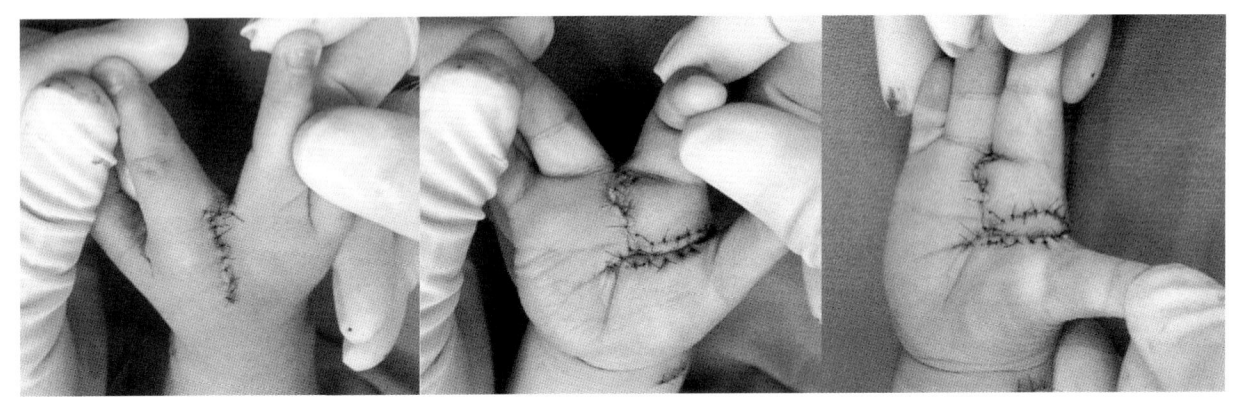

背側　　　　　　　　掌側
(c) 術直後。第1指間へ皮弁を挿入した。

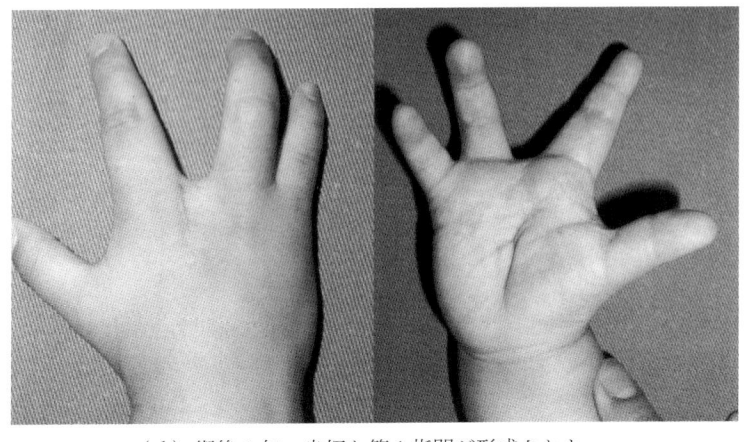

(d) 術後1年。良好な第1指間が形成された。
図 7・7　症例4：1歳，男，右手指列誘導障害，裂手症．裂閉鎖に第1指間形成を併用する場合

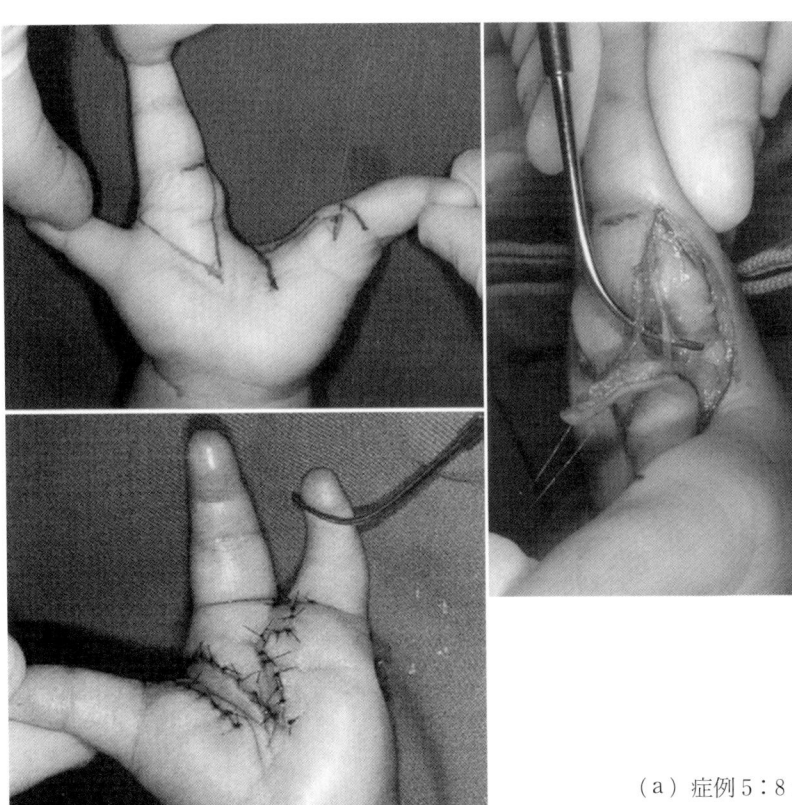

(a) 症例5；8カ月，男，左裂手症，2指列欠損型
示指尺側からの皮弁は細長い。皮弁に動脈を含めて挙上した。皮弁の血行は安定しており，完全に生着した。

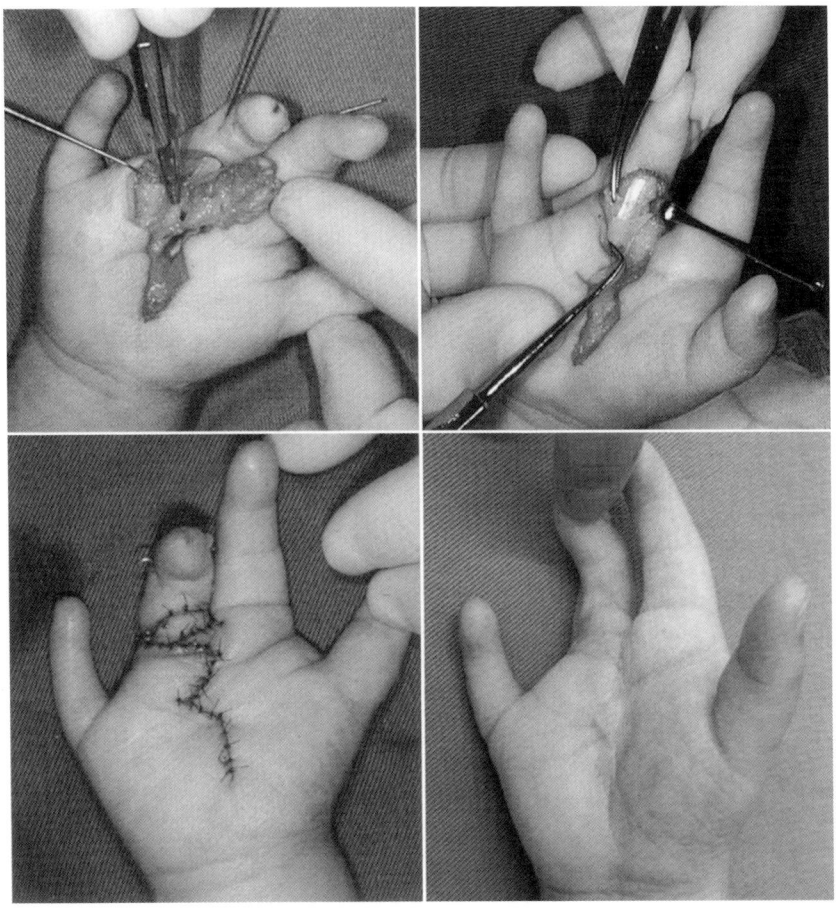

(b) 症例6；2歳，女，右裂手症，1指列欠損型
裂隙部の皮膚を動脈皮弁として挙上した。環指屈筋腱の露出部に島状皮弁として移行した。術後1年，皮弁は完全に生着した。

図 7・8　裂手症に動脈皮弁を応用した2例

68　II．上肢の再建

　　が得られるか否かを確認しておく．皮膚に十分な余裕があることが望ましいが，余裕がない場合にはティッシューエキスパンダーによる延長を考慮する．
② 通常第4趾基節骨を第1選択として採取する．PIP関節からMP関節にかけて背側ジグザグ切開を加え，伸筋腱をよけて基節骨に達する．基節骨の周囲組織からの剝離は末梢から行う．
③ PIP関節を背側から展開してPIP関節部の側副靱帯，足底板を切離する．PIP関節を屈曲して基節骨を背側に引き上げると，基節骨底側の剝離も容易となる．
④ 腱鞘を切開して，屈筋腱を基節骨から遊離する．基節骨の剝離は中枢から行うとMP関節部で屈筋腱が関節に近いためにより困難となる．骨膜およびMP関節部の側副靱帯，足底板を付け

　　て採取する．骨膜は損傷しないように丁寧に剝離する．
⑤ 基節骨採取による趾の短縮を少なくするために，伸筋腱と屈筋腱を縫合する．このとき中枢部では両側の側副靱帯も同時に縫合して，腱が側方へ変位することを防ぐ．キルシュナー・鋼線やシーネによる固定は行わず，術後3，4日で歩行も許可する．
⑥ 手については背側に後の指分離手術を考慮して縦切開を加え展開する．伸筋腱，屈筋腱が存在する場合にはこれを温存しておく．
⑦ 趾骨を移植するスペースは線維性組織を切除することで作成する．移植に障害となる軟骨があれば切除しておく．
⑧ 趾骨の固定は0.8 mmキルシュナー・鋼線を指尖から中手骨にかけて刺入して行う．指尖に移

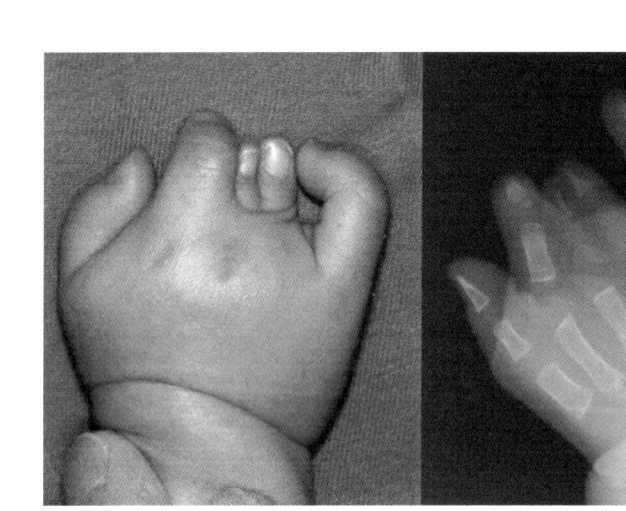

（a）術前．中，環指は中・基節骨が欠損している．　　　　　　　　　　　　　（b）術中所見．背側から移植骨を入れるスペースを作成した．

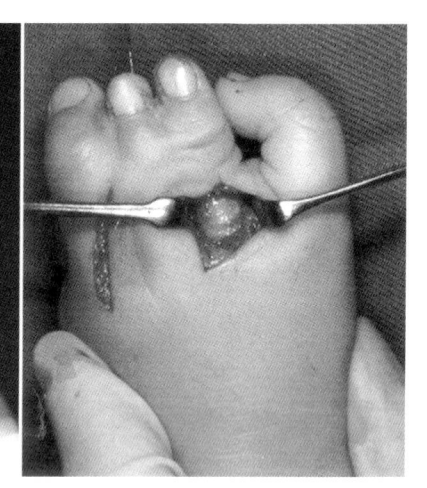

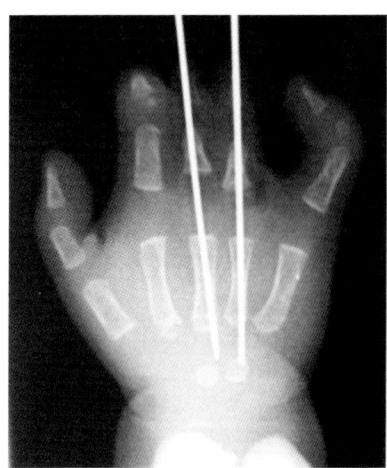

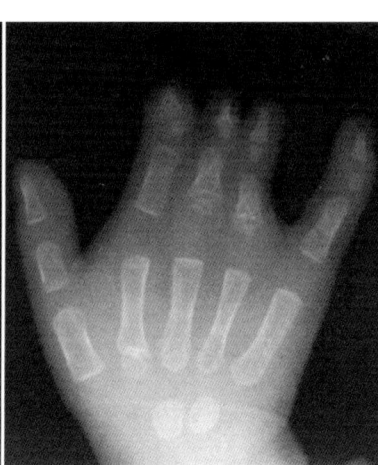

（c）両側第4趾基節骨を移植した．　（d）術後1年6カ月のX線所見．移植趾骨の成長を認める．　（e）術後2年の所見

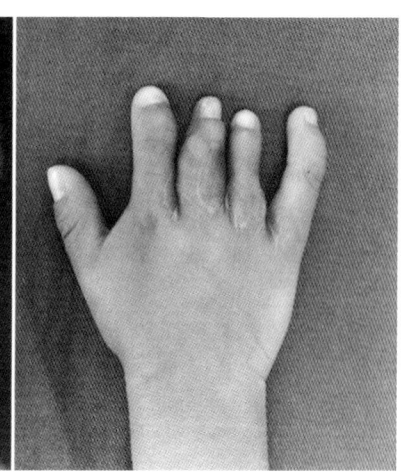

図 7・9　症例7：1歳，男，右手横軸形成障害，合短指型

植する場合には，伸筋腱・屈筋腱を趾骨に縫着する。末節骨と中手骨間に移植する場合には，腱が末節骨に付着していれば趾骨には縫着せずにおく。中手骨上に移植する場合には，新しいMP関節を側副靱帯と中手骨頭両側の線維性組織，骨膜を縫合することで作成する。
⑨新しい掌側板は縫合せずにおき，周囲組織に癒着して安定化するの待つ。4週間，上腕から指尖までシーネ固定を行い，キルシュナー・鋼線は6週で抜去する。

【症例7】1歳，男，右手横軸形成障害，合短指型示，中，環，小指は低形成で，示，中，環，小指合指を呈する。中環指ともに爪の形成は比較的良好で，末節骨と中手骨間の皮膚の余裕も十分である。X線所見では中，環指は中，基節骨が欠損，示，小指は中節骨の低形成を認める。

遊離趾骨移植を行った。手背部に2カ所の縦切開を加え展開すると，中指には伸筋腱は存在せず，環指には痕跡的に伸筋腱を認め，これを温存した。中指では線維性組織を切除，環指では痕跡的に存在した軟骨様の基節骨を切除することにより移植骨を挿入するスペースを作成した。両側の第4趾基節骨を採取し，末節骨と中手骨間に移植，0.8 mmキルシュナー・鋼線で固定した。側副靱帯を中手骨頭周囲の線維性組織に縫着した。第4趾の採取部は伸筋腱，屈筋腱，側副靱帯を縫合し，趾の短縮を予防した。趾については包帯のみとし，固定は行わなかった。

1年6カ月後のX線所見では，移植した趾骨は生着し，骨端線も開存している。X線写真上の骨長は手術時示指9 mm，中指9 mmであったが，1年6カ月後では示指13 mm，中指12 mmであり，長軸方向の骨の成長は4 mmおよび3 mmである。2歳時に示・中指間の分離を，2歳6カ月時に中・環・小指間の分離を行った。3歳時の所見である。移植趾骨の成長により皮膚の伸展も得られ，良好な指長が得られている（図7・9）。

母指多指症

母指多指症は正常な母指が重複しているのではなく，1本の母指が分離した結果2本の母指となったと認識することが重要である。おのおのの母指には正常な母指が有する組織が分かれて存在している。切除する母指に含まれる組織を有効に利用し，あるいは2本の母指を組み合わせて可能な限り正常な母指の再建を目指す。

母指多指症手術の基本方針

母指多指症の手術時期については単純な切除でよいものは3〜6カ月，骨関節の操作を要するものは1歳前後としている。その理由は，X線写真による骨軸の偏位の判定は1歳前後にならなければ困難なこと，骨関節に対する操作や軟部組織によるaugmentationなどは6カ月程度では技術的にも難しく，正確な手術が行いにくいことなどである。

母指多指症に対する基本的な治療方針は以下の通りである。原則として低形成側の母指を切除する。通常は撓側母指である。残した母指に軸偏位が存在する場合にはこれを矯正する。軟部組織のみでは矯正できない場合には，偏位の主体が骨であれば骨切り術を，関節形態が主体であればManskeの方法[23]に準じて関節軟骨のshavingと側副靱帯，骨膜弁を用いた矯正を行っている。切除する母指に短母指外転筋が付属している場合には，これを温存する尺側母指に移行する。残した尺側母指の低形成の程度が高度であるなら，撓側母指の皮下組織，皮膚を用いてaugmentationを行う。両側とも同程度である場合には，骨関節と爪形態などの軟部組織の状態を検討し，それぞれの状態が撓側尺側で異なる時には，骨関節は尺側，軟部組織は撓側を用いているなど両者を組み合わせて1本の母指を形成する。

Bilhaut-Cloquet法は一時盛んに行われたが，長期成績を見ると骨関節の変形や骨端線の障害，爪甲の分離による整容的な不満足など問題が多いことがわかった。現在では，両側とも同程度で，他の方法ではどうしても貧弱な母指しか作れないと判断したときのみに行うようにしている。これを渡は緊急避難的二分併合法と呼んでいる[1]。将来的に修正手術が必要となるが，その時まで，組織量を温存してお

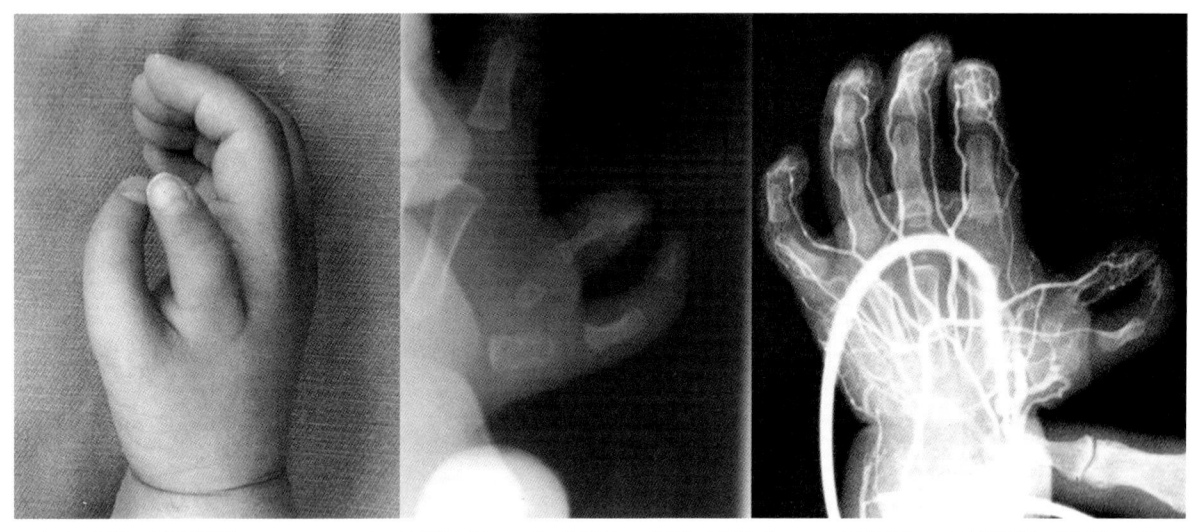

(a) 術前。MP関節のアライメントは橈側がよいが,末節骨,爪甲は尺側がよい。血管造影では橈側指の指動脈は低形成であった。

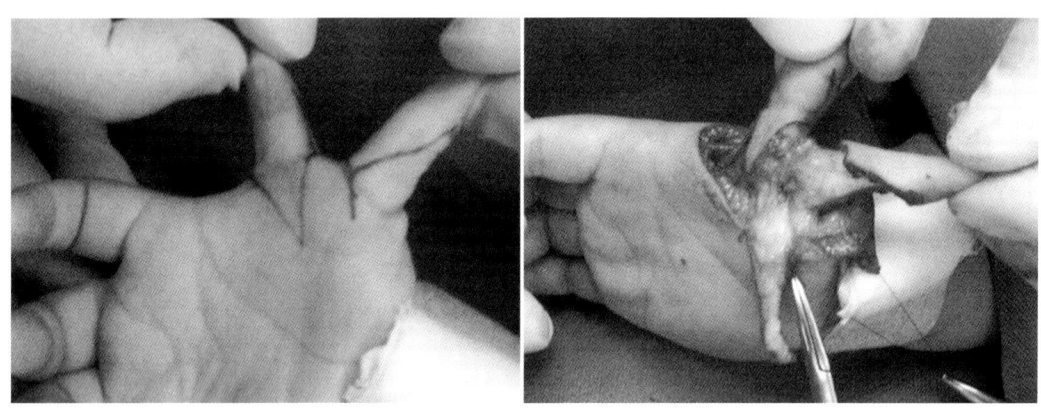

(b) デザイン。指列移行と第1指間形成,尺側指のaugmentatitonを計画した。

(c) 術中所見。尺側指を橈側指基節骨上へ移行した。

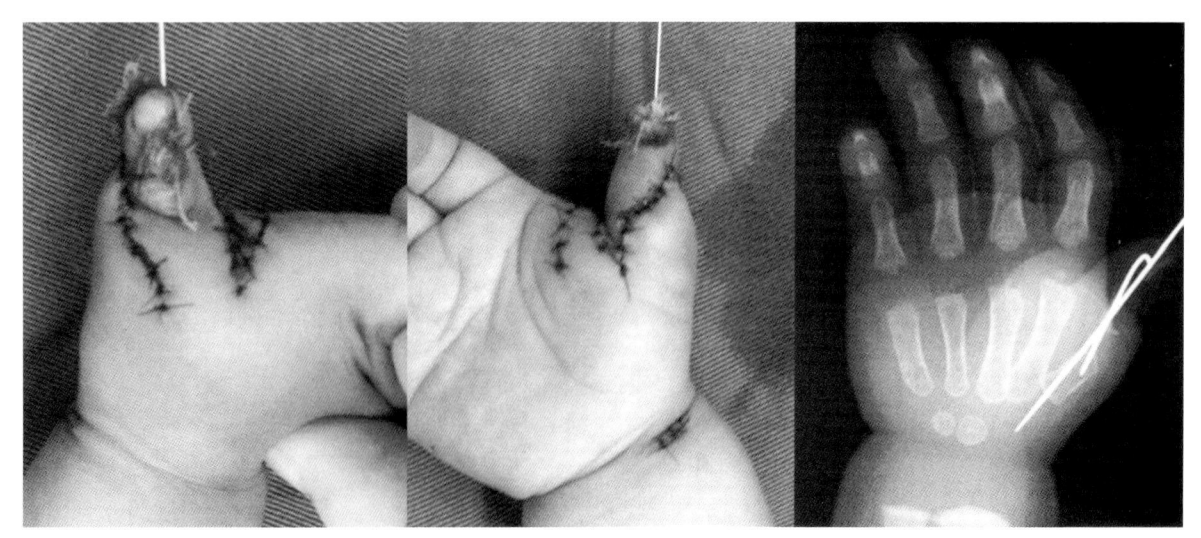

(d) 術直後。長母指伸筋,屈筋腱は尺側指へ移行しボルスター固定を行った。第1指間へは皮弁の挿入と橈側指からの皮弁によるaugmentationを行っている。尺側指を橈側指基節骨上へ移行した。

図 7・10 症例8:1歳,女,母指多趾症,Wassel type VI

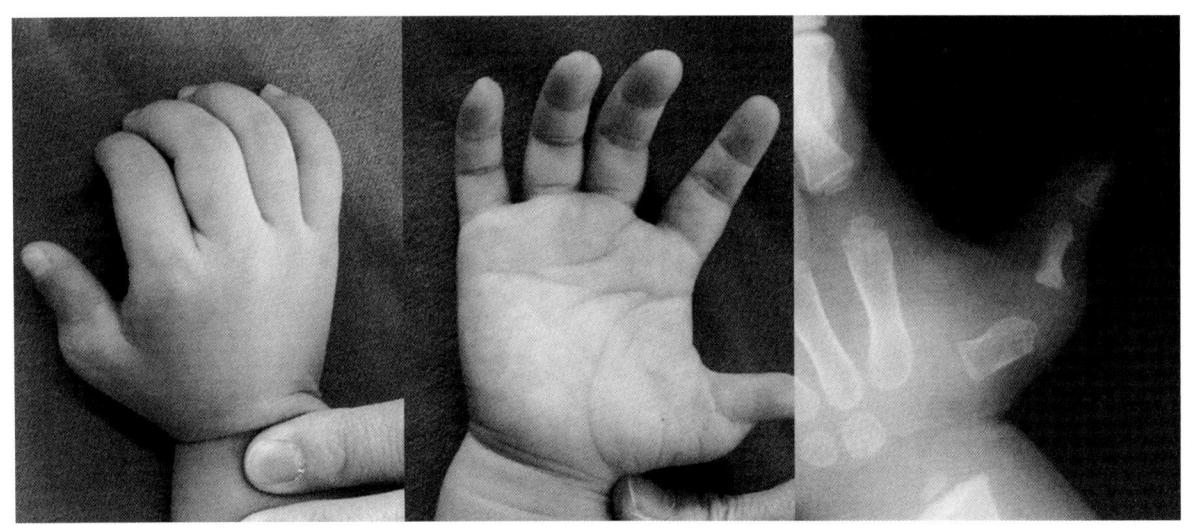

(e) 術後6カ月。第1指間も良好に形成されている。MP関節での軸偏位を認める。
図7・10 症例8

くという考えである。

橈尺側ともに低形成で，おのおのの比較的良好な部分を組み合わせて母指を形成した中手骨型の1例を提示する。

【症例8】1歳，女，母指多指症，Wassel type VI

MP関節のアライメントは橈側指がよいが，末節骨および爪甲などの状態は尺側指がよい。術前の血管造影では尺側指には2本の指動脈が造影されたが，橈側指には1本の低形成の指動脈が造影されるのみであった。

そのため基節骨基部までは橈側指を，それより末梢は尺側指を用いることとした。橈側，尺側母指間の皮膚を皮弁として第1指間形成に，切除する橈側指の皮膚の一部を皮弁として尺側指のaugmentationに用いるよう皮切をデザインした。

橈側母指に短母指外転筋が付着することを確認し，さらに橈側母指に存在した長母指屈筋腱，長母指伸筋腱を付着部で切離し温存した。橈側母指は基節骨基部で骨端線を温存して切除し，尺側母指は基節骨基部で切離，基節骨の基部と中手骨は切除して橈側指基節骨上に移行した。長母指屈筋腱，長母指伸筋腱を移行した尺側母指にボルスター縫合により固定した。術後の母指形態は比較的良好であり，第1指間もよく形成されている（図7・10）。

G 考 察

1. 合指症

合指というありふれた先天異常の手術成績は，われわれが考えているほど良好なものではない。内田らの合指症手術後10年以上の長期成績[8]によると，指間の上昇は50％に見られ，瘢痕拘縮は75％と高率であったが，そのほとんどは指の運動制限や指間掌側縁の上昇には関与しない程度のものであったと述べている。このように長期の経過観察を行うと予想以上の多くの問題があることがわかる。どのレベルで再手術を行うかは，整容的な観点から指間の上昇，瘢痕拘縮，植皮の色素沈着などを判定し，患者の不満足な点をよく聞いて判断すべきであり，自分で行った手術であっても再手術を躊躇すべきではない。

合指症術後のおもな問題点は指間の上昇，指側面の瘢痕拘縮，植皮の色素沈着などである[24)25)]。

指間の上昇は，植皮の生着不良などがその原因となる。Mossら[9]は指間の上昇は背側矩形弁の両側に植皮ではなく皮弁を置くことで防げると報告している。この考えを取り入れ，最近は以前の術式に小三角弁を加えている。鬼塚ら[26]は術後の上昇を予想して正常指間よりも深めに作ると述べているが，再上昇しなければ深すぎる指間となってしまう。それよりは再上昇を起こさない手術を行うべきであると考

える。再手術時には三角皮弁を挙上して，指側面に植皮するか，Y形背側皮弁[10]を行っている。再手術時には皮弁内に瘢痕を含めて挙上しているが，皮弁血行に問題はない。

指側面の瘢痕拘縮を防ぐためには分離時に掌側の大きなジグザグ切開を用いている。再手術時には主としてZ形成術を行う。

合指症手術の整容的な不満足の最大の理由は植皮の色素沈着である。これは脛骨内果下部から採皮することにより回避できる。鼠径部などからの植皮が行われ色素沈着が目立つ場合には，脛骨内果下部からの植皮と置換する。

骨性合指を分離した場合には，指側屈変形に対する骨切り術や，拘縮に対する修正術は現在のところ不可避であると考えている。

2．裂手症

裂手症手術の目標は把持機能と整容面の改善を高いレベルで両立させることである。特に裂閉鎖はほぼ純粋に整容的な改善を目的としたものであるということを認識する必要があると考えている。以前に行われた手背側のジグザグの縫合は手背に目立つ瘢痕を残した。著者らの裂閉鎖法は自然な dorsal slope を形成し，背側の縫合を直線状として，瘢痕を目立たなくするもので，整容的な効果を重視したものである。

第1指間が浅い症例には皮弁による第1指間形成と指列移行を行って把持機能の改善を図る。このときにも整容的な配慮が必要である。裂隙部の皮膚を第1指間形成に利用する方法には掌側から皮弁を挙上する Snow-Littler 法と背側から挙上する Ueba 法[27]や Miura 法[28]がある。Ueba 法や Miura 法では背側に大きな瘢痕を残すこととなり，把持機能の改善が得られたとしても患者の整容面での不満が残るものと考える。その点から判断すると背側に切開線が少ない Snow-Littler 法が優れている。しかしながら Snow-Littler 法は裂隙部の中央から背側へ向かって細長い皮弁を random pattern で挙上するため皮弁先端の血行はしばしば不安定となり，皮弁の壊死を経験する。著者らは皮弁を掌側から指撓側に作成し，背側に比べて血行のよい掌側の皮膚を皮弁として利用している。

裂閉鎖の際に余剰となる裂隙部の皮膚を動脈皮弁とし，第1指間形成と屈指の掌側皮膚補填に用いたが，より長い皮弁や島状皮弁とすることができ有用であった。先天異常手における動脈皮弁の応用はこれからの課題の一つと考えている。血管の状態の確認を要する症例では，術中に血管造影を行うことで，より安全な手術が可能となり，動脈皮弁の挙上時にも有用であった。

3．横軸形成障害合短指型

遊離趾骨移植は，提示したような指末梢の形成が比較的良好で，趾骨を末節骨と中手骨の間に移植でき，趾骨を入れるポケットが楽に作れるような皮膚に余裕のある症例が最も適している。中手骨上に移植する場合には MP 関節を再建するという利点も生かすことができる。皮膚に余裕のない場合には，ティッシューエキスパンダーを用いてあらかじめポケットを形成しておく，術中急速伸展を行う，皮弁を用いて移植趾骨を被覆するなどの工夫が必要となる。すなわち，横軸形成障害の合短指型がよい適応であり，移植後に指間の分離を行うことでより大きな整容的，機能的効果が得られる。絞扼輪症候群など，指末梢の形成が不良で皮膚に余裕のない症例は比較的適応と考える。

Buck-Gramcko[22]は手術時年齢を7〜18カ月，1.5〜4歳，4〜17歳の3群に分け，12〜160カ月，平均40カ月の経過観察期間で術後成績を検討している。骨端線の開存率については，7〜18カ月では35指中23指（66％），1.5〜4歳では15指中4指（27％），4〜17歳では19指中3指（16％）と述べている。移植趾骨の成長が見られたものについて，各群の平均成長は3mm，3.5mm，1.5mmであったとしている。また，自動関節可動域について，各群の平均は40°，15°，15°と述べている。

Radocha ら[29]は手術時年齢12カ月未満，12〜24カ月，24カ月以上の3群に分け，15〜173カ月，平均42カ月の経過観察期間で手術後成績を検討し，骨端線の開存率については，それぞれ18指中17指（94％），34指中24指（70％），21指中10指（48％），平均成長率をそれぞれ1.0mm/年，1.0mm/年，0.5mm/年と報告している。

つまり，移植趾骨の骨端線の開存率と成長は年齢が若い群ほどよく，おおむね2歳までに移植を行うと良好な成長が期待できると考えられる。しかし，

一方で移植部の皮膚に余裕があれば，足で成長した趾骨を移植すればよいと考えることもでき，年齢が高くなったからといっても遊離趾骨移植の適応がなくなるわけではない．その場合には，再建したMP関節の可動域は1歳前後と比較すると劣ることになろう．

4．母指多指症

切除指の皮膚を皮弁状に形成し温存する指に縫合する術式が行われることが多いが，弁状の瘢痕が目立つことが多い．温存指のaugmentationが必要な場合を除いては，縫合線が側正中線上に直線となるように皮膚をトリミングするのがよい．

温存指のaugmentationが必要な場合は，切除指の皮膚および皮下組織を皮弁状に形成し温存する指にする術式（骨抜き皮弁法）を行うが，術後に弁状の瘢痕が目立ったり，bulkyとなり修正を要することがある[30]．組織が不足となるよりは過剰であった方がよいとする考えもあるが，この場合も木村らのfat advancement法[31]を用いるなど，可能であれば縫合線は直線状とするのが望ましい．

母指多指症の術後，成長に伴って母指球筋の低形成や対立機能障害が明らかになったり，MP関節の不安定性が著明となる症例がある．そのような症例では，母指多指症に母指形成不全が合併していると考えるべきである．喜多ら[32]は220例の母指多指症例を検討し，11例に母指形成不全の合併を認めたと報告した．母指多指症の手術を行う1歳前後では母指球筋の低形成を確実に診断するのは困難である．母指多指症に母指形成不全が合併したと判断した場合には，母指形成不全に準じて，Huber-Littler法による対立機能再建などを考慮する．このときMP関節の側方動揺性があるなら，小指外転筋の付着部を母指MP関節の尺側に縫着すると，同時にstabilityを得られると高山ら[33]は報告している．

おわりに

渡ら[1]は30数年間手の先天異常外来に携わってきて，特に長期経過例を観察して改めて肝に銘じなければならないと思ったこととして「患者自身の術後不満の原因はすべて整容的観点からのものであった．機能障害に関して取り上げられたものは皆無に等しかった．手というものは機能面においては適応性が大きいが，整容面における寛容性は小さいことを改めて認識するとともにわれわれがめざしてきた機能第一主義は時に暴力的側面をもっていたことを痛感した．」と述べている．

手先天異常の治療成績は長期の経過から判断されるものである．われわれは常により良い治療を求めて術式に工夫を加え，また新しい概念を取り入れようと努力している．しかしながら新しいものを求める術者の自己満足のための治療では，決してあってはならない．現在の治療の良否が判定されるにはさらに10年の期間を待たなければならない．

(福本恵三)

文　献

1) 渡捷一，中村光宏，増本あや：母指多指症―術後長期経過例の検討―．日手会誌 20：509-515, 2003
2) 堀井恵美子，中村蓼吾，角田賢二ほか：母指多指症術後変形の検討．日手会誌 10：861-864, 1994
3) Swanson AB : A classification for congenital limb malformation. J Hand Surg 1 A : 8-22, 1976
4) Ogino T : Teratogenic relationship between polydactyly, syndactyly and cleft hand. J Hand Surg 15 B : 201-209, 1990
5) 日本手の外科学会1999年度先天異常委員会：手の先天異常分類法マニュアルの改正について．日手会誌 17：352-365, 2000
6) 石倉直敬，平敷貴也，島田賢一ほか：駆血下での逆行性撓骨動脈造影の有用性．日手会誌 17：336-340, 2000
7) Marumo E, Kojima T, Suzuki S : An operation for Syndactyly, and its results. Plast Reconstr Surg 58 : 561-567, 1976
8) 内田満，児島忠雄，内田崇之ほか：合指症手術遠隔成績の検討．日手会誌 12：743-745, 1996
9) Moss ALH, Foucher G : Syndactyly ; Can web creep be avoided? J Hand Surg 15 B : 193-200, 1990
10) 児島忠雄，平瀬雄一，福本恵三：合指症手術後のweb上昇を防止するための皮弁形成の工夫．日手会誌 20：189-192, 2003
11) Webster JP : Skin grafts for hairless areas of the hands and feet, A preliminary report. Plast Reconstr Surg 15 : 83-101, 1955
12) Buck-Gramcko D : Congenital malformations. Hand Surgery, edited by Nigst H, et al, Vol. 1, pp 22-23, Thieme, New York, 1988
13) van der Biezen JJ : The double opposing palmar flaps in complex syndactyly. J Hand Surg 17 A : 1059-1064, 1992
14) 内田崇之，児島忠雄，内田満ほか：Biezen法を用いた骨性合指症の側爪郭形成の3例．形成外科 38：729-

735, 1995
15) Sugihara T, Ohura T, Umeda T : Surgical method for treatment of syndactyly with osseous fusion of the distal phalanges. Plast Reconstr Surg 87 : 157-164, 1991
16) 内田満,児島忠雄,福本恵三ほか：手先天異常手術に対するティシューエキスパンダーの応用．日手会誌 13：900-903, 1997
17) 福本恵三,内田崇之,宮脇剛司ほか：Dorsal slope の形成を考慮した裂手症の裂閉鎖法．日手会誌 14：843-846, 1998
18) Barsky J : Cleft hand ; Classification, indication, incidence, and treatment. J Bone Joint Surg 46 A : 1707-1720, 1964
19) Snow JW, Littler JW : Surgical treatment of the cleft hand. In Transactions of the forth international congress of plastic and reconstructive surgery. International congress series No. 174. pp 888-893, Excerpta Medica, Amsterdam, 1967
20) 三浦隆行,堀井恵美子：先天性障害手治療の反省；Hand Pattern よりみた術後の骨長径成長．日手会誌 12：755-757, 1996
21) 正富 隆, Gilbert A：遊離趾節骨移植による先天奇形手の再建．日手会誌 10：895-897, 1994
22) Buck-Gramcko D : The role of nonvascularized toe phalanx transplantation. Hand Clinics 6 : 643-659, 1990
23) Manske PR : Treatment of duplicated thumb using a ligamentous/periosteal flap. J Hand Surg 14 A : 728-733, 1989
24) 児島忠雄：合指症手術の問題点．整形外科 51：103-110, 2000
25) 児島忠雄：手の先天異常―合指症．形成外科 42：47-57, 2000
26) 鬼塚卓弥,原口和久：合指・趾症の再手術およびその予防．小児外科 22：899-905, 1990
27) Ueba Y : Plastic surgery for the cleft hand. J Hand Surg 6 : 557-560, 1980
28) Miura T, Komada T : Simple method for reconstruction of the cleft hand with an adducted thumb. Plast Reconstr Surg 64 : 65-67, 1979
29) Radocha RF, Netscher D, Kleinert HE : Toe phalangeal grafts in congenital hand anomalies. J Hand Surg 18 A : 833-841, 1993
30) 吉田芳信,石川浩三,沢田正樹ほか：母指多指症骨抜き皮弁反省と工夫．日手会誌 11：863-867, 1995
31) 木村浩彰,生田義和,石田治ほか：母指多指症の手術に対する新しい試み―Fat advancement―．日手会誌 11：884-887, 1995
32) 喜多陽子,児島忠雄：母指多指症と母指形成不全の合併について．日手会誌 14：778-787, 1997
33) 高山真一郎,仲尾保志,池上博泰ほか：MP 関節動揺性を伴う母指形成不全症に対する小指外転筋移行術の工夫．日手会誌 17：494-497, 2001

II 上肢の再建

8 手熱傷の初期治療の進歩

SUMMARY

最近の10年間において，救命センターや熱傷センターの整備が進み，広範囲熱傷治療の成績は著しい進歩を示してきた。しかし，その一方，初期治療の現場に形成外科医が関与する頻度が失われるといった傾向も認められ，顔面や手などの特殊部位の初期治療に，問題を残す症例も散見するようになっている。

旧版では初期治療の中でもtangential excisionを中心にして述べたが，発刊から約10年が経過し，手熱傷の治療に関する環境にも若干の変化が認められるようになった。本稿は，手熱傷の初期治療における基本的な手技を示すとともに，最近進歩が著しい被覆材，人工真皮，同種植皮の利用の仕方，広範囲熱傷に伴う手熱傷の問題などについて言及する。

はじめに

手は露出されているため最も熱傷を受傷しやすい部位の一つである。その治療は形成外科医にとっても，日常診療において遭遇する機会が多い。手熱傷の初期治療の成否は，後の手機能の温存に直接結びついてくるため，すべての形成外科医は手熱傷の初期治療法を熟知せねばならない。

今回は，最近の知見からほぼ定説化した新しい治療概念や方法について述べるとともに，従来からの基本的な治療法に関してもあわせて言及する。

A 手熱傷治療の概念

手熱傷における基本概念は，熱傷深度の可及的早期の正確な判定とそれに応じた適切な治療法の選択にある。手背熱傷に限局しても，瘢痕形成の起こらないⅡ度浅達性熱傷（SDB）では順調な上皮化を促進させる方法を選択すべきであるし，高度の瘢痕形成が必至なⅡ度深達性熱傷（DDB）では瘢痕形成を予防する手術法としてtangential excisionを選択する。また，Ⅲ度熱傷（DB）では感染の成立による伸展機構の破壊を防止するため早期焼痂と植皮を行う。さらに熱傷が深部に及ぶものは，人工真皮や薄層皮弁を利用することとなる。

B 熱傷深度の判定

適正な治療法の選択には，受傷早期から創面の熱傷深度判定，特にSDBとDDBの鑑別を正確に行う必要がある。SDBとDDBの鑑別には表1に示したような諸点が挙げられるが，初心者には判別の困難な例も多い。受傷機序や創面の色調などが参考となるが，最も簡単かつ確実な指標はpin prick testによる疼痛の有無である。疼痛閾の低下が認められれば，その創面はDDBと判断してよい。そのほかhigh scopeを用いた真皮血流の観察が有効とされる[1]。

C SDBの治療

1. 水疱の処理

水疱の形成はⅡ度熱傷に特徴的な症状である。水疱をどのように取り扱うかについては，相反する意見があった。可及的にこれを温存すべきとする説の根拠は，水疱温存により機械的に創面の感染を防止できること，また，水疱内容液に含まれる体液成分が創面の上皮化に有利に作用すると信じられていた

表1　II度浅達性熱傷とII度深達性熱傷の鑑別点

深度	障害組織	症状	皮膚外見	治癒
II度浅達性熱傷（SDB）	表皮〜真皮浅層	強い疼痛　知覚過敏	発赤　水疱形成　湿潤	10日〜2週　瘢痕軽微　色素脱失
II度深達性熱傷（DDB）	表皮〜真皮深層	疼痛は軽度　知覚鈍麻	白色　水疱形成　浸潤	4週前後　瘢痕形成（＋）

このほか，受傷機序も参考になる。
（菅又章ほか：手背熱傷に対するtangential excisionの経験．形成外科31：1097-1101，1988より引用）

表2　II度浅達性熱傷に使用可能な創傷被覆材

湿潤⇒乾燥型（wet to dry keeping wound dressing）
　　キチン不織布（chitin non-woven fabric）
湿潤環境型（wet keeping wound dressing）
　　ハイドロコロイド
　　ハイドロジェル

ためであった。しかし，水疱内容液に関する多くの研究が進むにつれ，水疱内容液が白血球やリンパ球の機能を抑制し，局所免疫力をむしろ低下させること，水疱液に含まれるアラキドン酸代謝物やサイトカインが炎症反応を高めること，さらに，フィブリン分解が抑制されることにより真皮の微細血流が低下することなどが報告され，水疱を温存することには否定的な意見が増加していった[2]。その後，水疱内容液が表皮細胞自体の分化，増殖を抑制することや[3]，フィブロブラストを刺激し瘢痕化を促進すること[4]などが相次いで報告され，現在では水疱の温存を正当化する根拠はないとするのが定説となっている。

一方，水疱の被膜についてはこれを除去するよりも，圧着して被覆材とする方が上皮化にはよいとされている。初診時に水疱被膜が破れていない場合は，注射器に18G針を装着して内容を吸引して被膜を圧着し，ソフラチュール®ガーゼなどで被い軟膏療法を行う。初診時に被膜がすでに破れているもの，圧着が困難なものは感染の原因になる危険性が高いため，水疱被膜は除去して軟膏療法を行うか，創傷被覆材を使用する。

2．創傷被覆材

水疱被膜の破れたSDB創面は軟膏か創傷被覆材の適応となる。特に創傷被覆材の近年における発展は著しく，biological dressingの範疇に入るものから化学的合成被覆材まで種類は多い。

創傷被覆材の利点を列挙すると，創面の治癒に有利な湿潤環境を作ること，不感蒸泄を低下させること，細菌の侵入を防止すること，外的刺激から創面を保護すること，疼痛を緩和することなどである。創傷被覆材を熱傷創面に適応する場合，創面から除去される組織や滲出物を貯留する形となるので，壊死組織の多い創面や感染の強い創面は適応とならず，SDBが最もよい適応である。

現在，新鮮熱傷に保険適応が認められているのは分類上「真皮に至る創傷用被覆材」のみであり材質としては，キチン膜，ハイドロコロイド，ハイドロジェルなどである（表2）。

いずれも早期には創面を湿潤に保つが，キチン膜は上皮化が進むにつれ乾燥固着するのに対し，ハイドロコロイド，ハイドロジェルは上皮化完了まで湿潤環境を保つ。一長一短であるが，この中ではハイドロジェルが上皮化も早く，創面が透見できる点から使いやすい[5]。使用にあたっては，破れた水疱被膜を除去後，被覆材を創面に当て周囲を粘着テープで固定しガーゼを当ててから包帯で固定する。滲出液が貯留しがちな初期は2日おきぐらいに交換する。滲出液が減少してきたら，感染がない限り3〜5日は貼付したままでよい（図8・1）。

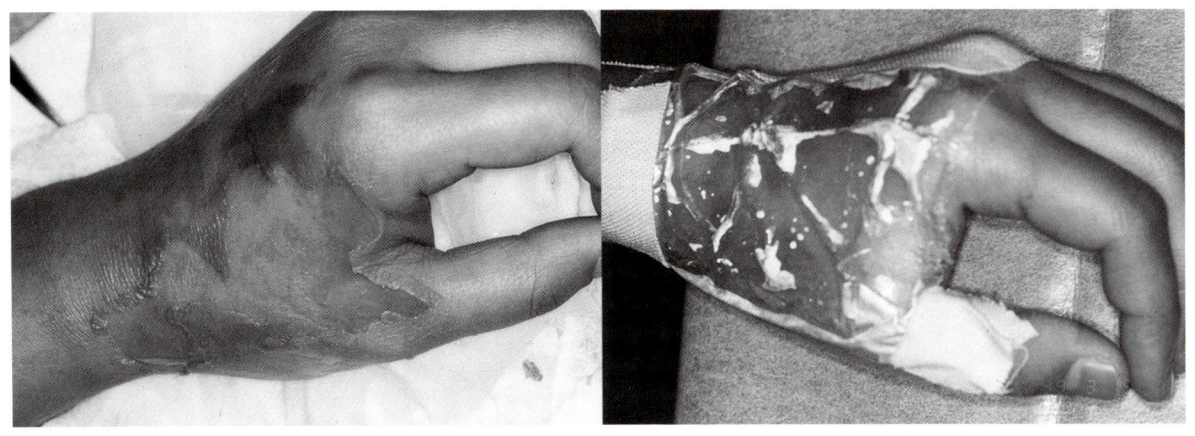

図 8・1　II度浅達性熱傷（SDB）に対するハイドロジェルの使用法
水疱被膜除去後ハイドロジェルを貼付し，周囲はテープで固定する。滲出液が多い場合は2日おきに交換する。

D DDBの治療

1. 手掌部のDDB

　手熱傷におけるDDBの取扱い方は手掌と手背で原則が異なる。手掌部の場合，透明層を有する特殊な構造の皮膚であること，汗腺が多く極めて上皮化がよいことなどの理由から，軟膏治療による保存的治療が優先される[6]。

　注意すべきことは，結果的に屈曲拘縮を残した場合の取扱い方である。小児では若干の時間的猶予があるが，成人の場合では比較的早期に関節拘縮を引き起こす（図8・2）。ひとたび関節が拘縮すると，植皮を追加しても完全なROMを再建するのが困難となるので，皮膚性拘縮が生じてきた場合は早期に拘縮の解除と遊離植皮を行う。

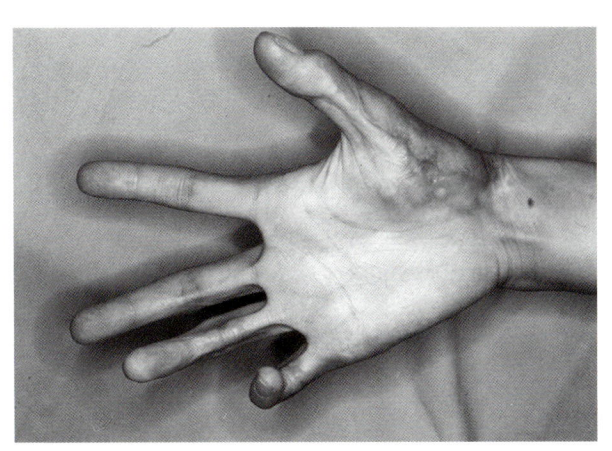

図 8・2　手掌のII度深達性熱傷（DDB）治癒後の屈曲拘縮
成人にこのような皮膚性拘縮が生じてきた場合は，関節拘縮に至りやすいため早期に形成手術を行う。

2. 手背部のDDBとtangential excision

1）Tangential excisionの概念

　1970年ユーゴスラビアのJanžekovič[7]はII度熱傷に対し，受傷後3～5日の間に壊死に陥った真皮上層を切除し，遊離植皮を行うことにより，早期からより正常に近い皮膚機能を回復せしめるとしてtangential excisionの概念を確立した（図8・3）。Jaksonら[8]は，熱傷創面を凝固帯，うっ血帯，充血帯の3つに分け，tangential excisionと遊離植皮により，うっ血帯の乾燥や感染を防止し，これが凝固帯に移行し，壊死に陥ることを防止できるとしている（図8・4）。

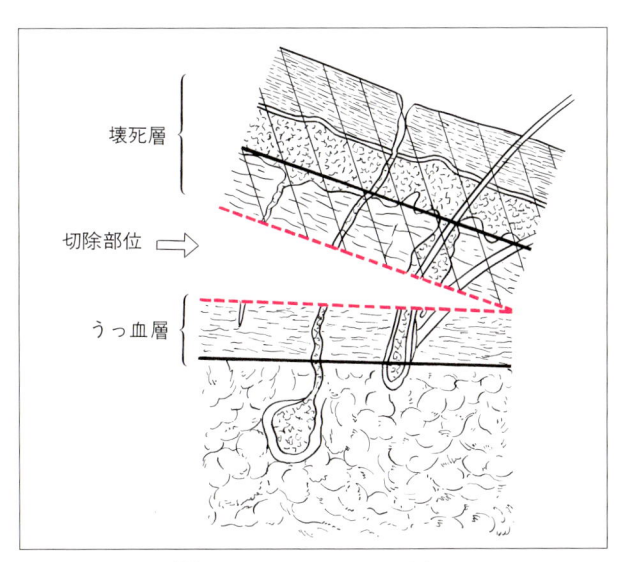

図 8・3　Tangential excision
壊死に陥った真皮上層部の切除を行う。
（菅又章ほか：手背熱傷に対するtangential excisionの経験．形成外科 31：1097-1101, 1988より引用）

78　II．上肢の再建

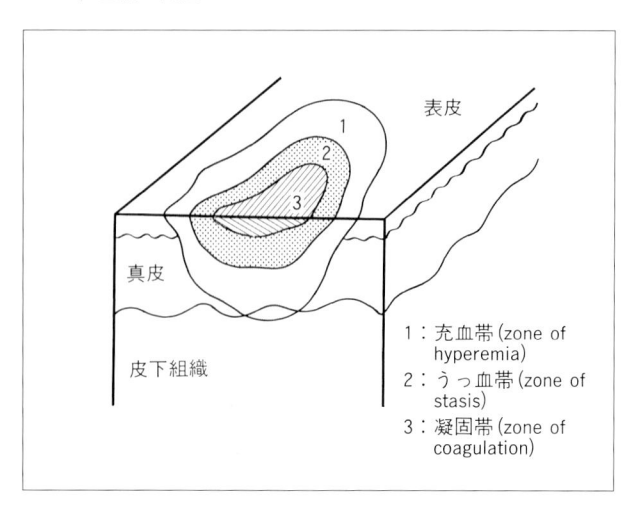

図 8・4　II度深達性熱傷（DDB）
DDB創面では，うっ血帯（2）が経時的に凝固帯（3）へ移行していく。
(Jackson DM, et al：Tangential excision and grafting of burns. Br J Plast Surg 4：416-426, 1972 より引用改変)

1：充血帯 (zone of hyperemia)
2：うっ血帯 (zone of stasis)
3：凝固帯 (zone of coagulation)
表皮
真皮
皮下組織

a	b
c	d
e	

（a）ターニケットをoffにしたまま小範囲をデブリードマンして深さの見当をつけてから，ターニケットをonにして全体のデブリードマンを行う。
（b）全体のデブリードマンを終了した状態。この後，20万倍エピネフリン添加食塩水をしみ込ませたガーゼをあて，弾性包帯を巻いてターニケットを解除する。
（c）10/1000インチ程度のシートグラフトを行う。
（d，e）術後3週の状態。ROMはほぼ正常範囲となっている。

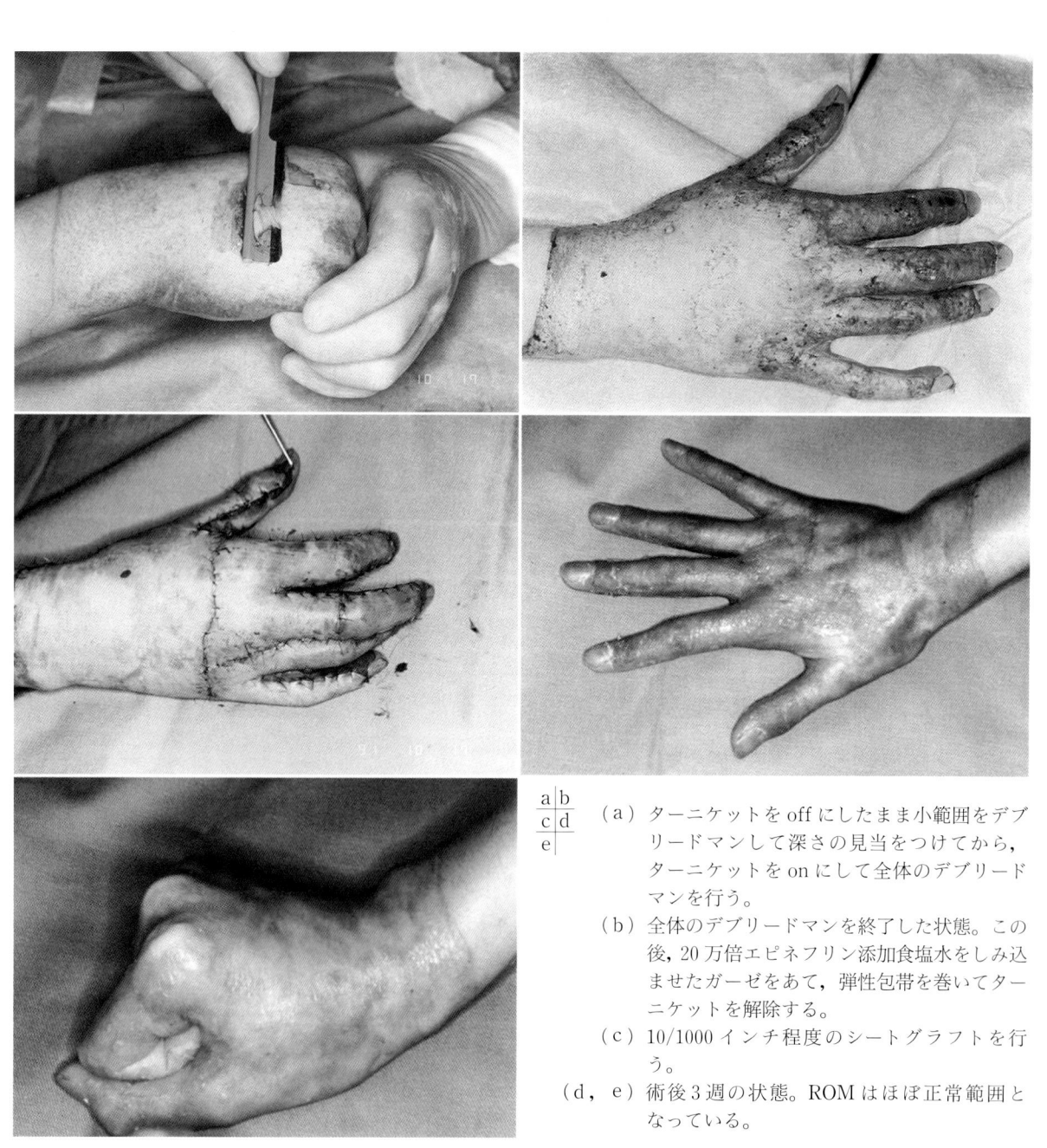

図 8・5　症例1：20歳，女，手背部のII度深達性熱傷（DDB）

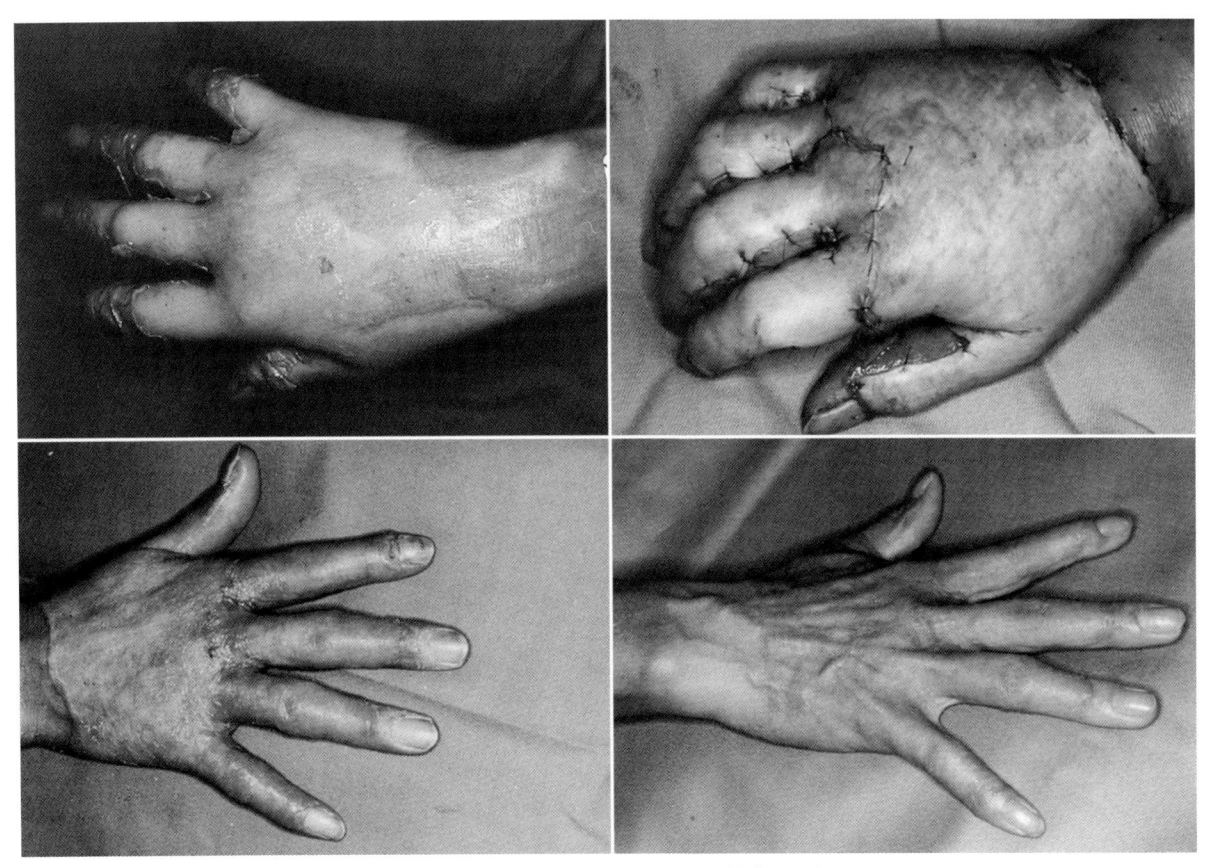

a	b
c	d

(a, b) 受傷後5日にtangential excisionと植皮術を行った。
(c) 手術後1カ月の状態。
(d) 手術後1年の状態．外観は著しく改善し，機能障害もない。

図 8・6 症例2：48歳，女，てんぷら油による手背部のⅡ度深達性熱傷（DDB）

保存的治療を行うと，治癒までに長期間を要し，治癒後の肥厚性瘢痕が，機能的に大きな妨げになる手背のDDBはtangential excisionの最もよい適応である。

2）手術手技

①壊死層のデブリードマンには市販の簡便カミソリを使用する。関節面などの細かい凹凸の部分などでの操作を楽に行うことができる。ただし，切れ味が落ちるのが早いので，早めに新しいものと交換していく必要がある。

②デブリードマンを行うにあたっては，その適切な深さを判断する必要があるため，最初に小範囲をターニケットを解除したままでデブリードマンを行い，出血の状況により切除のおおよその深さを見当づけた後，ターニケットで止血して全体のデブリードマンを行う[9]（図8・5-a, b）。

ターニケットの使用中は，残存真皮の色調もデブリードマンが適切かの参考になる。光沢のある白色の真皮であれば，適切な切除がなされたと考えてよい。黄白色の光沢のない真皮が残る場合は，切除を追加する。

③全体のデブリードマンが終了したら，20万倍エピネフリン添加食塩水をしみ込ませたガーゼをあてて，弾性包帯を巻いてターニケットを解除する。その後15分程度してから包帯とガーゼを除去し，なお出血する部分はバイポーラーで止血する。

④遊離植皮は10/1000インチ前後の薄い分層植皮を使用しシートグラフトを行う（図8・5-c）。植皮片が厚すぎると植皮下に皮様囊胞を形成することがあり，薄すぎると術後の収縮が起きる。

⑤固定にはタイオーバーは行わず，ソフラチュールガーゼと軟膏で植皮の表面を被った後にガーゼによるbulky dressingを行い，手を機能的肢位にしたうえで，弾性包帯で固定する。手術後にギプスシーネを当て，病室内では手を挙上位に保つ。

⑥術後4～5日に包帯交換を行う。この際，植皮下

に血腫が存在する時は小切開を施し，血腫を圧出した後に wet dressing を行っておくと，小範囲であれば生着が得られることが多い。

3）リハビリテーション

植皮の生着が良好な場合，術後7日からリハビリテーションを開始する。

はじめは軽い指の屈伸と対立を行わせ，しだいに可動域を増すようにする。関節の拘縮が強い時は温浴させながら，これを行う。その他，日常的な動作を積極的に行わせる。箸や鋏の使用，文字の筆記などはよいリハビリテーション運動となると同時に，日常生活への自信を回復させるためにも効果がある。

以上のような方法で，術後3週で日常生活に不自由のない機能を回復させることを，リハビリテーションの目標とする（図8・5-d）。

一方，薄い植皮を行うため，植皮部に色素沈着が目立つ例があるので，術後1年くらいは強い直射日光を避けるように指導する。

術後6カ月～1年の経過で植皮の外観は著しく良好となる（図8・6）。

E DBの治療

III度熱傷は手掌部においても，また手背部であっても自然な上皮化は望めないため，熱傷痂皮の切除と 18/1000 インチ程度の厚めの植皮を行う。特に手背部においては，手術が遅れて感染が伸展機構を破壊すると，スワンネック変形などを生じて完全な再建が困難となるので，5日以内の早期手術を行うことが望ましい（図8・7）。

手術にあたっては，デブリードマンが深部に及ぶことも多い。腱や骨に極めて近い組織で，組織の生死が判断できない場合はこれを残して植皮する。この場合，同種植皮を用いて，その生着の如何によってデブリードマンが適正であったかを判断することも可能である。

腱や骨が露出してしまった場合は，小範囲ならば人工真皮でこれを被い，二次的に遊離植皮を行う[10]。広範囲の場合は体幹や胸壁の薄層皮弁や遊離皮弁などで被覆する。

その他，指の全周性深部熱傷などの場合，デブリー

a	b
c	

（a，b）受傷後5日に手術を行った。
（c）術後1週の状態。18/1000 インチの厚めの植皮の生着は良好である。

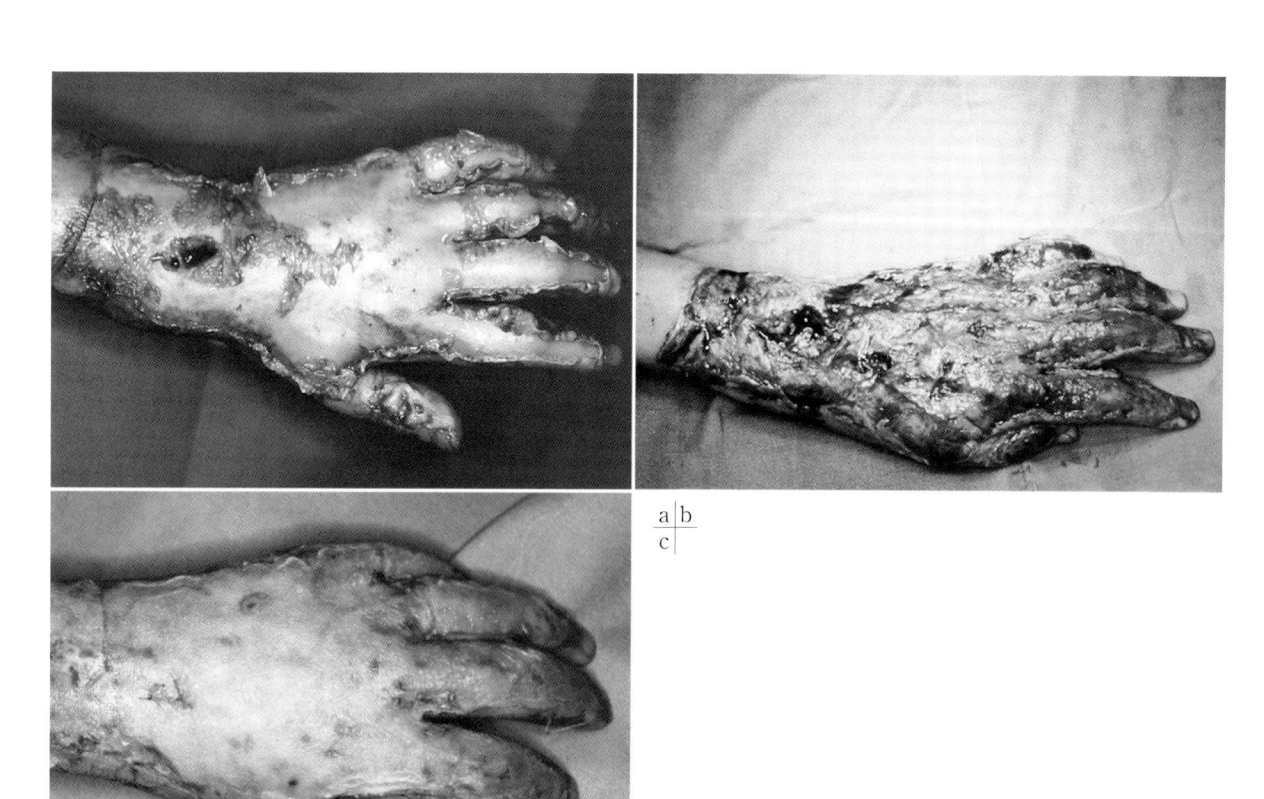

図8・7 症例3：32歳，女，heat press による手背部のIII度熱傷（DB）

ドマンの後に腹部脂肪内などに留置し，2週後に脂肪組織をつけて取り出し，遊離植皮を行うCrane法なども利用の価値がある[11]。

F 広範囲熱傷に伴う手熱傷

広範囲熱傷に手の熱傷が伴う場合，救命的な手術時期と手に対する手術時期を，どのように調整するかが問題となる。最近では，広範囲熱傷の初回手術時期はほぼ5日以内に行われるため[12]，手の手術を行うにも適当な時期ではある。しかし，初回救命手術と同時に，手の手術も行うかについてはいまだ統一した見解はない。

初回手術はあくまでも救命を第一とし，手の手術は行わないとする考え方の理由として，手の手術は専門的な技術と，長時間の手術時間を要し，植皮に用いる皮膚もある程度の厚みを有するsheet graftが必要なため，救命的には不利であることが指摘されている。

一方，初回手術に手の植皮も行うべきだとする考え方の根拠は，初回を逃すと，手にとっては理想的な手術時期を失うことになり，機能的な損失が免れないこと[13]，患者の長期のリハビリテーションや回復後のQOLにおいて良好な手機能の獲得が最も大切であることなどが挙げられる。

いずれの考え方にも一理はあると考えられるが，私見を述べると，手術時に上肢を体幹の両側に伸ばす，いわゆる手の外科の体位を取ることで，体幹に対する救命手術と同時に手の外科の手術を開始できること，ターニケットの利用で出血をコントロールできうることなどから，よほど広範囲熱傷でない限りは初回に手術を行うべきだと考えている（図8・8）。必要な厚さの皮膚が採取できない場合は，救命に用いるような薄目の皮膚であっても植皮をすべきである。植皮さえ行えれば，行えなかった場合に比べてよりよい条件で再手術に臨め，最終的な結果もよい。また，デブリードマンと同種植皮を行い，次回手術で自家遊離植皮に置きかえる方法もある。

G 考 察

手の熱傷の治療が熱傷の初期治療において，極めて専門的で形成外科的な技術を必要とすることはくり返し強調されてきたことである。しかし，救急センターの整備に伴って，熱傷の初期治療を救急医の判断のみで行う機会が増えるにつれ，手の熱傷に対する関心度の低下からか，初期治療のレベルの低下を思わせるような症例が散見されるようになっているのはまことに遺憾なことである。熱傷患者の救命はもちろん重要なことであるが，同時に救命後のQOLをより高いレベルに維持させるべき初期治療が要求される時代となってきている。

広範囲熱傷患者であっても，初期治療において手の熱傷の治療を放棄すべきではなく，状況の中で可能な限りの努力を行うべきである。そのためには，救命医と形成外科医が一体になったチームを形成し，熱傷患者の初期治療にあたるシステムを各施設で確立していく必要がある。

（菅又　章）

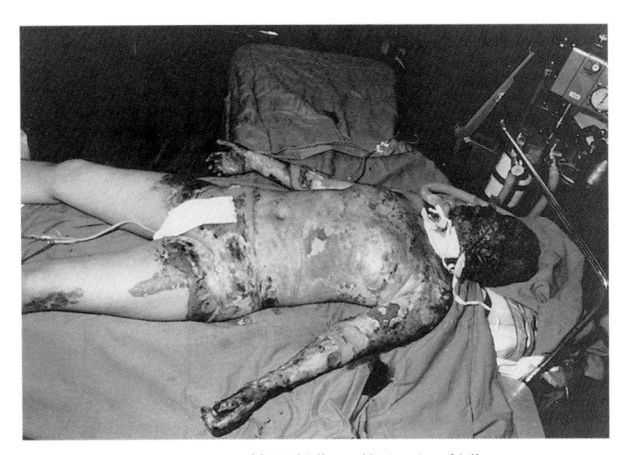

図 8・8　広範囲熱傷に伴う手の熱傷
両手を体幹から伸ばした手の外科の手術体位を取ることで，体幹に対する初回救命手術と同時に手の熱傷の手術を行うことができる。

文 献

1) 磯野伸雄，仲沢弘明，野﨑幹弘ほか：Hi-scopeを用いた熱傷深度測定法．熱傷 24：11-18, 1998
2) Rockwell WB, Ehrlich HP：Should burn blister fluid be evacuated? J Burn Care Rihabil 11：93-95, 1990
3) Garner WL, Zuccaro C, Marcelo C, et al：The effects of burn blister fluid on keratinocyte replication and differentiation. J Burn Care Rehabil 14：127-131, 1993
4) Wilson AM, McGrouther A, Eastwood M, et al：The effect of burn blister on fibroblast contraction. Burns 23：306-312, 1997
5) Geronemus RG, Robins P：The effect of two new

dressings on epidermal wound healing. J Dermatol Surg Oncol 8：850-852, 1982
6) 菅又 章，許田和義，牧野惟男ほか：手掌部熱傷の治療．熱傷 13：243-249, 1987
7) Janžekovič Z：A new concept in early excision and immediate grafting of Burns. J Trauma 10：1103-1108, 1970
8) Jackson DM, Stone PA：Tangential excision and grafting of burns. Br J Plast Surg 4：416-426, 1972
9) 菅又 章，牧野惟男：手背熱傷に対する tangential excision の経験．形成外科 31：1097-1101, 1988
10) 鈴木茂彦，森本尚樹，河合勝也ほか：熱傷潰瘍・瘢痕治療における人工真皮の有用性と展望．熱傷 30：1-7, 2004
11) Matsumura H, Engrav LH, Nakamura DY, et al：The use of the Millard "crane" flap for deep hand burns with exposed tendon and joints. J Burn Care Rehabil 20：316-319, 1999
12) Sherif MM, Sato RM：Severe thermal hand burns：factors affecting prognosis. Burns 15：42-46, 1989
13) Pegg SP, Cavaya D, Fower D, et al：Results of early excision and grafting in hand burns. Burns 11：99-103, 1984

II 上肢の再建

9 皮弁による手指の再建

SUMMARY

マイクロサージャリーの進歩，手の皮膚の血行動態の研究の進歩により，手の皮膚損傷の修復方法も多様となった。以前は二期的な再建方法を必要とした症例も島状皮弁の応用により一期的再建が可能となり，また，積極的な知覚の再建も考慮されるようになった。知覚の回復が十分でない指は日常生活で使用されていないことは，日常の診療でしばしば経験するところである。指尖部，指腹部の皮膚欠損の再建の際は，いつも一期的再建，知覚の再建を考慮し，方法を選択すべきであろう。

皮弁による再建手術を行うためには，手指の神経，血管の詳細な解剖学的知識が必要である。まず，手指の神経の走向・分岐，指背の血行動態について述べ，ついで，皮弁（島状）手術に際しての共通する注意事項について述べたのち，指交叉知覚皮弁，DMF 皮弁，逆行性指動脈皮弁，神経血管付き隣接島状皮弁，神経血管柄付き掌側前進皮弁などの各手術の手技，術後管理について述べ，代表的症例を提示する。

はじめに

手指の再建に際して考慮しなければならないことは一期的再建と知覚の再建である。まず，同一指(homodigit)，ついで他指(hetero-digit)，それから手部(regional)とステップを追って一期的再建の方法，同時に知覚の再建を考慮する。指の関節機能と形態が良好であっても知覚を欠く指はまったく使用されないことは日常の診療においてしばしば経験する。大脳皮質における手，特に指の占める領野は最大であるという Penfield, Rasmussen の研究はよく知られており，手指における知覚の重要性を示すものと言える[1]。マイクロサージャリー，手の皮膚の血行動態の研究の進歩により手の皮膚損傷の修復方法も多様となり，種々の皮弁の応用が可能となったが，指腹部，指切断端の再建に際しては，一期的方法と再建時に知覚の再建を企図する方法の選択を何時も考慮しなければならない。

A 概念

手における島状皮弁は母指，示指の知覚の再建のために指神経・血管を茎として用いられたのがはじめであり，その手技は Bunnell[2], Littler[3], Tubiana[4] らによって確立された。この方法は知覚がより重要な指に対し，知覚の重要度が少ない指[4]の一側の知覚を犠牲として再建するものであり，現在も行われている。指神経を温存し，その背側枝のみを知覚再建に利用する Büchler ら[5]の DMF 皮弁(dorsal middle phalangeal finger flap) は知覚皮弁法を一歩前進させたものと言うことができる。

背側指神経を知覚再建に利用する試みは，古くは Bralliar ら[6], Gaul[7] によって二期的の innervated cross finger flap が行われ，のちに Foucher ら[8] が神経血管茎のみの島状皮弁（kite flap）に発展させた。

指神経の背側枝を知覚再建に利用する方法は，Berger ら[9] によって母指の知覚の再建にはじめて用いられた。Berger らは背側指神経の最終枝と記載しているが，現在の解剖学的研究からみると，指神

表 1 指神経背側枝の検索（20 指）

		背側枝が認められた指数	最初に分岐する背側枝					直径(平均)mm	背側枝の数(平均)
			手掌	MP 関節	基節				
					中枢 1/3	中央 1/3	末梢 1/3		
示指	橈側	20	4	2	12	2	0	1.0	2.6
	尺側	20	3	1	16	0	0	0.9	2.0
中指	橈側	20	1	2	17	0	0	1.1	1.8
	尺側	20	0	2	18	0	0	1.1	2.0
環指	橈側	20	0	0	19	1	0	0.9	1.7
	尺側	20	1	1	17	1	0	0.7	2.3
小指	橈側	4	0	0	4	0	0	0.7	0.4
	尺側	3	0	1	2	0	0	0.5	0.2

表 2 背側指神経の検索（20 指）

		数(MP 関節レベル)	神経の長さ(MP 関節〜)／指長(MP 関節〜指尖)	直径(最大の神経)	
				MP 関節レベル	PIP 関節レベル
示指	橈側	2.9	64 (%)	1.6	1.0
	尺側	2.1	46	1.2	0.9
中指	橈側	1.9	40	0.7	—
	尺側	1.7	40	1.1	—
環指	橈側	1.3	42	1.0	—
	尺側	1.7	58	1.1	0.9
小指	橈側	2.1	71	1.2	1.0
	尺側	2.2	77	1.5	1.0

経背側枝と考えられる。その後，Cohen ら[10]によって同様の方法が発表され，広く知られるようになった。

著者は手指の再建に種々の島状皮弁を応用し，指腹の再建に指動脈を逆行性血管柄とする島状皮弁を報告した[11]〜[13]。この皮弁も指神経背側枝あるいは背側指神経を含ませて知覚皮弁とすることが可能である。また，指切断端の再建に行われている Tranquilli-Leali[14]や Kutler[15]の皮下組織茎島状皮弁も，神経血管茎の島状皮弁として，より積極的に前進させることができる[16]。Moberg[17]によって報告された掌側前進皮弁も指基部で神経血管柄のみとすると，より大きな前進が可能となる[18]。

以上のように多様となった皮弁について述べる。さらに，解剖学的検索をもとに応用が可能となった母指背側指動脈を茎とする母指尺側の逆行性島状皮弁についても言及したい。

B 解 剖

指における神経と血管の走行，分岐，破格など解剖の詳細を知ることは，島状（知覚）皮弁の手術に大変重要である。

1. 指神経背側枝と背側指神経

指における神経支配域と神経の分岐については，解剖学書にはその正常のパターンが記載されていたのみであり，その詳細は記載されていなかった。

林ら[19]による 20 指の解剖学的検索で，はじめの指神経背側枝の分岐レベルは示指橈側では基節骨中枢 1/3 が 20 指中 12 指（60％）で最も多く，MP 関節より中枢側が 6 指（30％）に見られた。示指尺側でも MP 関節より中枢側で分岐するものが 20 指中 4 指（20％）に見られた（表1）。このように，基節骨中枢 1/3 より中枢で分岐するものが多く，Büchler ら[5]も同様の所見を報告した。

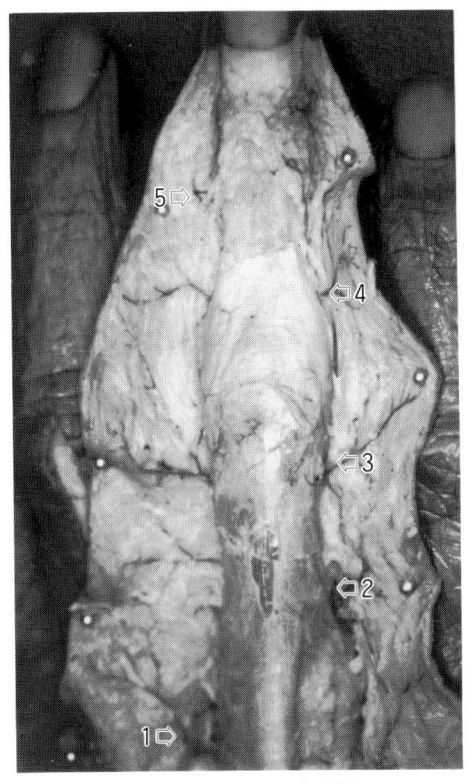

図 9・1　指動脈の背側枝
1：metaphyseal vessel に相当する枝
2，4：dorsal skin vessel
3，5：横連合枝から分枝する背側枝

背側指神経は示指橈側，環指尺側，小指では長く，中節まで達するが，中指・環指橈側では短く，PIP 関節を越えなかった（**表2**）。その直径は示指橈側で平均 1.6 mm で，最も太く，中指橈側で平均 0.7 mm で細いが，いずれも神経縫合が可能な径であった。

2．指背側皮膚の血行

指動脈の走行，横連合枝，指動脈より腱，関節への血行動態についての報告は見られたが，指背側皮膚への血行動態については解剖学書には記載されていなかった。Strauch ら[20]が新鮮死体 141 指についての指動脈系の検索結果をはじめて報告した。その中で，指動脈からの背側枝は各指節に 4 本ずつ存在すると述べた。すなわち

　①condylar vessel
　②metaphyseal vessel
　③dorsal skin vessel
　④transverse palmar arch

以上の 4 本が存在し，基節の背側の皮膚は主として基節のほぼ中央から分岐する dorsal skin vessel と横連合枝から分岐する皮膚枝によって血行が供給され，中節の皮膚の大部分は中節中央から分岐する dorsal skin vessel によって血行が供給されると述べた。続いて遠藤ら[21]が 19 死体・71 指を用いて検索し，ほぼ同様の所見を報告した。ただし，10 指では基節の基部で分岐する Strauch の metaphyseal vessel に相当する枝が基節背側皮膚へ分岐し，背側中手動脈と吻合する所見を述べた（**図 9・1**）。これらの解剖学的所見は背側皮膚枝を含ませれば，指背側から大きな島状皮弁の挙上が可能であることを示した。

3．母指背側の皮膚血行

母指背側の血行は指とは異なり，掌側とは独立した血行を有するとされてきた。

Brunelli ら[22]は母指 25 指の解剖学的検索を行い，後爪郭の中枢 0.7 cm と 2.3 cm の部位に掌側指動脈からのアーケードが存在し，第 1 中手骨頚部の尺側の吻合枝は常に存在し，径 1 mm であることもあり，動脈は皮下組織内を走行すると述べている。この母指背尺側の動脈を逆行性血管柄とする母指基部・第 1 指間部からの島状皮弁の挙上が可能である。

C 術前の評価

まず，指腹，指切断端の皮膚軟部組織の欠損の状態を評価し，つぎに利き手か否か，どの指か，年齢，性，職業などを参考として，どのような再建法を選択するかを決定する[13]。一期的再建を考え，皮弁採取部の選択には同一指→他指→手部のステップを踏んで考慮し，受傷指，隣接指，皮弁を挙上する指の創の状態，血行状態，知覚障害の有無などを総合的に判断し，決定する[13]。このためには，digital Allen test やドプラー血流量計による検索，知覚検査が必要であり，症例によっては血管造影を行うことも必要である。

D 手技・術後管理・症例

1．島状皮弁手術に際しての共通する注意事項

皮弁のデザイン

皮膚欠損部を覆う皮弁の形を写し取り，デザインする際，実際よりも大きめにすることが必要である。

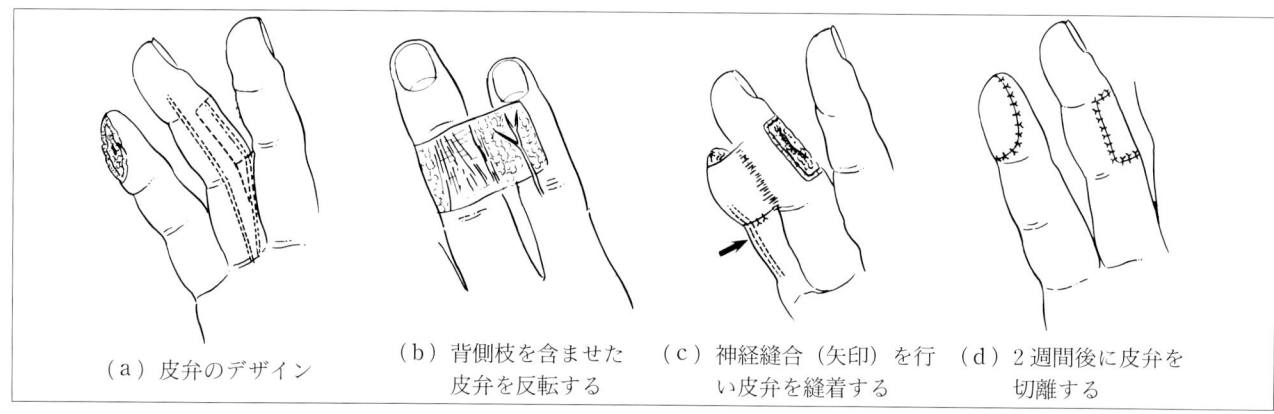

(a) 皮弁のデザイン　(b) 背側枝を含ませた皮弁を反転する　(c) 神経縫合（矢印）を行い皮弁を縫着する　(d) 2週間後に皮弁を切離する

図 9・2　Innervated cross finger flap

指腹部，指切断端が曲面であること，皮下脂肪のため皮弁に厚みがあるなどのためであり，植皮部の部位，状態と皮弁採取部位の皮下脂肪の厚さを症例ごとに検討し，どの程度，大きめにするかを決定する。

駆血と止血帯装着に際して

島状皮弁の血管茎の剥離を行う場合，ある程度の血液が血管に貯溜していると，血管が明瞭に観察され，剥離が容易である。このために，完全に駆血しないようにする。著者はいったん完全に駆血した後に，瞬時，止血帯を緩め，適当な量の血液を血管に貯溜させるようにしている。

縫合に際して

血管茎や皮弁に緊張がかからないよう，また，血管茎が圧迫されないように注意する。このために，皮弁の縫合や血管茎直上の縫合を粗に，しかも，きつく締め過ぎないよう，緩めに行う必要がある。創縁が1～2mm程度開いていても問題はない。10日～2週以内に上皮化される。

術後の血行障害の注意

術後の腫脹，圧迫による皮弁の血行状態に注意しなければならない。このため，皮弁を随時，観察できるようにしておく（図9・7-d）。血管茎が圧迫されていると考えられる部や緊張がかかっている皮弁の縫合の一部の抜糸も時には必要である。

皮弁採取部の遊離全層植皮について

遊離全層植皮の採取部としては，色素沈着などの整容的な点からみて，脛骨内果下部がよい。

2．Innervated cross finger flap[23)]

示指指腹部再建のため，中指から皮弁を起こす場合について述べる。

①被覆すべき指腹の欠損部の大きさに合わせて，中指中節背側にデザインを行う。
②皮弁の基部は中指橈側に置き，皮弁の末梢端は尺側の側正中線上とし，皮弁の挙上を開始する（図9・2-a）。この側正中切開を中枢側へ延長し，背側枝を見出す。皮弁の挙上を伸筋腱のパラテノン上で進めながら，背側枝を皮弁に含める。
③背側枝を皮弁よりやや中枢側で切断する（図9・2-b）。皮弁の基部ではCleland靱帯を切離して，側正中線より掌側で反転し，基部が折れ曲がらないようにすることが必要である（図9・2-c）。
④止血帯を解除し，皮弁の血行を確認する。
⑤移植床の示指指腹部の橈側指神経を見出し，背側枝と顕微鏡あるいはルーペを使用して縫合する。9-0あるいは10-0ナイロン糸で4針程度の縫合でよい。
⑥皮弁挙上後の中指中節背側の皮膚欠損部には遊離全層植皮を行い，タイオーバー法で圧迫・固定する。術後，皮弁基部の折れ曲がりによる皮弁の血行状態をチェックする。皮弁に緊張がかからないように示指MP関節・PIP関節・DIP関節を軽度屈曲位にギプスシーネで固定する。皮弁は2週で切離する（図9・2-d）。

【症例1】　21歳，男，左示指橈側指腹部欠損

カッターで示指指腹部橈側を切断，末節骨の露出を見たため，中指からのinnervated cross finger flapを行った。術後5カ月，Semmes-WeinsteinテストでNo.2，moving 2PD 3mmで，日常生活に不便なく使用している（図9・3）。

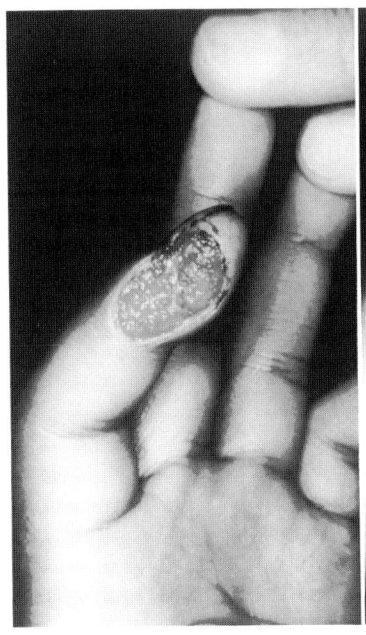

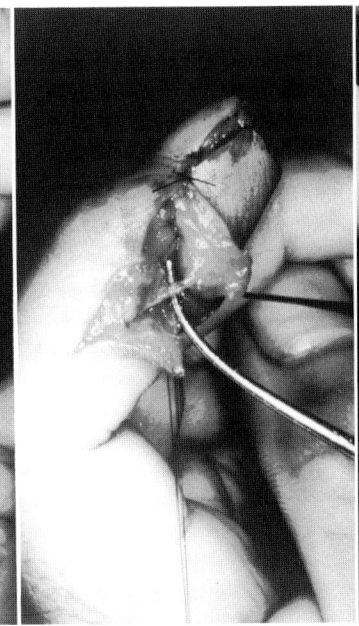

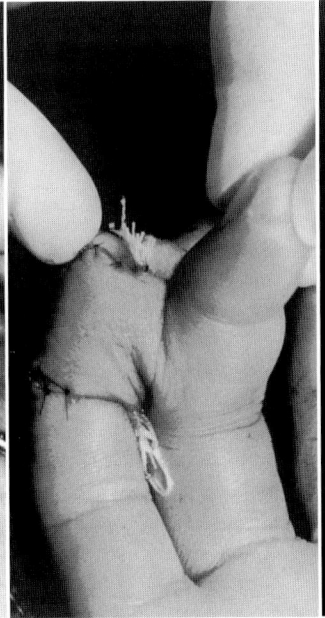

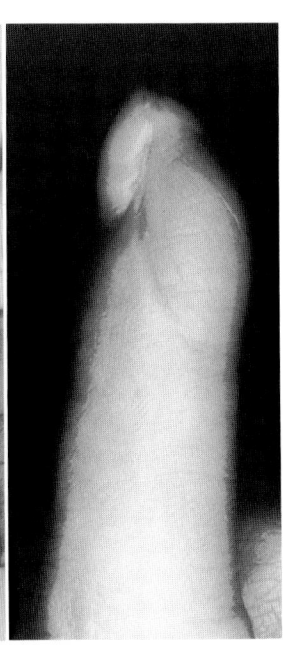

(a) 初診時所見　　(b) 中指背側の皮弁に含ませた背側枝と指神経を縫合する。　　(c) 皮弁を縫着したところ　　(d) 術後5カ月の状態

図 9・3　症例1：21歳，男，左示指橈側指腹部皮膚欠損

3．DMF (dorsal middle phalangeal finger) flap

示指指腹部の再建を例として，中指中節背側の島状皮弁（DMF 皮弁）の応用について述べる。

①示指指腹部の欠損の大きさに合わせて中指背側にデザインを行う（図9・4-a）。
②橈側指動脈を展開し，背側へ分岐する背側枝を見出して皮弁に含めるようにし，その末梢で指動脈を結紮・切断する（図9・4-b）。
③皮弁を末梢側，背尺側より挙上しながら，中枢側で尺側の指神経背側枝を見出し，皮弁に含めるようにして，その中枢側で切断する。
④島状皮弁を挙上し，指動脈に若干の脂肪組織を付着させて中枢側へ指神経より分離し，総掌側指動脈の分岐部まで剝離していく（図9・4-c）。この分岐部が血管の pivot point となる。
⑤示指掌側のジグザグ切開あるいは尺側の側正中切開で展開し，血管束を移行し，皮弁を1針か2針の縫合・固定を行い，指神経背側枝と橈側指神経を縫合する。中指背側の橈側の神経を皮弁に含ませ，示指尺側の指神経と縫合することも可能である。血管束を埋め込み，創を閉鎖し（図9・4-d），1週後より指の自他動運動を開始する。

【症例2】　36歳，男，左環指指輪損傷
サッカーゴールのネットに左環指の指輪がひっかかり，DIP 関節の切断を伴う基節中枢 1/3 部以下のデグロービングで来院した。再接着不可能のため，損傷指を腹壁に埋入。受傷後9日，環指掌側は中指よりの背側指神経を含めた皮弁で，背側は第3背側中手動脈を茎とする背側中手皮弁で被覆した。術後10カ月，環指指先部の知覚は Semmes-Weinstein テストで No.8 であった（図9・5）。

4．逆行性指動脈島状皮弁 (reverse vascular pedicle digital island flap)

指基節部の側面から背側の部分に指動脈背側枝を含む皮弁を指動脈の逆行性血行として挙上し，指腹部，指切断端を被覆する方法である。指神経背側指あるいは背側指神経を含ませて知覚皮弁とすることができるが，指基節背側に知覚終末を有する背側指神経を含ませた方がよい。

①島状皮弁を基節部側面にデザインするが，背側指神経を含める場合は皮弁の位置を背側寄りとする（図9・6-a）。
②皮弁の背側・中枢に皮切を加え，背側指神経を見出して剝離し，中枢1cmの部分で切断する（図9・6-b）。

(a) 皮弁のデザイン
指神経背側枝
指神経

(b) 指神経背側枝を含めた皮弁を指動脈を茎として挙上する
指神経背側枝
指動脈

(c) 総掌側指動脈の分岐部まで剝離する
指神経背側枝
指動脈

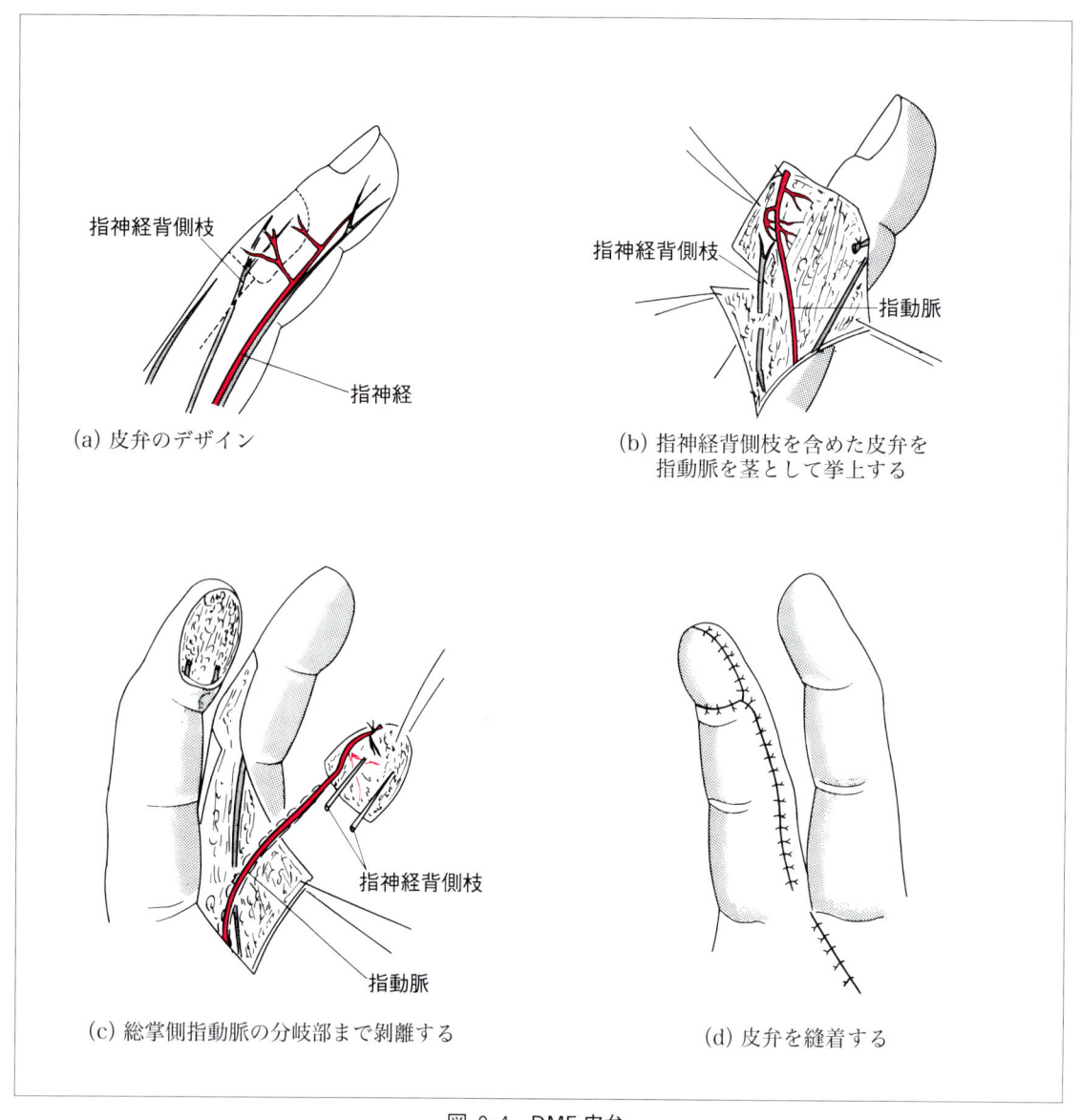

(d) 皮弁を縫着する

図9・4 DMF皮弁
(児島忠雄：手の皮弁手術の実際．p 154, 克誠堂出版, 東京, 1997より引用改変)

③皮弁全周に切開を加え，掌側で指動脈を見出し，分岐する背側枝動脈を確認する。
④指動脈を指神経から分離，背側指神経と背側指動脈を含ませた皮弁を挙上し，中枢側で指動脈を血管クリップで挟み，皮弁の血行を確認した後，動脈を結紮・切断する（図9・6-c）。指動脈を指神経から末梢へ分離，剝離していくが，PIP関節の部分では神経血管束の周囲に脂肪組織がないので，背側のfascial tissueとともに挙上するとよい。
⑤中節部の横連合枝の分岐部まで剝離し，血管束を反転し，皮弁で皮膚欠損部を被覆する。
⑥皮弁の神経と指神経を縫合し（図9・6-d），創を閉鎖する（図9・6-e）。

⑦皮弁採取部には遊離全層植皮を行い，タイオーバー法で圧迫・固定を行う。

【症例3】 43歳，男，左中指末節切断
清掃作業中，U字溝の蓋を落とし，左中指末節・指腹部を挫滅・切断した。9日後，背橈側の背側指神経を含んだ逆行性指動脈島状皮弁で被覆した。術後11カ月，Semmes-WeinsteinテストでNo. 6，moving 2 PD 6 mmで，まったく気にならずに使用し，原職に復帰している（図9・7）。

5．神経血管柄三角皮弁前進法（VY前進皮弁）

Kutler[15]やTranquilli-Leali[14]の皮下組織茎島状皮弁を神経血管柄とし，より末梢へ前進させるもの

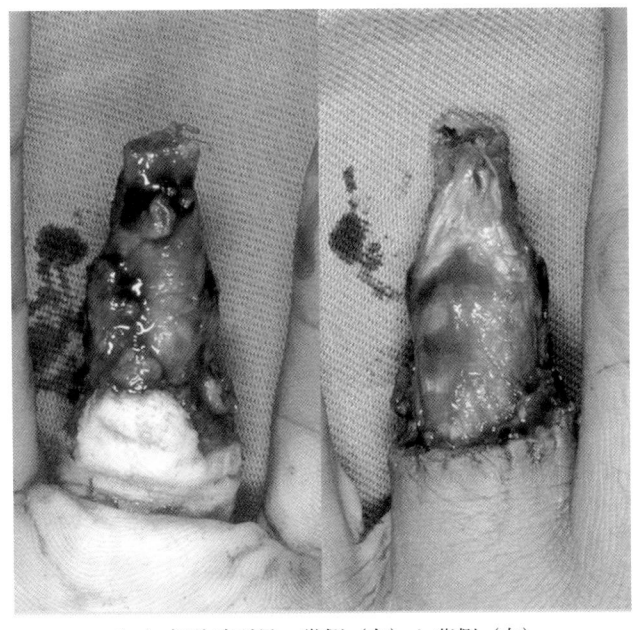

(a) 初診時所見。掌側（左）と背側（右）

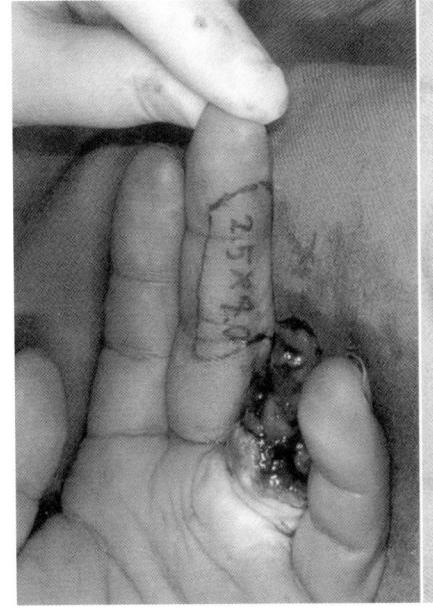

(e) 術後10カ月

(b) DMF皮弁のデザイン。皮膚欠損が大きいため，皮弁が掌側までデザインされている。

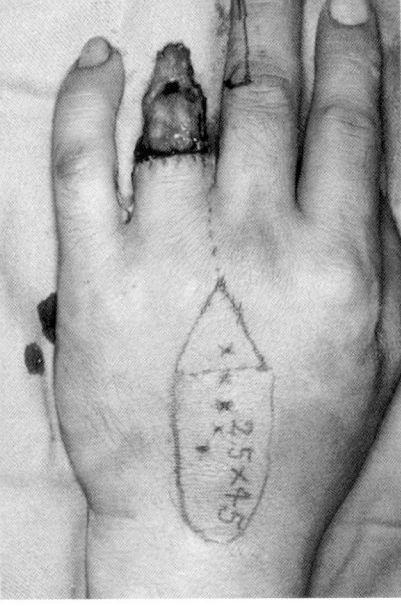

(c) 背側中手皮弁のデザイン

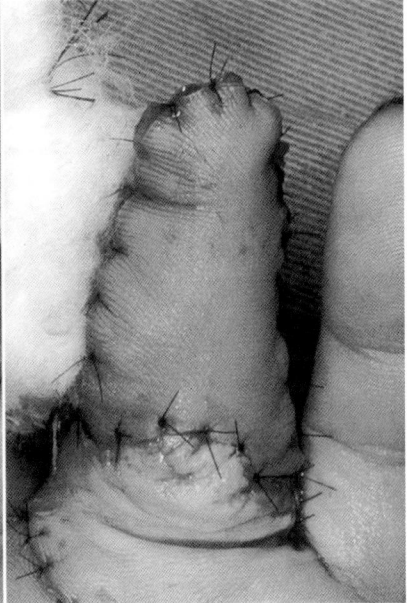

(d) 術直後

図9・5 症例2：36歳，男，左環指指輪損傷

である。Kutler変法[21]，Tranquilli-Leali変法（Oblique triangle Flap）[24]，stepladder[26]法の3つの方法があるが，指尖部切断のレベルと方向，皮膚軟部組織欠損の状態などによって，いずれかの方法を選択する（図9・8）。

①皮膚欠損部を被覆できる大きさの三角皮弁を欠損部に接してデザインする。欠損部に接する三角形の底辺の長さと頂点の位置，高さは症例の状態によって決める。

②神経血管束を剝離するための中枢側への切開は側正中線上に加える。デザインに沿って皮切を加えるが，まず，中枢側で神経血管束を見出し，剝離を末梢へ進めて，皮弁を挙上するとよい。皮弁の前進が十分に得られない時は，神経血管束に緊張がかからないように，さらに中枢側に向かって剝離する。

③止血帯を解除し，皮弁の血行を確認する。

④皮弁の部から縫合を進めていくが，三角皮弁の

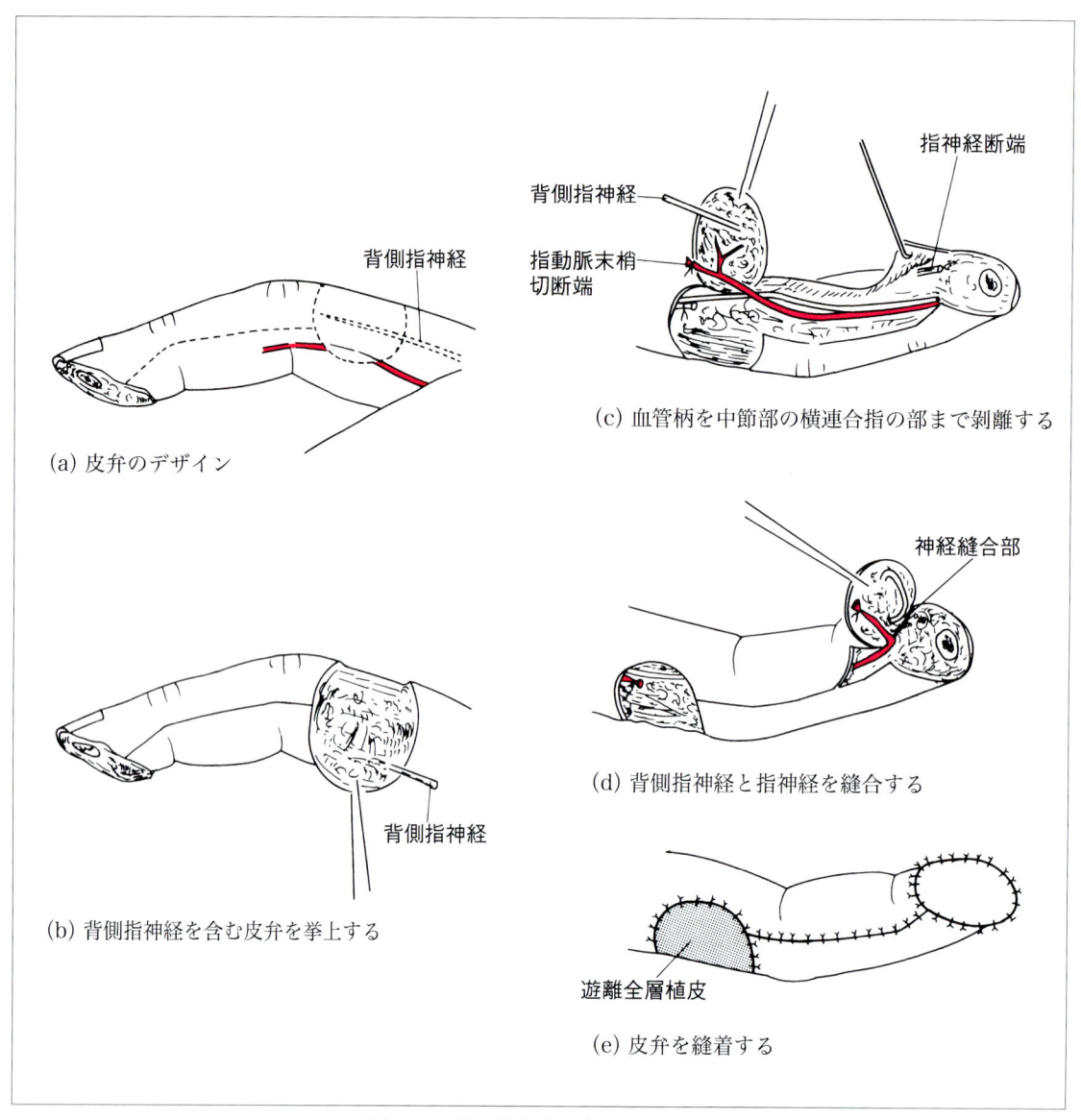

図 9・6 逆行性指動脈島状知覚皮弁
(児島忠雄：手の皮弁手術の実際，p 167，克誠堂出版，東京，1997 より引用改変)

(a) 皮弁のデザイン
(b) 背側指神経を含む皮弁を挙上する
(c) 血管柄を中節部の横連合指の部まで剥離する
(d) 背側指神経と指神経を縫合する
(e) 皮弁を縫着する

頂点の3点縫合の部分では，皮膚に緊張がかからないように，創縁が1～2 mm開いていてもよい。
⑤DIP関節，PIP関節を軽度屈曲位に背側ギプスシーネで固定する。1週後に固定を除去し，自他動運動を開始する。

【症例4】46歳，男，右中指指尖部切断
粉砕機に巻き込まれて右中指指尖部，爪甲1/4を含めた撓掌側が斜めに切断された。受傷当日に幅2.2 cm，頂点を中節中央とする高さ3.2 cmのV型皮弁を1.2 cm前進させて皮膚欠損部を被覆した。術後4カ月，Semmes-WeinsteinテストでNo. 4，疼痛なく原職に復帰している（図9・9）。

6．神経血管柄付き掌側前進島状皮弁

Moberg[17]によって報告された掌側前進皮弁を指基部で神経血管柄のみとして前進させる方法である[27)28)]。

①指全長にわたり側正中切開を加えるが，PIP関節レベルより中枢側では切開線をやや掌側へ向ける。指の太さのために前進した皮弁の幅が長くなり，皮弁中枢側が太くなることを避けるためである。

②手掌に向かってV型切開を加え，VY形成で前進させる（図9・10-a）。まず，指基部で神経血管束を見出し，Cleland靱帯を切離して背側へ向かう指動脈の分枝を確認しながら，末梢へ剥離

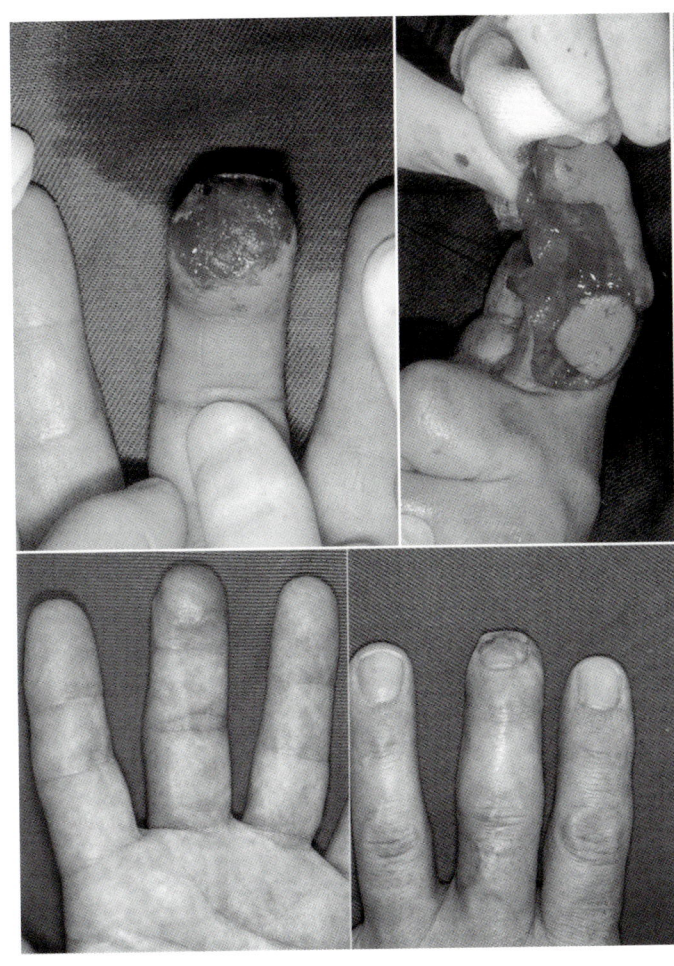

a	b	c
e		d

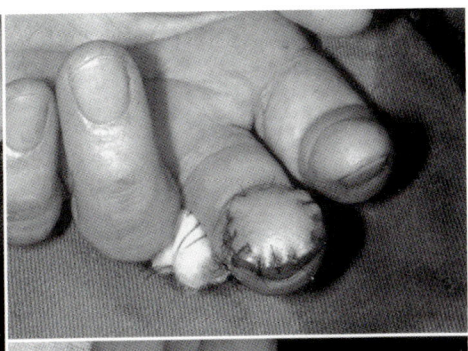

（a）初診時所見。末節，指腹部掌側斜め切断であった。
（b）島状皮弁を挙上する。
（c）皮弁縫着時
（d）皮弁の状態を観察できるようにしておく。
（e）術後11ヵ月

図 9・7 症例 3：43歳，男，左中指末節切断

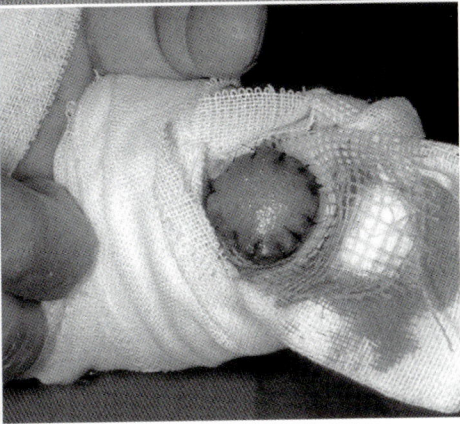

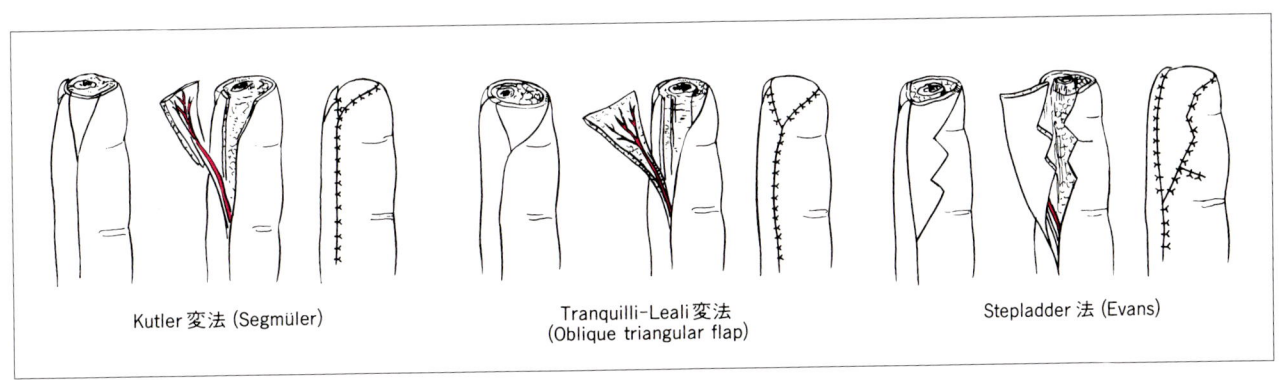

Kutler 変法 (Segmüler)　　Tranquilli-Leali 変法 (Oblique triangular flap)　　Stepladder 法 (Evans)

図 9・8 神経血管柄付き隣接島状皮弁

を進める。一側で2本以上の背側枝を温存するようにする。分岐する指神経背側枝が認められれば温存するが，解剖で述べたように，指によっては背側枝に遭遇しない場合もある。
③指動脈背側枝と指基部での神経血管束のみで連結された掌側皮弁を前進させる（図9・10-b）。手掌方向へ神経血管束を剝離すると，より前進できる。

④止血帯を解除して皮弁の血行と背側末梢の皮膚の血行を確認する。
⑤PIP関節，DIP関節を軽度屈曲位にして創を閉鎖する（図9・10-c）。

【症例5】 23歳，女，右環指かぎ爪変形
9歳時に車のドアではさんで受傷した。高度のかぎ爪変形の修正を希望して来院した。爪甲を抜去し，

a	b	c
d		

(a) 初診時所見。指尖部橈側斜め切断であった。
(b) 皮弁のデザイン
(c) 皮弁縫着時
(d) 術後4カ月

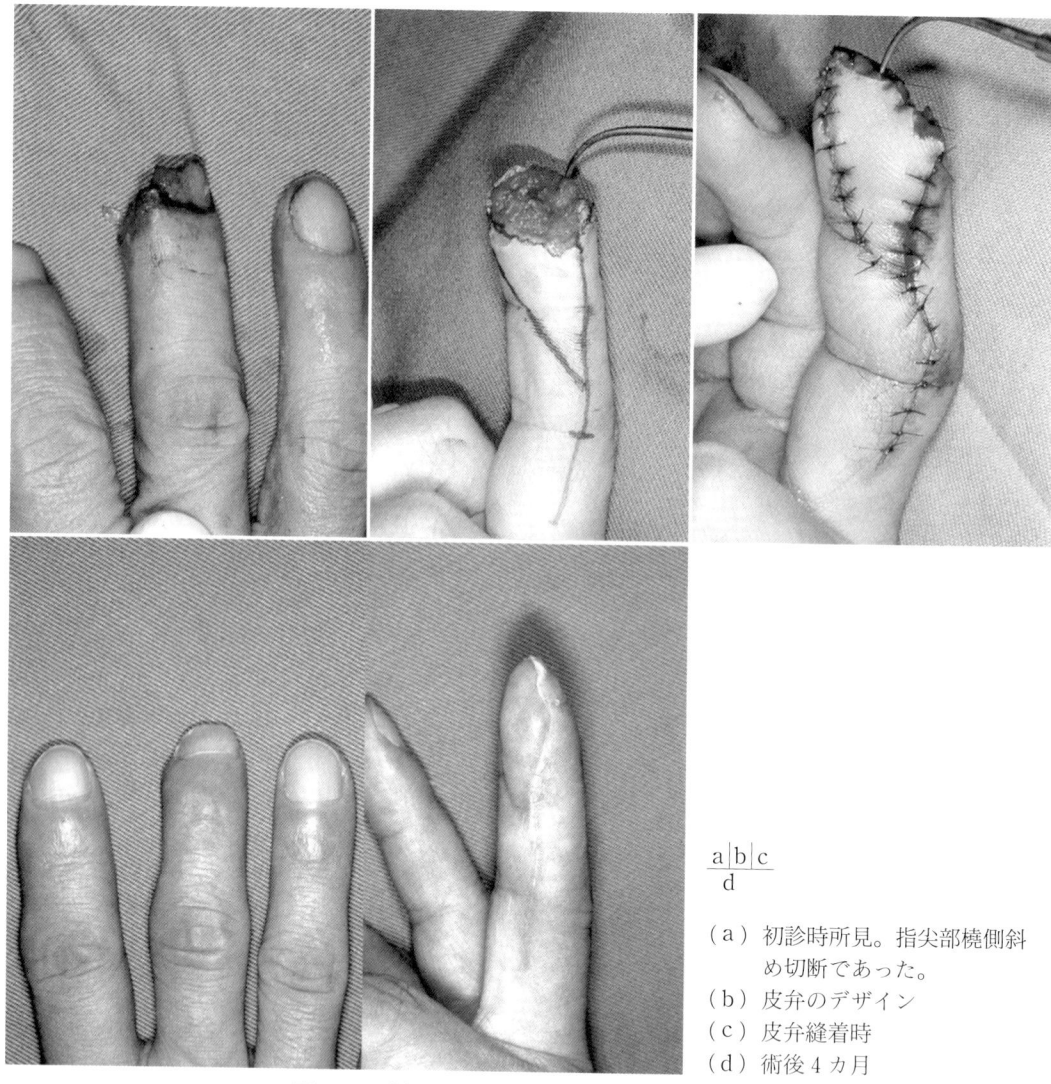

図 9・9　症例4：46歳，男，右中指指尖部切断

末節骨の2カ所の骨切りを行い，キルシュナー・鋼線によるアンテナ法で矯正位を保持し，掌側前進皮弁を応用した．術後1年，爪甲の長さは2/3であるが，かぎ爪変形は矯正されている（図9・11）．

E 考　察

マイクロサージャリーの進歩，手の皮膚の血行動態の研究の進歩によって種々の皮弁の応用が可能となった．これらの方法を選択する際，手の皮膚の組織学的構造，性質が背側と掌側で異なっているので，"The best tissue is the same tissue"―組織学的にも生物学的にも類似した皮膚による修復が機能的にも整容的にも良好な結果をもたらすことを，著者は強調してきた[1)13)17)]．しかし，皮膚欠損の範囲が広ければ類似した皮膚による被覆は不可能となり，遠隔皮弁や遊離皮弁の移植が必要となる．また，知覚再建を考慮する場合，指神経を温存するためには，指背側の皮膚を利用することになる．このように，知覚再建を優先する場合，innervated cross finger flap，DMF皮弁，逆行性指動脈知覚皮弁のように，指背側の皮膚を利用することは合理的であると考える．

利き手でない指，利き手であっても尺側の指では，protective sensation が得られれば日常生活に不自由はなく，積極的な知覚再建は必要でないという意見もある．しかし，知覚がない指よりも正常に近い知覚を有する指の方が日常生活により便利であることは言うまでもないであろう．この観点から，可能であれば積極的に知覚を再建すべきであると考える．

以上のように，知覚の再建を常に考慮するととも

(a) 皮弁のデザイン

(b) 指動脈背側枝と指基部での神経血管束のみで連結された掌側皮弁を前進させる

(c) 皮弁縫着時

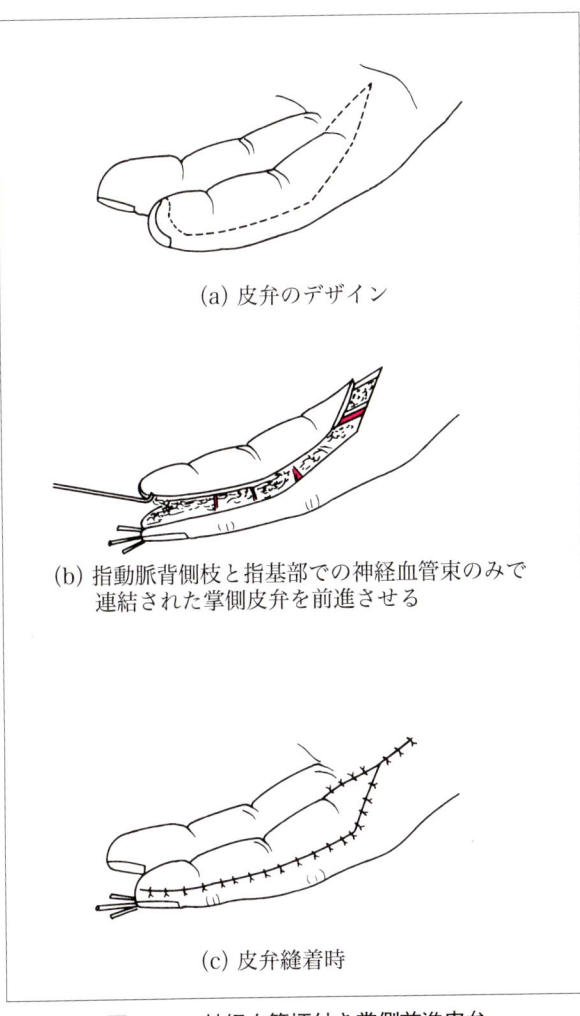

図9・10　神経血管柄付き掌側前進皮弁
(児島忠雄：手の皮弁手術の実際．p137, 克誠堂出版, 東京, 1997より引用改変)

に, 種々の方法が開発された現在, 常に一期的再建の可能性を考慮することが必要と考える。患者の立場からは, 2回よりも1回の手術ですむのがよいことは当然であろう。この意味から, DMF皮弁はinnervated cross finger flapを一期的に行うものであるので, DMF皮弁の適応の可能性を最初に考慮すべきであろう。著者が報告した逆行性指動脈皮弁[11)12)]も知覚皮弁とすることができるので一期的再建の一つの方法として考慮すべきものと考える。

前述したように, 手指の神経, 血管のより詳細な解剖学的所見が明らかになったために種々の皮弁が開発され, その手術手技も確立された。著者はclaw nail変形に対して, 初めはMachtら[28)]のspreading-dissecting techniqueを用いていたが, 解剖学的所見に基づいて, まず指動脈からの背側枝の分枝を確認してから剥離を行うなど, 手術手技の改善, さらには手術時間を短縮することができた[29)]。指尖部切断に従来行われてきたTranquilli-Leali法, Kutler法などの皮下組織茎島状皮弁は皮弁の移動距離に制限があり, そのためにかぎ爪変形を起こすことが欠点の一つであった。これらの皮弁も神経血管柄の島状皮弁とすることによって, 皮弁の移動距離が増大し, 爪変形の程度をより軽度にとどめることが可能になった。したがって, 従来の方法が適応となる症例は少なく, できるだけ神経血管柄の島状

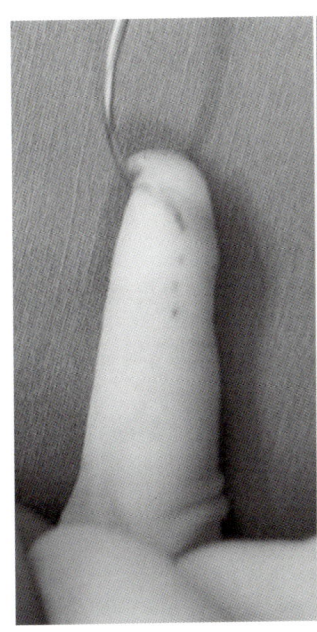

(a) 高度のかぎ爪変形を認める。爪甲縁の皮膚切開のデザイン

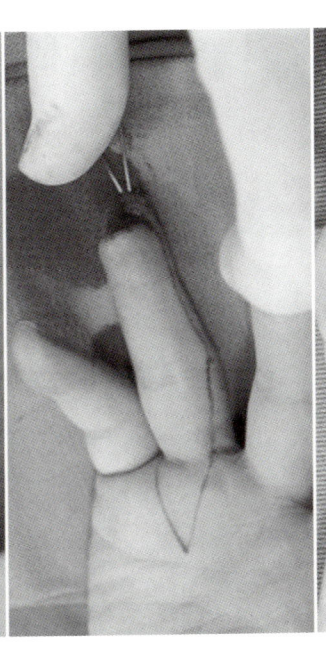

(b) かぎ爪変形を矯正し, アンテナ法で固定した。皮弁のデザインを示す。

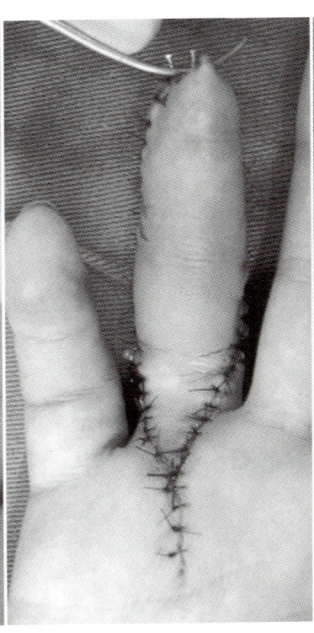

(c) 皮弁縫着時

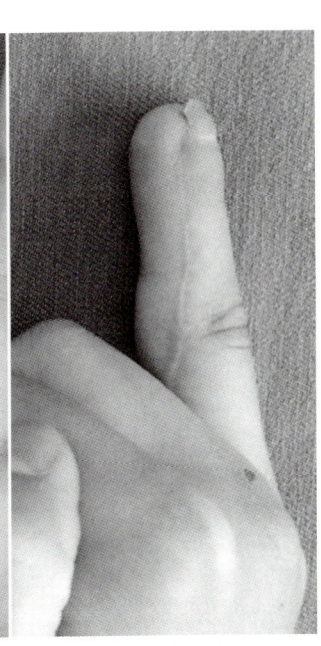

(d) 術後1年

図9・11　症例5：23歳, 女, 右環指かぎ爪変形

皮弁として応用すべきであろう．

　最近，解剖学的検索から母指への主要な動脈血行は母指主動脈であるとする従来の記載は正しくないとするAmesら[30]の報告に次ぎ，Brunelliら[22]は母指背側の血行形態に基づき，母指基部〜第1指間部よりの逆行背尺側皮弁の応用を報告した．その後，Pagliei[31]は第1指間の背側島状皮弁の応用を，さらに，Cavadasら[32]は逆行性母指背尺側島状皮弁に第1中手骨頭部の骨を含めた応用例を報告した．これらの皮弁はその後の皮弁開発の新しい展開であり，症例によってはよい適応となると考える．

（児島忠雄）

文　献

1) 児島忠雄，林　泰男：手の皮膚．手の解剖と治療の基本．室田景久編，整形外科MOOK No. 39 pp. 11-23，金原出版，東京，1985
2) Bunnell S：Digit transfer by neurovascular pedicle. J Bone Joint Surg 34 A：772-774, 1952
3) Littler W：Neurovascular skin island transfer in reconstructive hand surgery. Transaction of the International Society of Plastic Surgeons, 2 nd Congress, London, 1959, pp. 175-179, E & S. Livingstone Ltd., London, 1960
4) Tubiana R, Duparc J：Restoration sensibility in the hand by neurovascular skin island transfer. J Bone Joint Surg 43 B：474-480, 1961
5) Büchler U, Frey HP：The dorsal middle phalangeal finger flap. Handchir Mikrochir Plast Chir 20：239-243, 1988
6) Bralliar F, Horner R：Sensory cross-finger pedicle graft. J Bone Joint Surg 51 A：1264-1268, 1969
7) Gaul S：Radial-innervated cross-finger flap to provide sensory pulp to injured thumb. J Bone Joint Surg 51 A：1257-1263, 1969
8) Foucher G, Braun JB：A new island flap transfer from the dorsum of the index to thumb. Plast Reconstr Surg 63：344-349, 1979
9) Berger A, Meissl G：Innervated skin grafts and flaps for reconstruction of sensation to anesthetic areas. Chir Plast 3：33-37, 1975
10) Cohen BE, Cronin ED：An innervated cross finger flap for fingertip reconstruction. Plast Reconstr Surg 72：688-695, 1983
11) 児島忠雄，林　康男，桜井信彰ほか：手指皮膚欠損への血管柄付島状皮弁の応用．日手会誌 3：350-354，1986
12) Kojima T, Tsuchida Y, Hirase Y, et al：Reverse vascular pedicle digital island flap. Br J Plast Surg 43：290-295, 1990
13) 児島忠雄：手の皮弁手術の実際．pp. 10-11, 163-168，克誠堂出版，東京，1997
14) Tranquili-Leali E：Riconstruzione dell' apice delle falangi ungueali mediante autoplastica volare peduncolataper scorrimento. Infort Traum Lavoro 1：186-193, 1935
15) Kutler W：A method for repair of finger amputation. Ohio State Med J 40：126, 1944
16) 児島忠雄，内田　満，桜井信彰ほか：指切断端への神経血管柄付島状皮弁の応用．日災医誌 36：823-831，1988
17) Moberg E：Aspects of sensation in reconstructive surgery of the finger of the upper extremity. J Bone Joint Surg 46 A：817-825, 1964
18) 児島忠雄：皮弁による手皮膚欠損の被覆．日形会誌 9：1-19, 1989
19) 林　博之，児島忠雄，木下行洋ほか：指神経背側枝と背側指神経の分岐・走行形態の検索．日手会誌 8：24-29, 1991
20) Strauch B, de Moura W：Arterial systems of the finger. J Hand Surg 15 A：148-154, 1990
21) Endo T, Kojima T, Hirase Y：Vascular anatomy of the finger dorsum and a new idea for coverage of the finger pulp defect that restores sensation. J Hand Surg 17 A：927-932, 1992
22) Brunelli F, Vigasio A, Valenti F, et al：Arterial anatomy and clinical application of the dorsoulnar flap of the thumb. J Hand Surg 24 A：803-811, 1999
23) 平瀬雄一，児島忠雄，木下行洋ほか：Innervated cross finger flap 応用例の検討．日手会誌 7：831-836, 1990
24) Segmüller G：Midifikation des Kutler-Lappens；Neuro-vaskuläre Stielung. Handchir 8：75-76, 1976
25) Venkataswami R, Subramainan N：Oblique triangular flap；A new method of repair for oblique amputations of the finger tip and thumb. Plast Reconstr Surg 66：296-300, 1980
26) Evans DM, Martin DL：Step-advancement island flap for finger-tip reconstruction. Br J Plast Surg 41：105-111, 1988
27) Bang H, Kojima T, Hayashi H：Palmar advancement flap with V-Y closure for thumb tip injuries. J Hand Surg 17 A：933-934, 1992
28) Macht SD, Watson KH：The Moberg volar advancement flap for digital reconstruction. J Hand Surg 5：372-376, 1980
29) 児島忠雄，今井孝行，桜井信影ほか：末節切断による爪変形の治療．形成外科 31：142-149, 1988
30) Ames EL, Bissonnette M, Acland R, et al：Arterial anatomy of the thumb. J Hand Surg 18 B：427-436, 1993
31) Pagliel A, Rocchi L, Tulli A：The dorsal flap of the first web. J Hand Surg 28 B：121-124, 2003
32) Cavadas PC：Reverse osteocutaneous dorsoulnar thumb flap. Plast Reconstr Surg 111：326-329, 2003

II 上肢の再建

10 血管柄付き遊離複合移植による手指の再建

SUMMARY

マイクロサージャリーの導入により，母指の再建法は大きな変化を遂げ，新しい方法についての経験が蓄積された結果，従来の再建法についての考え方が根本的に見直されるに至った。

特に，採取部の犠牲の少ない第Ⅰ趾を用いた wrap around 法が手指再建に広く用いられるようになり，健全な示指列を母指化する方法は，極めて限定した症例にしか適応されなくなった。このほかに，第Ⅰ趾あるいは第Ⅱ趾をそのまま移植する方法，あるいは第Ⅰ趾にトリミングを加え，小さくする trimmed great toe flap 法や，第Ⅰ趾のIP関節を含む部分と第Ⅱ趾の脛骨側軟部組織を組み合わせた twist toe flap 法がある。これらの方法はいずれも足趾1本を犠牲にしてしまう欠点があるが，一方で可動域の減少は避けられないもののIP関節を再建できる利点がある。

わが国では，足趾数を温存できる wrap around 法を用いた再建法が最もよく用いられている。

母指以外の指の再建は wrap around flap の応用として，軟部組織をより減量し，腸骨移植を加えて用いる方法が可能であるが，皮弁の血行障害を来しやすく，難易度は高くなるので手術適応は慎重に検討する必要がある。そのほかに爪組織の再建を含めて，第Ⅰ趾，第Ⅱ趾を用いた partial toe flap による形態改善を目的とした指尖部再建が可能である。

また把持の際，常に用いられる再建指の working surface 面には従来の環指 neuro island flap（Littler 法）を用いた方法に替わって hemipulp flap，あるいは first web flap を用いた知覚再建が行われるようになった。これらの知覚皮弁では再建指の切断指神経を縫合するので，Littler の環指尺側から挙上，移行する neurovascular island 法に比べ，知覚再教育による switching を必要としない利点がある。

はじめに

さまざまな皮弁の開発が進み，目的に応じた皮弁選択が可能となっているので，外傷後，あるいは腫瘍切除後の手指再建において，機能と整容面の両立をめざすことが可能である。しかし，再建方法の選択は手術の難易度や採取部の犠牲の程度も十分勘案したうえで決定する必要がある。

A 概念

手指の手掌部皮膚は，無毛でかつ皮下脂肪は小区画に分割され，皮膚の可動性が制限されており，知覚の鋭敏化，物の把持に特に適した構造になっている。

指の形態として，また把持機能，知覚機能の機能面から，爪は手指特有の重要な器官である。

この特殊性に最も適合する組織を採取できるのは足部である。足部から皮弁を挙上するにあたり，血管系の解剖には変異が比較的多いので，これらを十

分理解し，さまざまな状況に対応できるように準備しておく必要がある．

再建に用いる皮弁の選択は再建部位，それぞれの組織欠損の状態に応じて，最適なものを決定する．具体的には，再建対象が母指であるのか，母指以外の指であるのか，また，爪，特に爪母が温存されているか否かなど，切断レベルによって再建方法は異なってくる．

1．骨，爪を含む母指再建

母指再建には第Ⅰ趾[1,2]，第Ⅱ趾[3]全体を用いるか，あるいはMorrisonの考案したwrap around flap[4]のように第Ⅰ趾の爪軟部組織を中心に用いる方法，いずれかの選択が可能である．Wrap around flap[4]~[6]法により，整容上，最も母指に近い再建が可能であり，また採取部である足趾の趾機能と足趾数を温存できること，さらに再建母指に優れた知覚が獲得されうるので本法はMP関節以遠の母指欠損症例に第1に選択されるべき再建法である．

1）爪組織の再建
（IP関節以遠の爪母を含む母指指尖損傷）

IP関節以遠の欠損は機能的な損失は少ないので，再建は整容改善が主目的となる．この意味から，永続的に正常な爪甲再生が期待できる爪組織の再建が必要である．爪組織の構成要素の中で爪甲産生の機能を担う爪母がなければ，正常な爪甲の再生は期待できないので血管付き爪組織移植を含む組織を用いた再建[7]~[9]が必要となる．McCashら[10]は爪組織の移植の血管再建を行わないcomposite graftの報告を行ったが，この方法では安定して良好な爪甲の再生を得ることはできない．また近年，爪組織を静脈皮弁として血行を再建する方法が報告された[11]が，術後の萎縮傾向が避けがたいことから，標準的な再建法にはなっていない．爪組織を動静脈血管付きで移植しても，組織，特に爪母付近の剥離操作によっては術後に爪組織の萎縮が見られることがあるので，十分な血行が獲得されるよう，手術操作に細心の注意を払うことが重要である．

母指の爪甲形態は母指以外の指のそれと違い，長くて幅が広いために，第Ⅰ趾を用いた組織移植が必要となる．

2）母指IP関節からMP関節レベルでの欠損母指再建

より長い母指の再建を必要とするのでwrap around flap原法[4]に加えて，骨移植を追加し，かつ被覆する軟部組織の追加が必要となる．具体的事項は手術手技の項で述べる．

MP関節より近位の欠損再建では関節機能再建や，また小児症例における術後の成長を考えて，第Ⅱ趾移植[3]を用いた再建法も考慮される．

2．骨，爪を含む小指以外の指再建

1）爪組織の再建[7]~[9]

先天性爪欠損などのように爪組織のみの再建を目的とする場合は，wrap around flap法の応用として第Ⅱ趾の全爪組織あるいは第Ⅰ趾爪組織の部分を移植再建することが可能である．

前者は短い爪甲となるが，側爪郭は自然であり，示指の先天性爪欠損例などにはよい適応がある．

後者の第Ⅰ趾を用いた方法では側爪郭一側を切除して爪甲の幅を小さくする処置が必要であり，再建側爪郭の形態が不満足となりやすいが，第Ⅱ趾の爪では再建できない十分長い爪甲再生を期待できる利点がある．

2）PIP関節以遠の欠損

母指同様に，wrap aroud flapを基本にして再建を行う．再建指の尺側となる採取部の第Ⅰ趾の一側の側爪郭を末節骨とともにトリミングし，必要に応じて骨移植を加えて指欠損を再建できる[12]．しかし，組織の減量操作において血行障害を来さないように十分注意する必要がある．Twisted flap[13]により第Ⅰ趾IP関節の一部を含んで移植し，DIP関節を再建することもできるが第2趾が犠牲になる．

3）PIP関節より近位の欠損再建

第Ⅱ趾を用いて，関節機能を含めて再建できるが形態的満足度に問題を残すので，患者にこれらの問題を理解させたうえで手術適応を決定する．

3．骨，爪を含む小指の指再建

形態的にも，第Ⅱ趾を用いた再建が最適である．IP関節の屈曲拘縮を避けるために伸筋腱縫合を強めに行うことと，趾腹部の形態改善を目的として，趾腹部中央でレンズ状に皮膚を含む軟部組織を減量する処置を行うことにより末節部の形態を改善でき

4. 骨，爪を含まない母指または指軟部組織の再建

指腹と指背の再建では最適な皮弁の選択は異なってくる。

前者の再建には hemipulp flap[14)~17)]や第II趾足底基部の皮弁，medialis pedis flap[18)]などの足底側の無毛部の皮弁が適している。知覚再建の面からは趾神経を含めて挙上できる hemipulp flap，第II趾足底基部皮弁が優れている。指尖部軟部組織再建に，第Iおよび第II趾の血管付き部分組織移植を用いた再建も可能である。

指背の軟部組織を遊離血管付き組織移植で再建する適応は限られるが，ときに伸筋腱を含んだ複合組織移植として用いられる。手背の複数腱欠損を含む軟部組織再建には長趾伸筋腱付き足背皮弁[19)20)]が，指背レベルの再建には長掌筋腱を含めた，静脈皮弁[21)]による再建が可能である。

5. 多数指再建

3本以上の指を再建することは，採取部の犠牲を考えて現実的ではない。多数指近位部切断例の再建目標は母指とその対立指1本，もしくは2本を再建し，ピンチ機能を再建することにある。母指は wrap around flap を用いて再建し，もう1本は wrap around flap 採取側と反対側から第II趾（対抗指2指を再建する場合は第III趾を含めて）を移植再建する。

B 術前の評価

血管損傷の可能性のある外傷歴など，特殊な場合を除いて，採取部となる足部の術前血管造影は行っていない。

C 手技

1. Wrap around flap

Morrison ら[4)]により最初に，第I趾を血管付き組織移植として用いた手の母指再建法として考案され，1980年報告された方法である。

採取部である第I趾を骨と脛骨側から指尖にわたる軟部組織を残しながら爪組織を含んだ軟部組織のflap として挙上する。まさに第I趾を degloving して，母指に移植し再建する方法である。

第I趾は両側足底趾神経と腓骨側の背側趾神経，計3本を知覚再建に用いることができる。神経縫合は血管吻合レベルとは別に，再建母指の遠位端部付近で，できるだけ多くの神経を縫合する。

知覚再建の立場から，wrap around flap は最も優れた知覚皮弁の一つであり，諸家の報告をまとめると，獲得される静的2点識別覚は平均7〜15 mmである。採取部である第I趾の処置は足底部軟部組織採取部位には分層植皮を行い，趾背側の軟部組織欠損部は第II趾基部足底面から挙上した交叉皮弁で被覆する。場合によっては軟部組織欠損部を人工皮膚で覆い，約3週後に植皮・創閉鎖する方法もある。

原法からの変更改良点

再建する母指の欠損レベルによって骨移植を必要とするが，Morrison 原法では移植腸骨の吸収がしばしば問題となった。この理由は皮弁にまったく骨を付けずに移植するためと考えられる。実際に末節骨の先端部を皮弁に付けて移植すると移植腸骨末梢部の吸収消失の問題は解決できる。しかし，移植腸骨全体がある程度吸収されることは避けられないので，少し太めのブロックを移植する必要がある。

また原法では，隣接する第II趾から交叉皮弁を挙上して第I趾の背部に移植しているが，のちに Morrison 自身も報告[22)]しているように，第II趾の背部から挙上して第I趾の足底軟部組織欠損の再建に用いた方が，より荷重に耐えられる。

この2点は，原法からの重要な改良点である。これらの要点を踏まえて，指再建の基本的な皮弁である wrap around flap の挙上方法を以下に記述する。

血管剝離の方法は，足背皮弁，第I，第II，第III趾移植，wrap around flap，hemipulp flap など足部から採取する皮弁に共通の操作である。

基本は前脛骨動脈から，足背動脈さらに背側中足骨動脈，趾動脈へと連なる足背の血管系であり，通常は足背の剝離操作が中心となる。しかし，背側中足骨動脈の走行にはしばしば変異があり，この背側系動脈の発達の悪い場合は足底動脈系に基づく血管系を用いる。

この血管系の変異の可能性を剝離操作の初期に確

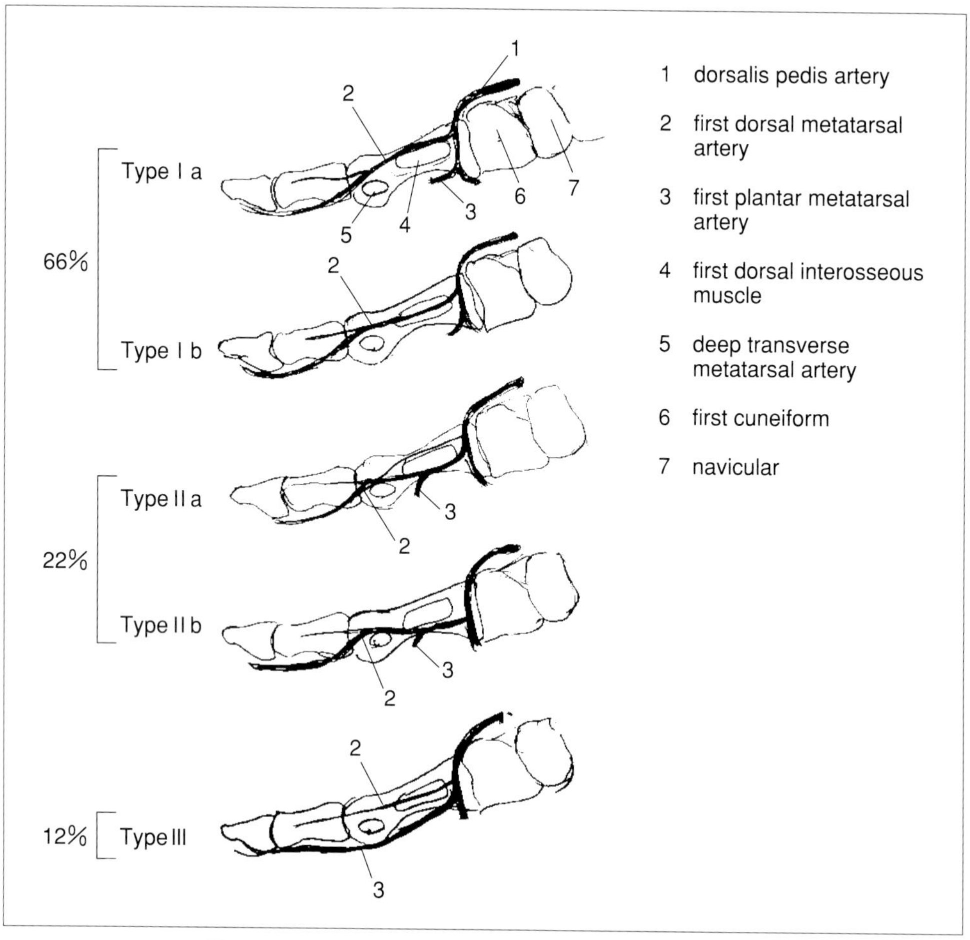

図 10・1 第1趾間部における第1背側中足骨動脈の解剖
(Gilbert A : Composite tissue transfers from the foot. edited by Danieller AI, et al, Masson et Cie, Symposium on microsurgery 14 : 230-242, 1976 より改変)

かめ，無駄となる足背の剝離操作を省いて，効率的な手術を行うために，まず第I趾間部の剝離操作から行う．

①足底趾動脈を同定してから，背側中足骨動脈との吻合部をたどり，その血管の太さ，走行状態を観察し，背側血管系が使えるのか，あるいは中足骨間靱帯を一時的に切離して足底血管系を剝離するのかを判断する（図 10・1）．
②中足骨動脈が中足骨間靱帯の背側を走行するタイプでは血管系の剝離操作がもっとも容易である．
③静脈系は動脈の伴行静脈とともに，皮静脈を再建できるように準備する．皮静脈は爪基部の背側皮下にネットワークを形成しているので，これを大伏在静脈への連続を保って必要な長さで剝離・挙上する．
④第I趾末節骨は遠位の 1/3～1/2 を皮弁に付けて起こすが，骨切りは power saw を慎重に用いて行い，骨切り操作が深くなり爪床まで切離してしまわないように注意する．このレベルから近位は皮弁に骨膜を付けるようにして挙上する．爪母レベルの剝離は爪母を損傷しないように，特に慎重に行う．この深部には伸筋腱が停止しているので，これも損傷しないようにする．
⑤以上の操作が終了し，皮弁を挙上し終わったら止血帯を解除し，出血部を丁寧にバイポーラ凝固器で止血する．皮弁の末端に至るまでの十分な再血行化を確認し，できれば 20 分程度，特に操作を加えずに待って，血管の攣縮を解除する．
⑥移植部では皮弁の基部から血管吻合までの間に作成した皮下トンネルに血管茎を通すが，このトンネルは広めに剝離をしっかり行い，線維性組織がひっかかって血管が圧迫されないようにする．また十分な止血操作を行い，術後の抗凝固療法にも耐えられるようにしておく．
⑦以上の準備が整ったうえで血管茎を切離，皮弁

を移行し，血管茎はペンローズドレインにくるんで皮下トンネル内を誘導する。

Wrap around flap を用いた再建目的の母指の欠損レベルは MP 関節以遠が望ましい。IP 関節レベル以遠の欠損であれば，骨移植を必要とせず，軟部組織も追加を必要としないことが多い。定型的な wrap around flap を用いた MP 関節以遠，IP 関節より近位レベルの母指欠損再建では，骨移植が必要であり，かつ被覆する軟部組織の追加が必要となる。この場合，従来法では，一次手術として，まず有茎鼠径皮弁により十分な軟部組織を補填し，その後，鼠径皮弁切離時に，腸骨移植を加えて wrap around flap を用いて二期的に再建する。この従来の，二期的手術操作の煩わしさを避けるために，鼠径皮弁のかわりに骨移植と同時に後骨間動脈皮弁などの区域皮弁を用いて一期的に再建する方法や，wrap around flap の皮弁を拡大し再建母指の被覆に必要な軟部組織をすべて足部から採取する方法を選択することもできる。後者の場合，採取部の欠損が大きくなるので遊離血管付き組織移植が用いられることが多い。

2．爪皮弁

Wrap around flap の最も基本的なバリエーションの一つである。典型的な爪皮弁と wrap around flap の相違点は，前者では最小限の周囲軟部組織を付けた爪組織と皮弁への動静脈血管茎の確保を目的とした最小限の軟部組織を挙上するだけで足底面の軟部組織部を温存することにある。この皮弁では静脈路の確保に配慮が必要であるが，後者では皮弁に爪基部および足底面の軟部組織を広く含めて移植するので静脈路の確保はしやすい。

良質な爪甲を再生させるためには，第 1 に良好な血行を再建することと，第 2 に爪甲幅調節を目的とする側爪郭の処置に工夫を施す必要がある。

母指の爪再建では，第Ⅰ趾の爪組織全体を移植したままでも，しばらくすると 1～2 mm 幅の自然縮小を来すので，とくに処置をしなくてもちょうどよい幅となる。調節する場合はこの縮小を考慮して，内生爪に対する児島法[23]を用いて再建後，尺側となる爪郭部基部を爪母を部分切除する。単純に側爪郭一側全体を切除すると自然な側爪郭を再建することは困難である。

3．足趾（第Ⅱ趾）皮弁[21]

第Ⅱ趾は単独で母指，もしくは指の再建に用いることができる。有用な動きと，良好な知覚が再建可能であるが，母指再建に用いた場合，形態的には wrap around flap に比べて明らかに劣る。しかし，IP 関節を再建できるので，機能的には有用な再建が可能である。

同じ血管系に基づき，第Ⅱ，第Ⅲ趾を同時に採取して 2 本の指を同時再建することも可能であるが，採取部の犠牲が大きいので，2 本の足趾を移植する場合は，両足から第Ⅱ趾を採取した方がよいと考えられる。

第Ⅱ趾を用いた指再建のもっともよい適応は小指の欠損再建であると考えられる。大きさのマッチングは良好であるが，IP 関節の屈曲拘縮を避けるために，伸筋腱を強い緊張で縫合し，趾腹部の形態をできるだけ指の指腹の形態に近くするために，趾腹部中央の軟部組織をレンズ状に切除する。小指再建により，小指欠損から生ずる日本固有の社会生活の制約を解き健全に社会復帰させる手助けが可能となる。

4．Hemipulp flap[14]~[17]

Wrap around flap と同じ要領で挙上する第Ⅰ趾腓骨側趾腹部を用いた皮弁であるが，母指を含む指掌側の知覚再建を目的とする軟部組織欠損の再建に適した皮弁である。皮弁デザインと挙上の際に，皮膚静脈茎の確保を確実に行うことが肝要である。

5．First web flap[24][25]

May ら[24]によって最初に報告された方法で，より広範囲の知覚再建を目的とする場合によい適応がある。皮弁の挙上は hemi pulp flap と同様である。

6．Partial toe transfer[26][27]

Wrap around flap と同じ要領で第 1 趾の部分，たとえば爪母以遠の部分（爪床，爪下皮，側爪郭，末節骨を含んだ組織）を用いた再建が可能であるが，静脈路を確保するために皮弁デザインの工夫が必要である。この方法により目的通り，形態の改善をもたらしうるが，再建遠位部で爪床部と再生爪甲が遊離した状態になりやすい。

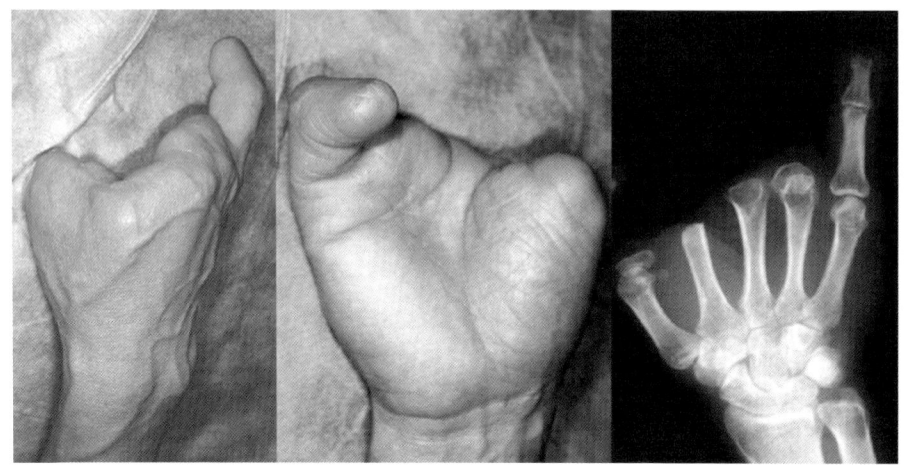

(a) 初診時所見。母指および環指の基節骨基部が残存する。

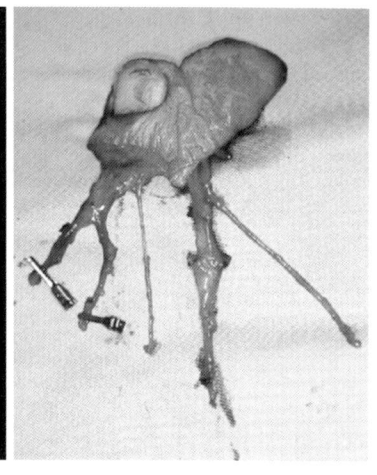

(b) 同側第Ⅰ趾より挙上したwrap around flap。末節骨遠位部5mmを含めて採取した。皮弁背側長は指尖から爪基部まで2.5cm，血管茎の長さ7cmで採取した。

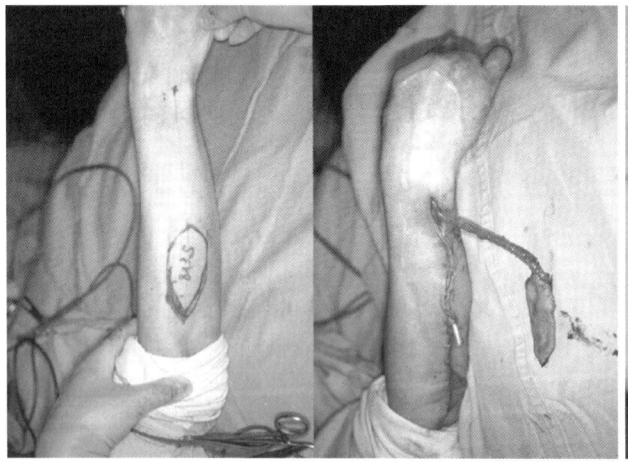

(c) 一期的に再建を行うため，移植腸骨を被覆するために8×3.5cmの後骨間動脈皮弁を逆行性血管茎付き皮弁として挙上した。採取部は一次的に閉鎖した。

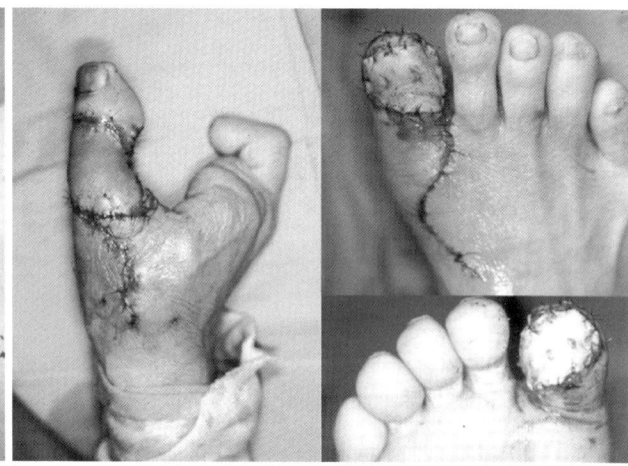

(d) 術直後の状態。約4cmの腸骨移植を加え，これを後骨間皮弁で被覆した。右第Ⅰ趾採取部は人工皮膚で被覆し，移植手術後3週で肉芽組織の上に全層植皮を行った。

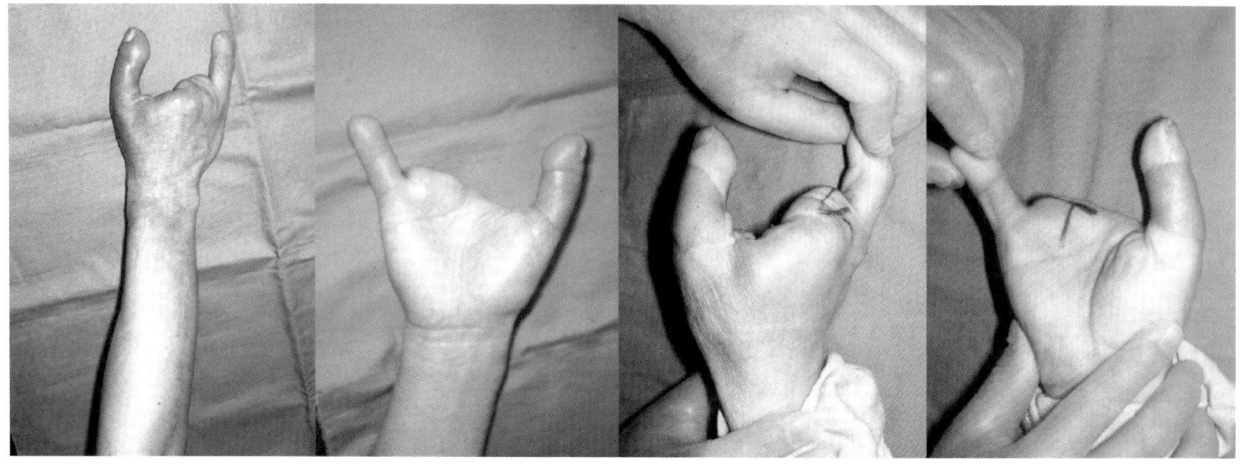

(e) 母指形成術後1年の状態。環指に対し，左第Ⅱ趾移植を計画した。

図 10・2　症例1：47歳，男，右母指から小指にかけての切断

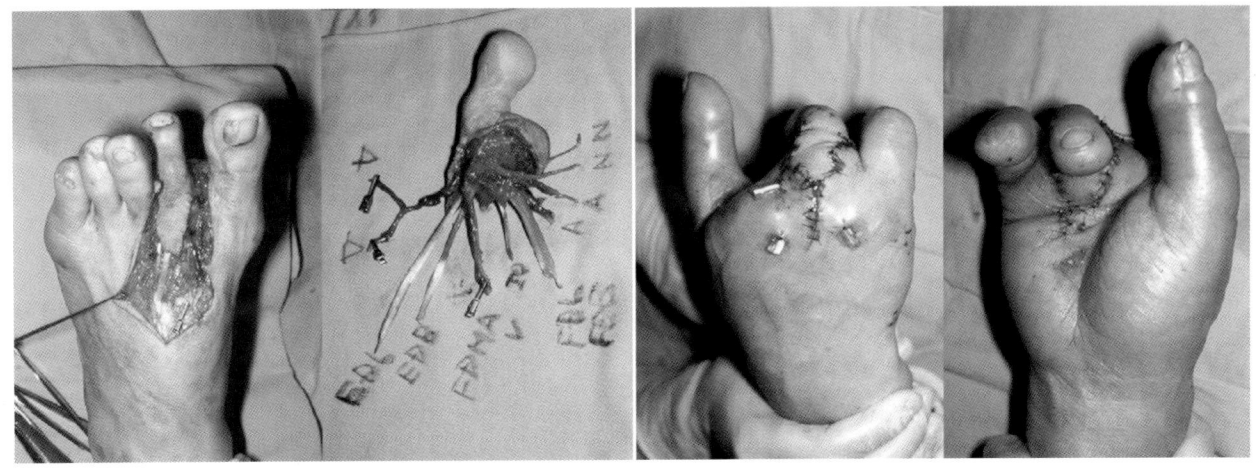

(f) 血管付き遊離皮弁として挙上した左第Ⅱ趾を示す。右は移植終了直後の状態。

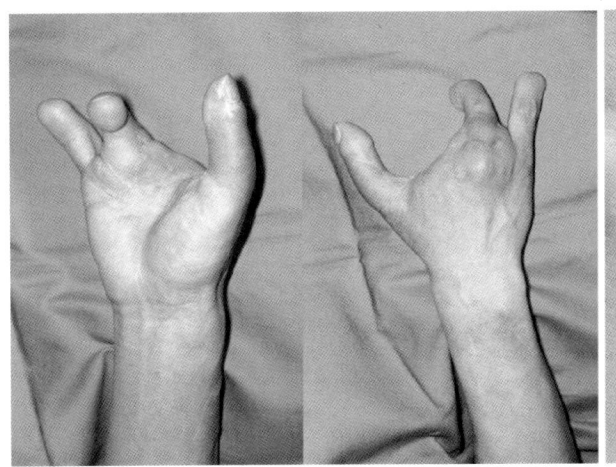

(g) 術後1年3カ月の状態。環指に移植した第Ⅱ趾は趾腹部の膨らみが大きく，足趾の形態的特徴を呈している。後に再建指形態改善の目的で，移植趾腹中央軟部組織を切除した。

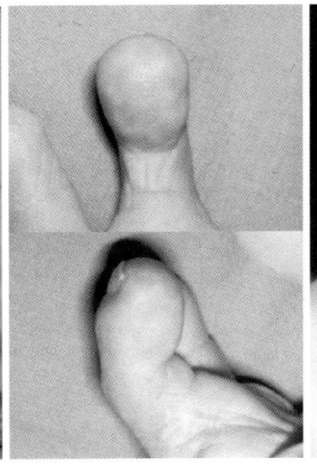

(h) 趾腹形成術後1年4カ月の状態。環指趾腹部の形態は指のそれに近くなった。

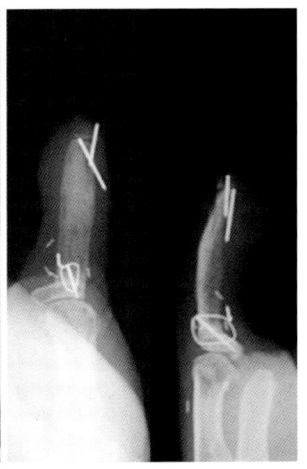

(i) 初回手術後6年の再建母指X線像。移植骨の吸収は軽度である。

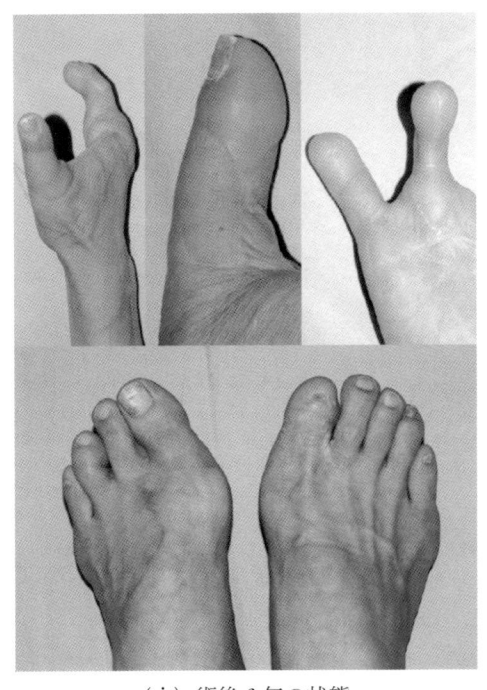

(j) 術後6年の状態

図 10・2　症例1：47歳，男，右母指から小指の切断

D 術後管理

特別な抗凝固剤を常用してはいない。皮弁の色調，褪色反応，温度を中心に皮弁血行のモニター管理を行う。術後早期に，皮弁の腫脹による静脈系のトラブルが起きやすいことに留意すべきである。

E 症　例

【症例1】　47歳，男，右母指から小指にかけての切断

3年前に押し切りで草を裁断中，誤って右母指から小指を切断し，断端形成術を受けた。把持機能と外見の改善を目的に受診した。利き手としての機能障害が著しく小指と母指断端部のピンチはできなかった。

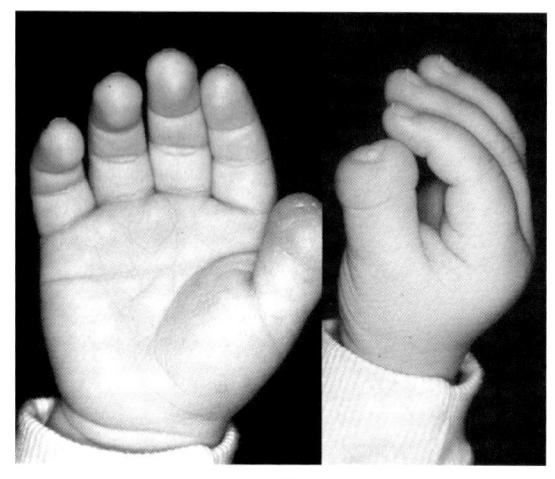

(a) 初診時所見

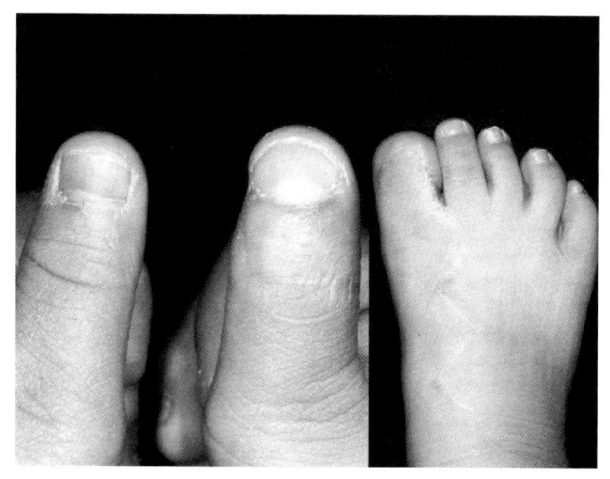

(d) 術後8年10カ月の状態。再建側母指全体が健側よりやや大きい。採取部足趾は爪はないが，機能上の問題はない。

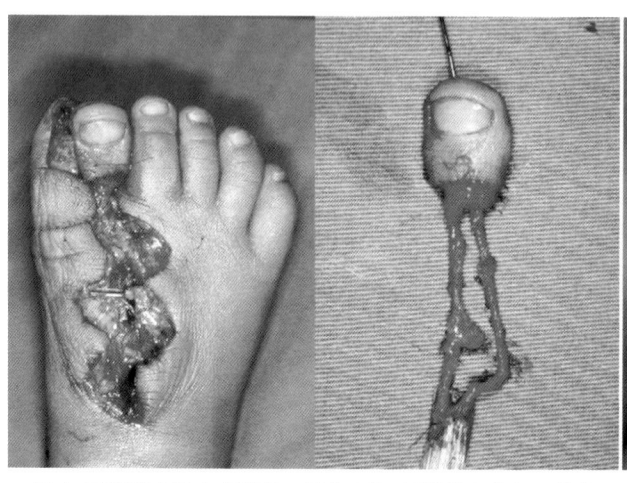

(b) 同側第I趾を末節骨の遠位2/3，爪組織を含んで挙上した。

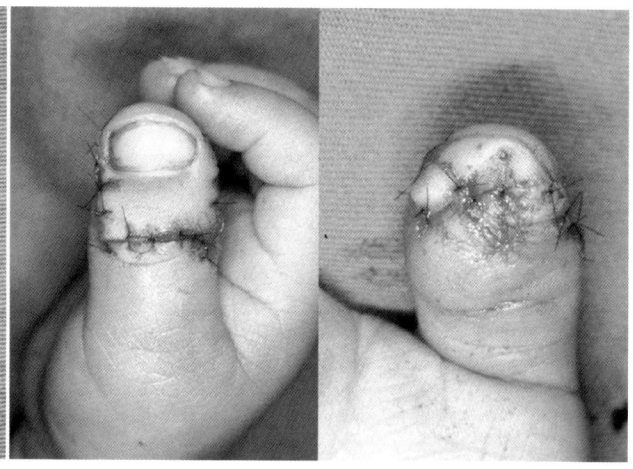

(c) 術直後。断端部の軟部組織を最大限に利用して指尖，指腹部形成を行った。

図 10・3　症例2：2歳10カ月，男，右母指遠位部欠損

通常であれば，母指断端部への鼠径部有茎皮弁によるゆとりのある皮膚確保の後に，二期的に wrap around flap による再建を行うが，この症例では区域皮弁（後骨間動脈皮弁）と組み合わせて，一期的に再建した。その後，対向指再建を望み，第2趾移植を行った。

初回手術後6年を経過し，良好である。移植骨の吸収は軽度である（図10・2）。

【症例2】　2歳10カ月，男，右母指遠位部欠損

1歳時，川崎病にて入院治療時に点滴確保の目的で右上肢をスプリント固定したが母指遠位部がテープで圧迫され，壊死となった。壊死部は脱落し，外科的に断端形成は行っていない。変形の改善を目的とした再建手術を予定した。

同側第I趾を末節骨の遠位2/3，爪組織を含んで挙上した。術後8年10カ月を経過し，良好である（図10・3）。

【症例3】　5歳，女，左示指の先天性爪欠損

左示指は先天的に形成不全であり，血管付き爪組織移植を行った．爪甲はやや短いが，側爪部が正常に再建できる第2趾爪移植を行った．

術後3年2カ月を経過し，良好である（図10・4）。

【症例4】　15歳，女，左母指海綿線状血管腫

若い女性であるので，最も適合のよい組織で再建するために first web flap を用いた。術後2年10カ月を経過し，尺側の知覚は（M2PD 4 mm）と良好である。採取部の愁訴はまったくない（図10・5）。

【症例5】　41歳，女，右示指のDIP関節よりの切断

約1年前，作業中，機械に挟み，右示指をDIP関節部で切断した。再建を希望し，当科を紹介された。

術後1年7カ月を経過し，尺側の側爪部は比較的よく再建されている（図10・6）。

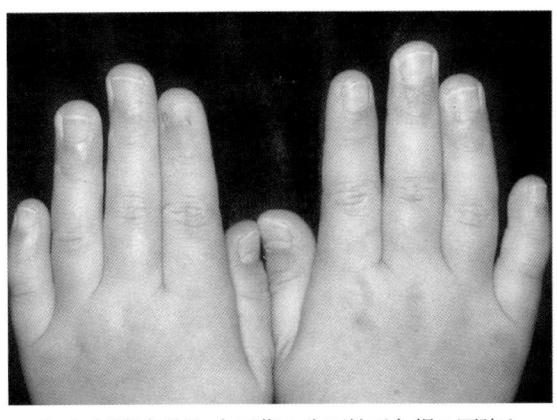

(a) 初診時所見。左示指の先天性爪欠損の再建を計画した。
(b) 左示指の爪欠損の状態 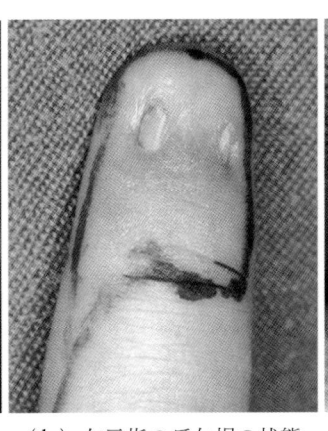
(c) 採取部である反対側第Ⅱ趾の爪甲。 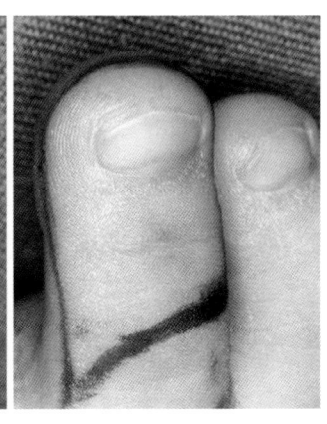
(d) 第Ⅱ趾爪皮弁を挙上し，移植した。 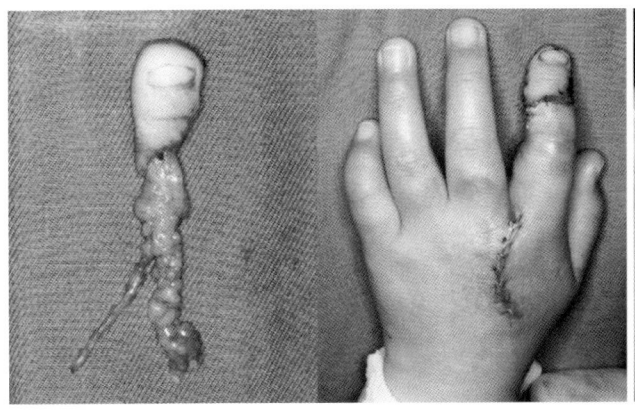
(e) 術後3年2カ月の状態 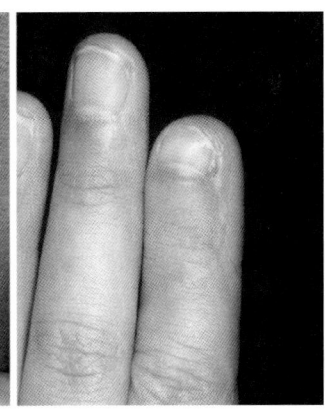

図10・4　症例3：5歳，女，左示指の先天性爪欠損

F 考　察

手指の再建は手の把持機能とともにQOLの向上を目的として十分な整容的配慮が不可欠である。再建方法にはそれぞれの特徴があり，機能と整容，あるいは成長の持続などの面から生ずるそれぞれの特性に着目し，設定する目標ごとに再建方法を使い分ける必要がある。

母指は手の機能のうちの最も大切な役割を担っているが，IP関節以遠の母指欠損は，機能障害は比較的少ないので，以前は欠損部の再建を必要としないという考えが多かった。しかし，wrap around flapにより，極めて自然な形態を持った母指再建が可能となり，機能的な改善も期待できること，また採取部である第Ⅰ趾の犠牲も比較的軽微であるので，患者の希望があれば形態改善を主目的として積極的に再建を考える傾向となっている。

しかし，一方では，機能障害の少ない単指の爪欠損や単指末節部の切断であっても，整容の改善を熱望する患者もいる。爪再建では爪母への十分な血行の確保と血管茎を通す皮下トンネル内での血管茎の圧迫，足趾部分移植では皮弁静脈路の確保に細心の注意を払うべきである。

Wrap around flapを応用した，より近位レベルからの欠損指再建も可能であるが，軟部組織のトリミングによる部分的血行障害や腫脹による血管茎の圧迫，閉塞による不成功率も高くなるので，手術の難易度を十分認識理解し，患者によく説明したうえで手術を決める必要がある。

Wrap around flapは関節移植を伴わない再建方法であり，IP関節の欠損による母指の把持力低下を不利と考えて，IP関節を含めた第Ⅰ趾，あるいはPIP関節を含めた第Ⅱ趾を用いた再建を行う方がよいという考えもあるが，これらの方法は足趾の欠損を伴う欠点があり，形態的評価ではwrap around flapに劣る。また，小児の指の再建では，成長を考えて骨端線を含まないwrap around flapやその変法よりは，関節機能再建と骨端線による術後の骨成長を期待できる第Ⅱ趾の移植を用いた再建法の方が

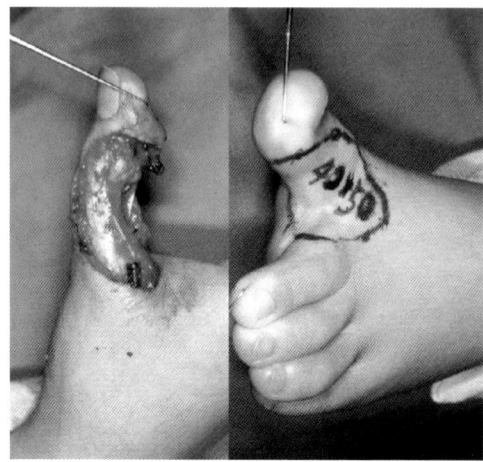

（a）左母指尺側の神経血管束を腫瘍とともに切除した。左足第I趾間部皮弁をデザイン。第I趾腓骨側趾動脈を血管茎として挙上した。

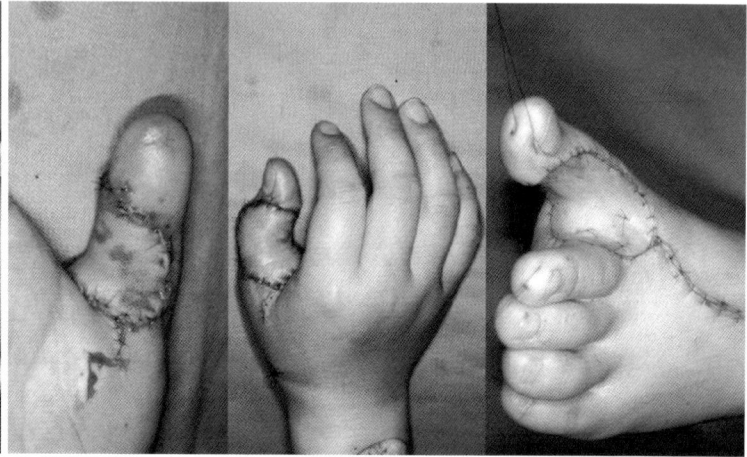

（b）術直後の状態。第1趾間部皮弁で被覆し，第I趾腓骨側趾神経血管束を用いて再建母指の尺側指神経血管束の欠損を補填した。移植皮弁と母指の血管束の遠近両断端を縫合し，母指の尺側指動脈を再建した。採取部は全層植皮で被覆した。

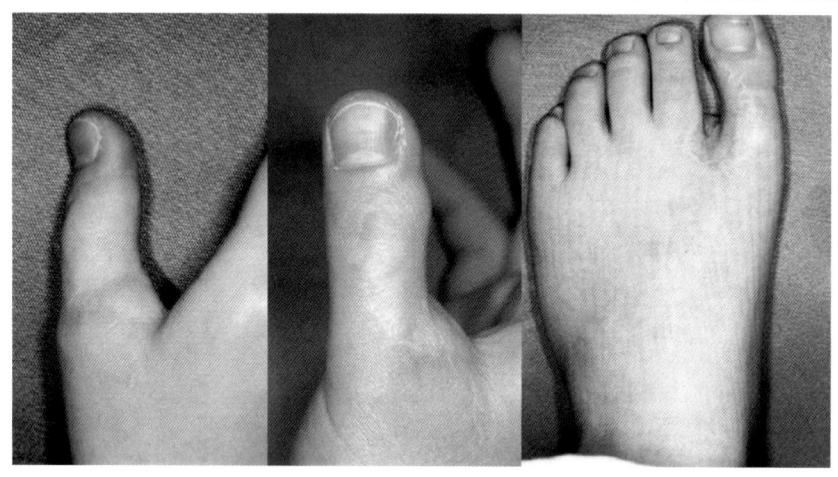

（c）術後2年10カ月。再建組織の適合性は良好である。採取部の愁訴はまったくない。

図 10・5　症例4：15歳，女，左母指海綿状血管腫

よい適応であると考えられる。

(柴田　実，城倉雅次)

文　献

1) Buncke HJ, McLean DH, Geroge PT, et al：Thumb replacement；Great toe transplantation by microsurgical anastomosis. Br J Plast Surg 26：194-201, 1973
2) Wei FC, Chen HC, Chuang CC, et al：Reconstruction of the thumb with a trimmed-toe transfer technique. Plast Reconstr Surg 82：506-513, 1988
3) Wang W：Keys to successful second toe-to-hand transfer；A review of 30 cases. J Hand Surg 8：902-905, 1983
4) Morrison WA, O'Brien BM, Macleod AM：Thumb reconstruction with a free neurovascular wrap-around flap from the big toe. J Hand Surg 5：575-583, 1980
5) Urbaniak J：Wrap-around procedure for thumb reconstruction. Hand Clin 1：259-269, 1985
6) Doi K, Kuwata N, Kawai S：Reconstruction of the thumb with a free wrap-around flap from the big toe and an iliac-bone graft. J Bone Joint Surg 67 A：439-445, 1985
7) Morrison WA：Microvascular nail transfer. Hand Clin 6：69-76, 1990
8) Shibata M, Seki T, Yoshizu T, et al：Microsurgical toenail transfer to the hand. Plast Reconstr Surg 88：102-109, 1991
9) Endo T, Nakayama Y：Short pedicle vascularized nail flap. Plast Reconstr Surg 97：656-661, 1996
10) McCash CR：Free nail grafting. Br J Plast Surg 8：19, 1955
11) Nakayama Y, Iino T, Uchida A, et al：Vascularized free grafts nourished by arterial inflow from the venous system. Plast Reconstr Surg 85：239-245, 1990
12) 吉津孝衛，勝見政寛，渡辺政則ほか：Wrap around flap変法による母指以外の指再建の経験．日手会誌 4：284-288, 1987
13) Foucher G, Merle M, Maneaud M, et al：Microsur-

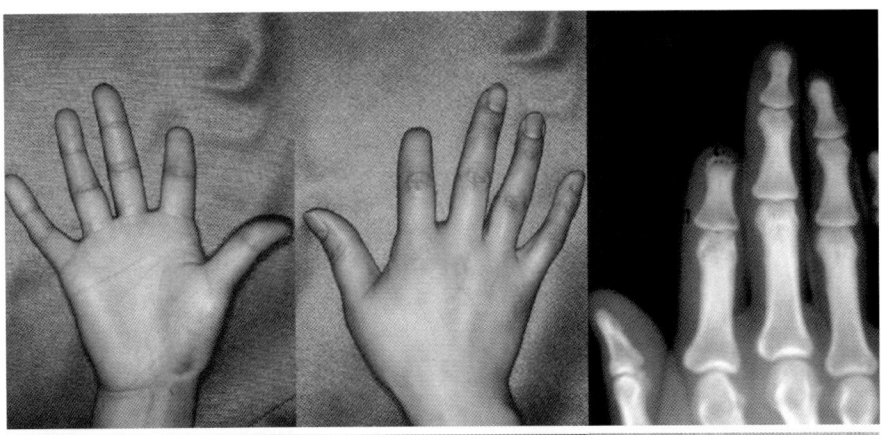

(a) 初診時所見。右示指は DIP 関節レベルで切断されている。

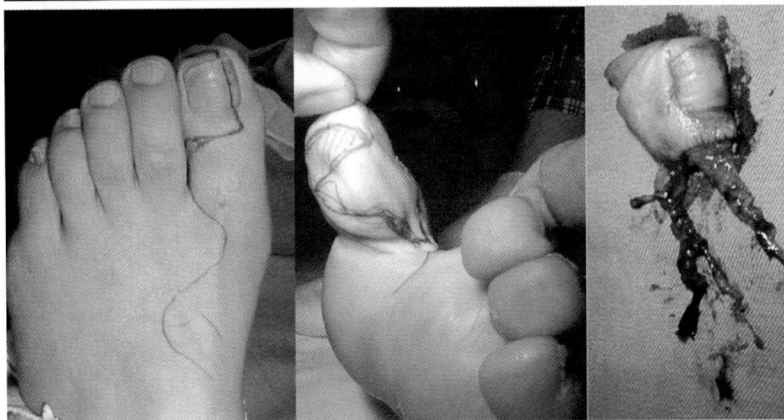

(b) 左第 I 趾を末節骨腓骨側遠位 2/3 を含む wrap around flap として挙上した。

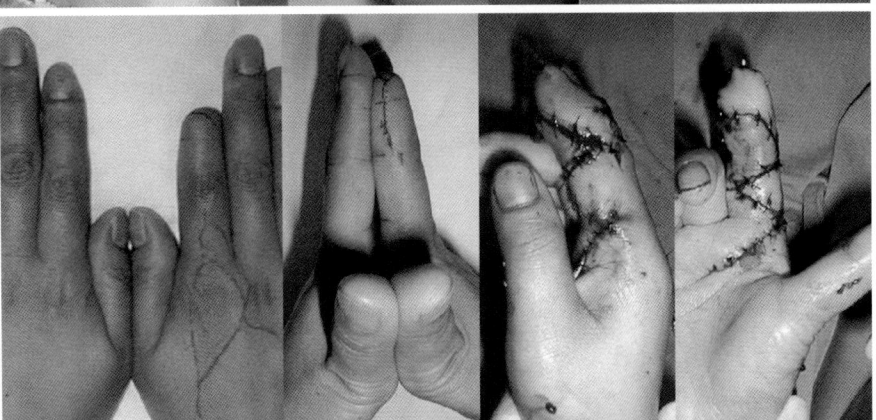

(c) 移植床右示指の断端皮膚を尺側ベースの皮膚弁とし挙上し，移植皮弁の尺側の側爪郭形成を行った。右の2図は術直後の状態。術中，血行再開の遅延があったため皮下トンネルを zigzag 切開で開いてみると，血管茎が軟部線維組織で圧迫されていた。線維性組織を切除した。

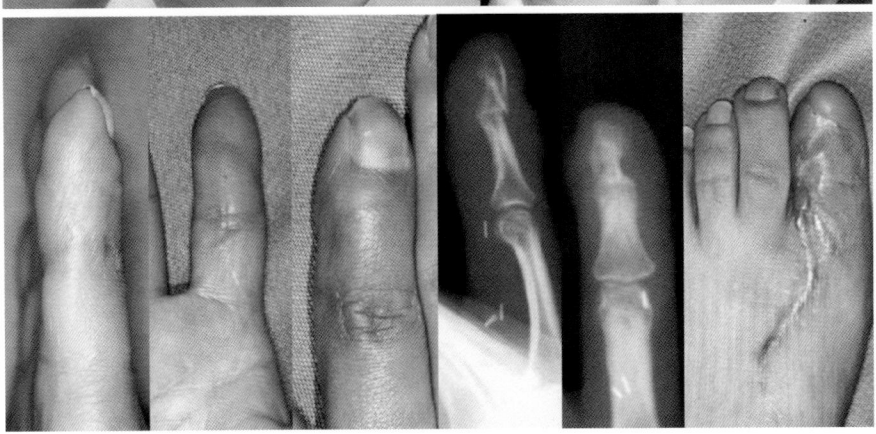

(d) 術後1年7カ月の状態。尺側の側爪郭は比較的よく再建されている。DIP 関節は固定してある。再建示指はやや短めであるが，良好な形態が獲得されている。採取部では，第 I 趾の長さは十分であり，爪の一部も温存されている。

図 10・6　症例5：41歳，女，右示指の DIP 関節部よりの切断

gical free partial toe transfer in hand reconstruction ; A report of 12 cases. Plast Reconstr Surg 65 : 616-626, 1980

14) Morrison WA, O'Brien BM, Hamilton RB : Neurovascular free foot flaps in reconstruction of the mutilated hand. Clin Plast Surg 5 : 265-272, 1978

15) Morrison WA, O'Brien BM, MacLeod AM, et al : Neurovascular free flaps from the foot for innervation of the hand. J Hand Surg 3 : 235-242, 1978

16) Buncke HJ, Rose EH : Free toe-to-finger neurovascular flap. Plast Reconstr Surg 63 : 607-612, 1979

17) Minami A, Usui M, Katoh H, et al : Thumb reconstruction by free sensory flaps from the foot using microsurgical techniques. J Hand Surg 9 B : 239-244, 1984

18) Ishikura N, Heshiki T, Tsukada S : The use of a free medicalis pedix flap for resurfacing skin defects of the hand and digits. Plast Reconstr Surg 95 : 100-107, 1993

19) Desai SS, Chuang DC, Levin LS : Microsurgical reconstruction of the extensor system. Hand Clin 11 : 471-482, 1995

20) Adani R, Marcoccio I, Tarallo L : Flap coverage of dorsum of hand associated with extensor tendons injuries ; A completely vascularized single-stage reconstruction. Microsurgery 23 : 32-39, 2003

21) Lin C, Wei F, Chen C : Composite palmaris jongus-venous flap for simultaneous reconstruction of extensor tendon and dorsal surface defects of the hand-long-term functional result. J Trauma 56 : 1118-1122, 2004

22) Morrison WA : Thumb and finger reconstruction by composite microvascular tissue from the toes. Hand Clin 8 : 537-550, 1992

23) 児島忠雄, 長野哲也, 平川正彦, 本宮由貴 : われわれの陥入爪の手術法. 形成外科 25 : 515-524, 1982

24) May JW, Chait LA, Cohen BE, et al : Free neurovascular flap from the first web of the foot in hand reconstruction. J Hand Surg 5 : 387-393, 1977

25) Strauch B, Tsur H : Reconstruction of sensation to the hand by a free neurovascular flap from the first web space of the foot. Plast Reconstr Surg 62 : 361-367, 1978

26) Dautel G, Corcella D, Merle M : Reconstruction of fingertip amputations by partial composite toe transfer with short vascular pedicle. Hand Surg 23 B : 457-464, 1998

27) Koshima I, Inagawa K, Urushibara K, et al : Fingertip reconstructions using partial-toe transfers. Plast Reconstr Surg 105 : 1666-1674, 2000

28) Gilbart A : Composite tissue transfers from the foot ; Anatomic basis and surgical technique. In : Danieller AI. Sfrauch B (eds). Symposium on microsurgery. CV Mosby. St Louis, pp 230-242, 1976

II 上肢の再建

11 前腕皮弁による手の再建

SUMMARY

近年，骨，筋腱の露出を伴った手部の再建において，一期的な再建を目的として，さまざまな前腕よりの逆行性皮弁が開発され，良好な成績が報告されているが，そのおのおのの適応について詳細に述べた報告は意外に少ない。

前腕部の逆行性皮弁は，遊離皮弁のように微小血管吻合の必要もなく，比較的容易に腱や骨を含めた一期的再建が可能であることより，やや安易に用いられる傾向にあると思われるが，前腕部の皮膚や骨，手の主要血管を犠牲にすることより，その適応は慎重に検討されねばならない。橈骨・尺骨動脈は手の主要動脈であり，母指主動脈が深掌動脈弓に由来する場合，その切断により母指の血行障害を招く可能性もあり，特に尺骨動脈を血管茎とする皮弁はなるべく用いるべきではないと思われる。

一方，逆行性後骨間皮弁は，後骨間動静脈を血管茎とする逆行性皮弁で，手の主要血管を犠牲にすることなく，骨を含めた手部の一期的再建が可能であるが，逆行性前腕皮弁に比べて血行，特に静脈還流において問題があるとの報告が見られる。

また，皮弁採取部に植皮を必要とするような比較的広範囲の再建には，整容面から考えて逆行性前腕筋膜皮弁が有用との報告もある。

ここでは，逆行性前腕皮弁と逆行性後骨間皮弁の2つの皮弁を中心に，適応，手技，結果などについて，従来の方法と比較しながら検討を加えた。

はじめに

従来，骨，筋腱の露出を伴った手部の再建には，局所皮弁のほか，groin flap を中心とした遠隔皮弁がおもに用いられてきた。しかし，遠隔皮弁の場合，2回の手術を必要とするため，入院が長期になったり，2～3週間の固定のため，高齢者においては肩関節の拘縮などの問題もある。

それに対し，近年一期的な再建を目的として，種々の前腕よりの逆行性皮弁が開発され，良好な成績が報告されている。

ここでは，おもにわれわれが手部の再建に使用している逆行性前腕皮弁と逆行性後骨間皮弁の2法について，適応，手技，結果などについて，従来の方法とも比較しながら述べていきたい。

A 概　念

1978年，Yang によりはじめて報告された前腕皮弁は，太く長い血管茎，薄い皮弁，手技が容易など多くの利点とともに，採取部の障害もほとんどないことから，今日遊離皮弁として最もよく用いられる皮弁の一つである。また，1983年，Biemer ら[1]，Reid ら[2]が，本皮弁を逆行性皮弁として手部の再建に用いてから，本邦においても多くの報告が見られるようになった[3)4)]。本皮弁は比較的容易に腱や骨を含めた再建が可能なことより，有用な術式と考えられるが，手の主要血管である橈骨動脈を犠牲にすることから，その適応は慎重に検討されねばならない。

一方，1986年 Zancolli ら[5]により報告された逆行性後骨間皮弁は後骨間動静脈を血管茎とする逆行性皮弁で，手の主要血管を犠牲にすることなく，骨を含めた手部の一期的再建が可能である。しかし，前

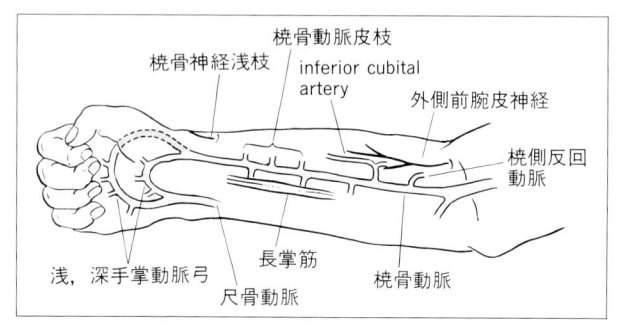

図 11・1　橈骨動脈および関係する神経の走行と長掌筋腱

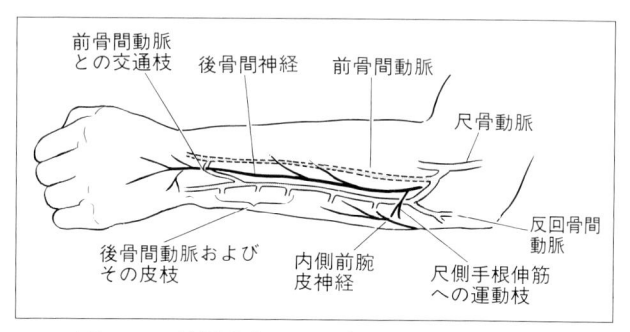

図 11・2　後骨間動脈および関係する神経の走行

腕皮弁に比べて血行，特に静脈還流において問題があるとの報告が多い[5)~7)]。

B 解　剖

　橈骨動脈は，肘窩にて尺骨動脈とともに上腕動脈より分枝したのち，すぐに橈側反回動脈を分枝し，前腕では肘窩の中央と橈骨茎状突起を結ぶ線に沿って，はじめ腕橈骨筋と円回内筋の間を，つぎに腕橈骨筋と橈側手根屈筋の間を2本の伴走静脈とともに遠位へ走行する。手関節で尺骨動脈浅掌枝と浅掌動脈弓を形成する浅掌枝を出したのち，長母指外転筋と短母指伸筋の下を通って，いったん手背の snuff box に出たあと，第1背側骨間筋間を通って再び手掌側に現われ，尺骨動脈深掌枝と深掌動脈弓を形成する。

　また，橈骨動脈は，前腕走行中に腕橈骨筋，橈側手根屈筋，長掌筋などに筋枝を出すとともに，平均6本の比較的細い皮枝を分枝し，前腕部の皮膚を栄養する[8)]。Lamberty らはそのうち，前腕中枢にて分枝する比較的太い1本を，inferior cubital artery と名づけている。本血管は橈側反回動脈から分枝することもある[9)]（図 11・1）。

　一方，後骨間動脈は，尺骨動脈より単独に，もしくは尺骨動脈の枝である総骨間動脈より前骨間動脈とともに分枝し，骨間膜上端を貫き，回外筋と長母指外転筋の間を通って，前腕近位1/3の付近において前腕背側に現われる。ただちに反回骨間動脈を肘関節動脈網に送ったのち，小指伸筋と尺側手根伸筋の間を2本の伴走静脈とともに遠位へ走行するが，しだいにその走行は浅層に向かい，前腕遠位部では筋膜直下を走行する。また，後骨間動脈は前腕走行中に，筋間を貫く皮枝を3～5本出し[10)]，骨間膜下端にて前骨間動脈への交通枝を出したのち，手関節に至り手根動脈網に入るが，骨間膜遠位端において前骨間動脈と，手根骨背側にて橈骨動脈背側手根枝と吻合をもつ。

　後骨間神経は前腕近位2/3では尺側手根伸筋，小指伸筋，総指伸筋などに運動枝を出しながら，後骨間動脈とともに走行するが，遠位1/3ではやや橈側に離れて走行し，手関節以遠は，おもに手背部の関節，靱帯の知覚枝となる（図 11・2）。

C 術前の評価

　骨，筋腱の欠損，露出を伴った手掌，手背部の再建において，術式を選択する基準として，つぎのようなことを考慮する必要がある。
　①一期的再建が必要かどうか
　②骨・筋の同時再建が必要かどうか
　③母床の血行状態
　④再建範囲および部位（手掌または手背）
　⑤どの程度の知覚レベルが必要か

　単に皮膚欠損の被覆をする場合には，まず groin flap のような遠隔皮弁の適応を考慮するべきであり，骨，筋腱の同時再建についても遊離移植では不十分か否かを十分検討し，安易に前腕部の皮膚や骨に採取部を求めるべきではない。

　しかし，抗癌剤漏れによる潰瘍などのように母床の血行が不良な症例においては，遠隔皮弁では生着さえ危ぶまれることがある。それに対し，前腕よりの逆行性皮弁は，遊離皮弁と同様に皮弁自体の血行が保たれているため，生着に問題がないだけではなく周囲組織にも好影響を与えることができる。

　皮弁に含まれる骨，腱においても，遊離骨移植に比べて骨癒合は明らかに早く，腱においても予想以上の gliding が得られたとの報告もある[2)4)]。

　また，前腕の逆行性皮弁の再建範囲については，

表　前腕部の各逆行性皮弁の比較

	逆行性前腕皮弁	逆行性後骨間皮弁	逆行性筋膜皮弁
手技	容易	やや煩雑	容易
橈骨動脈	遮断	温存	遮断
薄さ	薄い	かなり薄い	非常に薄い
骨移植	可能	可能	可能
腱移植	可能	不可能	可能
知覚皮弁	可能	可能	不可能
採取部	縫縮または植皮	縫縮または植皮	縫縮（移植部に植皮要）

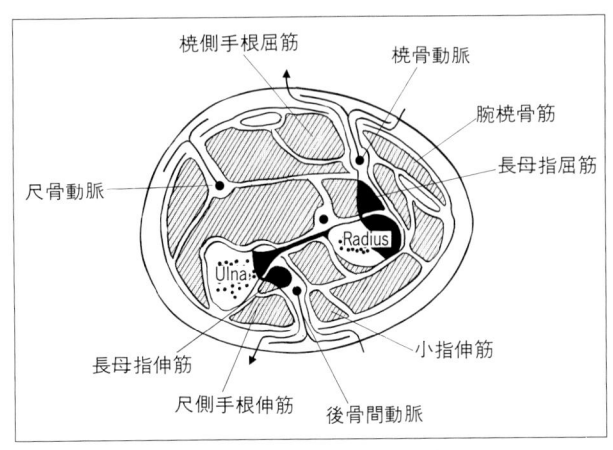

図 11・3　両逆行性皮弁および骨皮弁の挙上のシェーマ

第1，第2指間および手掌，手背においてはPIP関節までが適応であり，腱移植においては，長掌筋腱などの存在する部位から考えると，せいぜいMP関節まで，骨移植では前腕皮弁で母指先端，後骨間皮弁では母指基節骨付近までであろう。

両皮弁のpivot pointから考えると，手背には逆行性後骨間皮弁，手掌には逆行性前腕皮弁が近く，このことは前腕部に生じる瘢痕をできるだけ少なくするうえでも重要である。また，整容的に考えると，逆行性皮弁では，採取部を一次縫縮できる幅は約4cmまでで，皮弁採取部に植皮を必要とするような大きな欠損に対する再建においては，逆行性前腕筋膜弁[11)12)]も適応となろう。また，近年では橈骨動脈を犠牲にしない穿通枝のみを用いた筋膜弁も報告されている[13)14)]。

知覚に関しては，遠隔皮弁と異なり，筋膜弁以外は一応知覚皮弁とすることができるが，遊離知覚皮弁に比べると，知覚獲得は不良である[4)7)]（表）。現在，当科では手，特に手背部の再建においては，一応，逆行性後骨間皮弁を第1選択とし，骨や腱の同時移植が必要な場合にのみ逆行性前腕皮弁を使用するようにしている。

D 手　技

1．逆行性前腕皮弁

①術前にAllen testを行い，尺骨動脈および手掌動脈弓の開存を確認する。血管造影は必ずしも必要ではないが，重度の外傷例においては，手掌動脈弓の開存の確認に必要な症例もある。

②橈骨動脈を軸として，必要量の大きさの皮弁のデザインを行う。橈骨動脈は前腕近位では，腕橈骨筋が上部を覆うため直接拍動を触れることはできないが，肘関節屈側ほぼ正中に向かって走行すると考えてよい。

③皮弁挙上に際しては，ターニケットは使用するが，血管茎が見えにくくなるため，エスマルヒは使用しない。このことは四肢の皮弁の挙上において共通のポイントであろう。

④ターニケット下にまず尺側より皮弁を筋膜下で挙上していくと，容易に皮膚穿通枝を確認できる。最初に橈側から剝離すると，橈骨動脈上に腕橈骨筋がかぶさっているため，やや剝離しづらい。穿通枝を傷つけないようにしながら，橈骨動脈まで剝離を進める。

⑤橈側より同様に皮弁を挙上していく。血管茎を近位端を結紮・切離ののち，皮弁の移動に必要なだけ末梢側に向かって愛護的に剝離を進める。その際，橈骨動脈よりの筋枝が多数存在するが，少なくとも太いものについては血管茎側はできるだけ結紮・切離するようにした方がよい。

⑥駆血解除後の血管茎付近の止血は，伴走静脈を傷つけないためにも，避けた方がよい。

長掌筋や腕橈骨筋の一部を含める時は，なるべく筋枝を傷つけないようにして，皮弁と一塊に，腱膜とともに採取する[2)4)]。また，外側前腕皮神経を皮弁内に含めれば，知覚皮弁として利用できる[1)4)]。橈骨を皮弁に含める場合には，血管茎のさらに深層に剝離を進め，橈骨外側端を露出したのち，長母指屈筋の一部とともに，骨膜を含め橈骨外側をサージトームにて骨切り，採取するが，最長10cm程度採取できる[1)15)16)]（図11・3）。

2．逆行性後骨間皮弁

①皮弁のデザイン：上腕骨外側上顆と尺骨骨頭を結ぶ線が後骨間動脈の走行とほぼ一致することから，この線を皮弁の一応の軸とするが，この線は前腕の回内，回外により大きく移動することより，われわれは術前にドップラー血流計にて皮膚穿通枝の位置を調べ，それを中心に必要な量の皮弁をデザインする方法をとっている。また，ほとんどの症例では，皮膚穿通枝の存在する小指伸筋と尺側手根伸筋の筋間を，尺骨から前腕背側よりの1番目の筋間として触知できるので，その筋間を中心にデザインしてもよい。

②ターニケット下にまず尺側より皮弁を筋膜直上で挙上していくと，容易に皮膚穿通枝を確認できる。穿通枝付近の筋膜を最小限度含めながら，後骨間動脈まで剥離を進める。

③橈側より同様に皮弁を挙上していくと，総指伸筋と小指伸筋の間にも後骨間動脈よりの皮膚穿通枝を認めるが，これは切離してかまわない。血管茎の近位端を結紮・切離ののち，末梢側に向かって愛護的に剥離を進める。その際，前腕遠位では血管茎が走行する筋間の筋膜を血管茎と一塊にして挙上すると，血管茎を傷つけにくい。伴走する後骨間神経の剥離も，乱暴に行うと術後，一時的に麻痺を残すこととなる。特に尺側手根伸筋への運動枝は，血管茎をまたいでいるので，注意してこれを温存するようにする。

骨弁を同時に採取する際には，血管茎をさらに深層に剥離，長母指伸筋への筋枝を同定し，その周囲の長母指伸筋の一部を含め，骨膜と尺骨の橈側を一塊にしてサージトームにて採取するが，約8cmまで採取可能である[17]。また，内側前腕皮神経尺側枝を皮弁内に含めれば，知覚皮弁として利用できる[6)7)]（図11・3）。しかし，本皮弁では前腕皮弁のように腱は同時に採取することはできない。

E 術後管理

逆行性皮弁という性質上，静脈還流不全に対する配慮が最も重要となる。

われわれは，一応術後10日〜2週間の患肢挙上を原則としているが，前腕皮弁に関しては，静脈還流不全を経験したことはなく，術直後やや皮弁の赤味が強い程度の変化のみで，その色調も術後早期に改善する。

後骨間皮弁においては，諸家の報告のごとく，時おり静脈還流不全を経験することがある。皮弁の生着が危ぶまれるような場合には，患部の挙上のみでなく，皮弁よりの瀉血（縫合を一部除去し，皮弁周囲より出血させるなど）を行う場合もあるが，いずれにせよ完全生着は望みにくく，術中の愛護的な手技が最も重要である。

また，本術式の目的が，一期的な再建にあることより，下床との癒着を防止するためにも，術後早期よりの自動運動が重要で，骨や腱の同時再建など局所の安静が必要な場合は除き，術後4，5日より開始させる。

F 症例

【症例1】 34歳，男，瘢痕拘縮

1歳時，火鉢にて熱傷を受けた。3歳時に他病院にて植皮術施行されたが，母指を中心に拘縮が強く残存した。初診時，第1，第2指間ならびに手掌部にも瘢痕拘縮が存在したため，皮膚切開とともに母指内転筋横頭，手掌腱膜を切離し，3.5×1.2cmの逆行性前腕皮弁を同部に移植した。薄い皮弁のため，第1，第2指間にもよく調和している（図11・4）。

【症例2】 59歳，男，難治性潰瘍

数年前，右手背に低温熱傷を受けた。他病院で保存的に治療されて来たが，拘縮を伴った難治性潰瘍が残存した。潰瘍および周囲瘢痕を切除，4.5×5.5cmの逆行性後骨間皮弁を移植した。皮弁採取部は一期的に縫縮した。皮弁の色調も良好で，採取部の瘢痕はあまり目立たない（図11・5）。

【症例3】 66歳，男，有棘細胞癌

10年前，右手背に熱傷を受けた。4年前頃より同部瘢痕の一部が隆起してきたため当科を受診した。生検で有棘細胞癌との診断を受け，腫瘍辺縁より2cm離し，腱膜を含め切除した。同部皮膚欠損に対し，6×13cmの逆行性後骨間皮弁を移植した。皮弁採取部は鼠径部よりの全層植皮にて被覆した。同時

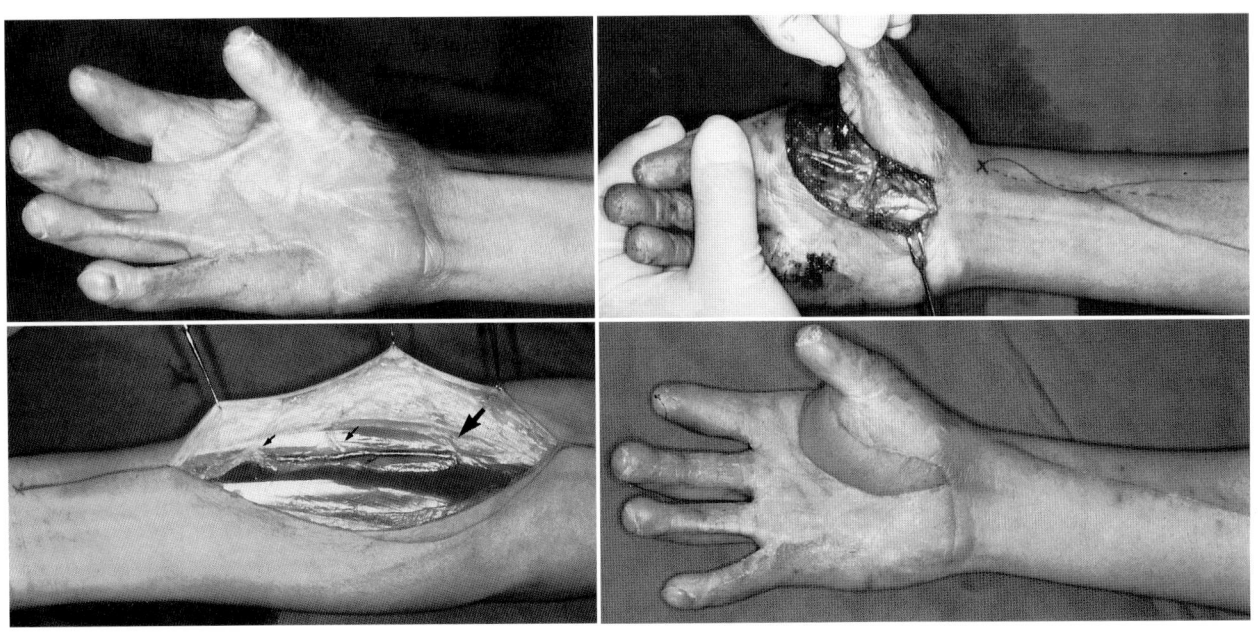

(a) 術前。第1, 2指間とともに，手掌部にも強度の瘢痕拘縮が存在する。
(b) 手掌腱膜切離のため，正中神経および指神経が露出している。
(c) 皮弁に含まれる inferior cubital artery（大矢印），およびその他の皮膚穿通枝（小矢印）
(d) 術後3カ月の状態。薄い皮弁のため，指間，手掌によく調和している。

図 11・4 症例1：34歳，男，瘢痕拘縮

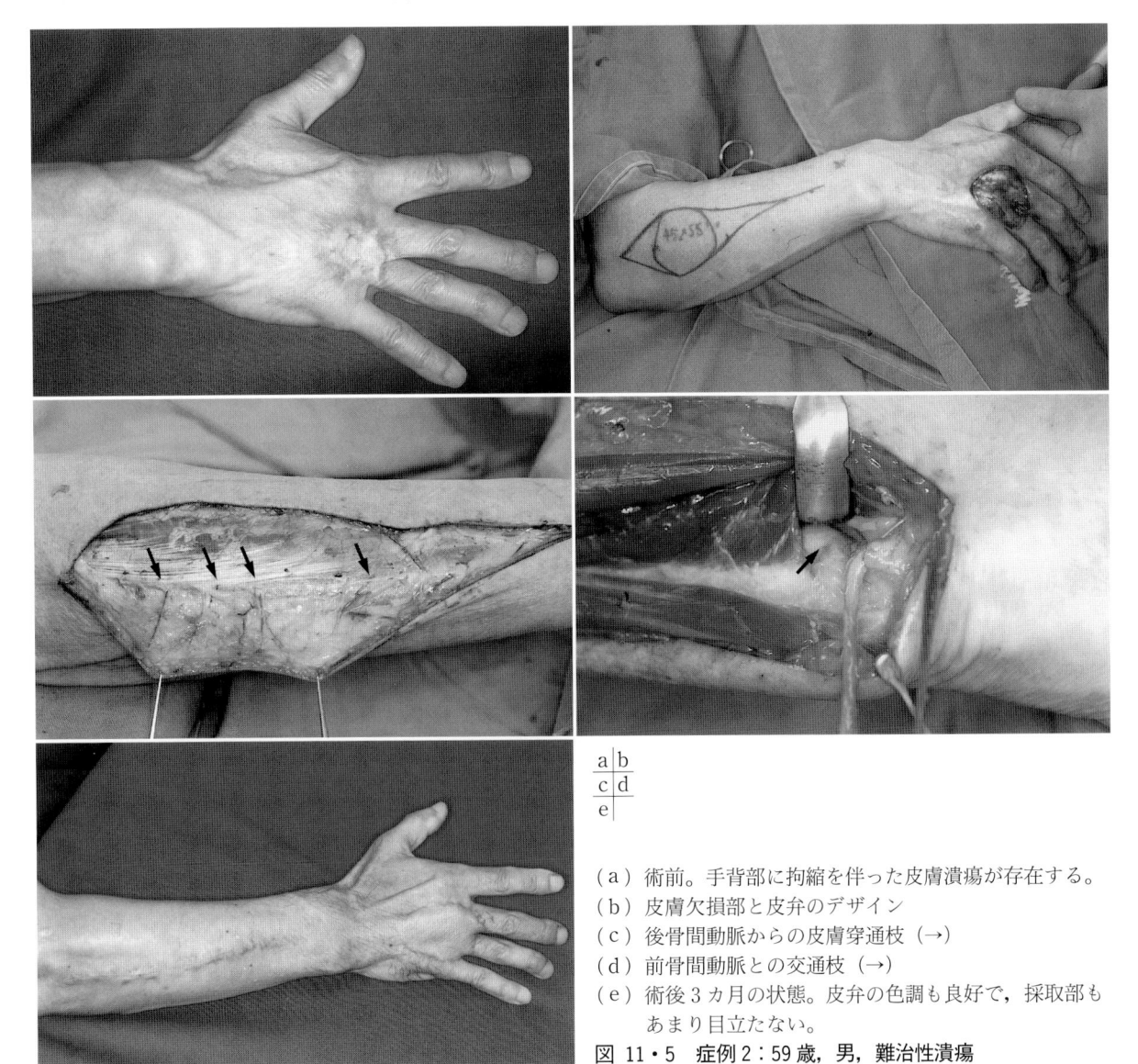

a|b
c|d
e

(a) 術前。手背部に拘縮を伴った皮膚潰瘍が存在する。
(b) 皮膚欠損部と皮弁のデザイン
(c) 後骨間動脈からの皮膚穿通枝（→）
(d) 前骨間動脈との交通枝（→）
(e) 術後3カ月の状態。皮弁の色調も良好で，採取部もあまり目立たない。

図 11・5 症例2：59歳，男，難治性潰瘍

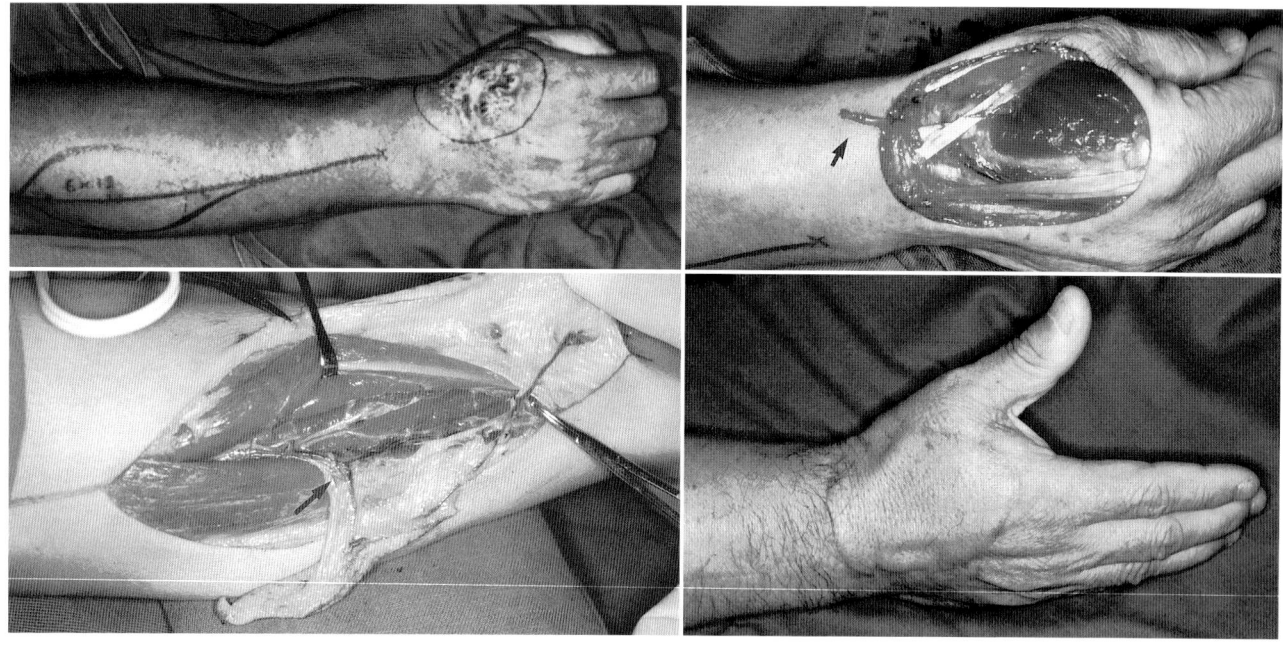

(a) 術前。腫瘍の切除範囲と皮弁のデザインを示す。
(b) 伸筋腱が露出している。→は知覚再建のための皮神経を示す。
(c) 後骨間動脈よりの皮膚穿通枝。また，ペアンは皮弁に含まれた皮静脈を示す。
(d) 術後6カ月の状態。色調もよく，手背に適合している。

図 11・6　症例3：66歳，男，有棘細胞癌
（藤川昌和ほか：逆行性後骨間皮弁の経験．日形会誌9：230-239，1989 より引用）

に右腋窩リンパ節郭清術を施行したため，比較的大きな欠損にもかかわらず，本皮弁を使用した。皮弁は薄く，色調もよく手背に適合しているが，知覚は，術後2年の現在，s2PD, m2PD とも 25 mm 程度である。（図 11・6）

G 考　察

1. 逆行性皮弁の血行について

逆行性皮弁は，1976年 Bostwick らが報告した temporal artery island flap[18] が最初で，その後 pernoneal flap, anterior tibial flap などの報告[19]があり，静脈還流に関する基礎的研究も行われているが，その詳細なメカニズムについては，いまだ不明な点が多い。

静脈弁の存在についても，四肢に比べて頭部などでは，その数自体が少ないこと，末梢の小静脈では静脈弁自体がないことなどから部位的な格差も大きい。静脈弁においての逆流機序についても，Timmons[20]は，脱神経された静脈弁では逆流は起こる

と報告し，Lin ら[21]は2本の伴走静脈の交通枝，もしくは静脈弁の迂回枝を介して逆流すると述べている。また，Torii ら[19]は，Lin らの言うところの交通枝，迂回枝を介しての逆流の存在を認めながらも，それだけでは不十分とし，静脈弁を介しての逆流が主であるとしている。

逆行性皮弁の動脈性血行については，従来よりの解剖学的研究により，逆行性前腕皮弁においては，浅・深掌動脈弓，逆行性後骨間皮弁では，前骨間動脈・橈骨動脈背側手根枝との交通枝より還流するとされている。

橈骨動静脈の大きな解剖学的破格の報告は少ないが[22]，後骨間動静脈においては，Penteado ら[23]は，70例の死体解剖において5例に動脈の部分欠損，10例に伴走静脈の走行異常があったとし，Bayon ら[24]は35例中1例，Büchler ら[25]は36例中1例に，前骨間動脈との交通枝の欠損があったと報告している。

先にも述べたように，臨床においても逆行性前腕皮弁では一応報告はないが，遊離前腕皮弁において1例，皮弁挙上後の尺骨動脈よりの手部の血行不全例を見る[26]。また，逆行性後骨間皮弁においては，静

脈還流不全の報告が多く見られる．それに対する対策として，伴走静脈より静脈弁の少ないとされる皮静脈[27]を皮弁に含めるとの報告もあるが[6]，解剖学的破格の問題もあり，術前の血管造影などによる検討も必要となろう．今後，静脈還流のメカニズムの解明を含めた，より詳細な解剖学的検索が課題であると思われる．

また，皮弁を直接栄養する皮膚穿通枝については，前腕走行中に橈骨動脈は11～14本[27]，後骨間動脈は7～14本[23]，8～9本[28]の皮枝を分枝するとされている．しかし，ほとんどの症例では，橈側反回動脈や反回骨間動脈よりの皮枝は皮弁には含まれないため，実際にはおのおの平均6本[8]，3.9本[10]が皮弁の栄養枝となり，そのうち1～2本を含めれば，皮弁は十分栄養される．

2．知覚獲得について

手部の再建において，知覚の獲得は運動機能の改善とともに重要な課題である．前腕部の逆行性皮弁においては，知覚皮神経を皮弁に含めることにより知覚皮弁として使用できるが，実際に獲得できる知覚レベルは低く，われわれの経験においても痛覚・温冷覚の獲得は良好ながら，s2PD，m2PDともに15～25mm程度であった．その理由として，前腕部皮膚の知覚レベル，皮弁に含まれる知覚神経の分布状態，皮弁を反転し移植するため神経縫合部から皮弁の距離が長くなることが多い，などが考えられる．手掌・手背部の再建においてはADL上問題ない程度と考えられるが，母指，特に指腹などの再建にはwrap-around flapなどの遊離皮弁が第1選択となろう．

3．皮弁採取部の問題について

皮弁採取部の障害については，多くの報告があるが，骨弁を採取する場合以外は，大きな問題はない[29]～[31]．骨弁を同時に採取した症例において，Timmonsら[29]は7例中3例に，Boormanら[30]は13例中4例に術後橈骨骨折を生じたと報告している．骨の40％以上は採取しない，骨採取部に遊離骨移植を行う，などさまざまな工夫がなされているが[4][16]，骨折後の患肢の機能的予後は著しく不良なことより，骨の同時移植の適応は厳密にされねばならない[30]．

整容的には，一時縫縮した場合は，前腕部がやや細くなる以外は，比較的良好な結果を得ることができる．しかし，皮弁採取部に植皮を必要とするような症例においては，人目につきやすい部位でもあり，逆行性前腕筋膜弁も有用な手段と思われる．

（藤川昌和）

文献

1) Biemer E, Stock W : Total thumb reconstruction ; A one-stage reconstruction using an osteo-cutaneous forearm flap. Br J Plast Surg 36 : 52-55, 1983
2) Reid CD, Moss ALH : One-stage flap repair with vascularized tendon grafts in a dorsal hand injury using the "Chinese" forearm flap. Br J Plast Surg 36 : 473-479, 1983
3) 鳥居修平，森 竜太郎：逆行性前腕島状皮弁による手の再建．形成外科28：7-13，1985
4) 矢島弘嗣，玉井 進，水本 茂ほか：Reverse flow radial forearm flapによる手部の再建．日手会誌6：853-856，1989
5) Zancolli E, Angrigiani C : Dorsal forearm island flap-posterior interosseous vessels pedicle. 3rd Congress of International Federation of Societies for Surgery of the Hand, Tokyo Nov. 3-8, 1986
6) 小林誠一郎，関口順輔，大久保栄治：Dorsal forearm island flapによる手皮膚欠損の再建．日手会誌5：650-653，1988
7) 藤川昌和，松本維明，前田 求ほか：逆行性後骨間皮弁の経験．日形会誌9：230-239，1989
8) Cormack GC, Lamberty BGH : The Arterial Anatomy of Skin Flaps, pp 172-182, Chrchill Livingstone, London, 1986
9) Lamberty BGH, Cormack GC : The forearm angiotomes. Br J Plast Surg 35 : 420-429, 1982
10) 並木保憲，鳥居修平，林 祐司ほか：Posterior interosseous flap．形成外科29：610-613，1986
11) Soutar DS, Tanner NSB : The radial forearm flap in the management of soft tissue injuries of the hand. Br J Plast Surg 37 : 18-26, 1984
12) Jin YT, Guan WX, Shi TM, et al : Reversed island forearm fascial flap in hand surgery. Ann Plast Surg 15 : 340-347, 1985
13) Medalie DA : Perforator-based forearm and hand adipofascial flaps for the coverage of difficult dorsal hand wounds. Ann Plast Surg 48 : 477-483, 2002
14) Chang SM, Hou CL, Lineaweaver WC, et al : Distally based radial forearm flap with preservation of the radial artery ; Anatomic, experimental, and clinical studies. Microsurgery 23 : 328-337, 2003
15) Cormack GC, Duncan MJ, Lamberty BGH : The blood supply of the bone component of the compound osteo-cutaneous radial artery forearm flap ;

An anatomical study. Br J Plast Surg 39：173-175, 1986
16) Soutar DS, Widdowson, WP：Immediate reconstruction of the mandibule using a vascularized segment of radius. Head Neck Surg 8：232-245, 1986
17) Costa H, Smith R, McGrouther DA：Thumb reconstruction by the posterior interosseous osteocutaneous flap. Br J Plast Surg 41：228-233, 1988
18) Bostwick J, Briedis J, Jurkiewicz MJ：The reverse flow temporal artery island flap. Clin Plast Surg 3：441-445, 1976
19) Torii S, Namiki Y, Mori R：Reverse flow island flap；Clinical report and venous drainage. Plast Reconstr Surg 79：600-609, 1987
20) Timmons MJ：William Harvey revisited；Reverse flow through the valves of forearm veins. Lancet 18：394-395, 1984
21) Lin SD, Lai CS, Chiu CC：Venous drainage in the reversed forearm flap. Plast Reconstr Surg 74：508-512, 1984
22) Fatah MF, Nancarrow JD, Murray DS：Raising the radial artery forearm flap；The superficial ulnar artery "trap". Br J Plast Surg 38：394-395, 1985
23) Penteado CV, Masquelet AC, Chevrel JP：The anatomic basis of the fascio-cutaneous flap of the posterior interosseous artery. Surgical-Radiologic Anatomy 8：209-215, 1986
24) Bayon P, Pho RWH：Anatomical basis of dorsal forearm flap. J Hand Surg 13 B：435-439, 1988
25) Buchler U, Frey HP：Retrograde posterior interosseous flap. J Hand Surg 16 A：283-292, 1991
26) Jones BM, O'brien CJ：Acute ischaemia of the hand resulting from elevation of a radial forearm flap. Br J Plast Surg 38：396-397, 1985
27) Timmons MJ：The vascular basis of the radial forearm flap. Plast Reconstr Surg 77：80-92, 1986
28) Costa H, Soutar DS：The distally based island posterior interosseous flap. Br J Plast Surg 41：221-227, 1988
29) Timmons MJ, Missotten FEM, Poole MD, et al：Complications of radial forearm flap donor sites. Br J Plast Surg 39：176-178, 1986
30) Boorman JG, Brown JA, Sykes PJ：Morbidity in the forearm flap donor arm. Br J Plast Surg 40：207-212, 1987
31) 藤川昌和，松本維明，前田　求ほか：前腕皮弁採取部の問題点；遊離皮弁79例の臨床的検討．日手会誌 5：659-662，1988

II 上肢の再建

12 筋膜・中隔皮弁による肘関節部の再建

SUMMARY

肘周辺部皮膚軟部組織欠損の皮弁による再建法については，古来多くの方法が報告されており，局所皮弁，有茎遠隔皮弁をはじめ遊離皮弁，筋弁，筋皮弁，筋膜皮弁，中隔皮弁など多くが挙げられる。肘関節は多彩で重要な役割を担うため，この部の欠損修復でも，再建される側と皮弁を提供する側のバランスがポイントとなる。したがって，局所皮弁や区域皮弁が第１選択とされるのは当然であり，この観点から周辺筋弁・筋皮弁の適応は少なく，また radial, ulnar forearm flap など主要血管を使用する再建にも慎重でありたい。

ここでは，比較的新しい筋膜皮弁，中隔皮弁を中心に，解剖，留意点，これら皮弁の比較などを中心に記載する。

はじめに

上肢は下肢に類似した解剖学的構築を有しているが，ヒトの直立歩行以来，上肢は体重支持および身体移動という役割より解放され，独自の重要な運動性を持つこととなった。

肘関節は上肢中央で上腕と前腕とを連結する複関節で，肩関節と連動し，身体周囲のあらゆるところへ手を到達させることにより，種々複雑微妙な作業能力をフルに活用させる，という役割を担っている。すなわち，この部の再建は機能的に重要な意義を持つと言え，これらの連結運動を踏まえ，機能面を考慮した修復法が必要となってくる。

A 概　念

本稿ではまず，肘関節周辺再建に必要な血管解剖について述べ，radial, ulnar, collareral/recurrent, interosseous artery と関係する posteriorarm, medial arm, recurrent flap などの筋膜皮弁・中隔皮弁を中心に解説する。また筋弁や遠隔皮弁についても触れ，それらの皮弁の適応，留意点，術後管理などを含めて記載する。

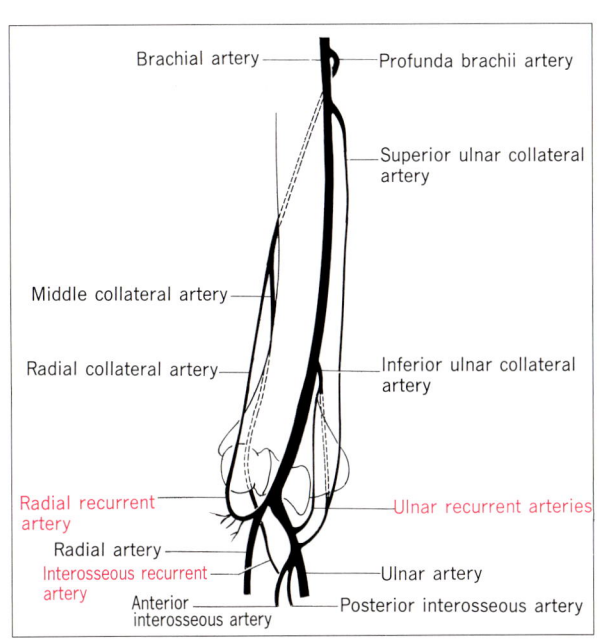

図 12・1　肘関節部の血管解剖
(Williams PL, et al：Gray's Anatomy, 37 ed, p 760, Churchill Livingstone, Edinburgh, 1989 より引用)

B 解　剖[1)～9)]（図 12・1）

上腕動脈（図 12・2）

大円筋下縁で腋窩動脈から名前を変え，正中神経，伴走静脈とともに上腕二頭筋の内側，上腕筋の前面を下行し，二頭筋腱膜の下で橈骨動脈と尺骨動脈に

116　II. 上肢の再建

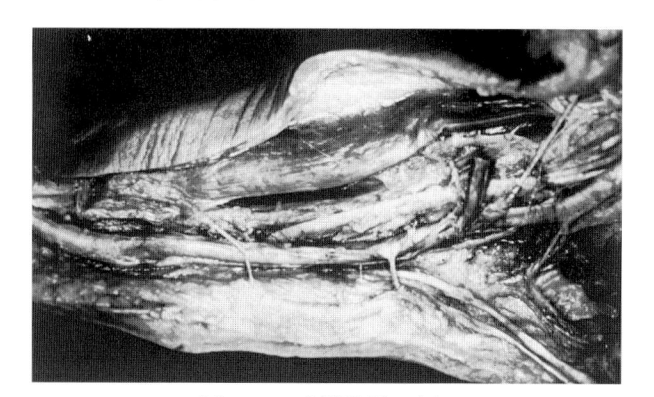

図 12・2　上腕動脈の走行
直接皮枝も認められる。

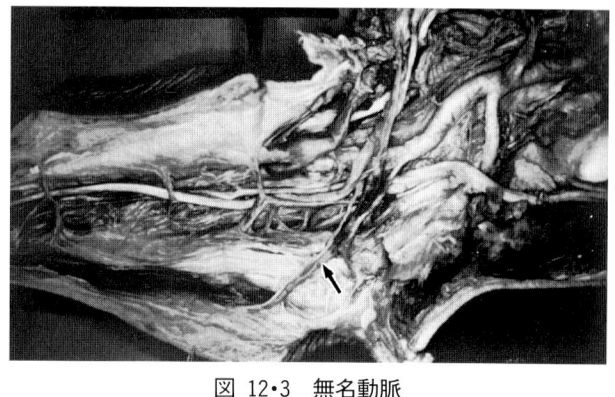

図 12・3　無名動脈
Posterior arm frap の栄養血管となる。常在はしていない。

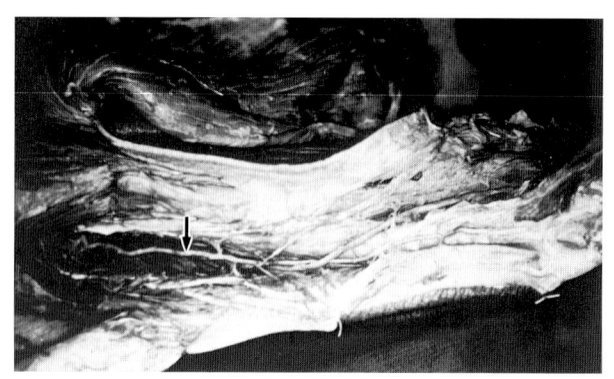

図 12・4　上腕深動脈
末梢で中・橈側側副動脈へ移行する。

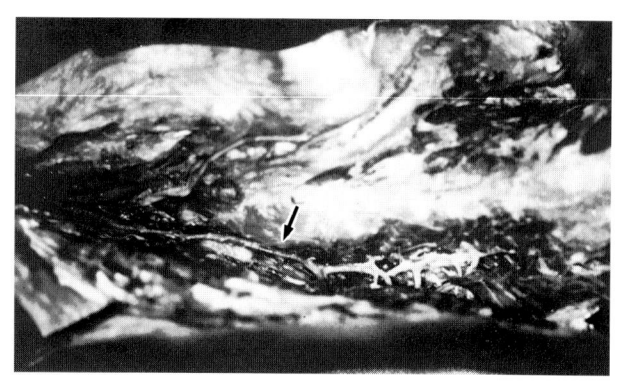

図 12・5　中側副動脈の走行
外側上腕皮弁が作製される。開存率は43%との報告もある。

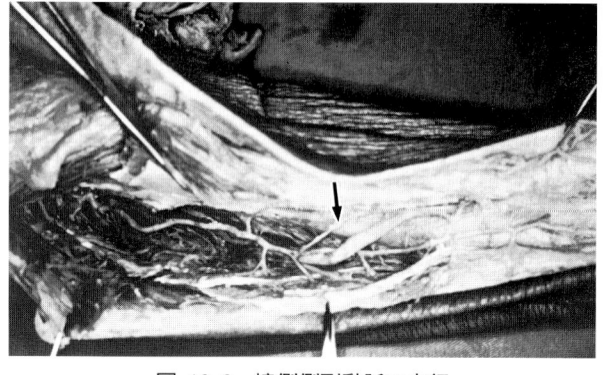

図 12・6　橈側側副動脈の走行
外側上腕皮弁が作製される。

分かれる。上腕動脈はその走行中，数本の枝を出す。三頭筋内側頭に筋枝を出した後，皮枝となる無名動脈（図12・3）を利用して posterior arm flap が作製できる。

上腕深動脈（図12・4）

通常，大円筋下縁で上腕動脈の後内側から分岐し，上腕骨の後方で橈骨神経とともに橈骨神経溝を通って外方に走り，上腕二頭筋長頭枝，三角筋枝，上腕骨栄養動脈を出した後，中側副動脈と橈側側副動脈とに分かれる。上腕深動脈は肩甲下動脈あるいは後上腕回旋動脈から派生するものもある。

中側副動脈（図12・5）

腕橈骨筋と三頭筋外側頭の間を下行して，上腕骨外果の後面で反回骨間動脈と吻合して，肘関節動脈網に加わる。本動脈は上腕外側の皮膚を栄養する主要動脈であるが，その発現頻度を43%とする報告もある。本血管を利用して middle collateral flap が作製できる。

橈側側副動脈（図12・6）

橈骨神経とともに上腕筋と腕橈骨筋の間を下行して，上腕骨外果の前面で橈側反回動脈と吻合する。本血管を利用して radial collateral (lateral arm) flap が作製される。

橈側反回動脈（図12・7）

橈骨動脈から分岐し，上腕筋と腕橈骨筋の間を橈骨神経浅枝とともに上行，数本の筋枝，筋間中隔枝を分岐したのち，橈側側副動脈と吻合する。橈側反回動脈には上腕動脈から直接分岐するものもある。本血管を利用して radial recurrent flap (reverse

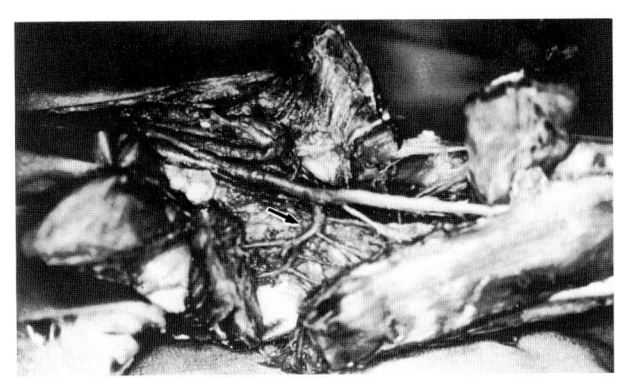

図 12・7　橈骨動脈より分枝する橈側反回動脈
起始にはいくつかの variation があるが，存在は 100％ に認められる．橈側反回皮弁が作製される．

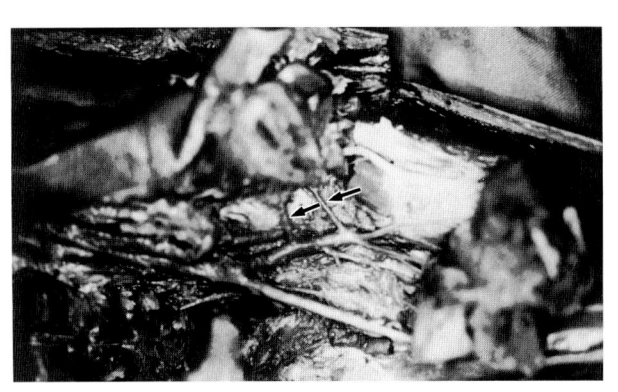

図 12・8　尺骨動脈より分枝する尺側反回動脈
筋枝を出しながら反回上行する．尺側反回皮弁が作製される．

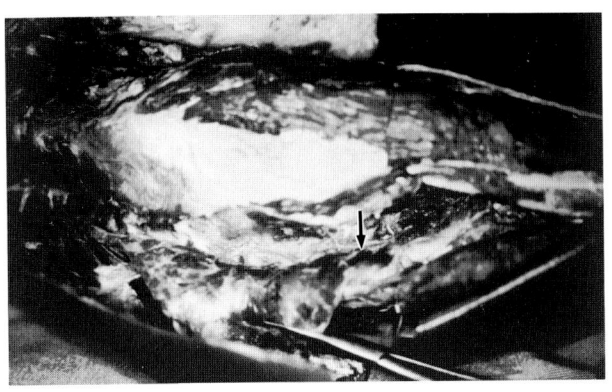

図 12・9　骨間動脈より分枝する反回骨間動脈の走行
反回骨間皮弁が作製される．

lateral arm flap) が作製される．

尺側反回動脈（図 12・8）

尺骨動脈の起始部付近から分枝するが，前枝と後枝に分けられる．前枝は上腕筋と円回内筋の間を上行し，前腕浅屈筋群に枝を出したのち，肘より約 5 cm 近位側で，上腕動脈より分岐する下尺側側副動脈と吻合する．下尺側側副動脈はまた，上腕深動脈の枝である中側副動脈とも交通している．

後枝

前腕浅屈筋群と尺側手根伸筋の間を上行し，これらに筋枝を出した後，上腕ほぼ中央あるいはやや下方で上腕動脈から分岐し，上腕三頭筋内側頭上を下行してくる上尺側側副動脈と吻合する．前枝と後枝は共通幹から派生するものと，尺骨動脈から別々に派生するものがあり，後者はさらに総骨間動脈との関係から 2 つのタイプに分けられる．本血管を利用して ulnar recurrent flap (reverse medial arm flap) が作製される．

橈骨動脈

上腕動脈から分岐した後，腕橈骨筋と円回内筋の間をさらに腕橈骨筋と橈側手根屈筋の間を通り，橈骨茎状突起の下を経て手背へと至る．前腕背側近位部皮膚を栄養する inferior cubital artery は肘窩より約 5 cm 以内で，橈骨動脈または橈側反回動脈より分岐する．この血管を利用して antecubital flap が作製される．

尺骨動脈は円回内筋の下，浅指屈筋と深指屈筋の間を通り，内下方へと向かい，手掌へと至る．前述のごとく，起始部付近で尺側反回動脈と総骨間動脈を分岐する．総骨間動脈は深指屈筋と長母指屈筋との間を通り，前腕骨膜上に達し，前骨間動脈と後骨間動脈に分かれる．

反回骨間動脈（図 12・9）

その起始は変異に富む．総骨間動脈または前・後骨間動脈分岐部より派生することもある．通常は後骨間動脈より分岐し，回外筋と肘筋の間をこれらに筋枝を出しながら上行し，中側副動脈と吻合する．本血管を利用して interosseous recurrent flap が作製される．

浅上腕動脈

上腕動脈発生途上に出現し，同じく上腕動脈の遺残である正中動脈と吻合し，前腕領域までその血行を司っているが，通常胎生早期に正中動脈が消失するとともに，まもなく消退するとされている．しかし，約 25％ の成人に遺残し，比較的高頻度の変異血管と言える．残存している場合，腋窩動脈から上腕 3/5 の範囲内に限局した高位より分岐し，上腕二頭筋内側縁に沿って，その筋間中隔浅層を走行する．本血管を利用して superficial brachial flap が作製される．

C 術前の評価・適応・特徴など

他部位と同様，欠損の位置，大きさ，深達度，原因，外傷の合併や既往，などの局所的因子，年齢，全身状態，利き腕などの条件を考慮し，治療方法が選択される。理想的手術の条件としては，機能的損失がなく，低侵襲で，安全かつ容易な手技で短時間に行え，術後の肢位固定や圧迫などが不要なこと，移植皮膚の色調，質感が周囲と類似しており，整容的満足度も高いこと，などが挙げられる。

必然的に，局所皮弁や区域皮弁が第1選択となるが，局所皮弁は一般的にrandomな概念より作製されるため，おのずと被覆できる範囲には限界がある。しかし，筋肉上のperforatorを含めた筋膜皮弁とすれば，細いperforator由来の部分はrandomであるものの，axialな血行は筋肉内へ向かっており，中枢側へ剝離することにより，いわゆる perforator flapとなり，筋肉を含めた場合には筋・筋膜皮弁となる。中隔皮弁としてseptal vesselsを含めて三次元的に挙上すると，axial な皮弁となる。Fascial septocutaneous由来の部分では，筋間中隔の膜を筋膜血行として皮弁内に導入することにより，MASS flap として皮弁生着における生着域の拡大と安定化が得られる[10]。遠位側茎皮弁の登場は皮弁外科に進歩をもたらしたが，肘部もこの恩恵を受けた被再建部位と言える。すなわち，皮膚の色調や薄さ，皮神経の存在などから，優秀な採取部と言える上腕部に，これら解剖学的・部位的特殊性を背景として挙上する，recurrent flaps[11][12]と総称される皮弁があり，肘部再建に大変有用である。

前腕からもいくつかの皮弁が肘部再建に用いられているが，radial forearm flap や ulnar forearm flap では主要血管を用いるという点で，適応について慎重に考慮しなければならない。通常，橈骨動脈から分岐し，inferior cubital artery を茎血管とするantecubital flap[13]では，橈骨動脈を使用せずに皮弁挙上ができ，必要に応じてrecurrent flapとのcombination useにより，比較的長い皮弁の作製が可能となる。しかし，やはり前腕部を皮弁採取部とするため，二次再建を要することが多い。

他に，肘関節周囲を採取部とする修復法には，brachioradialis, extensor carpi radialis longusなど，筋弁，筋皮弁も用いられる。これらの方法は骨髄炎合併などの症例に有用と言えるが，整容的には難があり，筋使用による機能障害は少ないとされるものの，上肢では特に高度な運動機能を要求されるため，選択に際しては慎重な検討が必要で使用頻度も低い。

胸腹壁皮弁，外腹斜筋皮弁，腹直筋皮弁，逆行性広背筋皮弁などの遠隔皮弁も，肘部再建に有用であるとの報告も多い。しかし，手術が二期にわたること，一定期間一定の肢位固定を強いられることによる肩関節への影響などの点からも適応を限って用いている。遊離鼠径皮弁などの遊離皮弁は，マイクロサージャリーの進歩した今日ではすでに一般的な方法と言えるが，やはり他の方法では再建不可能な場合の最終的手段として用いられることが多い。したがって，重要組織の露出した際の再建への考え方としては，一次縫縮，局所皮弁，recurrent flap, antecubital flap などの区域皮弁を用いられるかどうかを検討した後に，つぎのステップ，すなわち逆行性前腕皮弁，筋弁，遊離皮弁，遠隔皮弁などと考えていくことが一般的と言える。

D 手技および症例

肘関節部に応用される皮弁群は前述のごとく多くの選択があるが，ここでは区域皮弁を主として，反回皮弁，antecubital flapを含め，上腕内側・外側・後面皮弁についても触れる。

1. 尺側反回皮弁（ulnar recurrent flap）[12] （reverse medial arm flap）

（図12・10，図12・11）

尺側反回動脈を茎血管とし，遠位側では尺側側副動脈との吻合を利用して挙上する皮弁である。

三角筋前縁と上腕骨内果を結ぶ線上の尺側反回動脈が走行している部位を中心にデザインを行う。皮切は皮弁側方より開始し，皮神経をできるだけ温存しながら，deep fasciaを皮弁に含めるように進める。上腕三頭筋と上腕筋の間に尺側反回動脈が確認できる。尺骨神経が反回動脈のすぐ側方を走行しているため，損傷しないよう特に注意する。神経部との剝離は比較的容易であるが，回り込んでいる際には注意が必要で，場合によっては神経を挙上し，皮

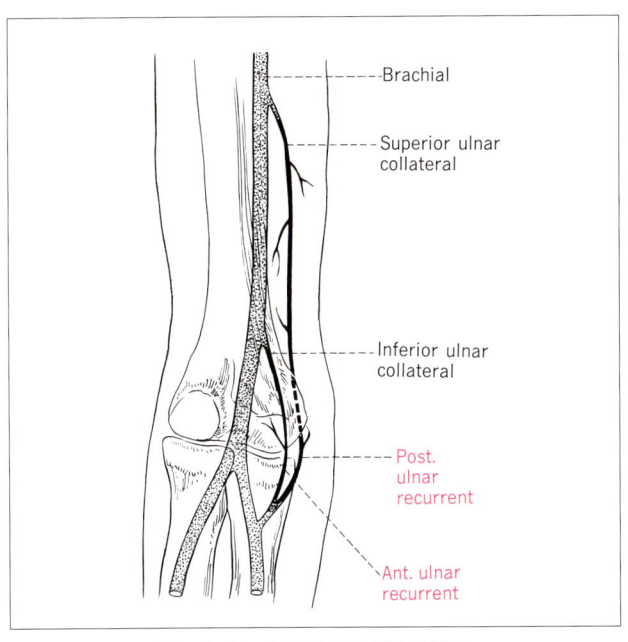

図 12・10 尺側反回動脈の走行
尺側側副動脈の走行と尺側反回動脈の吻合を示す。反回皮弁の近位側では順行，末梢部では逆行になる。後尺側反回動脈の方が口径は太い。

(Maruyama Y, et al：The ulnar recurrent fasciocutaneous flap. Plast Reconstr Surg 79：381-387, 1987 より引用)

弁を神経周囲に回転させながら茎血管を剝離しなければならないこともある。上あるいは下尺側側副動脈は適宜結紮する。肘部は肘関節動脈網を形成しているため，皮下組織を温存し，ともに茎に含めるとより安全となる。長さは上腕のほとんど大部分，幅は上腕の1/2周の皮弁の作製が可能で，8 cm 以下の幅とすれば採取部は一次縫縮可能である。

上腕内側皮弁（medial arm flap）[2)14)15)]（図 12・12）

内側筋間中隔を中心に，上尺側側副動脈を含めるようにデザインする。皮弁近位端は腋窩部まで，遠位端は上腕骨上果より 3〜5 cm 上方とする。遠位側にて，反回動脈との吻合部まで含めれば，肘関節を越えた皮弁の作製も可能である。皮切は皮弁側方より行い，上腕二頭筋，上腕筋の間で上腕動脈から上尺側側副動脈の分岐・走行を確認し，遠位側より筋間中隔ごと挙上する。

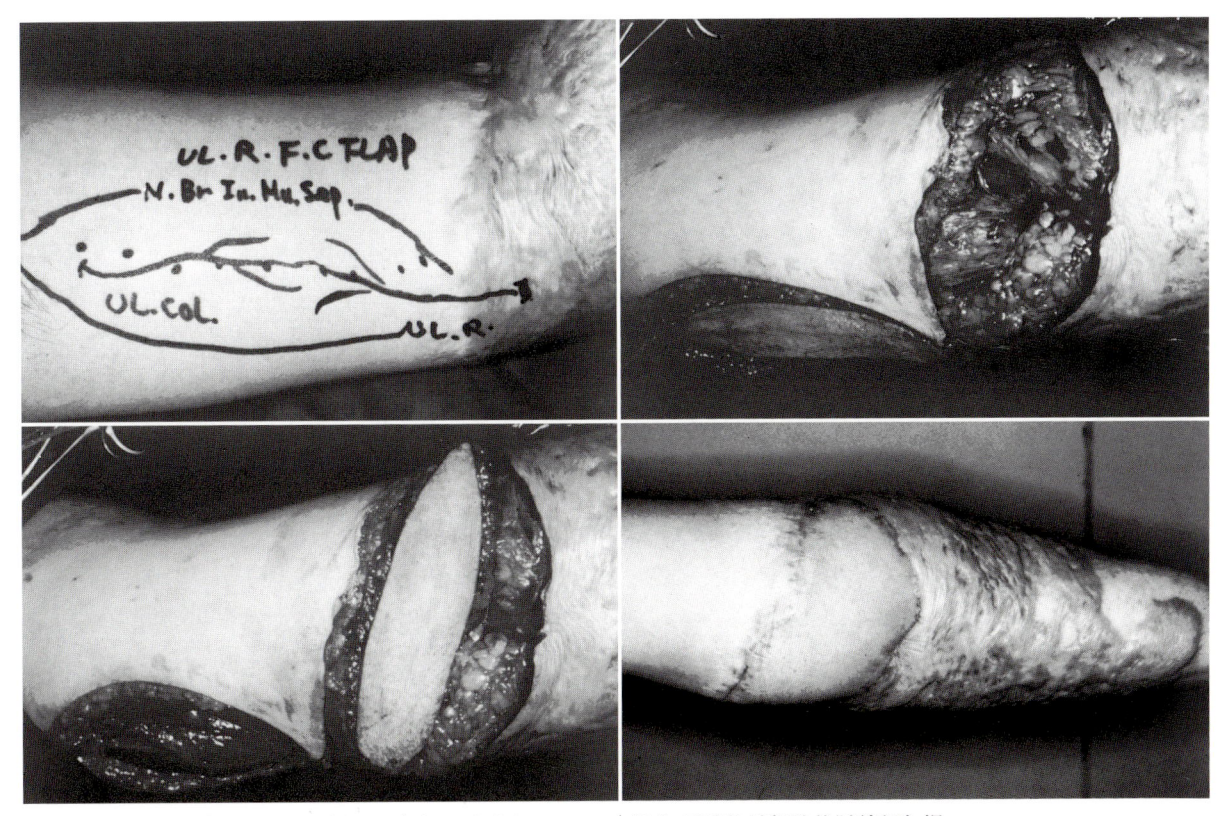

(a) 肘部瘢痕拘縮に対する尺側反回皮弁のデザイン
(b) 瘢痕拘縮解除後肘前部欠損
(c) 欠損部へ皮弁を移行，採皮部は一時縫縮
(d) 術後 4 カ月の状態。尺側反回皮弁の方が橈側反回皮弁より薄い。

図 12・11 尺側反回皮弁

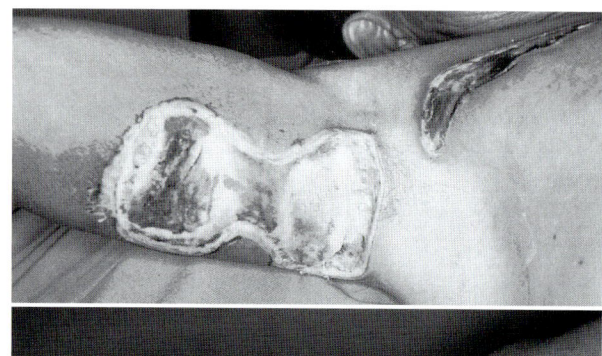

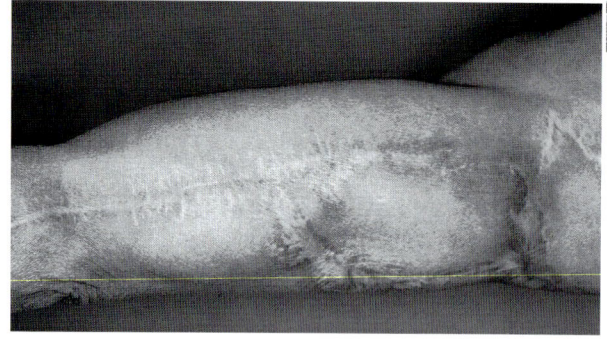

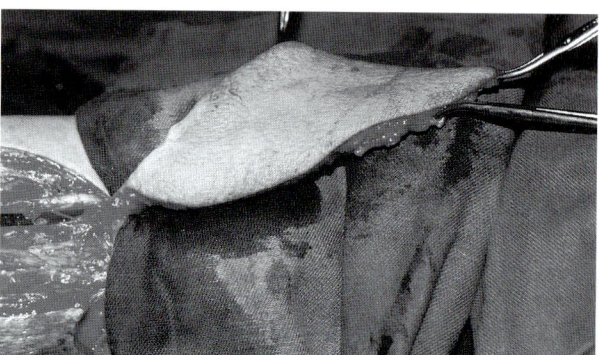

(a) 電撃傷による右上腕内側の皮膚欠損
(b) 内側上腕皮弁の挙上
(c) 術後7年の状態
図 12・12　上腕内側皮弁

2. 橈側反回皮弁 (radial recurrent flap)[11] (reverse upper arm flap)
（図 12・13，図 12・14）

　橈側反回動脈を茎血管とし，遠位側では橈側側副動脈との吻合を利用して挙上する皮弁である。三角筋後縁と上腕骨外果を結ぶ線上の橈側反回動脈が走行している部位を中心にデザインを行う。皮切は皮弁側方より開始し，deep fascia を皮弁に含めるようにし，上腕筋と腕橈骨筋間に橈側反回動脈を確認したのち，筋間中隔と反回動脈を皮弁に含め，横断面ではT字型となるようにこれを挙上する（図 12・15）。反回動脈と橈側側副動脈との吻合部を皮弁内に含むため，この吻合部近隣では血管を損傷しないように，周辺組織を含めて皮弁を挙上する。皮弁の遠位側は橈側側副動脈の逆行部となるためである。遠位側の橈側側副動脈は結紮する。皮弁の大きさは通常は，遠位端は三角筋停止部までとするが，三角筋中央部までは拡大され，幅は上腕ほぼ半周にわたって挙上することが可能であり，皮弁採取部は通常，幅8cm以内ならば一次縫縮できる。

1）上腕外側皮弁 (lateral upper arm flap)[16]
　外側筋間中隔を中心に橈側側副動脈を含むようにデザインする。皮弁側方より皮切を行い，腕橈骨筋と上腕筋の間に橈側側副動脈を確認し，筋間中隔を含めて挙上する。

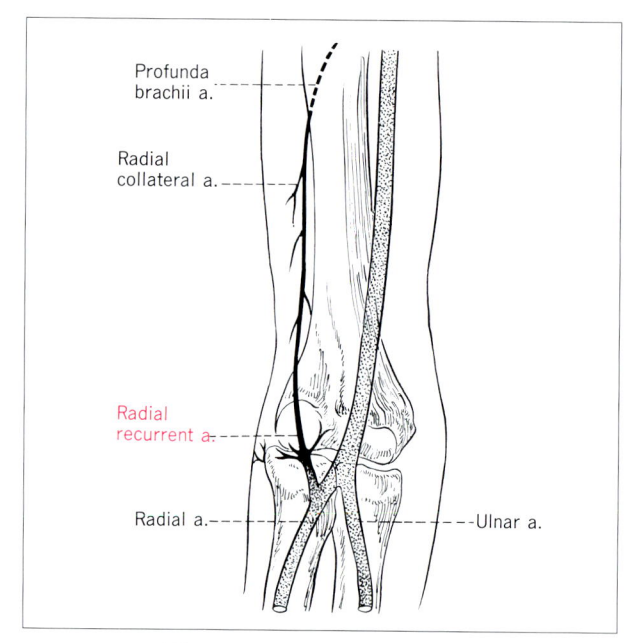

図 12・13　橈側反回動脈の走行
　橈側反回動脈の走行を示す。末梢部で橈側側副動脈と吻合する。
　(Maruyama Y, et al: The radial recurrent fasciocutaneous flap. Br J Plast Surg 39: 458-461, 1986 より引用)

2）上腕後面皮弁 (posterior arm flap)[17]
　上腕動脈より分岐する無名動脈を茎血管とする。デザインは三頭筋内側頭上に，その走行に沿って行う。皮切は遠位側方より行い，茎血管を損傷しないよう，筋腱膜を含めながら挙上する。血管径の平均は 1.4 mm で約 13×7 cm の皮膚領域を支配する。

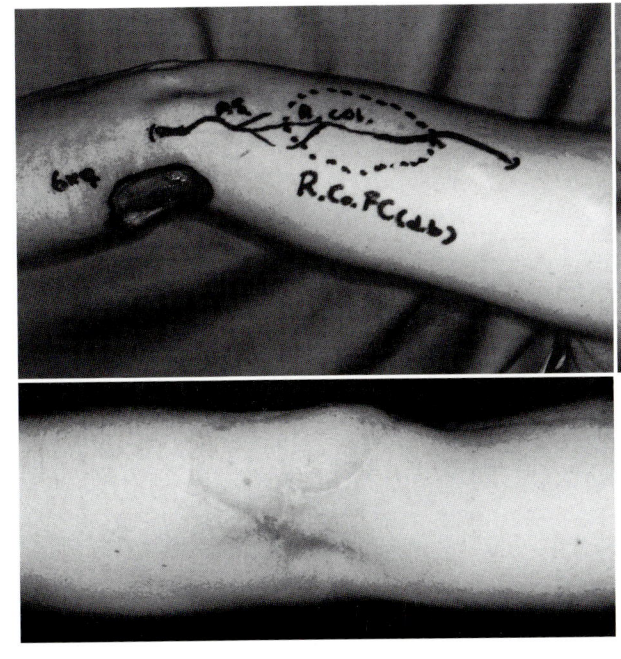

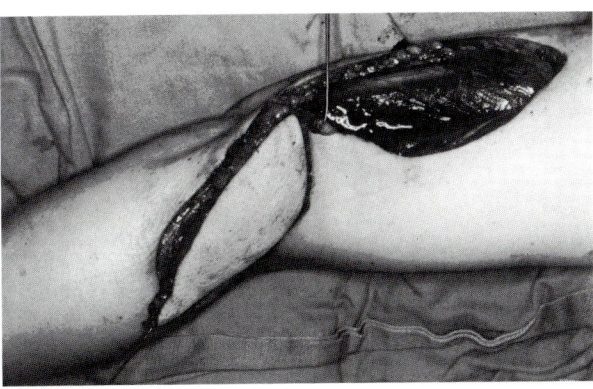

(a) 右肘部皮膚欠損に対する橈側反回皮弁のデザイン
(b) 島状とした皮弁の挙上
(c) 術後1年の状態

図 12・14　橈側反回皮弁

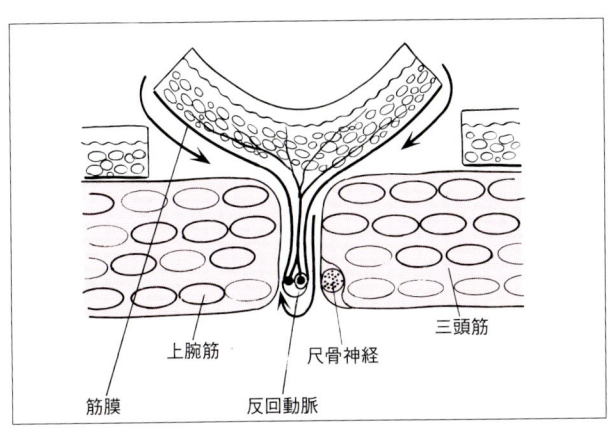

図 12・15　中隔皮弁挙上のシェーマ

(Maruyama Y, et al：The ulnar recurrent fasciocutaneous flap. Plast Reconstr Surg 79：381-387, 1987 より引用)

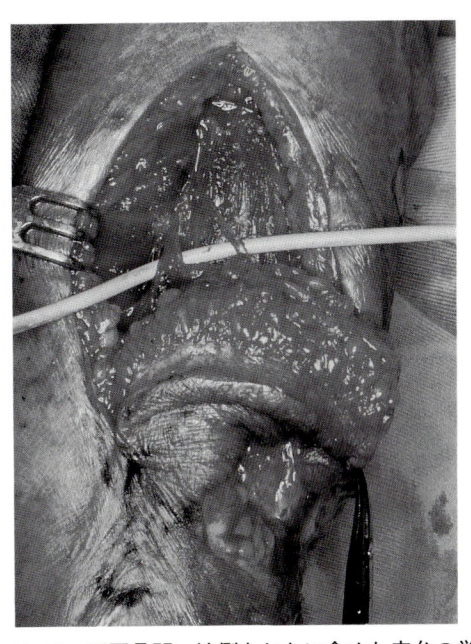

3．反回骨間皮弁 (interosseous recurrent flap) （図12・16，図12・17）

　反回骨間動脈を茎血管とし，遠位側では中側副動脈との吻合を利用して挙上する．回外筋と肘筋の間に反回骨間動脈が，腕橈骨筋と三頭筋外側頭に中側副動脈が走行しており，これが皮弁中央になるようにデザインし，この反回骨間動脈を含めて挙上する．反回骨間動脈と中側副動脈との吻合は，他の橈側，尺側の反回一側副動脈との吻合が強固であるのに比べて，比較的細い吻合を有するものが多いため，周囲組織を含める，もしくは茎に橈側，尺側，反回一側副の血行をともに含めた皮弁とした方が安全性は高

図 12・16　反回骨間，橈側をともに含めた皮弁の挙上

い（図12・16，図12・18）．

　これら3つの recurrent flap の被覆範囲は近接し，重複する部分も多いが，欠損部の位置により適応を選択する．すなわち，原則的には，尺側に ulnar，橈側には radial，背側には interosseous 由来の反回皮弁を用いる．

中側副上腕皮弁 (middle collateral flap)

　腕橈骨筋と三頭筋外側頭の間を走行する中側副動脈が皮弁中央に来るようにデザインし，筋間中隔，中側副動脈を含む皮弁である．存在率は1/2との報告もあるが，その際には MASS の概念を含めた皮

a	b
c	d

(a) 外傷後左肘部皮膚欠損
(b) 反回骨間皮弁のデザイン
(c) 皮弁挙上を示す。鑷子の先に血管束が確認される。
(d) 術後 6 カ月の状態

図 12・17　反回骨間皮弁

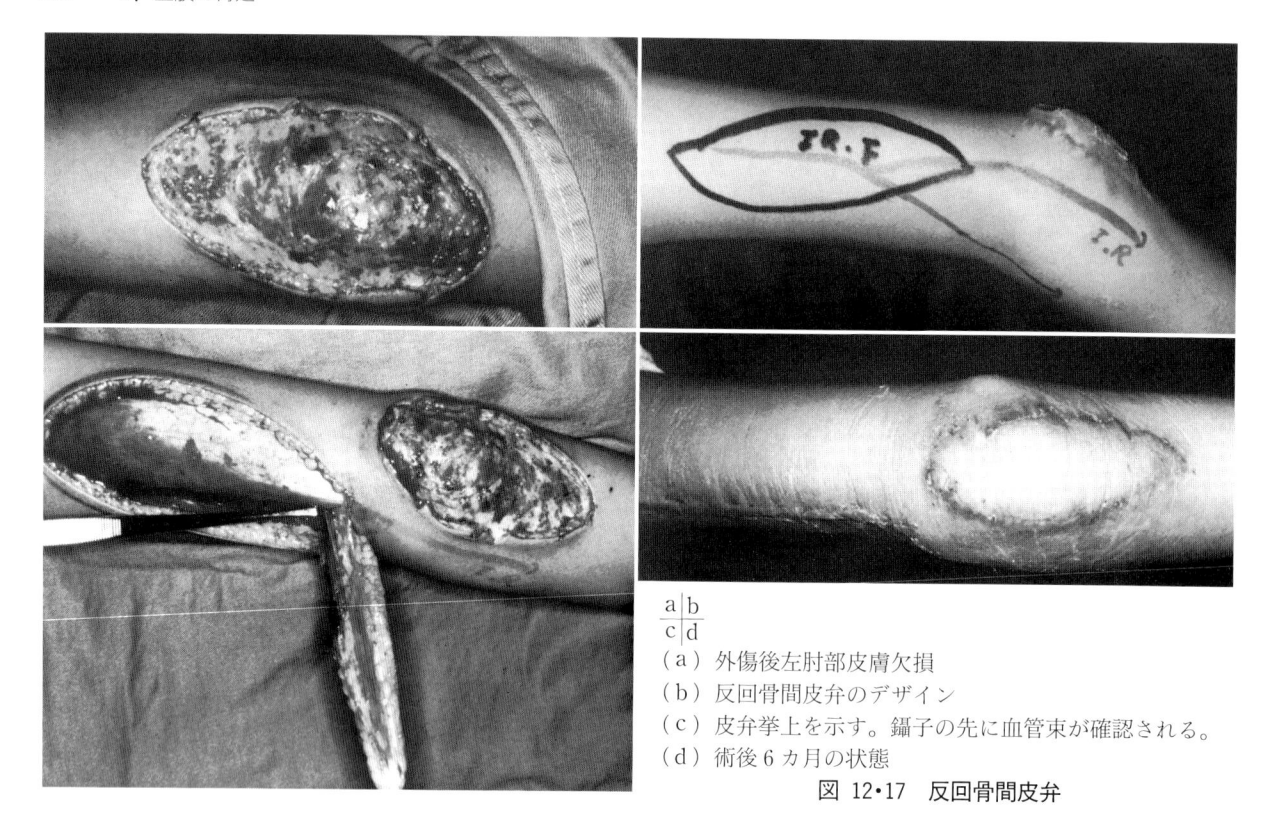

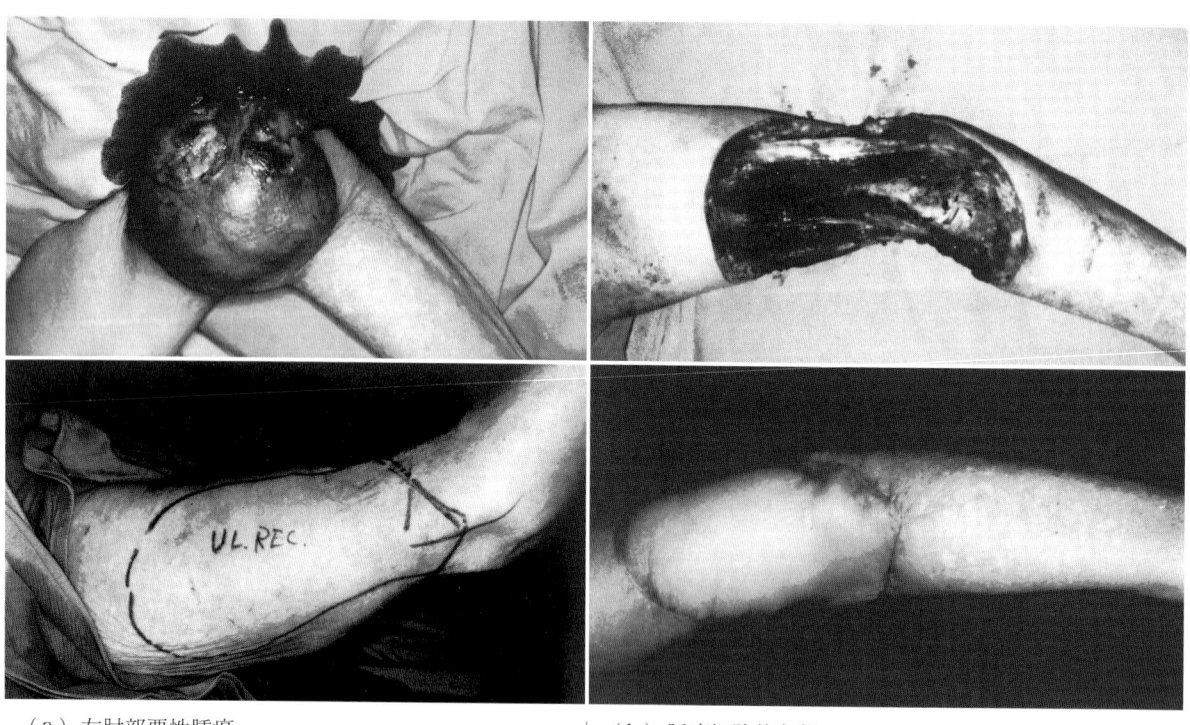

(a) 左肘部悪性腫瘍
(b) 腫瘍切除後欠損
(c) 尺側反回動脈を茎血管とする皮弁のデザイン。実際の挙上に際しては，反回骨間動脈も茎に含めた。
(d) 術後 3 年の状態

図 12・18　尺側反回動脈と反回骨間動脈を茎とする尺側反回皮弁

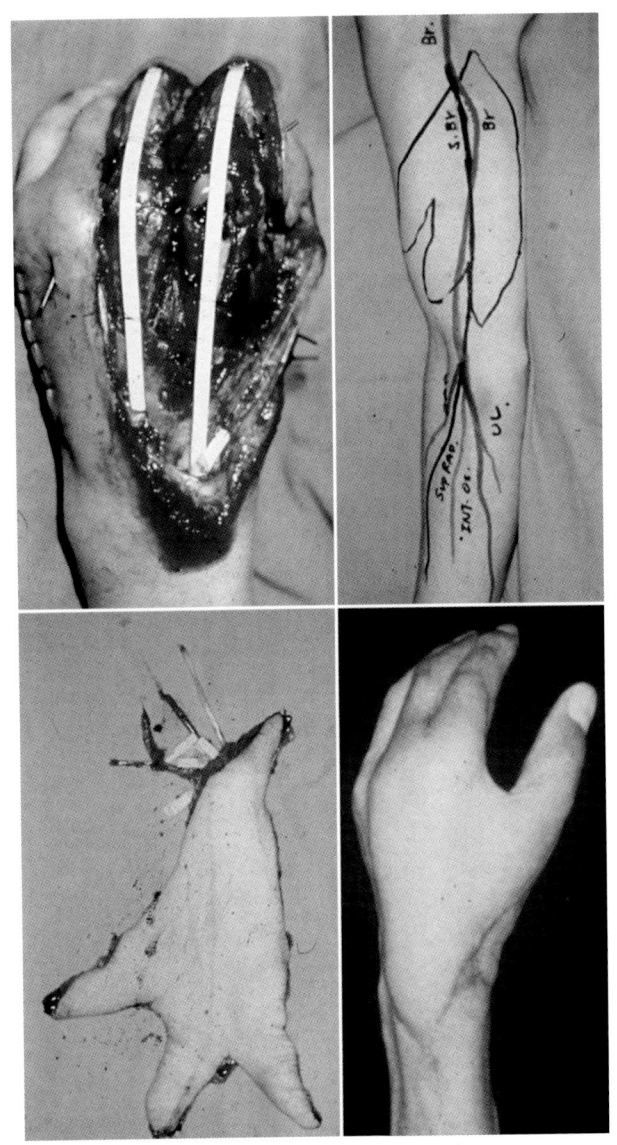

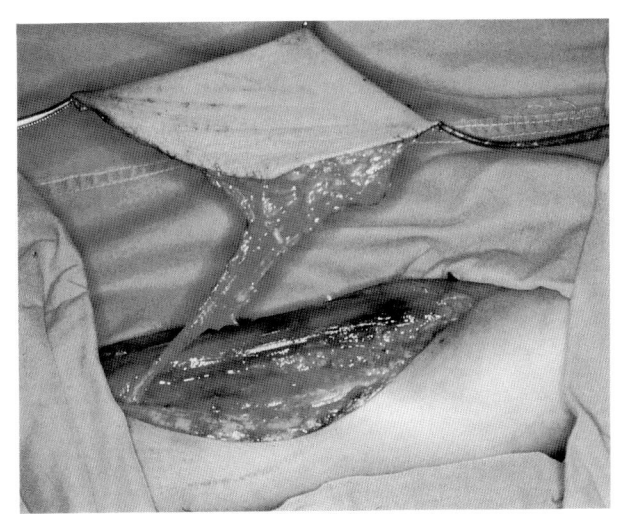

図 12・20 Antecubital 皮弁の挙上

5. Antecubital flap[13]（図 12・20）

橈骨動脈あるいは橈側反回動脈から分岐する inferior cubital artery（ICA）を茎血管とする。デザインは interepicondylar line の中点から 2～5 cm 遠位より橈骨茎状突起の方向へ向かう ICA が皮弁中央に来るように行う。皮切は尺側遠位から始め，deep fascia が皮弁に含まれるように挙上し，腕橈骨筋と橈側手根屈筋間の筋間中隔より皮膚へと至る ICA を確認したら，筋間中隔ごと皮弁側に含めて，これを挙上する。最大で約 17×4 cm の皮弁の作製が可能である。皮弁採取部には植皮を要する。Recurrent flap との combination use により，上腕から前腕へ至る皮弁の作製も可能である。

6. 腕橈骨筋皮弁 (brachioradialis m-c flap)

腕橈骨筋は，肘窩の外側縁をなしており，上腕骨外側果上稜，外側筋間中隔から橈骨茎状突起橈側面に至り，橈側反回動脈からの分枝により栄養される。通常，筋弁として用いる。筋の橈側縁より皮切を行い，遠位側から挙上，近位側にて橈側反回動脈からの分枝を確認後，欠損部へ移行する。

7. 尺側手根屈筋皮弁 (flexor carpi ulnaris flap)

手根の重要な内転（尺屈）筋で，尺側反回動脈の分枝により栄養される。上腕頭は上腕骨内側上果から，尺骨頭は尺骨後縁上部 2/3，肘頭から起こり，肘窩の内側縁をなし，豆状骨を経て第五中手骨底へ至る。上腕頭と尺骨頭の間を尺骨神経が通る。筋の走

(a) 熱圧挫損傷による欠損
(b) 皮弁のデザイン
(c) 挙上した遊離皮弁
(d) 術後 1 年の状態

図 12・19 Superficial branchial flap

弁とし，茎を太くして random を考慮に置いた皮弁として作製するとよい。

4. Superficial brachial flap[18]（図 12・19）

浅上腕動脈を茎血管とし，逆行性に挙上し肘部へ適応させる。遊離皮弁としても応用範囲が広い。本動脈の存在率は約 25% であり，術前には血管造影を必要とするが，遺残血管である本動脈使用による犠牲は少ないと言える。本動脈の血管走行に沿って筋間中隔，皮膚穿通枝を皮弁に含めながら挙上していくが，上腕から前腕へ至り作製できるものもある。

行に沿ってデザインし，尺側縁に皮切を行う．筋体を外側に翻転すると，尺骨動脈，神経が確認できる．遠位側より筋枝を適宜結紮しながら，皮弁を挙上する．

8．長橈側手根伸筋皮弁（extensor carpi radialis longus flap）

上腕骨外側上果から起こり，第2中手骨底に付く．この筋走行に沿って皮弁をデザインする．腕橈骨筋から剥離していくと筋枝を認める．遠位側にて切離した後，筋枝は適宜結紮し，挙上する．

9．肘筋皮弁（anconeous flap）

上腕骨外側上果，外側側副靱帯に始まり，尺骨背面上方1/3に終わる三角形の比較的小さな筋で，肘関節動脈網，反回骨間動脈，橈側反回動脈などからの枝で栄養される．近位側に優位な血管茎が存在する．肘関節後面に対して用いられる．

E 術後管理

創部の安静，皮弁の過度の圧迫の禁止など，皮弁手術後の一般的原則に従う．

（丸山　優，佐瀬道郎）

文　献

1) Williams PL, Warwick R, Dyson M, et al : Gray's Anatomy (37 th ed), p 760, Churchill Livingstone, Edinburgh, 1989
2) Kaplan EN, Pearl RM : An arterial medial arm flap-vascular anatomy and clinical application. Ann Plast Surg 4 : 205-215, 1980
3) Cormack GC, Lamberty BGH : Fasciocutaneous vessels in the upper arm ; Application to the design of new fascio-cutaneous flaps. Plast Reconstr Surg 74 : 244-249, 1984
4) Gao X, Mao Z, Yang Z, et al : Medial upper arm skin flap ; Vascular anatomy and clinical applications. Ann Plast Surg 15 : 348-351, 1985
5) Rivet D, Buffet M, Martin D, et al : The lateral arm flap ; An anatomic study. J Reconstr Micro 3 : 121-132, 1987
6) 林　明照，丸山　優，岩平佳子ほか：上腕血行に関する解剖学的検討・補遺；反回動脈を中心として．形成外科32：47-54，1989
7) 岩平佳子，丸山　優，蛯原啓文ほか：上腕領域における血行形態の検討；アンギオグラフィーを中心として．形成外科32：217-222，1989
8) Hayashi A, Maruyama Y : Anatomical study of the recurrent flaps of the upper arm. Br J Plast Surg 43 : 300-306, 1990
9) Yousif NJ, Warren R, Matloub HS, et al : The lateral arm fascial free flap ; Its anatomy and use in reconstruction. Plast Reconstr Surg 86 : 1138-1147, 1990
10) 丸山　優，林　明照：皮弁の概念とその種類．皮膚臨床32：1469-1482，1990
11) Maruyama Y, Takeuchi S : The radial recurrent fasciocutaneous flap ; Reverse upper arm flap. Br J Plast Surg 39 : 458-461, 1986
12) Maruyama Y, Ohnishi K, Iwahira Y : The ulnar recurrent fasciocutaneous flap ; Reverse medial arm flap. Plast Reconstr Surg 79 : 381-387, 1987
13) Lamberty BGH, Cormack GC : The antecubital fasciocutaneous flap. Br J Plast Surg 36 : 428-433, 1983
14) Newsome HT : Medial arm free flap. Plast Reconstr Surg 70 : 63-69, 1982
15) Iwahira Y, Maruyama Y : Medial arm fasciocutaneous island flap coverage of an electric burn of upper extremity. Ann Plast Surg 20 : 120-123, 1988
16) Katsaros J, Schusterman M, Beppu M, et al : The lateral upper arm flap ; Anatomy and clinical application. Ann Plast Surg 12 : 489-500, 1984
17) Masquelet AC, Rinaldi S, Mouchet A, et al : The posterior arm flap. Plast Reconstr Surg 76 : 908-913, 1985
18) Iwahira Y, Maruyama Y, Hayashi A : The superficial brachial flap. Ann Plast Surg 37 : 48-54, 1996

II 上肢の再建

13 手指末節切断の再接着

SUMMARY

手指末節切断は，再接着後の機能的かつ整容的予後が良好なことから，再接着術のよい適応である。ところが，末梢になればなるほど，血管は細くなって，吻合が難しくなる。はたしてどのレベルまでなら再接着（血管吻合）が可能なのか。この点を追求するために，著者は動脈と静脈の解剖学的所見をもとに，末節切断を4つの Subzone に分類した。それぞれに血管吻合のポイントを挙げる。

Subzone I：指尖より爪の中央までの切断で，この部位は通常血管吻合は無理で，composite graft の適応となる。幸いにして，この部位における composite graft の成績はよい。

Subzone II：爪中央より爪根部までの切断で，動脈は終末枝で 0.5 mm 程度と細いが，吻合は可能である。ところが静脈はより細くて吻合は難しい。可能なかぎり静脈も吻合すべきであるが，必ずしも吻合しなくても生着しうる。ただし，術後のうっ血に対処する必要がある。

Subzone III：爪根部よりこれと DIP 関節の中間点までの切断で，指動脈が存在するため動脈吻合は容易となるが，静脈はまだ細くて難しい。この部位も静脈は吻合しなくても生着しうるが，Subzone II より生着率は劣るので吻合した方がよい。

Subzone IV：爪根部と DIP 関節の中間点より DIP 関節までの切断で，静脈が背側皮下に存在するため太く，吻合しやすい。

静脈還流対策は末梢ほど血流が少ないために容易となるが，穿刺，fish-mouth 法，ヘパリン注入法など，適宜うっ血の程度を見ながら行うことが大切である。

はじめに

1965年に Komatsu & Tamai[1]が母指の再接着に成功して以来，切断指再接着術は急速に広まり，1980年頃にはほぼ適応が決まり，成績も安定してきた[2]〜[10]。その後しだいに末節切断も，その機能的・整容的予後がよいことから，重要視されてきた[9]〜[15]。末節切断は，MP 関節と PIP 関節の機能が温存されているため，DIP 関節の可動域が制限されても，知覚の回復がよければ障害はほとんどなく，しかも爪という整容的に大切なものが残ることから，再接着術の適応があると言われている。しかし，末節部は血管が細いため技術的な障害があり，今なお適応とされていない施設もある。成功すれば予後のよい末節切断ははたしてどのレベルまで再接着が可能なのか，著者の経験をもとに述べる。

A 概　念

末節切断とは DIP 関節より末梢，すなわち末節骨の存在するレベルとそれより末梢での切断で，玉井の分類[8][10]によると Zone I と II にあたる。再接着とは，ここでは血管吻合を行って再接合するものとする。血管吻合を行わずに接合するものには composite graft と Brent 法あるいはその変法（手掌ポケット法）がある。

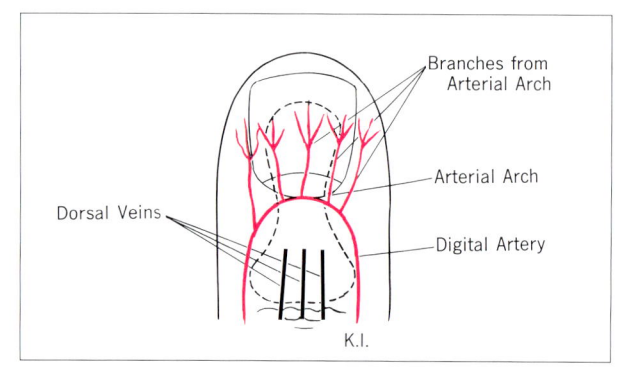

図 13・1 手指末節部における血管解剖の模式図（旧版）
（石川浩三ほか：手指末節切断に対する新しい区分法（Zone 分類）：血管吻合の適応とその限界レベルについて．日本マイクロ会誌 3：54-62，1990 より引用）

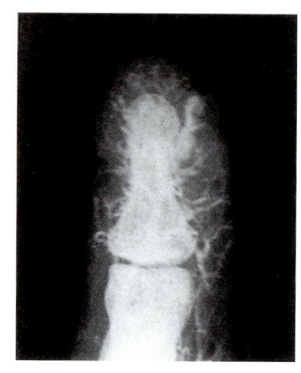

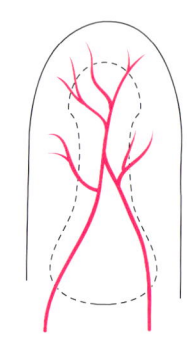

図 13・2 手指末節部の microangiogram とその模式図
（石川浩三ほか：手指末節切断再接着分類：その後10年の再検討．日手会誌 18：870-874，2001 より引用）

（a）玉井による手指の Zone 分類　　（b）石川による末節部の Subzone 分類

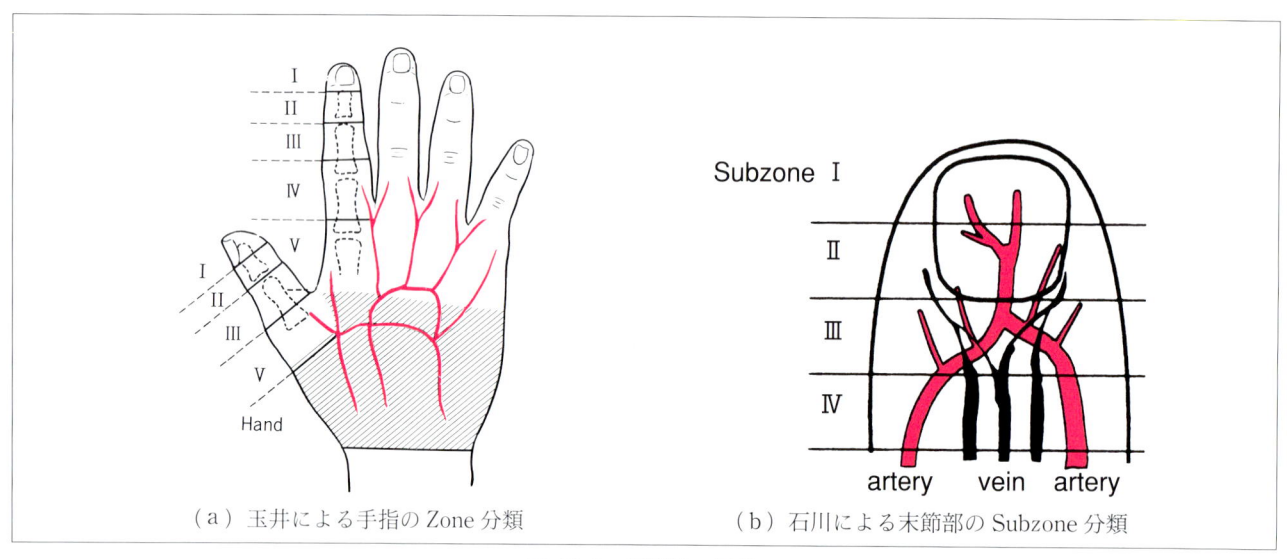

図 13・3 切断指の区分
a：（玉井　進：切断手指の治療．整形外科 Mook No.15, pp 159-171, 金原出版，東京，1980 より引用）
b：（石川浩三：手の外傷：切断指の再接着．形成外科 45：S75-S82，2002 より引用）

B 解剖

1. 動脈

末節には多くの動脈枝があり，両側からの枝が吻合してアーケードを作る．しかし，掌側指動脈の本幹は指の両側をそれぞれ走り，末節の近位 1/3〜1/2 のところで互いに吻合してアーチを形成する[16)17)]．このアーチを Strauch ら[18)]は distal transverse palmar arch（以下 DTPA と略す）と称し，深指屈筋腱停止部のすぐ末梢側にあると述べているが，著者は山野[13)15)]と同様に爪根部のレベルにあると考えている[19)20)]．この DTPA からさらに末梢に向かっ

て数本の枝を出しており，著者はこれを終末枝と呼んでいる．Strauch ら[18)]が 141 本の指の血管につき測定した結果によると，示指の末節骨基部における橈側指動脈の外径は 0.76±0.15 mm で，尺側指動脈は 0.86±0.10 mm，環・小指の場合は前者が 0.95±0.15 mm，後者が 0.85±0.10 mm，DTPA は 0.85±0.10 mm，これから出る終末枝は 0.58±0.10 mm である．この終末枝の外径については玉井[8)]の症例で 0.5 mm，山野[13)]は 0.5 mm 以下と述べており，ほぼ一致した値である．

なお，DTPA は通常は掌側指動脈弓と呼ばれており，その形状はその後の調査研究の結果[20)]では，弓状（図 13・1）ではなく山状（図 13・2）になっていることが多い．しかもその中央の頂から出る終末枝が最

も太い．したがって，このレベルでの動脈吻合の際には，この終末枝を用いることが多い．

2．静 脈

末節中央より末梢の静脈は極めて細いものが，掌側あるいは外側に散在する．また，爪床および爪周囲の細い静脈はしだいに背側に向かって合流し，爪の基部に至る[15)16)21]．これが背側皮下静脈として明らかになるのは爪根部と DIP 関節のほぼ中間点である[19]（図 13・1, 図 13・3-b）．

C 術前の評価

1．創の状態

創の状態を把握することは，手術の適応を決定するうえで不可欠である．一般に鋭的切断と鈍的切断に分け，前者の方がよい適応と言われている．しかし，実際にはほとんどの症例が鈍的切断であり，しかも挫滅の程度はさまざまである[9)11]．その程度に応じて手術の難易度が変わってくる．圧挫されたものは，仮に再接着に成功しても，皮膚や皮下組織の挫滅に伴う壊死が生じる可能性が高いし，チェーンやベルトなどある程度幅のあるもので切断されると，ある幅を持って組織欠損が生じる．また，回転体に巻き込まれたり，ロープで切断されたものは，引きちぎり切断となりやすく，血管内膜の損傷は思いのほか強く，再接着が難しい[22)23]．このように，受傷機転により手術の難易度や予後がある程度予測できるため，何でどう切ったかを知ることは大切である．

2．完全切断か不全切断か

不全切断の方が生着率は高い．腱のみあるいは皮膚の一部が連続しているだけでも，静脈還流の助けになる[24]．したがって，不全切断の場合は連続している部分の役割の重要性を理解し，それ以上切断しないように注意する必要がある．

3．切断レベル（図 13・3）

切断レベルによる区分法としては，玉井の分類[8)10]がよく用いられる．これは主として動脈，屈筋腱の解剖学的位置関係を重視して，手指をⅠからⅤのZone に区分したものである．このうち末節切断に含まれるものは Zone ⅠとⅡであり，Zone Ⅰは指尖より爪根部まで，Zone Ⅱは爪根部より DIP 関節までとしている．この Zone ⅠとⅡの境界付近に動脈のアーチ（DTPA）が存在する．したがって，Zone Ⅰの動脈は細くて吻合が難しいが，Zone Ⅱでは指動脈が存在するため，その吻合はやさしくなるという，再接着術難易度の指標となる．しかし，実際に再接着術を行っていると，Zone Ⅰのどこまでなら動脈吻合が可能なのか，また静脈吻合はどうなのかという，より細かい指標が欲しくなる．そこで著者らは玉井の Zone 分類をもとにして，末節部を細かく 4 つの Zone に区分した[19]．これは実際に再接着術を行う際に，動脈吻合はどこのレベルまで可能か，あるいは切断されたレベルによって動脈・静脈はそれぞれどこで探して吻合すべきかがわかるように，換言すれば動・静脈の解剖学的所見をもとに区分したものである．ところが，Zone 分類と呼ぶと玉井のZone 分類と混乱を招くことが明らかになり，2001年より末節切断分類は Subzone 分類と称することにした[20)25]（図 13・3）．Subzone Ⅰは指尖より爪中央のレベルまでで，この部位は動・静脈ともに極めて細く，吻合はほとんど不可能である．ただし，Subzone Ⅱとの境界部分では吻合可能な症例もある[20)25]．Subzone Ⅱは爪中央より爪根部までで，この部位は動脈のアーチ（DTPA）から終末枝が出たところで，細いながらも動脈吻合は可能であるが，静脈はより細くて難しい．しかし，掌側皮下や外側部にて吻合できる場合が多い．Subzone Ⅲは爪根部よりこれと DIP 関節の中間点までで，動脈は指動脈が存在するために吻合が容易であるが，静脈はまだ背側皮下に見出しがたく，掌側あるいは外側皮下に求めなければならず，なお吻合は難しい．SubzoneⅣは爪根部と DIP 関節の中間点より DIP 関節までで，動脈は指動脈を用い，静脈は背側皮下にはじめて出現し，太く，吻合しやすい．

以上のように，切断レベルによって吻合すべき血管の位置や難易度がある程度予測できるため，術前にそのレベルを認識することは大切である．

D 手術手技

1．器械・器具

手術用顕微鏡

最も大切なことは，高倍率（25倍あるいはそれ以上）でも十分に明るい視野が得られること，これは末節部の血管が前述したように1.0mm以下と細いので，一般の遊離皮弁の手術より高倍率が要求されるからである．つぎに，接眼レンズの角度が可変式であること．これは再接着術に限らないが，術者の姿勢を楽に保つためにぜひとも必要なものである．また，助手は術者の向かい側に座ることが多いので，同一視野で見える対向型が望ましい．フットスイッチで焦点や倍率の調節ができ，しかも倍率はズーム式で変わる方がよい．指の手術は術野が深くないので，焦点距離は長くない方がよい．しかし，対物レンズと術野の間で術者の手が自由に動かせる空間が必要なので，20cmがベストである．

マイクロサージャリー用手術器具

一般のマイクロセットと特に変わりはないが，強調したいのは鑷子の選択である．末節の血管は細いので，これに見合ったものが必要で，実際にはNo.5を多用する．つぎに，血管鉗子（クリップ）であるが，これは血管を把持した時に鉗子（クリップ）の重みで血管が引っぱられないことと，鉗子（クリップ）の圧で血管内壁を損傷しないことが大切である．したがって，軽くて圧が弱く，サイズの小さいものがよい．縫合糸は，アーチ（DTPA）までの動脈は針の長さが3〜4mmの10-0ナイロン糸でよいが，それより末梢の終末動脈枝には針の長さが3mmの11-0ナイロン糸が必要である．静脈は末節部の全域で11-0ナイロン糸を用いる．最近はウルトラマイクロセットと12-0を用いる術者もある．

2．麻　酔

幼小児以外は伝達麻酔を行っている．ほとんど腋窩ブロックを行うが，時に肘や手関節ブロックを行うことがある．

3．駆　血

上腕に駆血帯は準備するが，駆血時間が長くなる場合には指の基部での駆血[26)27)]を用いる（ゴム手袋の指の部分を切って用いるか，シリコンドレーンチューブを利用している）．ただし，その使用時間はできる限り短くする．

4．デブリードマン

末節切断は安易にデブリードマンを行ってはいけない．なぜなら，組織を数mm切除することによって，吻合できる血管がなくなるかも知れないからである．切断創は洗浄したあとで，顕微鏡下に必要最小限度のデブリードマンを行うにとどめる．特に末梢側の切断面では，血管を切除しないように，細心の注意を払うべきである．

5．再接着手順

①まず中枢側の動脈を顕微鏡下に，6〜10倍の低倍率で探す．見出せれば，適当に倍率を上げて，動脈の剥離を行う．剥離は少なくても血管鉗子の幅より数mm以上長く行う必要がある．ここで駆血を解除して，動脈からの出血の状況を観察する．出血の勢いが弱ければより中枢まで剥離を進め，絞扼されているところがあればこれを解除し，内膜損傷があればそのレベルまで動脈を切除する．この操作は2本の掌側指動脈のうち，損傷がより少ない方で行う（SubzoneⅢとⅣの場合）．SubzoneⅡで，動脈のアーチ（DTPA）より末梢での切断の場合は，終末枝がアーチ（DTPA）から分岐した直後で切れていることが多い．この場合は，中枢の動脈はアーチ（DTPA）自体を用いた方が吻合しやすいので，これを1カ所で切断して，反転して長く使う．これよりもっと末梢の場合は，終末枝を用いた方が吻合時の血管径の差が少なくて，吻合しやすい．動脈の断端には10-0ナイロン糸をかけて目印とする．神経も縫合する場合には，剥離して目印を付けておく．

　骨の短縮は中枢側で剥離した動脈の長さにより決定する．著者は5mm以上の短縮はせず，その場合には静脈移植を行うことにしている．

②つぎに，末梢側（切断された側）の操作に入る．切断された指は末節部で小さいため，把持しにくい．そこで，著者は折りたたんだ清潔なシーツの上に切断指を置き，4カ所を縫合して固定

している。動脈は，先に見つけておいた中枢側の位置を切断面で確認し，これとほぼ同じ位置を探す。Subzone III, IVでは両側指動脈の位置で探し，Subzone I, IIでは掌側正中で骨の直上にある終末枝を探すのが賢明である[20]。血管は神経と異なり，管腔内に多少なりとも血液が残存しているので，これを目安にする。静脈との見分け方は壁の厚さであるが，これは末梢になればなるほど区別がつきにくい。位置関係でおおよそ目安をつけ，あとは高倍率で壁を観察するしかない。しかし，通常は動脈の方が太いため，先に見つかることが多い。探した動脈は同様に剝離するが，損傷しないように十分気をつけることが大切である。可能ならば神経も剝離し，動脈と同様に10-0 ナイロン糸をかけて目印とする。静脈はあえて探し出す必要はない。動脈吻合が終了後，血行を再開させれば静脈から出血が見られるから，それから探した方が楽である。

③骨接合にはキルシュナー鋼線を用いる。著者はできるだけ簡単で早く固定できるように，長軸方向に1～2本刺入してDIP関節を貫いている。PIP関節を固定しないので，骨癒合までに長期間を要してもそれほど機能的には支障がない。実際に骨癒合後からDIP関節の運動を始めているが，1年後には30°程度の可動域は獲得できる。切断レベルがDIP関節に近ければ関節固定を行う。

④骨接合後，先にナイロン糸で目印を付けておいた動脈の吻合を行う。動脈欠損がある場合や，吻合するには術野が狭すぎる場合には静脈移植が有効である。その際には末梢側を先に吻合すると楽である。吻合が終了したら，血管鉗子（クリップ）をはずす前に，早期血栓予防の目的でヘパリン500単位を静脈内注入する。血管外科では5,000単位を用いることがあるが，切断指にはそれほど多くは必要ない。

⑤動脈が開通し指尖部まで良好な血流があることを確認してから，顕微鏡下に還流のある静脈を探し出す。末梢側の静脈を見つけてから，それに合うものを中枢側に探し出す。静脈は分岐も多く，剝離が難しいので，血管鉗子（クリップ）をかけられない場合もある。その場合は無理をせず，鉗子（クリップ）を用いないで吻合する。特にSubzone I, IIでは確実な静脈吻合は困難であるが，2～3針かけるだけでも静脈還流に有効である[28]。吻合後はヘパリン500単位を再び静脈内投与する。

⑥神経は可能ならば縫合するが，末節では必ずしも必要でない。ただし，縫合した方が知覚の回復は早い。

⑦最後に創閉鎖を行うが，これは吻合血管の数や血流の善し悪しにより加減する。しかし，通常は，多少とも創縁からの出血を許す程度に粗く縫合する。ただし，動脈流入の不良例では，composite graftによる生着もありうるので，創面がぴったり密着するように縫合する。

もし動脈吻合が不可能な場合には composite graft あるいはBrent法や手掌ポケット法[29][30]を用いるが，その適応と成績については考察で述べる。

E 術後管理

Bulky dressingと患肢挙上は言うまでもない。ただし，歩行は早期より許可し，1日に数回は万歳の姿勢をとることで最大挙上運動をさせ，静脈還流を促進させる。

局所的なうっ血対策として，創縁からの出血やfish-mouth法，注射針による穿刺法，あるいはヘパリン注入法[31]などがある。末節切断は生かすべき組織が少ないので，これらの方法をうまく用いると，その効果は大きい。Subzone IIIとIVの場合は静脈吻合をしなければ生着は難しいが，あえて生着させるためには fish-mouth法か，創からの持続的な出血が必要である。Subzone IIの場合は，静脈吻合をしなくても生着する可能性が高いが，それでも経時的に指尖部の血行状態をチェックし，うっ血が強ければ注射針による穿刺を1日に数回行う。穿刺後はできるだけ出血を持続させるために，ヘパリン入りの生理食塩水を浸したガーゼを局所に当て，湿布する。ヘパリン注入法[31]は3指に行い，2指で完全生着した。まだ症例が少ないので断定はできないが，おそらく有効であろう。著者はヘパリンナトリウム200～300単位（0.2～0.3 ml）を1日に2～3回皮下注入している。以上のようなうっ血防止対策は，せいぜい術後7～10日まででよい。その頃には新たな

表 切断レベルと静脈吻合数別成績（生着数/症例数）

切断レベル Subzone	静脈吻合数（本数）				計	
	0	1	2	3		
I	0/1	2/2	0/0	0/0	2/3	(67%)
II	18/29	38/46	12/14	3/3	71/92	(77%)
III	4/6	33/36	17/21	3/3	57/66	(86%)
IV	0/1	9/13	18/20	1/1	28/35	(80%)
計					158/196	(81%)

血行が再開してくる．

一方，抗血栓療法としては，低分子デキストラン，ウロキナーゼ，プロスタグランディン E_1 をしばしば使用してきた．また，ヘパリン 4,000〜10,000 単位/日あるいは抗トロンビン剤であるアルガトロバンは，動脈血流の不良例において適宜用いているが，今後はエビデンスに基づく評価が必要であろう．

なお，ミルキングは原則として行わない．末節切断は切断部位が指尖部に近いため，ミルキングをすると血管吻合部にも直接圧が加わり，吻合した血管が破損する危険性がある．

F 症 例

症例を重ね，関連病院（松寿会共和病院）と合わせると 196 指であった．そのうち Subzone I は 3 指（生着率 67%），Subzone II は 92 指（生着率 77%），Subzone III は 66 指（生着率 86%），Subzone IV は 35 指（生着率 80%）であった．

切断レベルと静脈吻合数と成績を示す（表）．Subzone IV では 35 指中 1 指を除いてすべて静脈吻合が可能であった[20]．

各 Subzone ごとの症例を紹介する．

1．Subzone I

このレベルはほとんどの症例で血管吻合が不可能で，composite graft を行うことが多い．ただし，近位レベルでは吻合可能な症例もある．

【症例 1】 41 歳，女，左中指の完全切断

血管吻合は不可能と判断し，composite graft とした．完全生着したが，術後 4 カ月ですでに萎縮が認められる（図 13・4）．

【症例 2】 21 歳，男，右中指の完全切断

背側よりも掌側がより遠位で切断されていた．動脈は掌側正中で 1 本（4 針），静脈は掌側やや側方で 1 本（3 針）吻合した．Composite graft より萎縮が少ないが，術後 1 年 1 カ月でも，指尖の萎縮は認められる（図 13・5）．

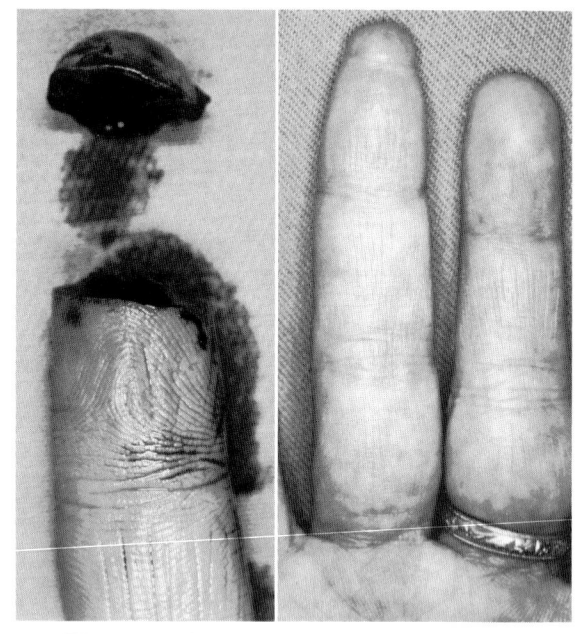

図 13・4 症例 1 Subzone I における切断例
Composite graft を行った．
（石川浩三ほか：指末節切断における composite graft と再接着術の比較検討．日手会誌 6：211-215，1989 より引用）

2．Subzone II

このレベルは静脈吻合が難しく，吻合できない例が約 1/3 を占めた．

【症例 3】 25 歳，男，左母指の完全切断

爪基部から掌側遠位に向かう斜め切断で，動脈の切断レベルは Subzone I と Subzone II の境界付近であった．動脈は掌側正中で 1 本吻合したが，静脈は吻合していない．術後 1 年で爪の変形も萎縮も少ない（図 13・6）．

3．Subzone III

静脈吻合はまだ難しいが，ほとんどの症例で吻合が可能である．吻合しなければ，Subzone II 以上にうっ血対策処置をすべきである．

【症例 4】 26 歳，男，右環指の完全切断

指動脈 1 本と静脈は掌側と外側で 2 本を吻合し，指神経は橈側 1 本縫合した．術後 8 カ月で m-2PD は 6 mm で，萎縮はほとんど認めていない（図 13・7）．

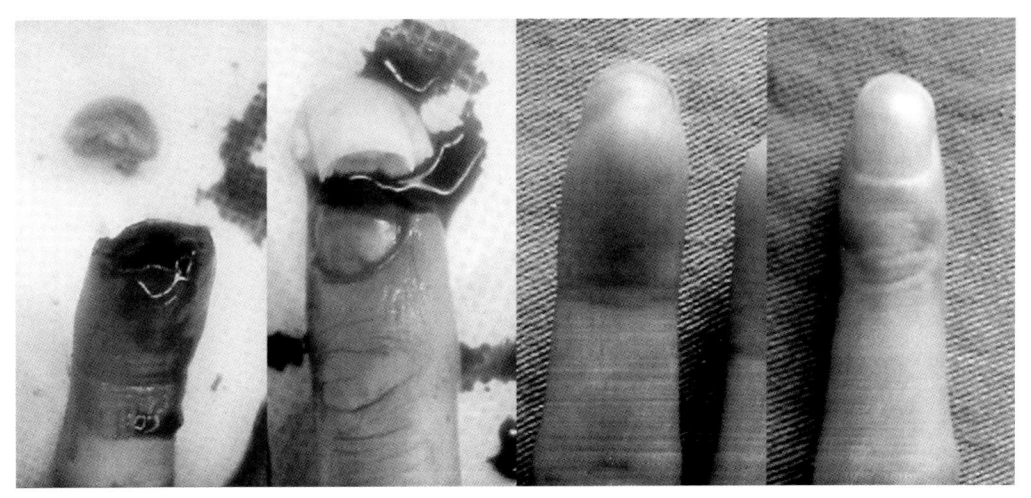

図 13・5　症例 2　Subzone I における切断例
動脈1本（4針）と静脈1本（3針のみ）吻合した。

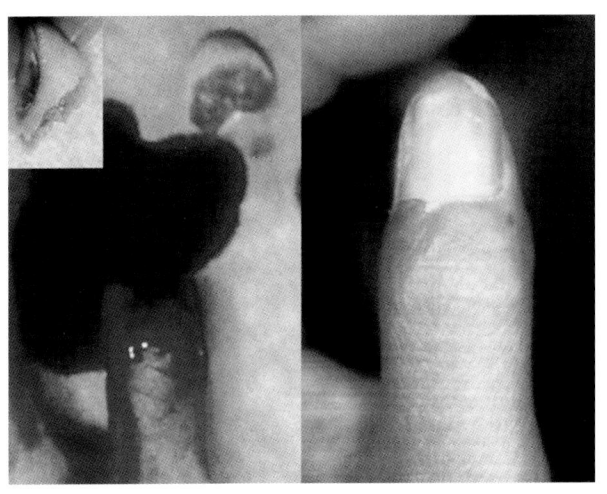

図 13・6　症例 3　Subzone II における切断例
動脈1本吻合したが静脈は吻合していない。

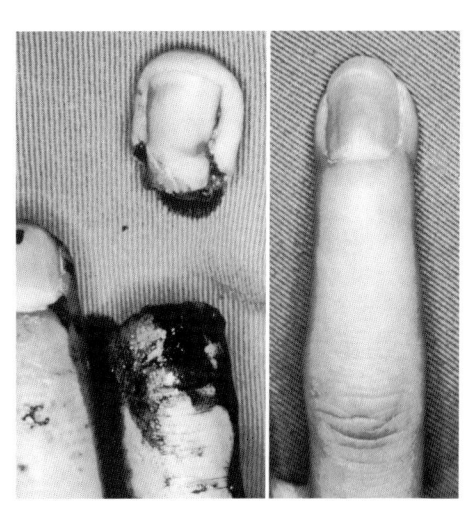

図 13・7　症例 4　Subzone III における切断例
動脈1本と静脈2本を吻合した。

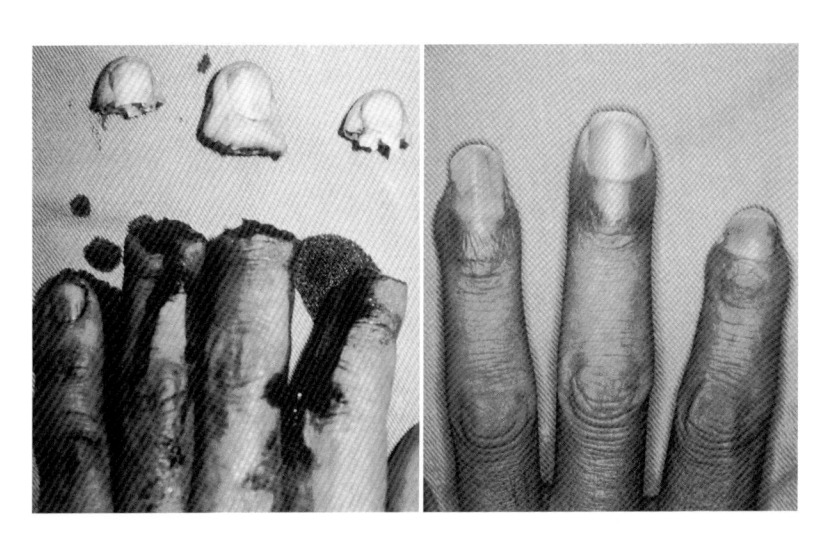

図 13・8　症例 5　Subzone IV における切断例
中指が Subzone IV，示・環指が Subzone II で切断，中指は動脈1本と静脈2本吻合，示指は動脈1本と静脈1本吻合，環指は動脈1本のみ吻合した。
（石川浩三ほか：手指末節切断再接着症例における静脈還流の検討．日本マイクロ会誌 5：2-8，1992 より引用）

4. Subzone IV

このレベルになると，静脈吻合が容易になる．逆に，吻合しないと生着は難しい．

【症例5】 47歳，男，左示・中・環指の完全切断　示・環指は Subzone II で，中指が Subzone IV である．中指は指動脈を1本，背側皮下静脈を2本吻合し，両側指神経をそれぞれ1本ずつ縫合した．示指は終末動脈枝を1本と掌側静脈を1本，環指は終末動脈枝を1本のみ吻合した．術後は，中指はまったく問題なく経過したが，示指と環指はうっ血が著明であったため，ヘパリンの局所注入を1日に2回行った．術後1年2カ月で中指の m-2PD が 4 mm で，示・環指と比べてはるかに萎縮が少ない（図13・8）．

G 考察

1. 適応

末節切断は，たとえ断端形成を行っても，機能障害は少ない．しかし，整容的にも爪の存在は大きいようで，再接着を望む患者は多い．また，再接着後の機能障害が，基節骨レベルと比べるとはるかに少ないことからも，このレベルでの再接着の適応があるという意見が多い[9)12)~15)19)20)24)]．しかし，一方では，スタッフの数や時間の制限などから，適応を絞らざるを得ないという意見もある[32)]．いずれにせよ，このレベルの切断は，再接着に成功すれば患者の満足度は高い，という認識を持つべきである．

2. 禁忌

特別に禁忌はないが，高齢者や手術に耐えられない人，抗血栓療法ができない人は難しい．著者は最高年齢73歳で，母指の Subzone IV の完全切断を再接着している．手術に耐えがたい人でも，短時間ならば可能な場合が多い．伝達麻酔下に2時間弱で手術を完了できる例もある．また，抗血栓療法が行えない例で再接着に成功した経験もある．したがって，上述の例などは絶対禁忌ではない．

一方で問題になるのが治療期間である．早く社会復帰をしたい人，特に早くから重労働に携わる必要のある人には無理がある．その旨を術前によく説明する必要がある．

3. Composite graft との適応の相違

前述したように，Subzone II，III，IVは血管吻合が可能であるから，再接着術の適応がある．Subzone I の場合は，その中枢側においてまれに吻合可能なことがあるが，ほとんどの例で不可能である．逆に，composite graft は爪半月より末梢で生着率がよい[33)~36)]．このレベルは Subzone I および II の末梢 1/2 に相当する．したがって，Subzone I は composite graft のよい適応である．Subzone II より中枢で，血管吻合が不可能な場合には，composite graft より生着率の高い Brent 変法（手掌ポケット法）がよい適応である[29)30)]．ただし，生着したとしても，再接着術例と比べると萎縮が強くて，整容的には劣る．血管吻合が不可能な場合には，Rose[16)] の "cap technique" を参考にすべきである．

4. 血行状態と萎縮

血管吻合をして再接着した指の中でも，その血行状態はさまざまである．動脈流入も静脈還流も良好なものから，動脈吻合だけ行って静脈還流対策を講じなければならないものまである．血流のよいものにはほとんど萎縮は見られないが，うっ血対策を講じて穿刺やヘパリン注入を行った例は萎縮が強いようである．症例5がよい例で，血行の良好な中指には萎縮が少ないが，不良な示・環指では強く認められた．

5. 静脈吻合の必要性

末節切断の場合には，静脈の吻合ははたして必要か．これに関して種々の報告がある．Serafin ら[37)]，Elsahy[38)] は1例ではあるが，玉井の分類で Zone II（石川の Subzone III）で静脈を吻合せずに生着したと報告している．山野[11)13)15)]は玉井の分類で Zone I，II ともに出血させれば吻合しなくても生着しうると述べ，光嶋ら[24)]は玉井の Zone II のうち末梢側例（石川の Subzone III）では生着したが，中枢側例（石川の Subzone IV）では壊死となったと述べている．これらをまとめると，石川の分類で Subzone III より末梢は静脈吻合なしでも生着しうるということになる．これは著者の症例と同じ結果（表）である．ただし，何らかのうっ血対策を講じるのが原則である[39)]．それよりも，可能な限り静脈吻合も行った方がよい．

症例検討に協力いただいた松寿会共和病院の理事長 添田晴雄先生，荒田順先生，土岐玄先生に深謝いたします．

(石川浩三)

文献

1) Komatsu S, Tamai S : Successful replantation of a completely cut-off thumb. Plast Reconstr Surg 42 : 374-377, 1968
2) 生田義和：切断肢・指再接着術．整形外科 30：1381-1383, 1979
3) 片井憲三：切断肢・指再接着術．整形外科 30：1383-1386, 1979
4) 坂本博士：切断肢・指再接着術．整形外科 30：1387-1390, 1979
5) 米満弘之：切断肢・指再接着術．整形外科 30：1390-1394, 1979
6) 吉村光生：再接着指の機能回復．整形外科 30：1395-1397, 1979
7) 勝見政寛, 吉津孝衛, 田島達也ほか：切断肢・指再接着術．整形外科 30：1397-1400, 1979
8) 玉井 進：切断手指の治療．整形外科 MOOK No. 15, pp 159-171, 金原出版, 東京, 1980
9) 吉村光生：切断指の治療．整形外科 MOOK No. 15, pp 172-181, 金原出版, 東京, 1980
10) Tamai S : Twenty year's experience of limb replantation ; Review of 293 upper extremity replants. J Hand Surg 7 : 549-556, 1982
11) 山野慶樹, 難波泰樹, 日野洋介ほか：手指末節部切断再接着例の検討．整形外科 34：1755-1757, 1983
12) 平松隆夫, 室田景久, 富田泰次ほか：DIP 関節より末梢での切断指再接着術の遠隔成績．整形外科 34：1753-1754, 1983
13) 山野慶樹：指末節切断再接着術．整形外科 35：785-794, 1984
14) 松田真佐男, 井垣 啓, 小谷勝祥ほか：切断肢指再接着術の各切断レベルにおける機能的予後．日手会誌 1：677-680, 1984
15) Yamano Y : Replantation of amputated distal part of the fingers. J Hand Surg 10A : 211-218, 1985
16) Rose EH, Norris M, Kowalski TA, et al : The "cap" technique ; Nonmicrosurgical reattachment of fingertip amputations. J Hand Surg 14A : 513-518, 1989
17) 上羽康夫：手その機能と解剖（第2版）．pp 234, 金芳堂出版, 京都, 1985
18) Strauch B, Moura W : Arterial system of the fingers. J Hand Surg 15A : 148-154, 1990
19) 石川浩三, 小川 豊, 添田晴雄ほか：手指末節切断に対する新しい区分法（Zone 分類）；血管吻合の適応とその限界レベルについて．日本マイクロ会誌 3：54-62, 1990
20) 石川浩三, 川勝基久, 荒田 順ほか：手指末節切断再接着分類；その後10年の再検討．日手会誌 18：870-874, 2001
21) Moss SH, Schwartz KS, Drasek-Ascher G, et al : Digital venous anatomy. J Hand Surg 10A : 473-482, 1985
22) 長谷川 徹, 山野慶樹：手指の引きちぎり切断再接着術．形成外科 31：744-751, 1988
23) Ishikawa K, Yoshida Y, Isshiki N, et al : Replantation of the digits amputated by motorcycle chain injury. Eur J Plast Surg 14 : 132-136, 1991
24) 光嶋 勲, 清沢智晴, 鈑野知足ほか：手指の末節切断の再接着に関する一考察．形成外科 28：555-561, 1985
25) 石川浩三：手の外傷；切断指の再接着．形成外科 45：S 75-S 82, 2002
26) Salem MZA : Simple finger tourniquet. Br Med J 1 : 779, 1973
27) Hixon FP, Werner FW, Palmer AK : Digital tourniquets ; A pressure study with clinical relevance. J Hand Surg 11A : 865-868, 1986
28) 土岐 玄, 石川浩三, 石河利広ほか：末節部遠位切断における静脈吻合の意義について．日手会誌 13：1174-1184, 1997
29) Arata J, Ishikawa K, Soeda H, et al : The palmar pocket method ; An adjunct to the management of Zone I and II fingertip amputations. J Hand Surg 26 A : 945-950, 2001
30) 心石隆史, 石川浩三, 荒田 順ほか：手指末節切断に対する Brent 法について．日手会誌 16：698-701, 2000
31) Barnett GR, Taylor GI, Mutimer KL : The "chemical leech" ; Intra-replant subcutaneous heparin as an alternative to venous anastomosis. Report of three cases. Br J Plast Surg 42 : 556-558, 1989
32) 井上紀彦, 田村 清, 石岡 勉ほか：切断肢指再接着術の適応．日手会誌 1：691-694, 1984
33) Elashy NI : When to replant a fingertip after its complete amputation. Plast Reconstr Surg 60 : 14-21, 1977
34) 星 栄一, 鈴木順夫：指尖と爪の損傷．整形外科 MOOK No. 15 pp 47-54, 金原出版, 東京, 1980
35) 藤野圭司, 藤野正治：指尖部完全切断に対する composite graft の適応．日手会誌 4：506-508, 1987
36) 石川浩三, 小川 豊, 大塚守正ほか：指末節切断における composite graft と再接着術の比較検討．日手会誌 6：211-215, 1989
37) Serafin D, Kutz JE, Kleinert HE : Replantation of a completely amputated distal thumb without venous anastomosis. Plast Reconstr Surg 52 : 579-582, 1973
38) Elsahy NI : Replantation of a completely amputated distal segment of a thumb. Plast Reconstr Surg 59 : 579-581, 1977
39) 石川浩三, 吉田芳信, 鈴木義久ほか：手指末節切断再接着症例における静脈還流の検討．日本マイクロ会誌 5：2-8, 1992

14 Degloving injury の再建

SUMMARY

広範囲の皮膚剥奪による手・指の avulsion injury や degloving injury は骨・腱の露出を伴うため，いかに早期に皮膚の修復を行うかが術後の機能回復の鍵となる。その再建法は損傷の程度により種々の方法を組み合わせて行うのがよい。ただちに根治的再建ができない場合には，デブリードマンを行った後に腹壁皮下へ埋入させるバンキングにより骨・腱の壊死を防ぐので有用である。二次的再建としては腹壁皮弁，側頭筋膜弁，twisted wrap-around flap（TWA flap），逆行性前腕皮弁が有用であるが，それぞれに利点・欠点がある。腹壁皮弁は皮弁の基部を筒状にすると裏打ちが必要なく，皮弁の可動域が増し，肘・肩関節の拘縮予防になるが，指尖に知覚は再建できない。側頭筋膜弁は薄く，採取部も目立たない利点を有するが，指尖掌側の再建には薄すぎる場合もある。TWA flap は母趾・第II趾から2枚の wrap-around flap を挙上する方法で，指の avulsion injury の再建には極めて有用で，知覚の再建・整容的再建が可能である。逆行性前腕皮弁は特に指背・手背の皮膚欠損の再建には有用な方法であるが，従来の手技ではピボットポイントが手関節掌側末梢となり，指末梢まで届かせるには大きな皮弁が必要となってしまう。そこで，皮弁を伸筋腱第1コンパートメント下を通して末梢に移行させればピボットポイントはより末梢となり，挙上した皮弁をより有効に利用することができる。これらの方法を組み合わせて皮膚欠損部を再建し，術後のハンドセラピーはなるべく早期に行い，指の関節拘縮を防ぐことが重要である。

はじめに

広範囲の皮膚剥脱を伴う手における degloving injury は極めて再建が困難な場合が多く，いまだに確立された治療法はない。多くの場合は単なる皮膚の被覆にとどまり，機能的な手の再建になっていない。ここでは種々の再建法を，症例を提示しつつ述べ，その問題点・利点を明確にし，それぞれの治療法の適応について著者らの意見を述べる。

A 概 念

ここで述べる degloving injury の定義は骨・腱などの重要組織が露出した状態で広範囲に皮膚の剥脱をみる状態をさす。したがって，骨・腱を温存した状態で，いかに機能的・整容的に被覆するかがおもな問題点となる。また，いずれの場合も再接着することが第1選択であり，再接着不能あるいは不成功例の治療法について述べることとする。

B 手 技

Degloving injury の再建方法としては歴史的にさまざまな方法が報告されているが，著者らが考える有用な再建法は以下に要約する方法であり，これらの方法を単独で使用するのではなく，再建部位に合わせて組み合わせ使用するのがよい。

1．腹壁皮弁あるいは腹壁バンキング

腹壁皮弁自体は古くより応用されている方法である。同様な使い方に鼠径皮弁があるが，皮弁自体を

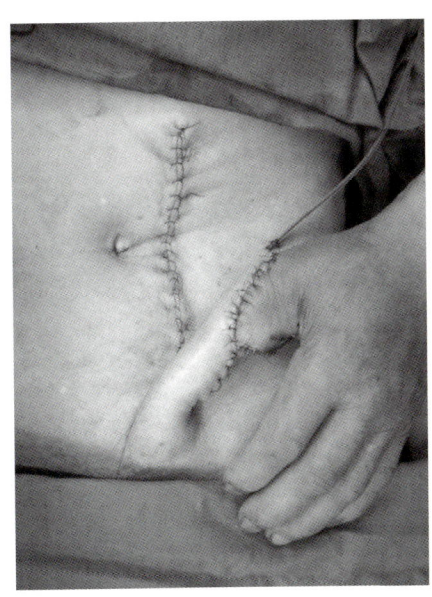

図 14・1　tubed abdominal flap
挙上した腹壁皮弁は thinning した後，皮弁茎を筒状にする。裏打ち植皮が必要なく，皮弁の可動域が増すため肩の拘縮が予防できる。Tubed flap の先端はさらに thinning できる。

より容易に thinning を行うことのできる腹壁皮弁が利用しやすい[1]。しかし，これにはおもに2つの利用法がある。

1つは腹壁皮弁自体を利用して手・指の被覆を行う場合である。皮弁基部を筒状にして tubed flap とすれば皮弁の可動性が増し，肩の拘縮が起こりにくく，皮弁裏側の裏打ち植皮も必要なく（図14・1），指や手掌の被覆に適している。また，作製する皮弁辺縁の比率を2：1以内にとどめれば皮弁の大きさの制限は少なく，数cm大の小さな皮弁から数十cmまでの大きな皮弁も作成できる。また，作成する皮弁茎は上方茎でも下方茎でも作成でき，被覆部の位置と大きさによって工夫できる利点もある。

他方，もう1つの利用法は組織バンキングとしての利用である。根治的な再建がただちに行えない場合は露出した骨や腱を腹壁皮下に埋入して組織の壊死化を防ぐことができる。2週間以上経過して埋入した手を露出した骨・腱周囲に皮下脂肪を付けて取り出せば，その上に遊離植皮が可能な場合もある。

2．側頭筋膜弁

側頭筋膜は薄く，しかも強固で安定した血行を有し，骨や腱の被覆にすぐれている。血管吻合により移行した筋膜上に遊離植皮を行う。採取部は有毛部内であるため，採取法に注意すれば採取部瘢痕は髪の毛に隠れて目立たない。また，浅筋膜（temporoparietal fascia）だけでなく深筋膜（deep temporal fascia）も含めれば，浅側頭動静脈を茎に2枚の筋膜弁を採取でき，より広範囲の被覆や tendon gliding surface として利用できる（図14・2）[2〜5]。

3．逆行性前腕皮弁

前腕皮弁は逆行性皮弁として有用な皮弁であるが[6]，従来の挙上法では皮弁を掌側に移行した場合は血管茎が手関節掌側で180°折れ曲がることとな

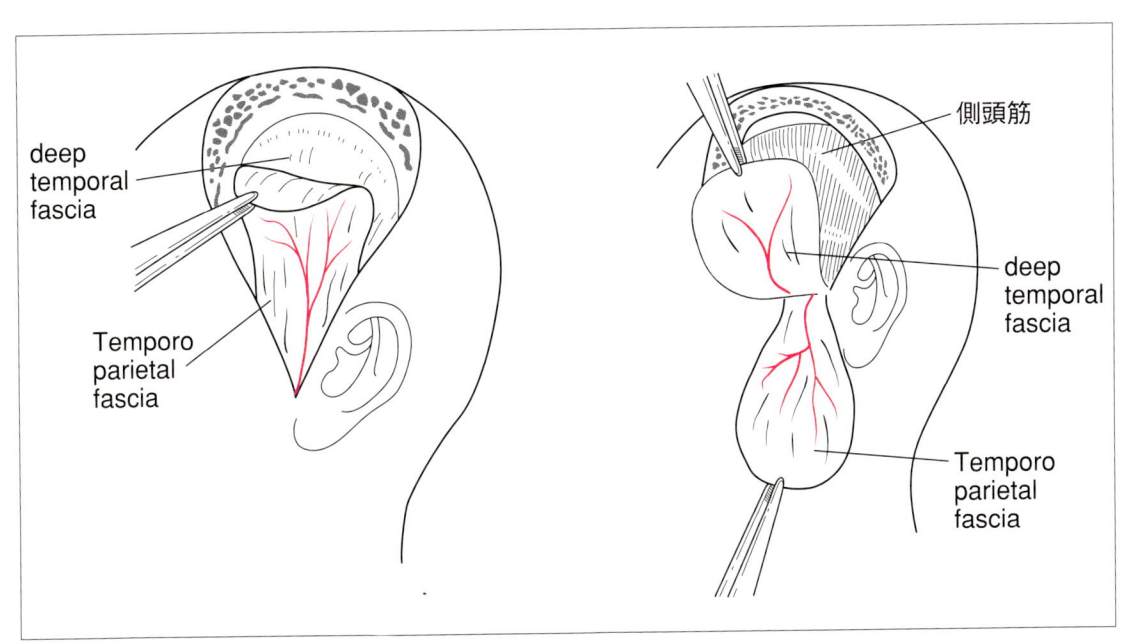

図 14・2　Temporoparietal fascia, deep temporal fascia の挙上解剖図

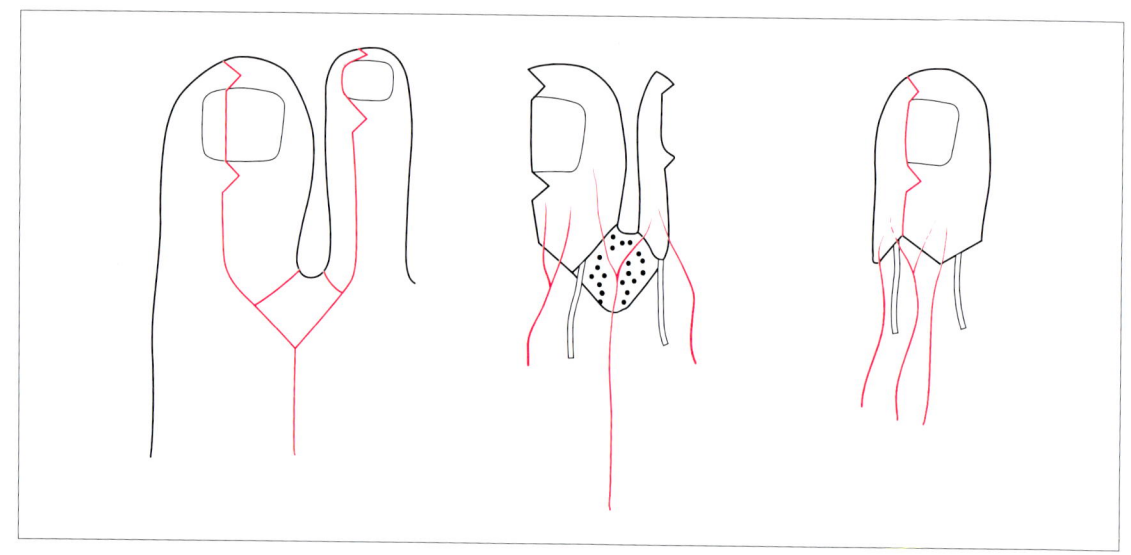

図14・3　TWA flap 挙上図

りトラブルとなりやすい。したがって，手背の再建に使われることが多いが，ピボットポイントが手関節掌側末梢になるため指尖部まで届かせるには大きな皮弁が必要となり，手関節掌側末梢の薄い皮膚が指尖部再建に利用できない。そこで，著者は逆行性に挙上した皮弁を手関節背側第1コンパートメント下を通して手背に移行すればピボットポイントはsnuff box よりさらに末梢（第1・2中手骨間）に求めることができ，皮弁の薄い部分をより有効に指末梢の再建に利用できると考えた。多数指を含む degloving injury ではいったん，合指状に被覆して，ハンドセラピーを行った後，1～2カ月後に分離して指間を作成する。

逆行性皮弁はうっ血しやすい欠点があり[7)8)]，皮弁を移行した手背で皮弁内の静脈を皮静脈に吻合すれば，術後のうっ血を防ぐことができる。

4. Twisted wrap-around Flap（以下，TWA flap）

指の degloving injury で骨・腱が残り，指関節の可動域が温存されている場合，知覚のある皮膚の再建が必要となるが，特に爪の再建も行いたい場合にTWA flap は整容的な結果を得られる有用な方法である。母趾と第Ⅱ趾に作成した2枚の wrap-around flap を1本の血管茎（多くは第1背側中足骨動脈）で挙上し，2枚の wrap-around flap を twist（捻り）して1本の指を作成する方法である（図14・3）[9)]。皮膚欠損部の大きさに合わせて1 st. web flap や足背皮弁を連合して挙上できる（extended TWA flap）。移植床での吻合血管は母指では橈骨動脈背側枝，他指では指動脈であることが多い。静脈は必ず2枚の皮弁毎におのおの1本ずつの吻合を行うことが必須で，中枢で採取した1本の静脈のみの吻合では血管が捻れてトラブルになることが多いので注意する[10)]。

この方法で問題となるのは採取部である足背から足趾部の骨露出部の被覆である。足趾の側方部のみに皮膚欠損部がある場合は人工真皮で一旦被覆し，数週後に皮膚移植を行うが，皮膚欠損部が足背・趾間に及ぶ場合は逆行性短趾伸筋弁を移行して骨露出部を被覆してから同時に分層皮膚移植を行う。皮膚欠損部が足背部まで広範囲に及ぶ場合には腹壁穿通枝皮弁などの薄い皮弁を利用して採取部を被覆する。

C 症　例

以上の4つの方法を組み合わせて degloving injury の再建を行う。

1. 腹壁皮弁と側頭筋膜弁の組み合わせによる再建

【症例1】27歳，男

コンベアーに挟まれて右手MP関節部から末梢まで全指が degloving injury となった。骨は，母指はIP関節部，他指はDIP関節部で切断されていた。切断された指は挫滅が高度で，再接着を試みたが生

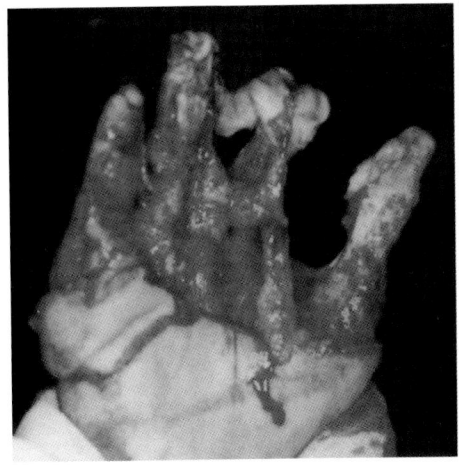

(a) 右手 degloving injury。受傷時の状態。再接着を施行したが生着しなかった。

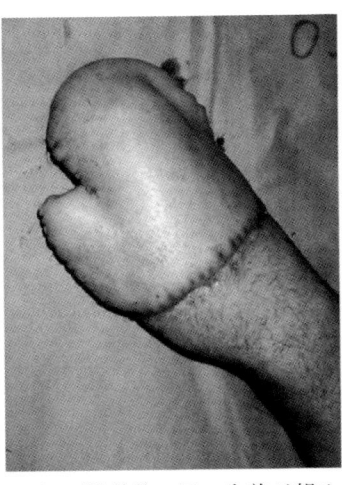

(b) 再接着後3日に生着が望めなかったので，deglovedされた皮膚部分をデブリードマンを行い，腹壁皮下に埋入した。2週間後手背側は腹壁皮弁で被覆し，掌側には分層皮膚移植を行った。

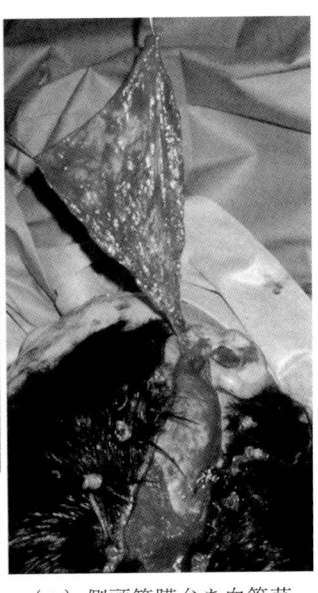

(c) 側頭筋膜弁を血管茎を付けて挙上した。

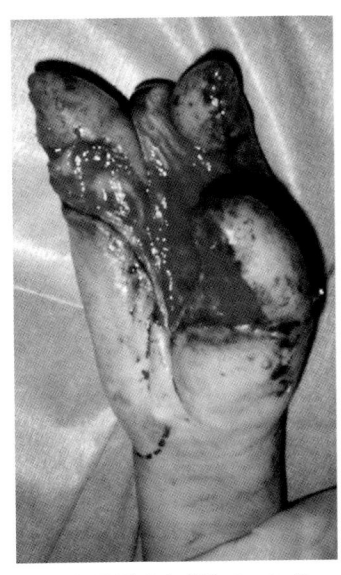

(d) 腹壁皮弁部を2つに分割し，手掌部と中指を側頭筋膜で被覆した。

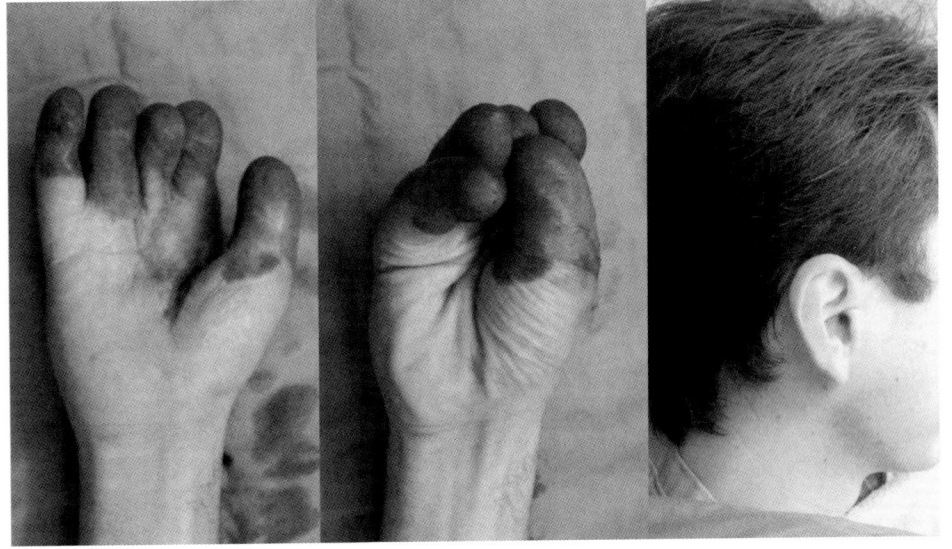

(e) 2年後の状態。皮膚移植部の色素沈着は目立つが各指による把持は可能であった。側頭筋膜弁採取部も，手術瘢痕は目立たない。

図 14・4　腹壁皮弁と側頭筋皮弁の組合せによる再建例（症例1）

着しなかった。受傷後3日に手切断端の骨腱露出部を十分に洗浄した後，腹壁皮下に埋入した。3週間後に腹壁皮膚で手背側を合指状に被覆，掌側には脂肪を付けて，その上に分層植皮を行った。2カ月間，ハンドセラピーを行って手指関節拘縮を予防した。

次に，側頭筋膜弁による指間形成を行った。腹壁皮弁部分を分割して母・示指と環・小指に分け，手掌部と中指を側頭筋膜弁で被覆し，浅側頭動静脈を橈骨動脈背側枝と皮静脈に吻合し，筋膜上に全層植皮を行った。さらに6週後に環・小指間を分離し全層植皮により指間を形成した。植皮生着後，直ちにハンドセラピーを再開し，指可動域の制限を最小限にとどめた。10カ月後に元職に復帰した。2年後の状態では，植皮部の色素沈着が著明であったが，MP関節の拘縮はあるものの各指による把持が可能であった。側頭筋膜弁採取部は目立たなかった（図 14・4）。

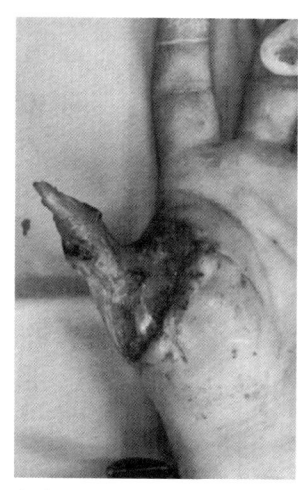

(a) 左母指の受傷時の状態。Degloving injury は再接着したが生着せず，皮膚壊死部を切除した。
(b) 骨・腱を温存したまま腹壁皮弁で母指全体を被覆した。 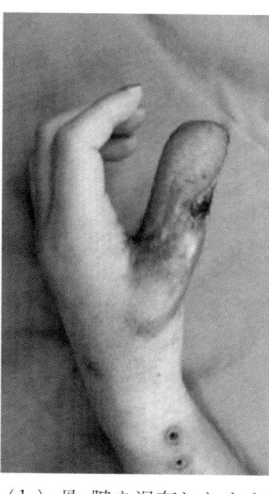
(c) Twisted wrap-around (TWA) flap と足背皮弁を組み合わせた extended TWA flap を作成・採取した。 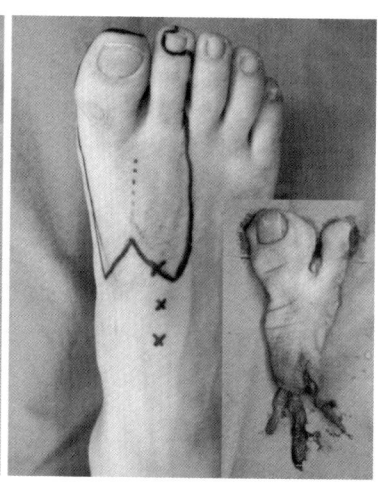 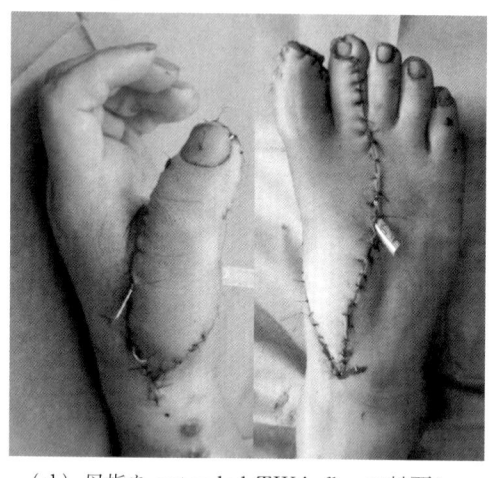
(d) 母指を extended TWA flap で被覆し，足背動静脈は橈骨動脈背側枝・皮静脈と吻合し，両側の指神経と趾神経を縫合した。Thinning を行った腹壁穿通枝皮弁で extended TWA flap 採取部を被覆し，深下腹壁動静脈を足背動静脈に吻合した。
(e) 術後1年の状態。良好な形態であった。 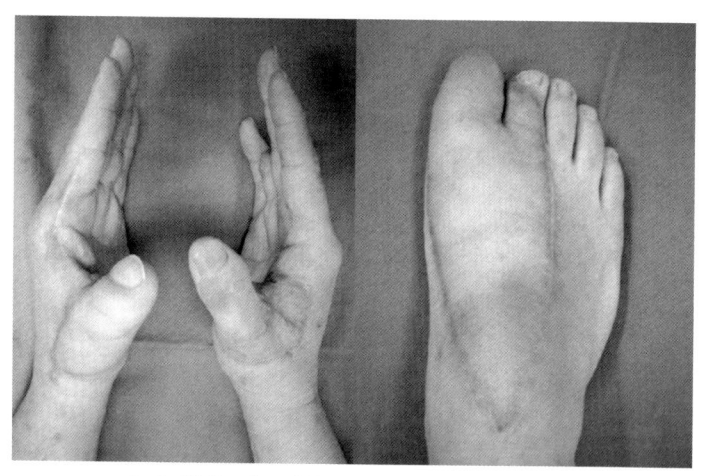

図 14・5 腹壁皮弁後の extended TWA flap による再建例（症例2）

2. 腹壁皮弁後の extended TWA flap による再建

【症例2】42歳，男

クレーンに両手を挟んで，右母指完全切断，右環指切断（avulsion injury），左母指 degloving injury，左橈骨骨折を来した。ただちに右母指・環指・左母指の再接着術と左橈骨の創外固定を行った。右母指は生着したが，右環指と左母指は生着しなかった。そこで，右環指皮膚欠損部は逆行性中手骨動脈皮弁で被覆し，左母指は生着しなかった degloved skin を切除した後，骨・腱を温存したまま，腹壁皮弁（tubed flap）により被覆を行った。ハンドセラピーで母指 IP/MP 関節の拘縮を予防しつつ，2ヵ月後に左母指の爪・知覚再建を行った。

右足より母趾・第Ⅱ趾・足背から TWA flap と足背皮弁を組み合わせた extended TWA flap を作成・採取した。母指を extended TWA flap で被覆し，足背動静脈は橈骨動脈背側枝・皮静脈と吻合し，両側の指神経と趾神経を縫合した。次に腹壁穿通枝

(a) 左中指・環指の degloving injury, 小指の不全切断であった。再接着術を行ったが中・環指は生着しなかった。小指は部分壊死にとどまり、保存的に治癒した。

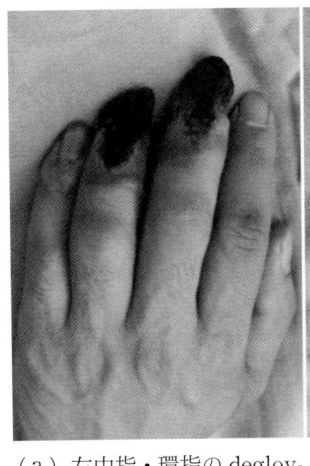

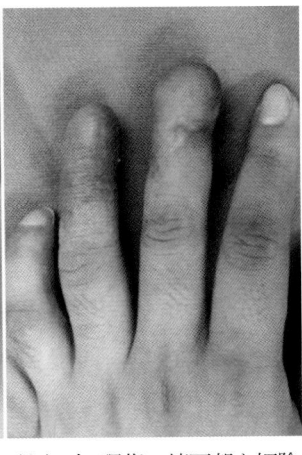

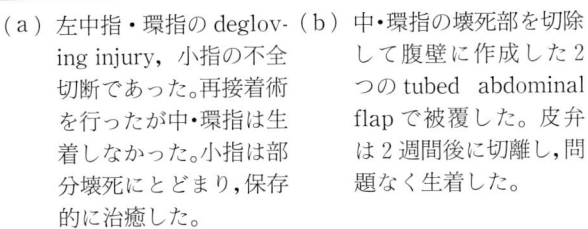

(b) 中・環指の壊死部を切除して腹壁に作成した2つの tubed abdominal flap で被覆した。皮弁は2週間後に切離し、問題なく生着した。

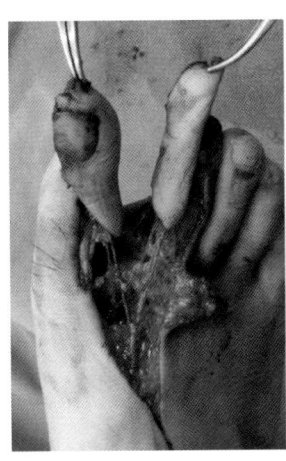

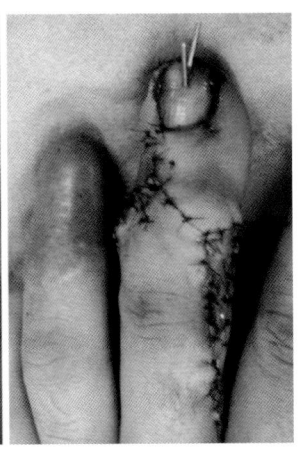

(c, d) 右母趾・第II趾から TWA flap を採取し、右中指指尖部を被覆した。TWA flap 採取部はいったん人工真皮で被覆した。3週後に全層皮膚移植を行った。

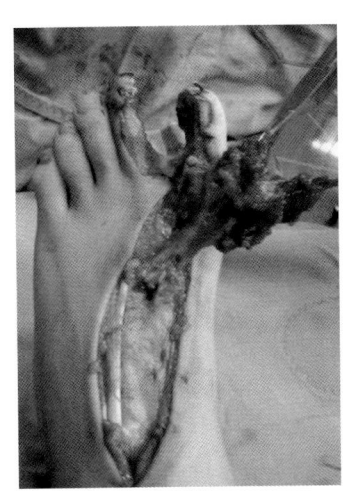

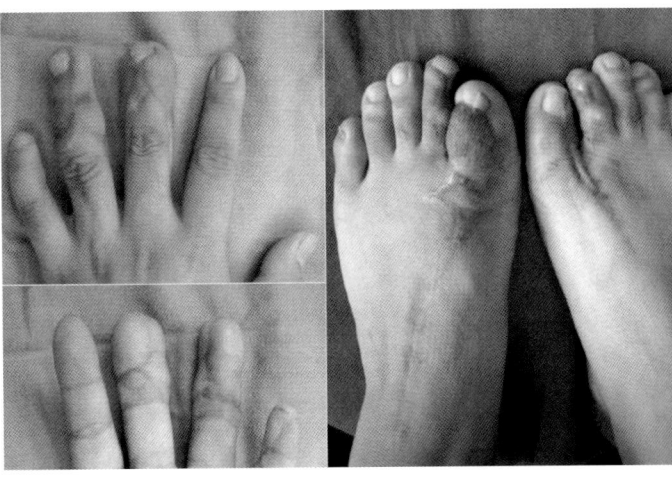

(e) 左母趾・第II趾より TWA flap を採取した。骨・腱露出部は逆行性短指伸筋弁で被覆し、その上に分層皮膚移植を行い、一時的に創を閉鎖した。

(f) 術後6カ月の状態。再建された左中指・環指はやや太い印象を与えるものの、爪の成長は良好であった。皮弁採取部の母趾・第II趾では両側とも良好な機能を温存していた。形態的には人工真皮で二次的に再建した右足で軽度の瘢痕拘縮が見られ、一時的に筋弁で再建した左足では皮膚移植部に色素沈着が見られた。

図 14・6　腹壁皮弁後に両側からの TWA flap による再建例（症例3）

皮弁を挙上し、thinning をした後、extended TWA flap の採取部を被覆した。受傷から9カ月で元職に復帰したが、術後1年の状態では両側母指ともに IP 関節の可動域は温存されていた（右母指：伸展－10°・屈曲40°，左母指：伸展－10°・屈曲30°）ものの、TWA flap の第II趾からの採取部分（再建母指掌側）の知覚回復が不十分であった（s-2 PD：15 mm）。爪の成長は良好であった。TWA flap 採取部を被覆した右足背部は良好な形態で、二次的な thinning は必要なく歩行にも支障はなかった（図14・5）。

3. 腹壁皮弁後に両側からの TWA flap による再建

【症例3】31歳，男

プレスにより左中指・環指の末節部 degloving injury，小指の不全切断を来した。再接着術を行ったが中・環指は生着しなかった。小指は部分壊死となったが保存的に治癒した。そこで，中・環指の壊死部を切除して腹壁に作成した2つの tubed abdominal flap で被覆した。皮弁は2週後に切離したが問題なく生着し，中・環指は腹壁皮弁で被覆された。

患者が爪と知覚の再建を希望したので，再建を計画した。まず，右中指に対して右母趾・第II趾から TWA flap を採取し，右中指を再建した。一部に皮膚移植を追加した。TWA flap 採取部はいったん人工真皮で被覆し，3週後に全層植皮を行った。さらに8週後に左母趾・第II趾から TWA flap を採取し，同様に左環指を被覆したが，皮弁採取部は足背からの逆行性短指伸筋弁により骨・腱露出部を被覆し，その上に分層植皮を行い，一時的に創を閉鎖した。

術後8カ月の現在，左中指・環指指尖の爪の成長は良好で，s-2 PD は中指で 12 mm，環指で 14 mm まで回復しており，現在も経過を観察中である。皮弁採取部の母趾・第II趾では両側とも良好な機能を温存していたが，形態的には人工真皮で二次的に再建した右足では軽度の瘢痕拘縮が見られ，一時的に筋弁で再建した左足では皮膚移植部に色素沈着が見られた（図 14・6）。

4. さらに末梢をピボットポイントとする逆行性前腕皮弁と腹壁皮弁の組み合わせ

【症例4】46歳，男

プレスによる右中指・環指・小指の広範な degloving injury を受傷した。中・環指は DIP 関節で離断されていたが，浅指屈筋腱・伸筋腱は温存されていた。小指は PIP 関節で離断されていた。中・環・小指の背側から手背の皮膚欠損部を被う目的で前腕内側から橈骨神経背側枝を皮弁内に含めないように前腕皮弁を挙上し，橈骨動静脈の中枢を結紮・切離して逆行性血流皮弁とした。さらに伸筋腱第1コンパートメント下で橈骨動脈背側枝を剝離して十分なスペースを確保してから，皮弁を第1コンパートメント下に通して手背側に移行させ，橈骨動脈背側枝をさらに末梢へ剝離した。この操作により皮弁のピボットポイントは第1・2中手骨間になった。皮弁移行後に皮弁内に含まれる皮静脈中枢端を手背の皮静脈末梢端に吻合した。中・環・小指を背側から合指状に被覆した。中・環・小指の掌側皮膚欠損部は腹壁皮弁（tubed abdominal flap）で被覆した。前腕皮弁採取部には殿部からの分層皮膚移植を行った。2週後に腹壁皮弁を切離した。ただちにハンドセラピーを開始し，指の関節拘縮の予防に努めた。

3カ月後に第2・3・4指間を分離して一期的に指間を作成し，指間は全層植皮を行った。受傷から11カ月で職場復帰した。最終手術から6カ月の状態では，指関節に可動域制限を残すものの日常生活でよく使用していた（中指 PIP 関節：伸展 −30°・屈曲 80°，環指 PIP 関節：伸展 −20°・屈曲 50°）（図 14・7）。

D 考 察

Avulsion injury, degloving injury の治療法とその成績は，損傷の程度に大きく依存している。Hixson ら[11]は degloving injury の損傷程度を次の3つに分類している。

- Class I： 血行は温存されている。損傷は皮膚剝脱創が主体で，骨折あるいは脱臼があっても動静脈は温存され，血行に問題はない。骨あるいは皮膚軟部組織の修復だけでよく治療成績もよい。
- Class II： 血行は途絶している。皮膚・骨・神経の損傷だけでなく動脈あるいは静脈の損傷もあり，動静脈の再吻合あるいは静脈移植を必要とする。皮膚・骨・腱・神経の再建は二次的に行ってもよく，まず，血行の再建を優先させる。皮膚・骨・腱・神経の損傷の程度にもよるが，適切な処置と後療法が行われれば手機能の温存は可能なことが多い。
- Class III： 完全剝脱あるいは完全切断となっている。剝脱された組織には皮膚・神経・動静脈，時には腱も含まれる。このタイプの損傷が最も高度で，血行の再建には長い静脈移植を必要とすることもあり，血行が再建できたとしても再獲得できる機能は限定的なものとなる。

腱・骨が残り，広範に皮膚が欠損している場合に

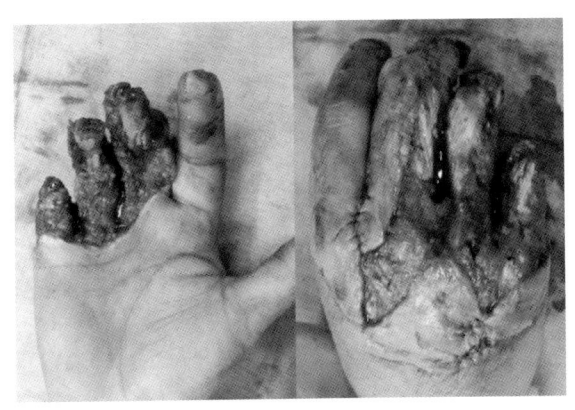

14. Degloving injury の再建　141

(a) 初診時所見。左中指・環指・小指から手背までの広範な degloving injury を来していた。

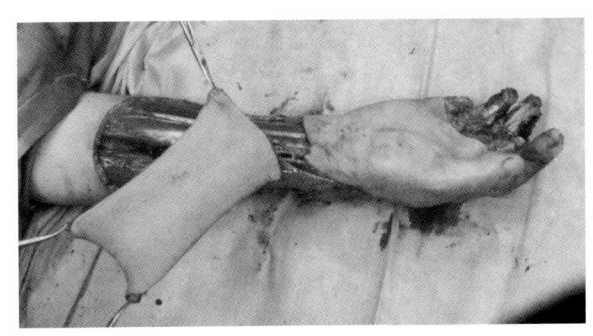

(b) 前腕内側から橈骨神経背側枝を皮弁内に含めないように前腕皮弁を挙上し，橈骨動静脈の中枢を結紮・切離して逆行性血流皮弁とした。

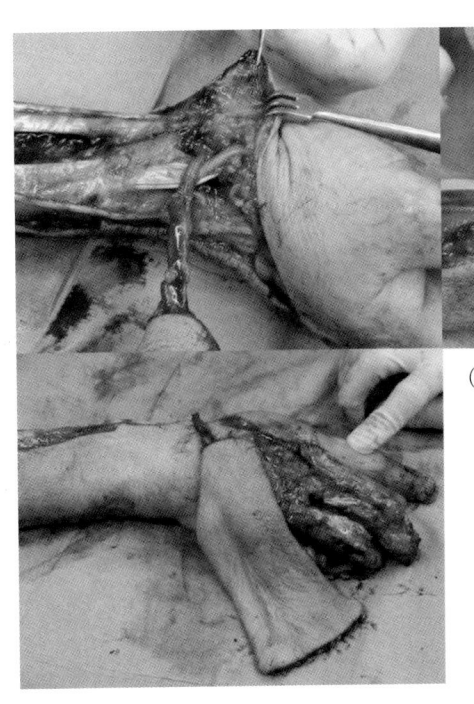

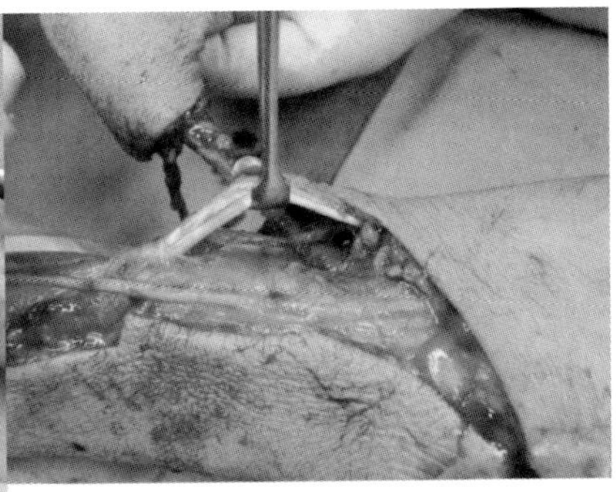

(c) 伸筋腱第1コンパートメント下に十分なスペースを確保してから，皮弁を第1コンパートメント下に通して手背側に移行させ橈骨動脈背側枝をさらに末梢へ剝離した。

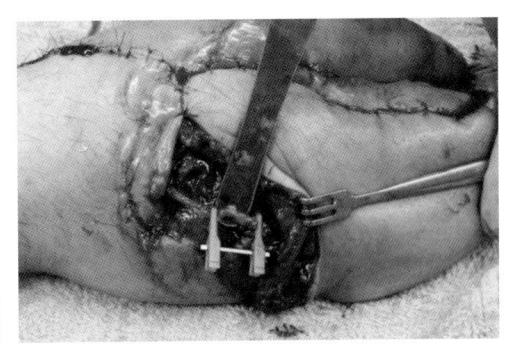

(d) 皮弁移行後に皮弁内に含まれる皮静脈中枢端を手背の皮静脈末梢端に血管吻合した。

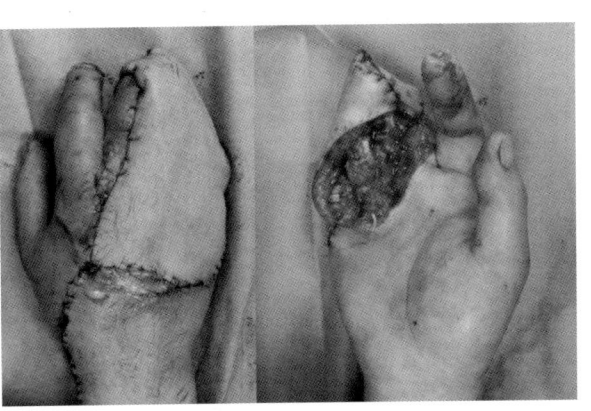

(e) 中・環・小指を背側から合指状に被覆した。中・環・小指の掌側皮膚欠損部は腹壁皮弁（tubed abdominal flap）で被覆した。

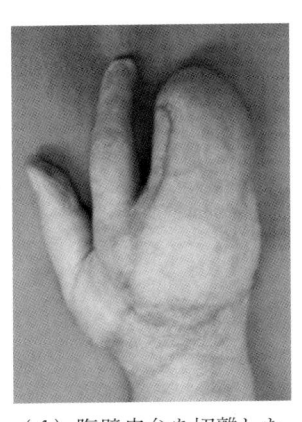

(f) 腹壁皮弁を切離した後の状態。中・環・小指は合指状に逆行性前腕皮弁と腹壁皮弁で被覆されている。

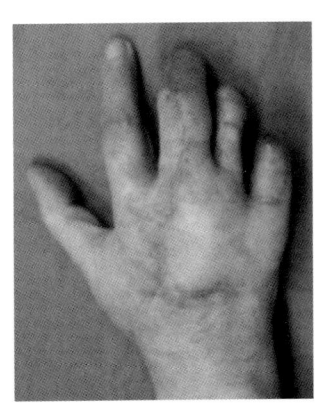

(g) 最終の状態（最終手術後6カ月）。指関節に可動域制限を残すものの，日常生活でよく使用している。

図 14・7　末梢をピボットポイントとする逆行性皮弁と腹壁皮弁の組み合わせによる再建例（症例4）

は，その被覆がおもな問題となる．その被覆には前述したような各種の皮弁の組み合わせが有用であるが，受傷後の緊急手術では，ただちにこのような手術を行えない場合が多く，そのような場合にはデブリードマンを行った後に，腹壁皮下にバンキングしておくことがよい．準備が整いしだい，なるべく早く皮弁による被覆を行うようにする．より早期に被覆して，より早期に，より頻回にハンドセラピーを行うことができれば，指の拘縮を最小限に抑えることができる．その観点から言えば，最も早期にハンドセラピーを行えるのは植皮を行わない逆行性前腕皮弁による再建で，掌側の腹壁皮弁を組み合わせたとしても限定的な自動・他動運動は行うことができる．また，前述したように逆行性前腕皮弁を第1コンパートメント下を通してピボットポイントを最も末梢に移動できれば指末節までの被覆も可能である．

腹壁皮膚を皮弁として手の被覆に応用する場合には，皮弁基部を筒状にした tubed flap が肘・肩の可動域制限も少なく，皮弁の裏打ちも必要としないため，早期にシャワー浴も可能で QOL の点で優れている．2週で皮弁の切り離しを行うには皮弁作成後10日頃より，毎日，数十分ずつ腸鉗子を用いて皮弁基部からの血行を遮断すると血管新生がより早まると考えられている．

指の avulsion injury の再建においては腹壁皮弁[1]や側頭筋膜弁[3]による再建は知覚が再建できず整容的にも問題があるため，最終的には TWA flap による再建が望ましい．TWA flap による再建では，皮弁採取部の被覆方法が問題となる．骨・腱露出部が母趾・第II趾の側面に限られる場合には人工真皮でいったん被覆した後，遊離植皮するのがよい．趾間皮弁や足背皮弁を含めた extended TWA flap 採取部の被覆には逆行性短趾伸筋弁による被覆が可能である．ただし，逆行性短趾伸筋弁を挙上するには中足骨中枢端で足背動脈系と足底動脈系との間に交通枝が温存されていることが必要である[12]．足背皮弁をも含めた大きな extended TWA flap 採取部の被覆には腹壁穿通枝皮弁が有用である．

（平瀬雄一，山口利仁）

文 献

1) 児島忠雄，栗原邦弘，浜 弘毅ほか：手への one stage tubed abdominal flap の応用．形成外科 16：300-311, 1973
2) 平瀬雄一，児島忠雄，木下行洋ほか：Temporoparietal, deep temporal fascial（TPF, DTF）の遊離移植のための解剖学的考察．日形会誌 9：687-696, 1989
3) Hirase Y, Kojima T, Bang H：Secondary reconstruction by temporoparietal free fascial flap for ring avulsion injury. Ann Plast Surg 25：312-316, 1990
4) 平瀬雄一，児島忠雄，方 晃賢ほか：Temporoparietal free fascial flap の臨床応用．日形会誌 10：649-657, 1990
5) Hirase Y, Kojima T, Bang HH：Double-layered free temporal fascia flap as a two-layered tendon-gliding surface. Plast Reconstr Surg 88：707-712, 1991
6) 鳥居修平，森龍太郎：逆行性前腕島状皮弁による手の再建．形成外科 28：7-13, 1985
7) 森龍太郎：逆行性島状皮弁に関連した四肢深部静脈の研究．日整会誌 61：325-335, 1987
8) Nakajima H, Imanishi N, Aiso S：Venous drainage of the radial forearm and anterior tibial reverse flow flaps；Anatomical and radiographic perfusion studies. Br J Plast Surg 50：389-401, 1997
9) Hirase Y, Kojima T, Matsui M：Aesthetic fingertip reconstruction with a free vascularized nail graft：A review of 60 flaps involving partial toe transfers. Plast Reconstr Surg 99：774-784, 1997
10) 平瀬雄一：足趾移植 twisted toe transfer．やさしいマイクロサージャリー，p 262，克誠堂出版，東京，2004
11) Hixson ML, Moore MM：Degloving injuries of the hand. J Ark Med Soc 84：85-87, 1987
12) Hirase Y, Kojima T, Fukumoto K, et al：Indication and practice of reverse flow extensor digitorum brevis muscle flap transfer. Ann Plast Surg 51：273-277, 2003

III 下肢の再建

15 皮弁・筋膜皮弁による膝関節部の再建

16 肩甲回旋動脈を用いた血管柄付き肩甲骨による下肢の再建

17 筋膜皮弁による下腿の再建

18 筋膜皮弁による足関節部の再建

19 下肢リンパ浮腫の再建

20 皮弁を用いた足底の再建

21 足趾先天異常の治療の進歩

22 陥入爪・巻き爪の再建

III 下肢の再建

15 皮弁・筋膜皮弁による膝関節部の再建

SUMMARY

膝関節周囲には，膝蓋動脈網を構成する多様な筋膜皮膚穿通枝が存在し，これらを栄養血管として多彩な皮弁・筋膜皮弁を挙上でき，さまざまな再建法の選択が可能となっている。ここでは，genu flaps をはじめとする膝周囲の皮弁・筋膜皮弁の解剖と臨床応用，さらに再建法の選択を中心に記述した。

膝周囲の皮弁・筋膜皮弁には，大腿に作製される popliteo-posterior thigh (PPT) flap, superior lateral genu (SLG) flap, superior medial genu (SMG) flap, reverse saphenous island flap, lower posterolateral thigh flap など，また下腿を採取部とする sural flap, saphenous flap などがある。

膝周囲の再建には機能と整容の両面を考慮し，可能な再建法の中から最も適切なものを選択することが大切である。大腿からの皮弁・筋膜皮弁は術後機能障害や知覚障害がなく，筋皮弁に比べて薄く，皮弁採取部も被覆部である大腿にあり，目立ちにくいといった利点がある。中でも PPT flap は膝窩部から殿溝にかけての大腿後面で挙上され，広い回転範囲を有する。また，SLG と SMG flap はそれぞれ大腿遠位 1/2 の外・内側面に作製されるが，この三者には皮膚の薄さ，色調，皮下脂肪の量など質的な違いを認める。皮弁の選択は，カラーマッチやテクスチャーマッチや欠損の位置，皮弁採取部の損傷，手術体位，患者の希望を考慮し，さらにそれぞれの皮弁の特徴を踏まえて決定する。

また，外側上膝動脈の筋枝により栄養される大腿二頭筋短頭筋弁は，外側大腿筋間中隔や腸脛靱帯を含めて利用することができ，膝周囲の再建に考慮してよい方法である。

はじめに

膝周囲の皮膚軟部組織の再建には，local, regional flap として大腿や下腿からの筋・筋皮弁，筋膜皮弁などが，また遠隔皮弁として下腿交叉皮弁や遊離皮弁など，多くの再建法が報告されている。近年，genu flaps をはじめ，膝関節周囲の筋膜皮膚穿通枝を利用して大腿部に作製される皮弁・筋膜皮弁が種々開発され，機能・整容の両面で優れた結果が得られており，膝部再建における術式の選択がさらに多様なものとなった。

本稿ではこれら genu flaps を中心に，axial regional flap としての皮弁による膝関節周囲の再建について，さらに，これまで単独では用いられていない大腿二頭筋短頭筋弁についての新しい知見を加え，臨床応用の留意点や皮弁の選択も含めて記述する。

A 概念

筋膜皮弁は皮弁をその構成成分により分類した時の総称であり，これを血行形態で分類すると大きく axial section と random section に分けられ，さらに筋膜に到達する経路により6つのタイプに分類できる(表1)[1]。このうち，栄養血管が筋間中隔を走行して筋膜・皮膚に至るもの（タイプ4，6）は，中隔穿通枝皮弁（septocutaneous flap）[2]と呼ぶことができよう。ここで述べる筋膜皮弁のうち，PPT flap, SMG flap, sural flap などは segmental または septal vessel から分岐する septocutaneous vessel を茎とするものである（図15・1-a）。一方，前

表 1　血行形態による筋膜皮弁の分類

Axial Section	Type 1.	direct cutaneous vessel
	2.	prebranch of muscle or musculocutaneous vessel
	3.	musculocutaneous vessel
	4.	fascial-septo-cutaneous vessel
Random Section	Type 5.	muscle or musculocutaneous perforator
	6.	fascial-septo-cutaneous perforator

（a）Septocutaneous vessel を茎とするもの　　（b）Septal artery を茎とするもの

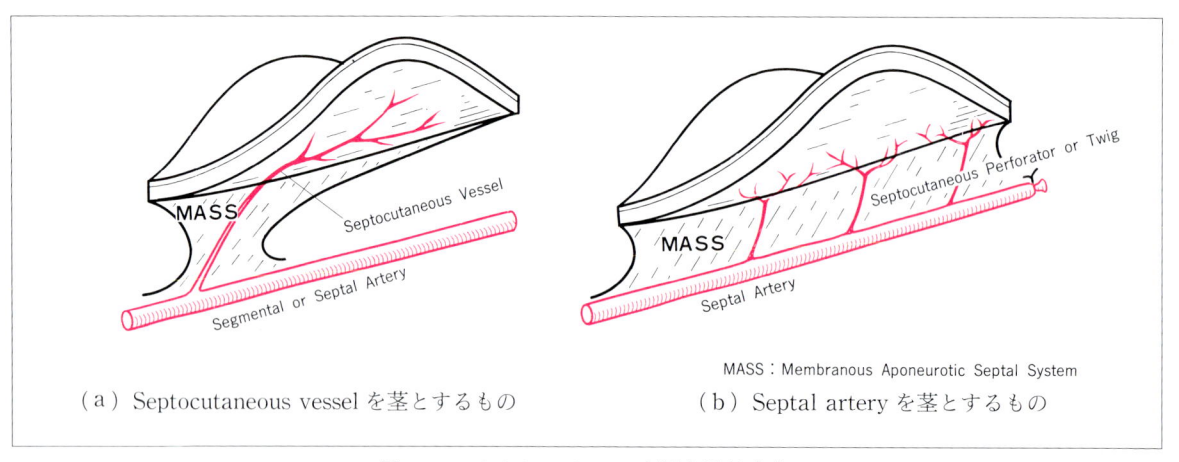

図 15・1　Axial section の中隔穿通枝皮弁
MASS：Membranous Aponeurotic Septal System

脛骨・後脛骨動脈皮弁などは septal artery が皮弁に含まれて挙上され septal artery から分岐する septocutaneous perforator または twig が筋膜・皮膚に至っている（図 15・1-b）。また，septocutaneous vessel が筋膜血管叢部への分布が少なく，筋膜を貫通したのち主として皮下脂肪層・皮膚部での血管叢へ分布している場合，血行的には皮弁に筋膜を含める必要はなく，cutaneous flap として挙上することができる（SLG flap）。

皮膚軟部組織の再建には整容面でカラーマッチ，テクスチャーマッチを考慮すると，可能な限り local flap で修復するのが望ましい。一般的に random な概念により local flap が作製されるが，欠損の近隣部に axial な血行が存在する場合，これを含んで作製するものが regional flap となる。Regional flap は前者の整容的な利点を持ち，かつ移行が容易で，到達範囲が広く，有用性が高い。

膝関節周囲の再建には膝関節の機能のみならず，膝部や下腿を露出部として捉えた整容面での配慮も大切であるため，膝関節周囲の septocutaneous vessel/perforator を栄養血管とする axial regional flap はよい適応である。

B 解　剖

膝関節周囲

大腿動脈，膝窩動脈や前・後脛骨動脈，腓骨動脈，腓腹動脈からの枝が膝蓋動脈網を形成し，多様な筋膜皮膚穿通枝を出している。すなわち，外側では上および下外側膝動脈，前および後脛骨反回動脈，外側大腿回旋動脈下行枝など，内側では上および下内側膝動脈，下行膝動脈および伏在枝などがあり，一方，後面では膝窩部後上行枝，大腿深動脈後穿通枝，浅腓腹動脈などが分布している（図 15・2）。

これらの穿通枝を利用して多彩な皮弁・中隔皮弁・筋膜皮弁が作製できる（表 2）。それぞれの穿通枝の詳細は各皮弁の項で述べる。

大腿二頭筋短頭

外側大腿筋間中隔（LIMS）後面の末梢側 2/3 に付着しており，その起始の一部となっている。短頭の栄養動脈は，中枢側では大腿深動脈第 2，3 穿通枝が下行しながら筋体の内側から流入して筋体内に分布するが，筋体への刺入直後に前方へ向かう枝を出し，これは大腿骨の近くで LIMS を穿通し外側広筋に至る。一方，短頭の末梢 1/3 部では，上外側膝動脈

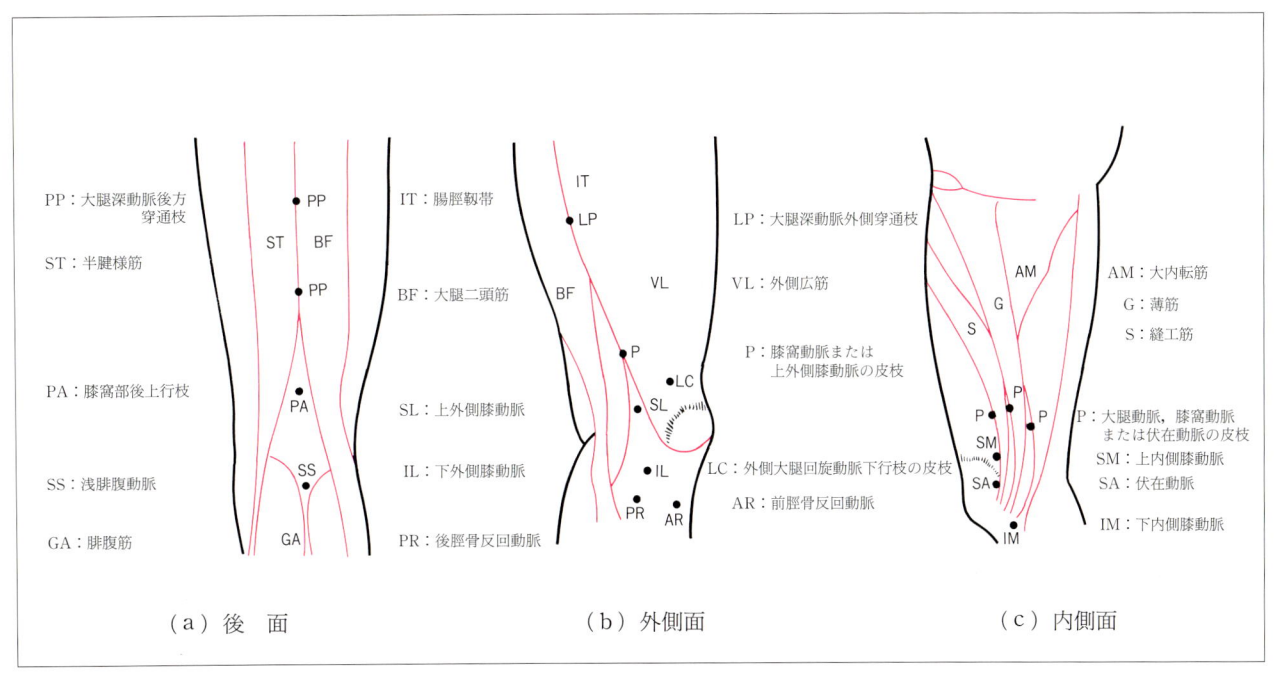

図 15・2 膝関節周囲の筋膜皮膚穿通枝

(a) 後 面
PP：大腿深動脈後方穿通枝
ST：半腱様筋
PA：膝窩部後上行枝
SS：浅腓腹動脈
GA：腓腹筋

(b) 外側面
IT：腸脛靱帯
BF：大腿二頭筋
SL：上外側膝動脈
IL：下外側膝動脈
PR：後脛骨反回動脈
LP：大腿深動脈外側穿通枝
VL：外側広筋
P：膝窩動脈または上外側膝動脈の皮枝
LC：外側大腿回旋動脈下行枝の皮枝
AR：前脛骨反回動脈

(c) 内側面
AM：大内転筋
G：薄筋
S：縫工筋
P：大腿動脈，膝窩動脈または伏在動脈の皮枝
SM：上内側膝動脈
SA：伏在動脈
IM：下内側膝動脈

表 2　膝周囲に作製される皮弁・筋膜皮弁

部 位	皮 弁	栄養動脈
外側面	superior lateral genu flap*	上外側膝動脈
	inferior lateral genu flap	下外側膝動脈
	anterior tibial recurrent flap	前脛骨反回動脈
	posterior tibial recurrent flap	後脛骨反回動脈
	lower posterolateral thigh flap*	膝窩／上外側膝動脈の皮枝
内側面	superior medial genu flap*	上内側膝動脈
	inferior medial genu flap	下内側膝動脈
	saphenous flap	下行膝動脈伏在枝
	reverse flow saphenous island flap*	下行膝動脈伏在枝（逆行性）
前 面	anterior genu flap*	外側大腿回旋動脈下行枝
後 面	popliteo-posterior thigh flap*	膝窩部後上行枝
	sural flap (posterior calf flap)	浅腓腹動脈

*大腿部に作製されるもの

からの筋枝が流入し，筋体内を上行しながら筋体の中 1/3 部でやはり LIMS を穿通し外側広筋に至る。上外側膝動脈自体もその後は LIMS を穿通し外側広筋に至り，さらに筋膜皮膚穿通枝となる（図 15・3）。

これら解剖所見より，大腿二頭筋短頭は上外側膝動脈を栄養血管とした遠位茎の筋弁または筋皮弁として挙上でき，短頭に付着する外側大腿筋間中隔およびこれと連続する大腿筋膜を含めた複合組織皮弁として膝周辺の再建に利用することができる（図 15・4）。

C 術前の評価

下肢の血管造影は必ずしも全例に行う必要はないが，外傷や血管病変を合併している例では施行した方が望ましい。膝周囲には皮膚穿通枝のほかに，多くの筋枝や関節枝があり，2 方向以上の撮影で立体的な把握を行い，これらを鑑別する必要がある。

ドップラー血流計による穿通枝の検索は侵襲がなく，簡便な方法であるが，その信頼性には限界がある。皮膚穿通枝の筋膜貫通部は，ある程度の位置の特異性があり，これを踏まえて検索する（図 15・2）。

148　Ⅲ．下肢の再建

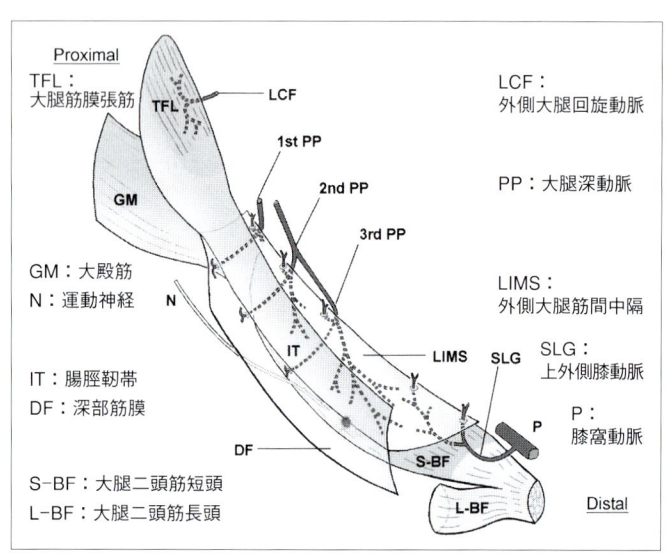

図 15・3　大腿二頭筋短頭の血行神経支配
周辺の筋肉や筋膜との関係を示す。

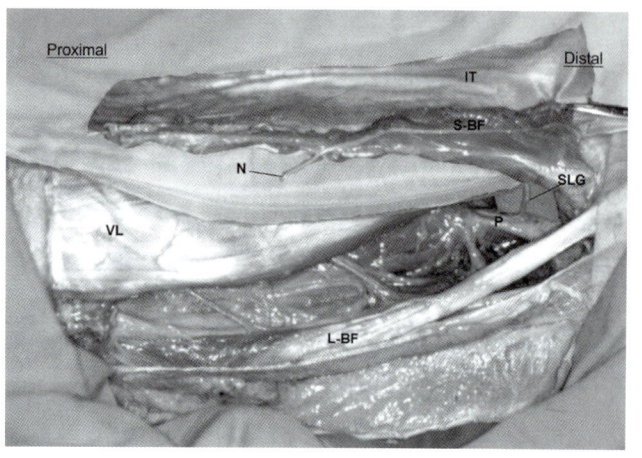

TFL：大腿筋膜張筋
GM：大殿筋
N：運動神経
IT：腸脛靱帯
DF：深部筋膜
S-BF：大腿二頭筋短頭
L-BF：大腿二頭筋長頭
LCF：外側大腿回旋動脈
PP：大腿深動脈
LIMS：外側大腿筋間中隔
SLG：上外側膝動脈
P：膝窩動脈

図 15・4　解剖検索所見（右大腿外側）
大腿二頭筋短頭（S-BF）を長頭（L-BF）から剝離分離し，上外側膝動脈（SLG）の筋枝を茎とする遠位茎大腿二頭筋短頭筋皮弁を挙上したところ．flap には腸脛靱帯（IT）と短頭の運動神経（N）を含む．
VL：外側広筋　P：膝窩動脈

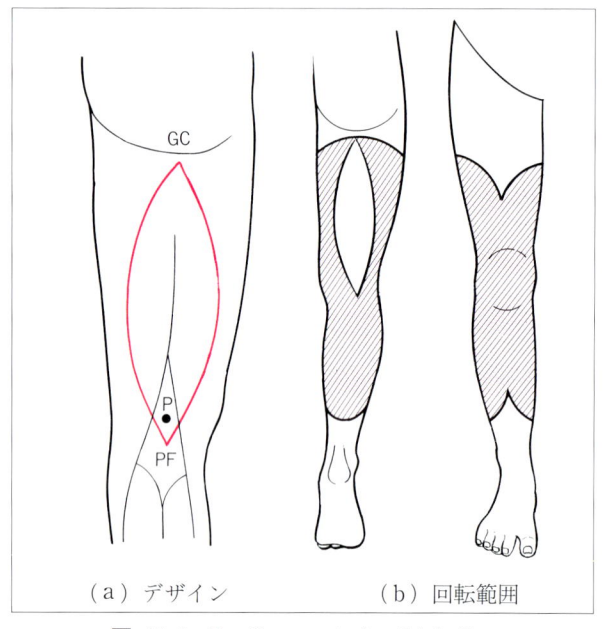

図 15・5　Popliteo-posterior thigh flap
P：ピボットポイント　PF：膝窩　GC：殿筋溝
（a）デザイン　（b）回転範囲

手技：皮弁のデザインは，大腿後面で膝窩溝の 7～10 cm 上方をピボットポイントとし，膝窩部から近位端は殿筋溝，大腿とほぼ同じ幅の範囲内で自由にデザイン可能である（図 15・5-a）．

皮弁の挙上は近位側より皮切を開始し，筋膜下に至り，大腿二頭筋と半膜様筋との間の膜様組織（membranous aponeurotic septal system：MASS）を含めながら，遠位側へ剝離を進める．膝窩部で栄養血管を確認し，必要に応じて茎の剝離を行い，また島状皮弁としてもよい．皮弁の到達範囲は広く，後面は大腿・膝窩部・下腿中枢側 2/3，内外側面は大腿下 1/2・膝部・下腿上 1/2 を，さらに膝部前面をも被覆することができる（図 15・5-b）．皮弁採取部は成人で幅 10 cm 以内ならば容易に一次縫縮が可能である．

【症例 1】　62 歳，女

膝窩部の熱傷瘢痕拘縮で，膝関節の伸展は 120°に制限されていた．拘縮を解除したのち，欠損に合わせて PPT flap を作製し，移行した．皮弁採取部は一次縫縮した．術後 5 カ月，皮弁は完全生着し，厚ぼったい感じはなく，カラーマッチ，テクスチャーマッチはともに良好であり，膝関節も完全伸展が得られた（図 15・6）．

D　手技および症例

1．Popliteo-posterior thigh (PPT) flap

膝窩部後上行枝は膝窩動脈または腓腹動脈から分岐し，筋膜に達したのち後正中線に沿って上行し，大腿深動脈の後方穿通枝と吻合して vascular arcade を形成する（図 15・2-a）．PPT flap は膝窩溝の 7～10 cm 上方にある膝窩部後上行枝を栄養血管とし，大腿後面に作製する筋膜皮弁である[3]．

2．Superior lateral genu (SLG) flap

上外側膝動脈は膝窩動脈より分岐したのち，伴走静脈とともに上前方へ向かい，大腿骨外側上果の直

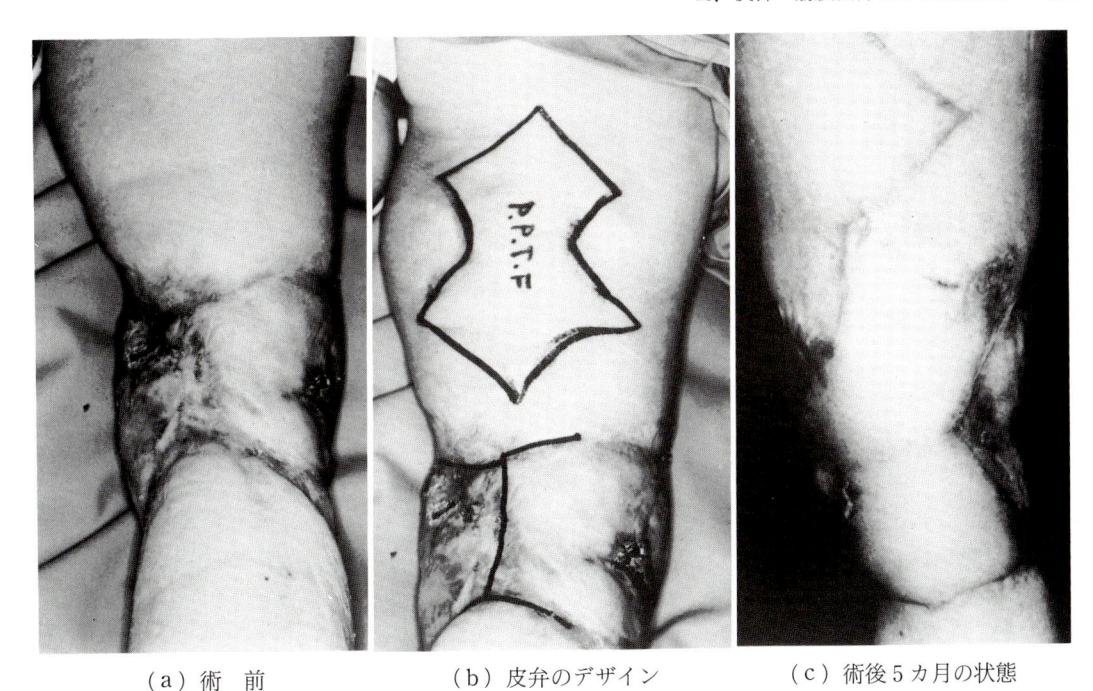

(a) 術　前　　　　　　　(b) 皮弁のデザイン　　　　　(c) 術後5カ月の状態

図 15・6　Popliteo-posterior thigh flap（症例1）

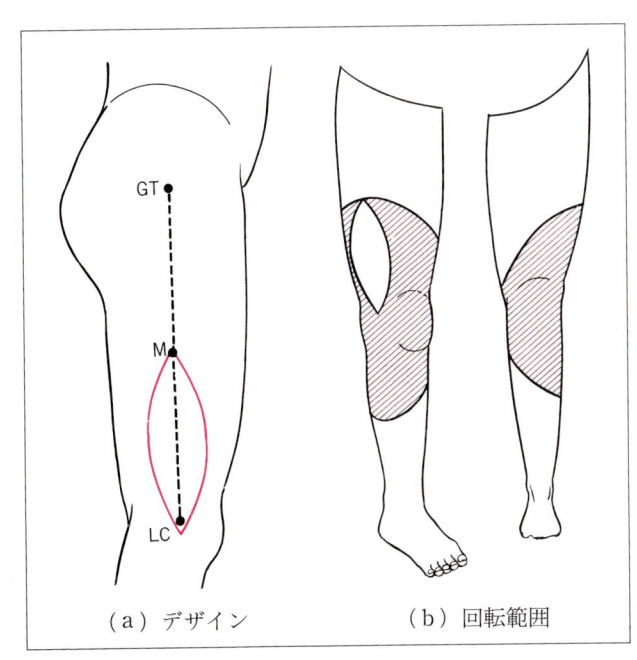

図 15・7　Superior lateral genu flap
LC：大腿骨外果　GT：大転子　M：LCとGTの中点

(a) デザイン　　　(b) 回転範囲

上，外側広筋と大腿二頭筋短頭の間で筋膜に至る。筋膜を貫通すると放射状に数本の細い枝に分かれ，膝蓋動脈網や大腿深動脈の外側穿通枝，外側大腿回旋動脈下行枝などと密に交通する（図15・2-b）。大腿の前外側面では皮下脂肪層における血流の交通が優位であり，深部筋膜，すなわち腸脛靱帯が血行に果たす役割は小さい[4]。

手技：デザインは皮弁遠位端（尾側）に外果を含め，大転子と外果を結ぶ線を軸として，大腿深動脈の外側穿通枝を十分含めるようにし，近位端（頭側）はその中点を，前縁は大腿直筋，後縁は腸脛靱帯の2 cm後方をそれぞれ目安とする（図15・7-a）。挙上は近位端より開始し，筋膜上で剝離を進めていくが，血管柄の保護と確認を容易にするため，膝関節より約8 cmの位置から筋膜を含めるようにする。外側広筋と二頭筋の間で栄養血管を確認したのち，島状皮弁として挙上する。皮弁採取部は幅10 cm以内ならば一次縫縮が可能である。皮弁は内側面を除く大腿遠位1/3，膝部，下腿近位1/3を被覆することができる（図15・7-b）。

【症例2】22歳，男

膝の前・内側面の熱傷後難治性潰瘍。膝窩部や大腿内側にもIII度熱傷を受けており，皮弁提供部の選択には大きな制限があった。大腿の前外側面から初回手術時に分層植皮片を採取したが，そこから20×5 cmのSLG flapを作製・移行し，皮弁採取部は一次縫縮した。術後6カ月，経過は順調であり，皮弁採取部の変形はほとんどなく，膝部の輪郭はよく再現されている（図15・8）。

3. Superior medial genu (SMG) flap

上内側膝動脈は膝窩動脈もしくは下行膝動脈より分岐して，大腿骨内顆の上縁に沿って前進し，内側広筋と大内転筋腱の間を通って筋膜に至る。そこで数本の小枝に分かれ，筋膜のレベルで膝蓋動脈網や

(a) 術　前　　(b) 皮弁のデザイン　　(c) 皮弁を挙上したところ　　(d) 術後6カ月の状態

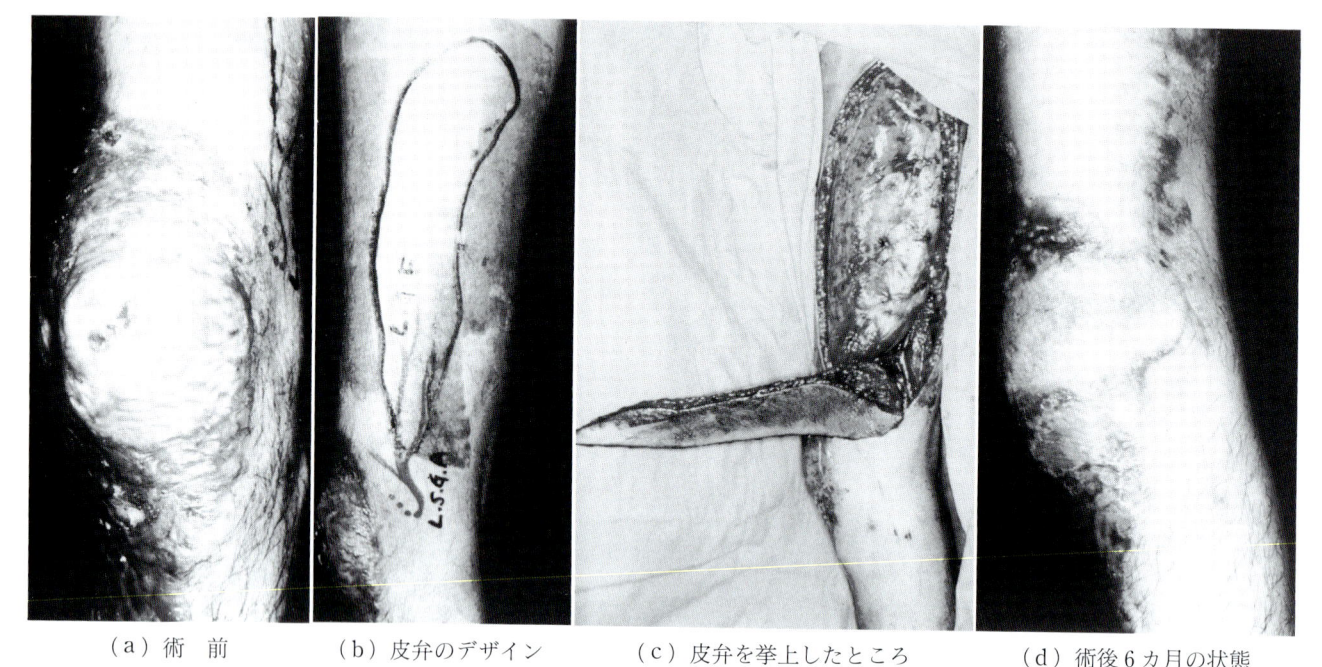

図 15・8　Superior lateral genu flap（症例2）

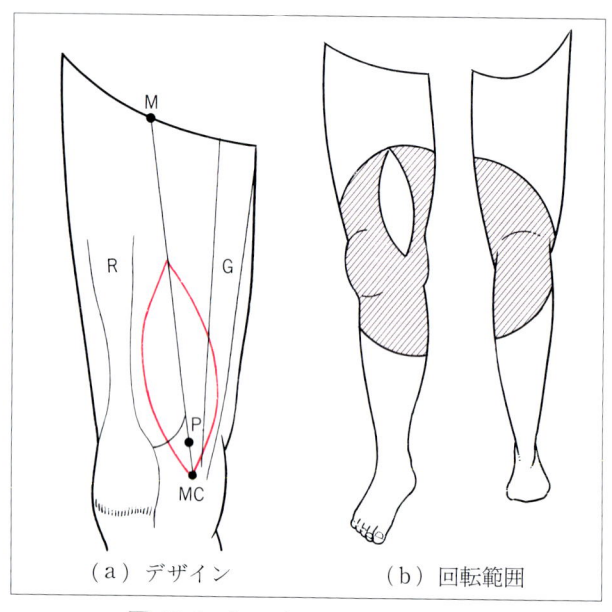

図 15・9　Superior medial genu flap
P：ピボットポイント　　MC：大腿骨内果
M：鼠径靱帯中点　　R：大腿直筋　　G：薄筋

(a) デザイン　　(b) 回転範囲

縫工筋の両縁に沿って筋膜に至る大腿動脈の穿通枝と密な血管網を形成する（図 15・2-c）[5]。

手技：デザインは皮弁遠位端に大腿骨内顆を含め，上内側膝動脈を確実に取り込むようにする。皮弁の軸は縫工筋の走行に沿うようにするが，これは内果と鼠径靱帯の中点を結ぶ線にほぼ一致する。皮弁の近位端は大腿の中点を，前縁は大腿直筋，後縁は縫工筋の後縁を目安とする（図 15・9-a）。近位端より皮切を開始し，筋膜下に剝離を進める。縫工筋

を後方へ圧排し，内側広筋と大内転筋腱の間で栄養血管を確認し，挙上する。本皮弁は外側面を除く大腿遠位1/3，膝および膝窩部，下腿近位1/3を被覆することができる（図 15・9-b）。

Regional flap として利用する場合，欠損部への移行の障害とならなければ，大腿遠位内側に存在する他の穿通枝を茎に含めて血行の安定を図ることも有用である。皮弁採取部は大人で幅10 cm以下なら一次縫縮が可能である。

【症例3】 10歳，男

両側膝窩部の熱傷瘢痕拘縮のため，膝関節の伸展は左右とも45°に制限されていた。大腿部は両側とも全周性の瘢痕皮膚であったが，皮下・深部筋膜の損傷はなかったので，右に10×7 cm，左に13×7 cmのSMG flapを作製し，膝窩部へ移行した。皮弁採取部は両側とも容易に一次縫縮することができた。術後1年，左右とも皮弁は完全生着し，膝窩部の自然な曲面がよく再現され，皮弁採取部は大腿内側で比較的目立ちにくい。両膝関節は完全な伸展が得られ，皮弁挙上による機能障害および知覚障害は認められなかった（図 15・10）。

4. Lower posterolateral thigh flap[6]

大腿遠位外側に分布する膝窩動脈または上外側膝動脈の皮枝を茎とする筋膜皮弁である。Laitungは栄養血管の支配領域は，大腿外側で膝部から外果上

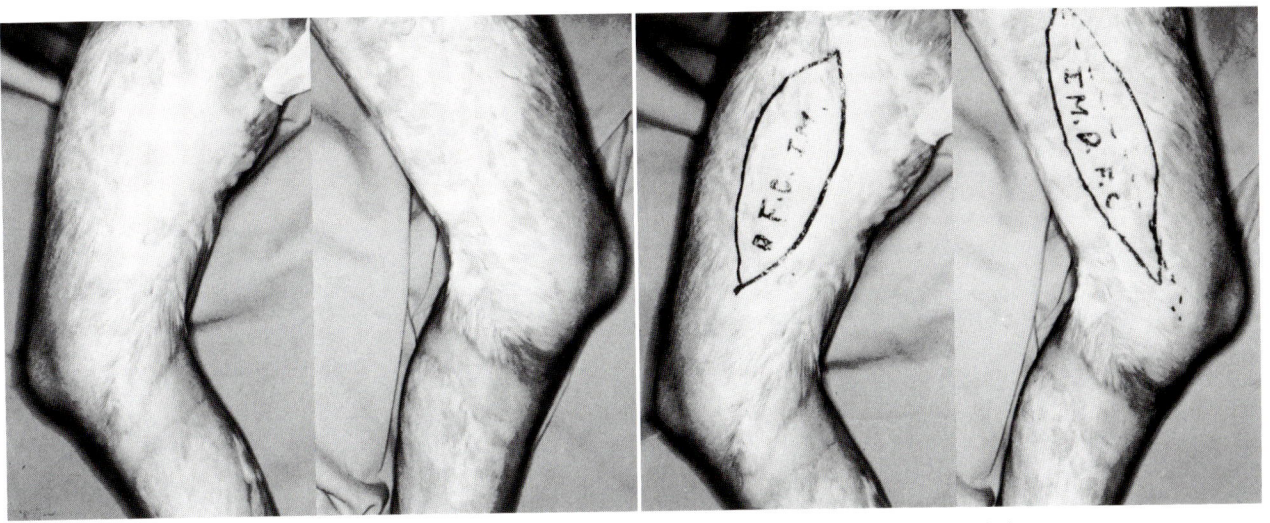

(a) 術前　　　　　　　　　　(b) 皮弁のデザイン

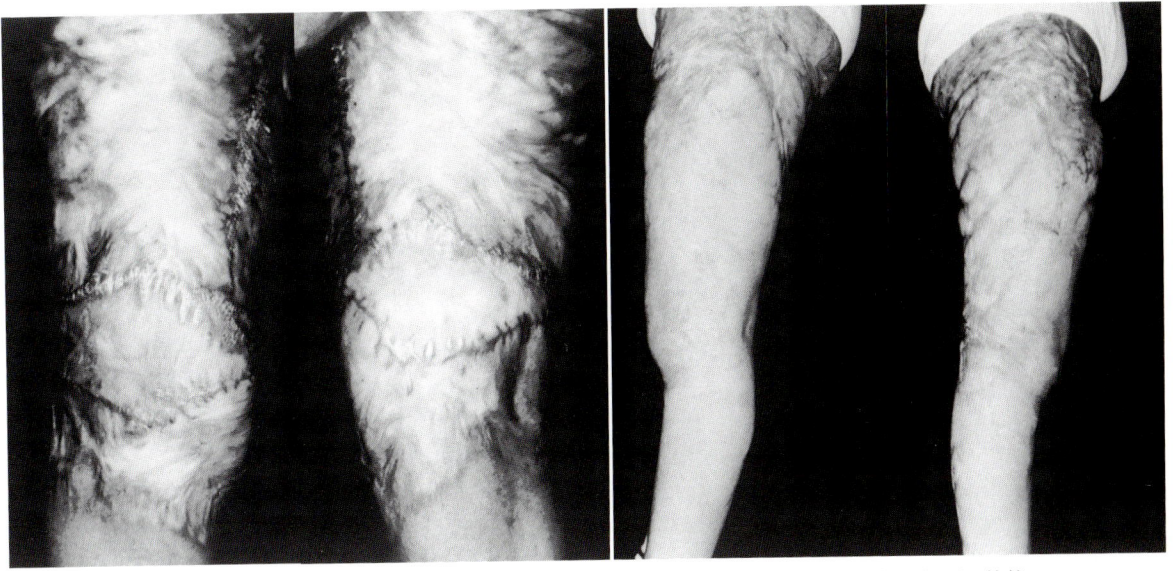

(c) 術後1年の後面の状態　　　(d) 術後1年の側面の状態

図 15・10　Superior medial gene flap（症例3）

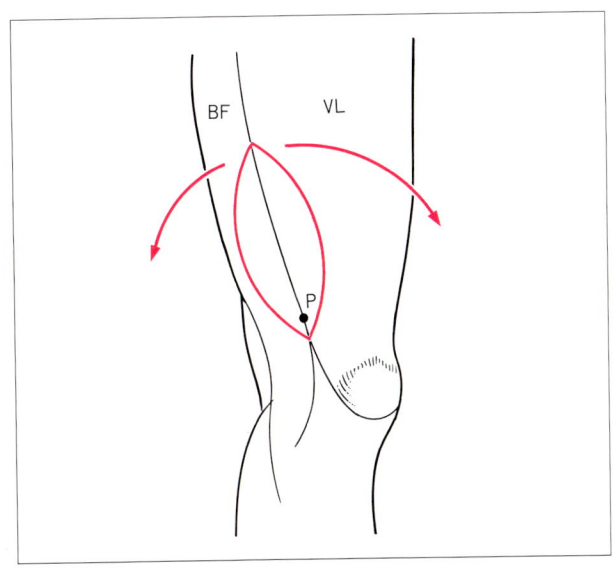

方約 15 cm までとしている。皮弁は外側筋間中隔（外側広筋と大腿二頭筋の間）に沿ってデザインする（図 15・11）。

5. Sural flap[7] (posterior calf flap)[8]

浅腓腹動脈（superficial sural artery）は膝窩動脈または腓腹動脈より分岐して下腿筋膜の下面に至り，腓腹筋内外側頭の間に沿って下行し，筋膜血管叢を形成して下腿後面を栄養する[9]。

手技：皮弁は下腿後面近位 2/3 にデザインし，遠位端より筋膜下面を剝離し，挙上する。腓腹神経は皮弁内に含まれ，知覚皮弁とすることもできる。

【症例4】34歳，女

大腿後面・膝窩部熱傷瘢痕部に生じた扁平上皮癌。

図 15・11　Lower posterolateral thigh flap
P：ピボットポイント　VL：外側広筋　BF：大腿二頭筋

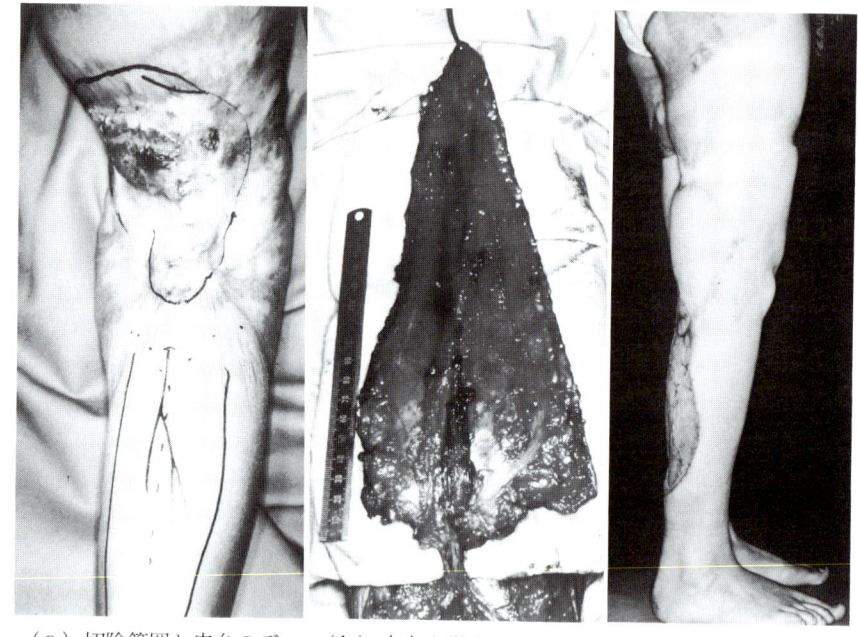

（a）切除範囲と皮弁のデザイン　（b）皮弁を挙上し翻転したところ　（c）術後 10 カ月の状態

図 15・12　Sural flap（症例 4）

広範囲切除したのち，欠損を島状の sural fasciocutaneous flap により再建，皮弁採取部には分層植皮を行った。術後，皮弁の経過は良好であったが，皮弁採取部の瘢痕は整容的に満足できるものではなかった（図 15・12）。

6. Saphenous flap[10]

伏在動脈は下行膝動脈の起始部より数 cm 末梢で枝分かれして，縫工筋の下面を走行し，分岐後 3〜10 cm の間で縫工筋の前または後縁に沿って 1〜4 本の皮枝を出す。本幹はさらに下行し，縫工筋を貫いて下腿内側皮下に至る。皮弁は膝上 10 cm から膝下 20 cm の内側面にデザインし，末梢側から伏在動脈とその皮枝を皮弁に含めながら挙上する。皮弁に伏在神経を含め知覚皮弁とすることができるが，この場合，下腿内側部に知覚障害が残る。皮弁採取部には通常植皮を要する（図 15・13）。

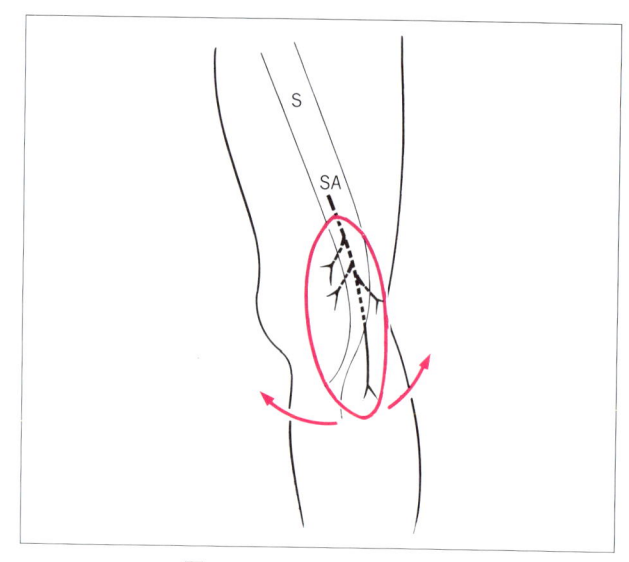

図 15・13　Saphenous flap
SA：伏在動脈　S：縫工筋

7. Reverse flow saphenous island flap

縫工筋の前または後縁に沿って出る伏在動脈の皮枝の領域に作製する皮弁であり，中枢側の下行膝静脈を結紮し，逆行性皮弁として挙上する[11]。回転範囲は外側面を除く膝部，膝窩部，下腿上部であり，皮弁採取部は通常，一次縫縮が可能である。

E 大腿二頭筋短頭筋弁による再建

われわれは，外側大腿筋間中隔（LIMS）を中心とした解剖学的検討を行い，LIMS と大腿二頭筋短頭や大腿筋膜張筋等との関連でいくつかの新しい flap の可能性を示唆し，報告して来た[12]。ここでは，膝関節部の再建組織としてこれまで単独では利用されていない大腿二頭筋短頭について，新たな臨床応

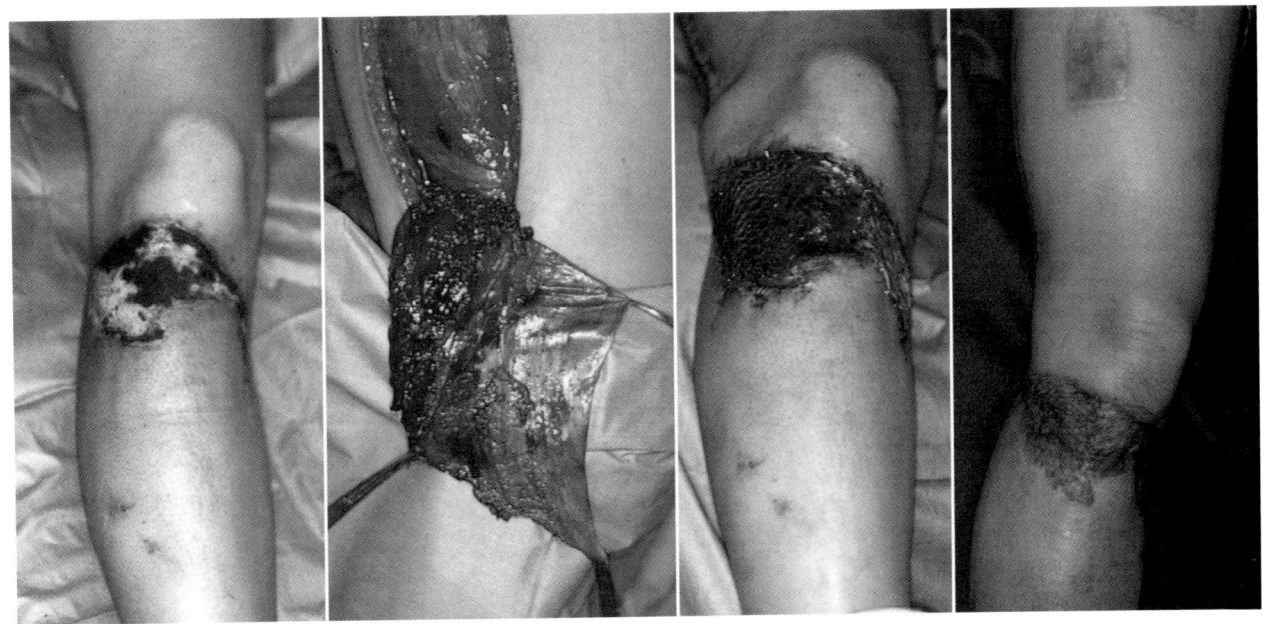

（a）膝下部の挫滅壊死創　　（b）flapを挙上し，翻転したところ　　（c）flapを移行し，網状植皮術を施行　　（d）術後8カ月の状態

図 15・14　大腿二頭筋短頭筋弁（症例5）

用の可能性について記述したい。

　手技：大腿遠位外側正中に約15 cmの皮切を加え，大腿筋膜上を前後方向に剥離する。腸脛靱帯を長軸方向に切開し，外側広筋を露出し，筋膜下を後方へ剥離してLIMSの前面を露出する。次にLIMSより後方の大腿筋膜に縦切開を加えて大腿二頭筋を露出，長頭・短頭間の結合組織を鈍的に剥離し両者を分離する。これにより大腿二頭筋短頭をLIMS，大腿骨粗線，腓骨頭に付着した状態で露出することができる。

　遠位茎大腿二頭筋短頭筋弁の挙上は，筋近位端で大腿筋膜，LIMSを大腿骨付着部まで切離し，それから大腿骨に沿って二頭筋短頭とLIMSを剥離する。途中，大腿骨裏面より流入してくる大腿深動脈の穿通枝は結紮切離し，また，坐骨神経（総腓骨神経）の枝で二頭筋短頭の外側裏面に入りこむ運動神経も切離し，筋弁を挙上する。

【症例5】　23歳，男

　交通外傷による右膝下部の挫滅創に対し，デブリードマンを行ったところ12×8 cmの一部脛骨の露出を伴う皮膚欠損となった。大腿遠位外側の皮切から幅4 cmの腸脛靱帯およびLIMSを付けた遠位茎大腿二頭筋短頭筋弁を挙上し，flapを翻転し皮下トンネルを通して欠損部に移行，欠損の内側部はflapの拡大領域である腸脛靱帯により被覆した。

Flap上には網状植皮を施行した。植皮片は全生着し，創部は合併症なく治癒した。術後8カ月，ほぼ立ち通しの調理師の仕事に復帰したが，患肢は日常特に機能上の問題はなく，膝関節の不安定も訴えていない（図15・14）。

F 術後管理

　術後約1週間，患肢のシーネ固定を行うが，この時下肢の良肢位と皮弁および血管柄部に過大な圧迫が加わらないように留意する。下腿の浮腫を来しやすいため，患肢を軽度挙上位とする。2週目より徐々に自・他動運動を許可し，リハビリテーションを開始する。

G 考　察

　膝関節部の再建では，機能と整容の両面を考慮することが大切である。すなわち，膝関節の機能を温存し，術後に下肢の機能障害や知覚障害を残さず，さらに整容面では膝周囲の形態を再現し，カラーマッチ，テクスチャーマッチが良好であり，皮弁採取部の瘢痕も目立たないということが理想的であろう。また，術後早期に機能訓練を開始することも，重要なポイントである。

膝関節周囲における皮膚軟部組織欠損の皮弁による再建には，従来より筋皮弁や植皮を併用した筋弁[13]〜[18]，下腿からの筋膜皮弁[8][10][19]，下肢交叉皮弁[20]，遊離皮弁[21]など多くの方法が報告されている。しかし，縫工筋，内側広筋，外側広筋，腓腹筋をはじめとする筋弁・筋皮弁ではbulkyとなることが多く，さらに筋使用による術後の機能障害は少ないとはされているが，考慮しなければならず，他の方法で修復できる際にはそちらを優先すべきである。

下腿部に作製される皮弁・筋膜皮弁には，sural flap[7] (posterior calf flap[8])，saphenous flap[10] などaxial regionalなものと，randomなlocal fasciocutaneous flap[19]がある。これらは皮弁が薄く，機能的な問題も少ないが，皮弁を大きくした場合，採取部は一次縫縮が困難なため，植皮を要することが多く，整容面で劣るので，特に女性には適応を慎重にすべきである。また，下腿に知覚障害を残すこともしばしばである。下肢交叉皮弁や遊離皮弁は，広範な欠損や同側肢に皮弁採取部が得られない場合には有用であるが，手技が繁雑なことや，長期間一定の肢位を強いられるなどの問題がある。

一方，下腿の主要血管とその皮膚穿通枝を利用するものとして peroneal flap[22]，anterior tibial artery flap[23]，posterior tibial artery flap[24] がある。いずれも近位茎または遠位茎皮弁として挙上でき，到達範囲は膝部から足部までと広範囲に及んでいる。しかし，近位茎皮弁を膝周囲の欠損に用いる報告は散見されるのみであり，これは欠損の修復と皮弁採取部の損失という再建のバランスの点から考えても，当然と言える。むしろ逆行性皮弁として下腿遠位から踵部，足部の再建，また骨付き皮弁や遊離皮弁の採取部としての有用性が高い。われわれも，下腿の主要血管を犠牲にすること，露出部である下腿に皮弁採取創が残ることなどの理由で，膝部の再建には適応を慎重に検討すべきであると考えている。

1. Genu flaps の特徴について

大腿遠位〜膝部には，多彩な筋膜皮膚穿通枝を利用して，genu flapsをはじめ，多くの皮弁・筋膜皮弁を作製することができる[25] (表2)。これらのうち，大腿に作製され，遠位側に茎を持つseptocutaneous flap（構成成分は皮弁または筋膜皮弁，表2*）は，共通する利点として，

①従来の筋皮弁に比べ薄いため，膝部，膝窩部から下腿にかけての形態をうまく再現できること
②術後の機能障害や知覚障害がないこと
③皮弁採取部は成人で幅10cm以内なら一次縫縮が可能であり，変形も少なく，瘢痕が被覆部の大腿にあり，比較的目立ちにくいこと
④手技が容易であり，栄養血管も一定の限局した範囲内に確実に存在すること

が挙げられる。中でも popliteo-posterior thigh flap[3]，SLG flap[4]，superior medial genu flap[5] の3者は皮弁の大きさ，回転範囲の広さといった点から，regional flapとして膝周囲の再建に応用する場合，特に有用性が高い。

これら3種のgenu flapを比較検討すると(表3)，採取可能な皮弁の大きさはPPT flapが大腿のほぼ全長・全幅にわたって挙上でき，最も広い回転範囲を持っている。SLGおよびSMG flapは大腿遠位1/2の外・内側面にほぼ対称性に作製され，rotation arc もほぼ対称的である。皮膚の厚さは後面が最も薄く，ついで内側，外側の順であり，また，内側面では有毛部が少ないという特徴がある。皮下脂肪は外側が最も薄く，内側・後面はやや厚いという傾向があるが，皮弁の辺縁は2〜3cmの幅で脂肪を削って比較的自由に薄くすることができる。

2. 皮弁の選択

膝関節周囲欠損の再建では，皮弁の選択においていくつかの点を考慮する必要がある。まず機能面では，

①皮弁採取によって膝関節および下肢に機能障害を来さないこと
②術後早期に機能訓練が開始できること
③下肢に知覚障害を残さないこと

また整容面では，

④膝部，膝窩部および下腿にかけての輪郭をうまく再現できること
⑤カラーマッチ，テクスチャーマッチがよいこと
⑥皮弁採取部が被覆部であり，通常一次縫縮が可能であること
⑦欠損の位置と皮弁の回転範囲
⑧欠損の大きさと皮弁の生着範囲
⑨皮弁採取部の損傷の有無
⑩手術体位
⑪患者自身の希望

表 3 PPT flap, SLG flap, SMG flap の比較

	皮弁の大きさ	到達範囲	皮弁の性状		
			皮膚の厚さ	皮下脂肪	有毛部
Popliteo-posterior thigh flap (PPT flap)	膝窩～殿溝	大腿遠位 2/3 膝，膝窩 下腿近位 2/3	薄い (約 0.55 mm)	やや厚い	＋
Superior lateral genu flap (SLG flap)	外果～ 大腿中央	内側面を除く 大腿遠位 1/3 膝，膝窩 下腿近位 1/3	やや厚い (約 1.35 mm)	薄い	＋
Superior medial genu flap (SMG flap)	内果～ 大腿中央	外側面を除く 大腿遠位 1/3 膝，膝窩 下腿近位 1/3	比較的薄い (約 1.10 mm)	やや厚い	少ない

などが配慮されるべきである。

代表的な genu flap である PPT flap, SLG flap, SMG flap は上述の①～⑥をほぼ満足させるものであり，筋弁，筋皮弁や下腿からの筋膜皮弁に比べ，優れた特質を持っている。実際には local flap を axial regional flap として利用することから，カラーマッチ，テクスチャーマッチや手術体位を考慮して，原則として欠損部と同側に皮弁を作製することが多い（図 15・15）。

Reverse saphenous island flap[11] も SMG flap と同様，大腿遠位内側面に作製され，膝部にピボットポイントを持つ皮弁であるが，特に膝下部切断例における再建に有用である。また，lower posterolateral thigh flap[6] と SLG flap はともに大腿遠位外側にデザインされる遠位茎の皮弁であるが，それぞれの栄養血管は異なるとされているものの，同一のもののバリエーションと考えられる[4]。

いずれにしても，大腿遠位では膝部に栄養血管を有する遠位茎の皮弁もしくは筋膜皮弁を内側・外側・後面のそれぞれに挙上することができ，各症例に応じてこれらを適宜応用すれば，膝関節周囲の皮膚軟部組織欠損に的確に対処できると思われる。

3．大腿二頭筋短頭筋弁

大腿深動脈穿通枝は安定して存在し径も比較的太いため，運動神経を含めて遊離神経血管柄付き筋弁として顔面神経麻痺等の機能再建に応用できる[26]。一方，上外側膝動脈の筋枝は通常径 1 mm 以下と細

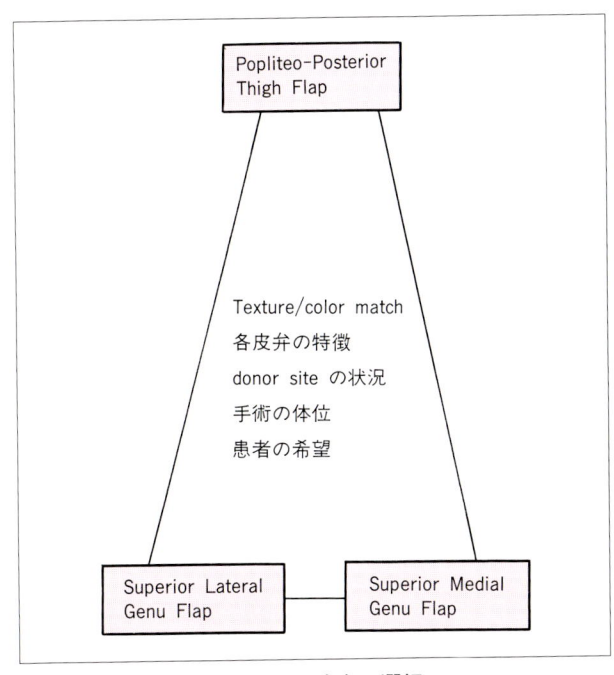

図 15・15 皮弁の選択

いため，これを栄養血管とする遠位径 flap としての応用が有用であると思われる。

大腿二頭筋短頭筋弁の特徴は，筋が付着する外側大腿筋間中隔，および，これに連続する腸脛靱帯，大腿筋膜を拡大領域として含めて挙上できることであり，これらは flap を固定する際の支持組織や tendon gliding tissue としての利用も有用であると思われる。遠位茎の筋弁として膝周囲の再建に用いる場合，flap の到達範囲は内側面の一部を除く膝部および下腿上 1/4 である。

（林　明照，丸山　優）

文 献

1) 丸山 優, 林 明照：皮弁の概念とその種類. 皮膚臨床 32：1469-1482, 1990
2) Song YG, Chen GZ, Song YL：The free thigh flap；A new free flap concept based on the septocutaneous artery. Br J Plast Surg 37：149-159, 1984
3) Maruyama Y, Iwahira Y：Popliteo-posterior thigh fasciocutaneous island flap for closure around the knee. Br J Plast Surg 42：140-143, 1989
4) Hayashi A, Maruyama Y：The lateral genicular artery flap. Ann Plast Surg 24：310-317, 1990
5) Hayashi A, Maruyama Y：The medial genicular artery flap. Ann Plast Surg 25：174-180, 1990
6) Laitung JKG：The lower posterolateral thigh flap. Br J Plast Surg 42：133-139, 1989
7) 丸山 優, 大西 清, 小林 格ほか：Fasciocutaneous flap 10；Sural flap. 日形会誌 4：947-948, 1984
8) Walton RI, Bunkis J：The posterior calf fasciocutaneous free flap. Plast Reconstr Surg 74：76-85, 1984
9) Cormack GC, Lamberty BGH：The Arterial Anatomy of Skin Flaps, (1st ed), pp 380-382, Churchill Livingstone, Edinburgh, 1986
10) Acland RD, Godina MSM, Eder E, et al：The saphenous neurovascular free flap. Plast Reconstr Surg 67：763-774, 1981
11) Torii S, Hayashi Y, Hasegawa M, et al：Reverse flow saphenous island flap in the patient with below；Knee amputation. Br J Plast Surg 42：517-520, 1989
12) Hayashi A, Maruyama Y：Lateral intermuscular septum of the thigh and short head of the biceps femoris muscle；An anatomic investigation with new clinical applications. Plast Reconstr Surg 108：1646-1654, 2001
13) Tobin GR：Vastus medialis myocutaneous and myocutaneous-tendinous composite flaps. Plast Reconstr Surg 75：677-684, 1985
14) Swartz WM, Ramasastry SS, McGill JR, et al：Distally based vastus lateralis muscle flap for coverage of wounds about the knee. Plast Reconstr Surg 80：255-263, 1987
15) 大西 清, 丸山 優, 竹内節夫：縫工筋弁による膝部軟部組織欠損の修復. 手術 37：581-585, 1983
16) Elsahy NI：Cover of the exposed knee joint by the lateral head of the gastrocnemius. Br J Plast Surg 31：136-138, 1978
17) Feldmann JJ, Cohen BE, May JW：The medial gastrocnemius myocutaneous flap. Plast Reconstr Surg 61：531-539, 1978
18) 中島竜夫, 上 敏明：下腿における muscle flap. 形成外科 25：99-111, 1982
19) Ponten B：The fasciocutaneous flap；Its use in soft tissue defects of the lower leg. Br J Plast Surg 34：215-220, 1981
20) Barclay TL, Sharpe T, Chisholm EM：Cross-leg fasciocutaneous flaps. Plast Reconstr Surg 72：843-846, 1983
21) 波利井清紀：Free flap による下肢軟部組織欠損の再建. 形成外科 25：121-129, 1982
22) Yoshimura M, Imura S, Shimamura K, et al：Peroneal flap for reconstruction in the extremity；Preliminary report. Plast Reconstr Surg 74：402-409, 1984
23) Rocha JFR, Gilbert A, Masquelet A, et al：The anterior tibial artery flap；Anatomic study and clinical application. Plast Reconstr Surg 79：396-404, 1987
24) Hong G, Steffens K, Wang FB：Reconstruction of the lower leg and foot with the reverse pedicled posterior tibial fasciocutaneous flap. Br J Plast Surg 42：512-516, 1989
25) 丸山 優, 林 明照：膝周辺の皮弁と再建；genu flaps を中心として. 形成外科 33：1049-1059, 1990
26) Hayashi A, Maruyama Y：Neurovascularized free short head of the biceps femoris muscle transfer for one-stage reanimation of facial paralysis. Plast Reconstr Surg 115：394-405, 2005

III 下肢の再建

16 肩甲回旋動脈を用いた血管柄付き肩甲骨による下肢の再建

SUMMARY

二足歩行で生活する人間にとって下肢は非常に負担のかかる部位であり，骨疾患を伴う下肢の再建は難渋することが多い。1981年 Teot が肩甲回旋動脈を用いて肩甲窩下から肩甲骨外側縁を採取する血管柄付き遊離肩甲骨移植術を，また1991年 Coleman は胸背動脈を用いて肩甲骨下角から肩甲骨外側縁を採取する方法を発表し，肩甲骨外側縁はこのどちらでも血管柄付き骨移植として採取することが可能となった。これらは下腿の骨難治疾患にとって極めて有用な方法であり，本編では肩甲回旋動脈を血管柄とする肩甲骨移植術について述べる。なお angular branch を茎とする肩甲骨移植は本 ADVANCE シリーズのマイクロサージャリー編で古田が紹介している。

この術式の特徴はまず下肢の再建に上肢帯の骨を用いることであり，長管骨の再建に板状骨を用いることである。また下肢においては軟部組織の障害を併発することが多いが，肩甲骨皮弁は骨と同時に皮弁や筋弁等多量の軟部組織をほぼ思いどおりの位置に移植できる。

また，採骨部も負担のあまりかからない部位であり，術後機能障害は客観的なデータにおいても容認できる範囲と考える。

はじめに

直立二足歩行をする人間にとって下肢は非常に負担のかかる部位であり，足や腰がしっかりしていることは，身体全体が健康であることを表現しているとも言える。この下肢もひとたび障害を受けると治りにくく，下腿潰瘍のように部位を特定した難治疾患すら存在している。しかし，遊離複合組織移植術が可能になった現在，難治の疾患が次々に治療できるようになり，治療形態は画期的に変わりつつある[1)~3)]。

特に骨移植術は血管柄付き骨移植術の特性が認められたことにより，適応範囲が非常に拡大している。この生骨移植と言われる術式の特徴は，骨への血行を保っているため感染に強く，同時に吸収されにくいという点である。中でも Teot[4)] が発表した遊離血管柄付き肩甲骨移植術は肩甲皮弁や広背筋弁等を1つの血管柄で挙上することができる点である[5)~7)]。ここでは肩甲回旋動脈を用いた血管柄付き遊離肩甲骨移植による下肢の再建について，その術式ならびに臨床応用について述べる。

A 下肢への遊離肩甲骨移植の概念

肩甲骨は板状骨でありながら，その外側縁は管状骨のような断面をしており，しかも直線的である。この外側縁はあまり負荷のかからない部位であり採骨しても障害は少ない。そこで，荷重など負荷のかかる長管骨の再建にこの扁平骨を用いるのが，本法の第1の特徴である。

肩甲骨外側縁への栄養は，おもに肩甲回旋動脈から分岐する骨枝が関節窩下から骨孔を通り海綿骨内を栄養動脈として蛇行し下角まで達している[8)]。下角にはたくさんの骨孔があり，これが所謂 angular branch と交通していると考えられることから外側縁の血流は極めてよい。

第2の特徴として，肩甲骨弁は，肩甲皮弁や傍肩甲皮弁などの背部の皮弁をいろいろなデザインで採取することができ，さらに広背筋も含めておのおの

158　Ⅲ．下肢の再建

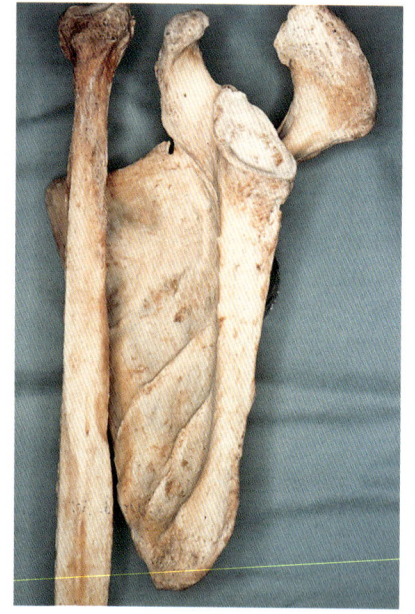

図 16・1　同一個体における肩甲骨と腓骨の比較

骨の太さ，直線的な形状，栄養孔など類似点が多い。

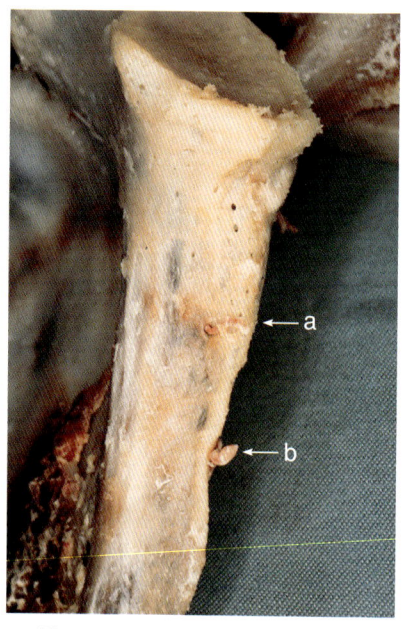

図 16・3　メルコックスによる動脈の鋳型標本

矢印 a：肩甲回旋動脈から栄養孔を通って海綿骨に入る動脈。

矢印 b：Coleman らが提唱している栄養血管と思われるが，動脈は骨膜に達しているものの海綿骨に入る栄養孔はない。

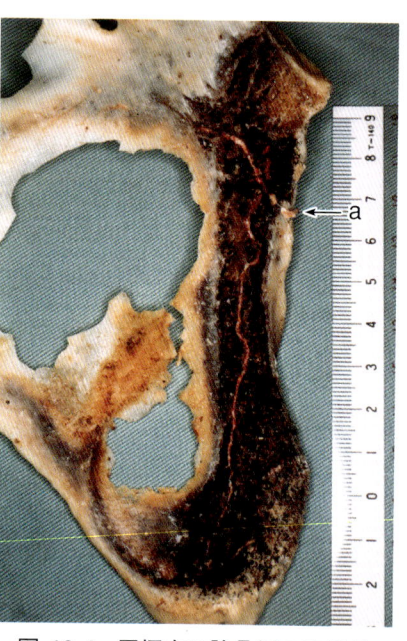

図 16・4　同標本の肋骨側の皮質骨を切除したもの

肩甲回旋動脈より肩甲骨外側縁の栄養孔を通って海綿骨内にしっかりした栄養血管が流入しているのが認められた。矢印 (a) が栄養孔（東京慈恵会医科大学第一解剖学教室において著者が作製したもの）。

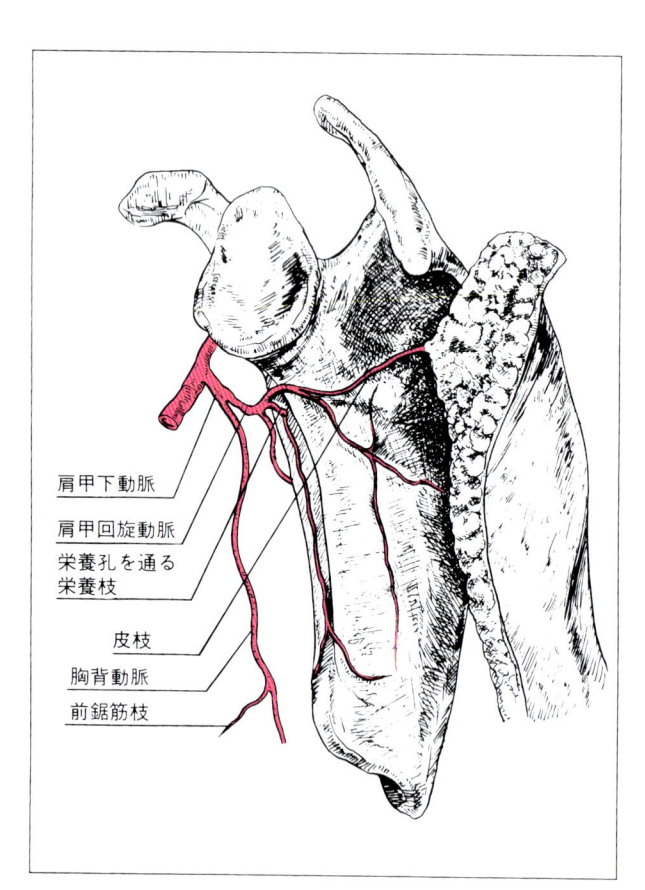

図 16・2　肩甲骨皮弁の血行

皮枝から肩甲下動脈までほぼ直線状に血管が認められる。また，骨の栄養孔への枝はこの動脈からほぼ垂直に外側縁に向かう。なお，栄養孔は肩甲骨背側面にはなく側面に存在していることに注意。

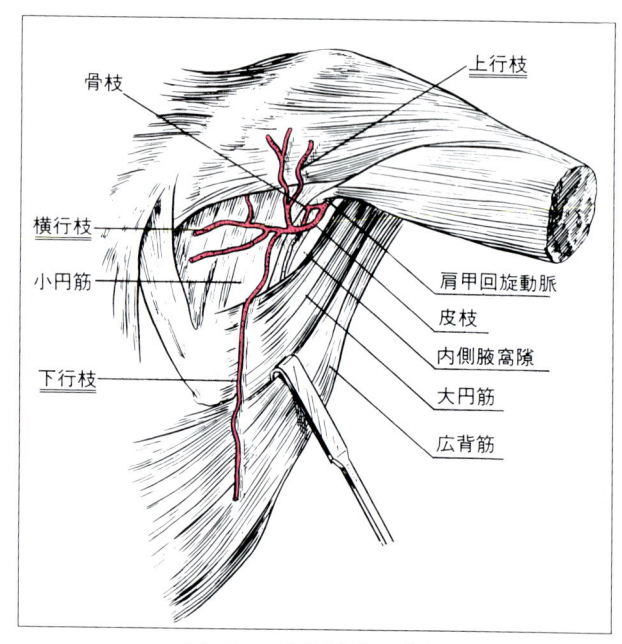

図 16・5　肩甲皮弁の血行

内側腋窩隙から背側に出た肩甲回旋動脈皮枝は背部全体に分枝を出している。このため図に示す上行枝を用いれば上肩甲皮弁，横行枝を用いれば肩甲皮弁，下行枝を用いれば傍肩甲皮弁と，それぞれを別個な皮弁としても挙上できる。

を1つの血管柄で同時に移植することができる[9]。骨のみならず難治の軟部組織障害を併発している症例の多い下肢に対して，それぞれの障害に合わせて適切な組織を適切な部位に再建できるのが遊離肩甲骨移植術である。

B 遊離肩甲骨の解剖

著者による日本人の肩甲骨外側縁の調査[8]では（平均で約100年前に生まれた人で平均年齢40歳の晒骨ではあるが），外側縁長は98〜144 mm，平均119.1 mm，厚さは9〜16 mm，幅は11〜22 mm，平均16.3 mmであった。そして，その約60％は直線的であり，残りの下角に向かう40％もわずかに肋骨側に曲がっているだけであった。しかし，今日の日本人において，実際に手術した症例を見ると，採取できる骨の長さは約14 cm，幅約2 cmであった。また，横断面を見ると，大部分が楔状をしている。つぎに強度を考えてみると，経験的に肩甲骨外側縁は腓骨と同等かそれ以上の強さを持っており，しかも骨の横断面においては腓骨よりも太い場合が多い（図16・1）[10]。

また，骨への血行形態を見ると，肩甲骨外側縁には肩甲回旋動脈からの栄養枝が入ると思われる栄養孔が，ほとんどの症例に認められている。この血管系を中枢側から見ると，腋窩動脈から出た肩甲下動脈は，胸背動脈と分かれて肩甲回旋動脈となる。この分岐部から約4〜6 cm末梢で肩甲回旋動脈は骨枝としての動脈を約2〜4 cm出す。この骨枝は肩甲下動脈からほぼ直線的に栄養孔に向かっている（図16・2）。その栄養孔の位置は肩甲骨背側面にはなく，側面であり，かつ肩甲骨の関節窩から下角までを十等分した場合，関節窩から2/10〜3/10の位置にある（図16・3 矢印a）。この栄養孔を通った栄養動脈は，外側縁の海綿骨内を蛇行して，下角に向かっている（図16・4）。この下角には多くの栄養孔があることからColemanらが提唱しているangular branchと連続していると考えられる[11][12]。

前述の骨枝とは別に，大円筋を貫通してきた動脈が外側縁の中央部付近の骨膜に達し，外側縁をまたぐように小さな枝が何本か見られる。Colemanらが図示している肩甲回旋動脈からの栄養動脈はこの骨膜への栄養枝を指しているものと思われ，剖検例においてこの血管から海綿骨へ入る栄養孔を確認できた症例はなかった（図16・3 矢印b）。肩甲回旋動脈は骨枝を出した後，一般的に大円筋と小円筋の間を通り，筋膜上に出る。ここから上行枝，下行枝，横行枝とスプレー状に皮枝を出す（図16・5）[13][14]。したがって，肩甲下動脈を茎とすると，肩甲骨弁と肩甲皮弁や傍肩甲皮弁，上肩甲皮弁さらには胸背動脈をも含めると，広背筋まで同一血管柄で採取することができる。

C 術前の評価

遊離肩甲骨移植の適応については以下のことについて検討し，それぞれについて準備する必要がある。

1．偽関節の有無および骨欠損の量や長さ

偽関節の最大の問題は骨欠損の長さである。肩甲骨は最大でも長さ14 cm程度であり，骨固定を考えると約8 cm程度までの骨欠損ならば適応があると考える。それ以上の欠損が存在した場合は短縮して移植し，後で骨延長を行うか，腓骨などほかの方法を選択した方がよい[15]。

2．骨髄炎の有無

骨髄炎が存在した場合，骨髄の病巣掻爬は皮質骨を十分に開窓して行う必要があるが，皮質骨自身については血行が不良でも切除することなく洗浄だけで十分な場合が多い。脛骨骨髄炎の場合，開窓部位としては原則として脛骨内側面を切除する。これは内側面が荷重に対してあまり関与していないためである[16]。逆に言えば，内側面欠損の補填のためだけに肩甲骨移植を行う必要はない。そして，骨髄炎の治療のためにはできた欠損に対して血流豊富な軟部組織を，死腔を作ることなく充填するよう計画する。

3．筋・皮膚欠損の有無および運動障害

肩甲骨皮弁は肩甲皮弁はもちろんのこと，広背筋を用いた機能的筋肉の再建をも同時に行うことができるため，運動障害について評価しておく必要がある[17]。この場合，筋体を適当にトリミングしても，その機能を発揮させることができる。また，皮弁としては肩甲皮弁と傍肩甲皮弁，あるいは上肩甲皮弁というように皮弁の軸の方向が異なる皮弁を同時に挙

上することができるため，遊離植皮術を必要としないで一期閉鎖ができるようにデザインしたい。これは皮弁採取部に遊離植皮をした方が，術後，肩関節の運動障害を来しやすいからである。

4．血行形態の把握

遊離骨移植術で最も問題となるのは移植部の血行形態である。骨移植が必要な部位は，血行が不安定な場合が多い。しかも，骨移植部は固定されており，皮弁のように融通がきかず，多くの場合，骨移植部の真上に血管柄がくるように計画される。したがって，下肢全体の血行形態を考え，積極的に静脈移植や端側吻合あるいはflow through法を考える。また，伴走静脈の灌流が悪いことが多いので，大伏在静脈などの皮静脈を最初から用意するように計画しておいた方がよい。

D 手術手技

遊離肩甲骨移植術は一般的に皮膚も必要とすることが多い。また，必要でない場合でも，モニタリング皮弁として肩甲皮弁を同時に採取することが多いため，ここでは皮弁も同時に採取する方法について述べる。

① 手術における体位としては，患側および採骨部を上方とする側臥位を原則とする。この際，採骨部は完全な側臥位とするものの，腰部から下肢にかけては体を少しねじって半側臥位となるようにする。また，肩関節は自由に動かせるようにしておいた方が，手術が容易である。

② 手術は，まず患部から行うが，皮切のデザインとしては移植部位に皮弁や骨弁が入りやすいようにするため，骨弁と皮弁と血管柄の関係を立体的に理解しなければならない。特に骨弁は完全に固定されてしまうため，血管柄の位置も固定される。皮弁は自由にデザインできるものの，移植部での自由度は皮弁だけの時よりかなり制限される。したがって，欠損の大きさよりも大きめの皮弁をデザインし，移植部でのずれを修正できるようにしたい。

③ 手術は移植部の血管の確認から始まる。吻合可能な血管が確認できたら，骨移植床を作製する。移植部の欠損の大きさや血管柄の位置がおおよそわかったら，2チームに分かれて，一方は肩甲骨皮弁の採取に取りかかる。

④ 骨皮弁のデザインとしては，大円筋と小円筋と上腕三頭筋長頭で作られる内側腋窩隙（内側腋窩裂，三角間隙，triangular space）を基部とする。この点はGilbertら[18]によれば，肩甲棘と肩甲骨下角を結ぶ線上2/5の点，Urbaniakら[19]によれば後腋窩線の上限より約2cm上方とされている。しかし，肩関節の位置により皮膚上の点は移動するため，このような決め方はなかなか難しい。そこで，上肢を動かしながらそれぞれの筋肉を触知し，腋窩隙を同定した方が確実である。この基部が決まったら，症例に応じて肩甲皮弁や傍肩甲皮弁などを前述の点に注意しながらデザインする。われわれは普通，採取骨を皮弁のほぼ中央に置くようにデザインしている（図16・6）。これは手術の展開が容易なこと，骨弁と皮弁の位置関係に無理がないこと，皮弁採取後の創閉鎖が容易なためである。この皮弁の軸（axis）は内側腋窩隙を含み，肩甲骨外側縁に沿った線とする。また，皮弁挙上可能範囲としては，上方は鎖骨上部程度，下方は腸骨稜より多少上方まで，また内側は脊柱までの範囲で皮弁採取が可能である。われわれの経験では，長さ40cmに及ぶ皮弁でも血行の不安はまったくなかった。

⑤ 皮弁の挙上にあたっては，皮弁の中枢側から挙上する方法と，末梢側から挙上する方法があるが，われわれは通常，末梢側から挙上しているので，この方法にしたがって順次述べたい。まず傍肩甲皮弁の末梢側に皮切を加え，広背筋筋膜上を剥離していく。肩甲回旋動脈皮枝の下行枝は，この筋膜のわずか浅層を走っている。なお，広背筋は上肢の肢位によって移動するため，皮枝が広背筋の下にめくれ込んでいることもあるので，広背筋上縁から棘下筋上に移行する場合は段差があるので注意を要する。

⑥ つぎに注意する部位は，皮枝が内側腋窩隙から背側に出る位置であるが，個人差がかなりあり，大円筋や小円筋を貫通している症例も見受けられる。したがって，内側腋窩隙に近づいたら，注意深く剥離する必要がある。また，この貫通枝は通常1本の動脈であるが，大円筋を貫通し

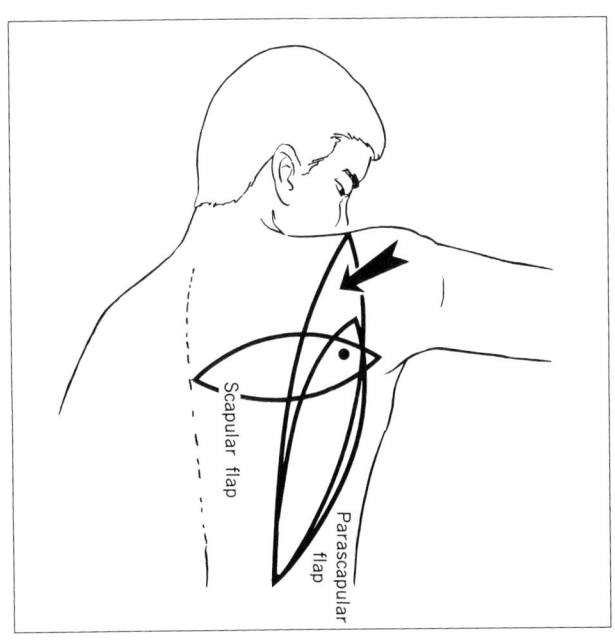

図 16・6 皮弁のデザイン
●は内側腋窩裂隙および皮弁の基部。矢印はわれわれが一般的に用いるデザイン。骨片が皮弁のほぼ中心となる。

ている皮枝を2本認めた症例もあった。皮枝から肩甲回旋動脈，さらに肩甲下動脈までは，その外側で剝離する限りほとんど分枝も見られず，直線的である。この時，上肢を動かすことにより内側腋窩裂隙を大きく展開することができ，しかも大円筋や小円筋の同定を確実にすることができる。

⑦これらのアウトラインが求められたら，肩甲骨外側縁への骨枝を探す。この栄養動脈は肩甲骨の背側から入り込んでいることはなく，すべて皮枝から肩甲回旋動脈の血管の走行にほぼ垂直に肩甲骨の側面から入っている。ここで骨枝を確認できたら，肩甲骨の背側面を骨膜上で剝離する。この時，骨膜の必要がなければ肩甲骨の背側面は骨膜下に剝離した方が簡単である。しかし，晒骨の調査では，約5％に明らかな骨への栄養孔を認めていない。このような症例では外側縁の外側の骨膜上あるいは筋肉内に少し入ったところを外側縁に沿って分枝が走り，さらにこれから肩甲骨をまたぐように血管が認められるので，背側面の骨膜は必須ではないが安全のためこれらから骨膜への血行を温存した方がよい。

⑧骨への血管の剝離が終わったら，肩甲下動脈まで十分に剝離し，伴走静脈も剝離しておく。伴走静脈は1本の場合もあるが，動脈を挟み込むように2本存在する場合が多い。血管茎は骨弁採取後，極端に短くなった印象を受ける。しかも骨弁の移植部位は固定されていることから，長い血管柄を採取しておいた方がよい。血管の剝離が十分に行われたら，骨を採取する。

⑨骨切りは出血を考えて，まず外側縁に平行な骨切りを行う。この部位は多少幅が広くても，骨が薄くなった部位（外側縁から幅約2 cm 内側）で行い，後でトリミングするのがよい。海綿骨内で骨切りを開始すると骨切り部からの出血が多くなるためである。この骨切りを下角の方に必要な長さを切り，最後に関節窩下の骨切りを行う。ここでは指1本を関節に当て，上腕三頭筋長頭と関節を保護しながら骨切りを開始するのがよい。また，外側縁に直角に入れると，関節の基部が細く頼りないので，できれば内下方に向かって骨切りする方がよいと考える。

⑩骨切り終了後，血管以外は遊離となったところで，骨弁および皮弁断端からの出血を確認し，動静脈に形の異なるクリップをかけて切断する。

⑪皮弁採取後の創閉鎖にあたっては，大円筋や小円筋を元に戻すようにするが，筋力に見合うようなしっかりした縫合は必要はないようである。この際，下角を温存しておくと，修復は容易である。また，皮弁採取後の皮膚の縫縮に際しては，胸郭水平断での円周を縮めないように，できるだけ上下方向に縫縮する方が，胸郭の運動に支障がでない。

E 術後管理

下肢へ移植する場合，移植部の骨および移植骨の骨髄からの出血が多く，加えて静脈の灌流が悪いことが多いため，術後3日は常時，患肢高挙とする。患肢をベッドより下げるのは，早くても術後2週とする。術後8週くらいから荷重を開始し，術後12週くらいには体重の1/2程度の荷重を許可する。荷重負荷を増加させる時は，体重計を必ず用いて確認をする。負荷をかけた時に少しでも患部を痛がったら，無理をせず，少なめの荷重でやめておく。われわれの症例では，数次にわたる手術を経験しているもの

がほとんどで，荷重に対して極めて慎重な患者が多いためか，この方法で大きな失敗をしたことはない。

また，PTB免荷装具は早期に作製して，歩行を開始する。術後5カ月頃には全例，全荷重歩行が可能となる。しかし，その後1〜2カ月して亀裂骨折を起こした症例を2例経験した。この2例とも加重しなければ痛くなく，異常可動性もほとんどないことから，患者は再骨折という意織を持たないまま，最初に作製したPTB免荷装具の着用だけで骨癒合が得られた。一方，肩関節および上肢の固定は2週間行い，その後，軽い自動運動を肘関節から始める。他動的に矯正運動や器械運動は行わない方がよいようである。

F 症 例

【症例1】76歳，男，皮膚欠損を伴う下腿開放骨折

バイクによる交通外傷で下腿開放骨折となる。ただちに洗浄し，鋼線牽引を行ったが，皮膚欠損が存在するため，開放創のままwet dressingとして受傷後3週に遊離肩甲骨移植術を施行した。

手術は，まず前脛骨動脈を剥離したのち骨折部を展開した。そこで，脛骨を整復してプレートで固定し，第3骨片はスクリューで固定した。ここで脛骨が約6cm欠損していることを確認した。皮膚欠損と骨欠損の状態がわかったところで，肩甲骨皮弁の採取に取りかかった。まず8×23cmの傍肩甲皮弁と12cmの肩甲骨をデザインし，上述の方法で肩甲骨皮弁を採取した。肩甲回旋動脈と前脛骨動脈およびそれぞれの伴走静脈をわれわれの方法[20]にて吻合し，骨皮弁を移植した。術後経過は順調で，術後3年6カ月の現在，足部の運動障害はあるものの骨癒合はよく，骨髄炎の症状も見られない（図16・7）。

【症例2】18歳，男，下腿骨髄炎を伴う偽関節

交通外傷にて左下腿開放骨折を受傷し，プレート固定が行われた。しかし，骨髄炎となり，鎮静化せず，骨癒合も得られなかった。そこで受傷後約1年で当院に転科し，手術を行った。

手術は，まず足背動脈を足関節上5cmくらいまで剥離し，前脛骨動脈と腓骨動脈の交通枝を確認した。これは外傷が高度な場合，前脛骨動脈が機能していない場合があり，その時には腓骨動脈から足背動脈への血行が重要となるためである。血管の確認が終わったのち，偽関節部を展開した。中枢側は骨髄炎手術による脛骨内側面欠損を認めたが，この内側面をさらに大きく切除し，骨髄も大きく搔爬した。また，末梢側には幅約2cmの骨溝を作製した。ついで，33×8cmの傍肩甲皮弁と13cmの肩甲骨弁を採取し，下腿へ移植した。まず骨折部に合うように肩甲骨をトリミングし，さらに骨接合部に当たる部分は骨膜下に剥離して軟部組織が骨癒合の妨げにならないようにした。骨への栄養動脈と栄養孔が確認できたため積極的な剥離が可能であった。ついで，末梢側の骨溝に肩甲骨をハンマーで打ち込み，中枢側はスクリューで固定した。

術後3カ月より装具による歩行を開始，術後5カ月には全荷重歩行が可能となったが，術後9カ月，移植骨部に亀裂骨折を認めた。そこで前回作製した装具を着用し，2カ月間免荷歩行させ，その後少しずつ負荷を増加させ，再骨折後8カ月で骨癒合が完成したことがX線像上確認されたため，全荷重が可能となった（図16・8）。

G 考 察

1．肩甲骨外側縁の特徴について

遊離肩甲骨移植術に用いられる外側縁の形態は長さにおいて腓骨に劣るものの，断面においては同等，あるいはそれ以上に太いと考えてよい。また，骨への血行形態や肩甲窩下の栄養孔の存在の確率は，著者が一体ずつ個別になっている骨標本を数十体見た印象では腓骨と同様に見えた。すなわち，肩甲骨外側縁への栄養孔が大きく1つだけのものや，栄養孔がほとんど見えないもの，あるいは小さめで3つくらいあるものなどの形態が認められたが，これは同一個体における腓骨でも同じタイプであった。

つぎに，骨の強度について考えてみる。一般的に下腿などの荷重しなければならない部位には，十分な骨の量がある腸骨か[21]，強度はないものの同じ長管骨である腓骨を用いる方法が一般的であるが[22]，肩甲骨外側縁も腓骨に劣らぬ強度と特徴ある形態がある。しかも，荷重により腓骨と同等以上に移植骨は太くなっている。さらに5年以上経過した症例では移植肩甲骨と管状骨は見分けがつかないほど一体となっており，荷重部に適応があると考える[23]。

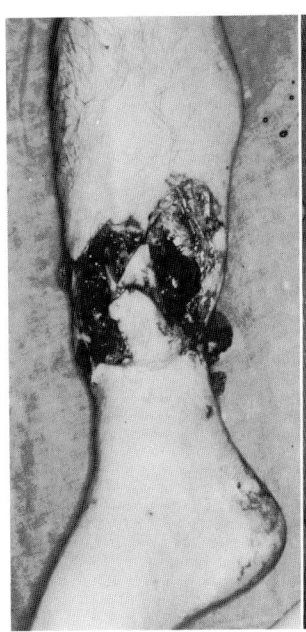

(a) 術前。皮膚欠損および骨欠損を認める。

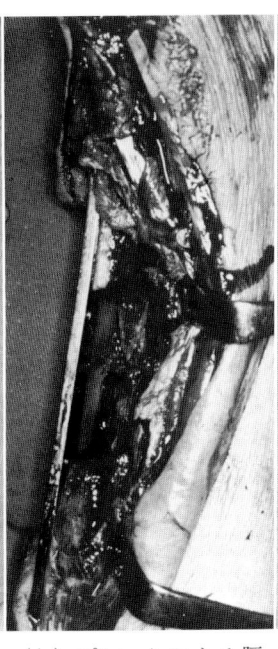

(b) プレートによる脛骨の観血的整復術が行われたところ。大きな骨欠損が認められる。

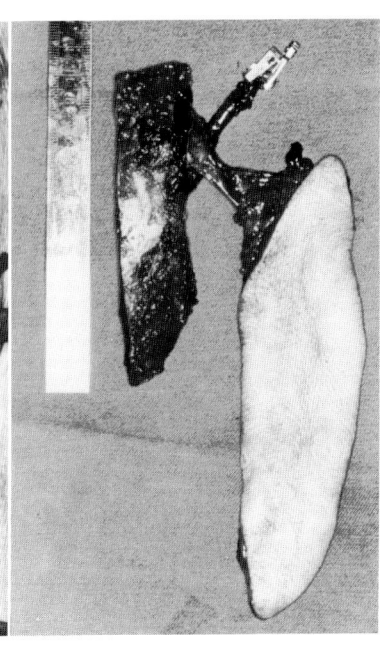

(c) 採取した肩甲骨皮弁。採取した肩甲骨は 12 cm，皮弁は 8×23 cm である。

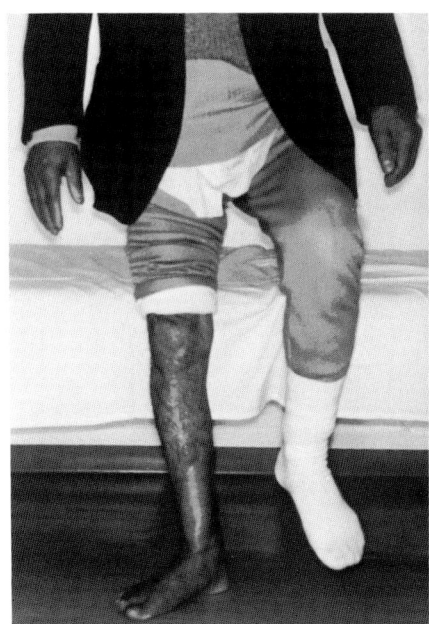

(d) 術後 2 年の状態。足関節の運動制限はあるものの，松葉杖なしで全荷重歩行が可能である。

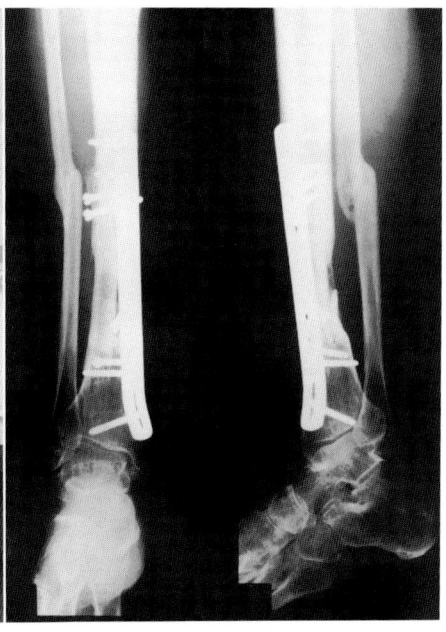

(e) 術後 2 年の X 線像。移植骨はかなり太くなっており，骨癒合もよい。

図 16・7　症例 1：76 歳，男，皮膚欠損を伴う下腿開放骨折

164　III．下肢の再建

(a) 術前。骨髄炎手術により骨および皮膚欠損が認められる。

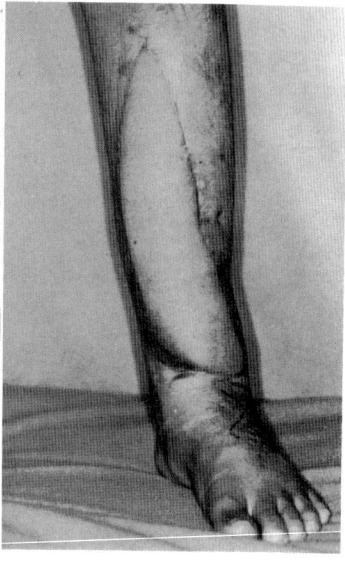

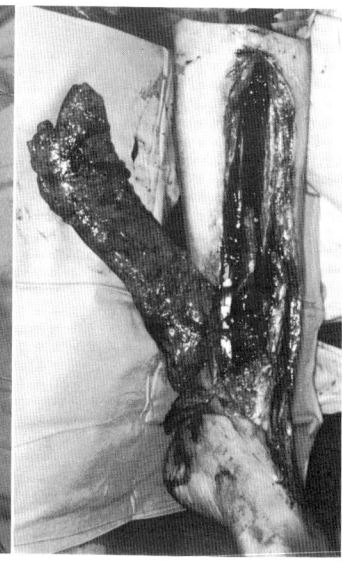

(b) 血管の確認と脛骨内側面欠損の状態。

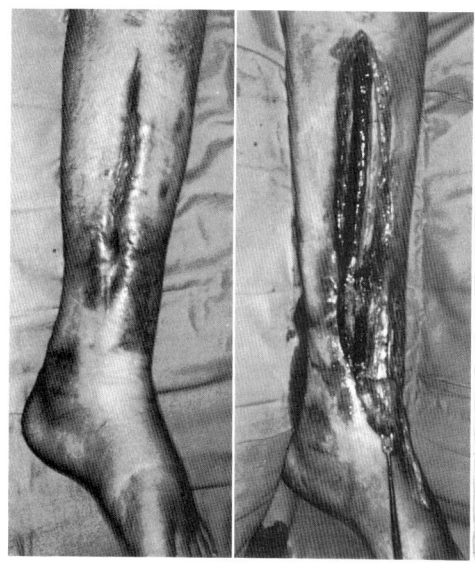

(c) 肩甲骨を偽関節部分に打ち込み、スクリューで固定し、死腔を作らないように骨髄内を血行のよい皮弁で充填した。

(d) 術後4カ月，歩行が可能になった状態。

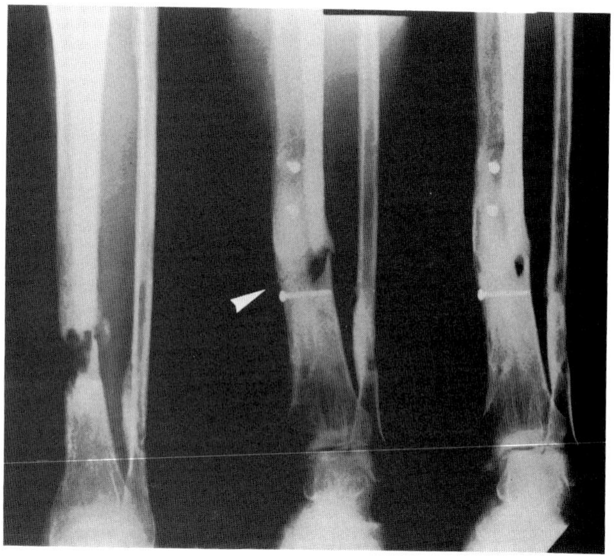

術前　　　　　術後9カ月　　　　術後17カ月
　　　　　亀裂骨折を認めた。　骨癒合が完成した。
　　　　▶が骨折部
　　　　（e）X線所見

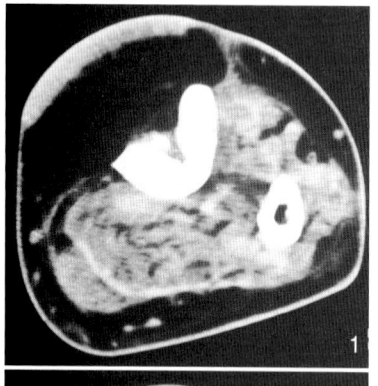

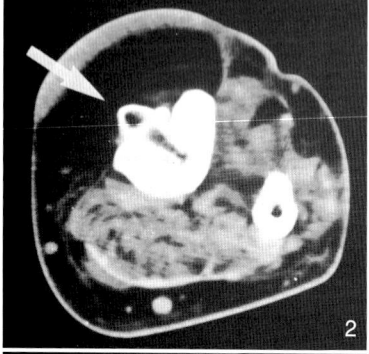

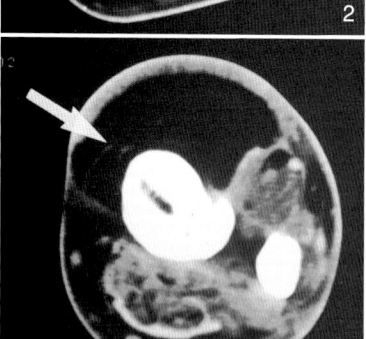

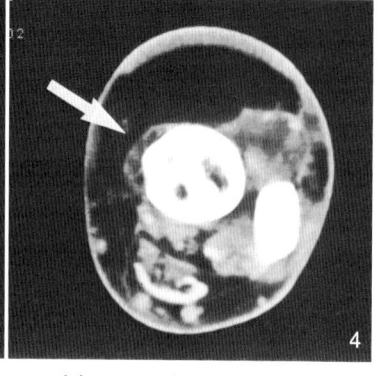

(f) 術後17カ月のCT所見
　1が中枢側，4が末梢側。矢印は移植された肩甲骨を示す。
1：骨髄炎を起こしていた部位の脛骨内側面は完全に切除されている。
2：荷重に関与していない肩甲骨はあまり太くなっていない。
3：偽関節部分では肩甲骨は非常に横径が増大している。
4：末梢の骨溝に打ち込んだ肩甲骨は脛骨と一体となっている。

図 16・8　症例2：18歳，男，下腿骨髄炎を伴う偽関節

2. 手技について

　手術の体位としては側臥位で採取するため，術中体位変換を必要とし，煩雑であるとの意見もあるが，われわれの症例では下肢に移植した全例において体位変換することなく移植部位と採取部位の同時手術が可能であり，同様の手術と比べて特に煩雑ではない。手技上特に注意しなければならないのは，骨弁の場合，骨移植部位が厳格に決まっているため，移植床の血管を骨移植部の中心まで導く必要がある。また，筋弁を同時に挙上する場合，肩甲下動脈が欠如していたり短かった場合には，胸背動脈から出る前鋸筋枝を残しておき，この前鋸筋枝に肩甲回旋動脈と吻合することによって，これらの移植が可能になる。

　つぎに，骨に対する処置として，骨髄炎と偽関節が同時に存在した場合，fibula protibia 法[24]のように残存する偽関節部分をあまり新鮮化せずにおく。これは骨移植後の固定材料を少しでも少なくできれば，との配慮のためである。しかしながら，肩甲骨は血行がよいため，骨固定にプレートを用いても問題となった症例は経験していない。むしろ重要なことは，これらの操作でできた欠損を，隅々まで血行のよい皮弁や筋弁で充填することである[25]。

3. 採骨部の機能障害について

　採骨部位の術後機能障害についてみると，ほとんどの患者が術後採骨部の機能障害を訴えていない。しかし，客観的データとしてコンピュータを用いた筋力テスト器械で14人を検索してみると，その筋力は平均で健側のおおよそ8割であった。この中には1例だけ筋力が0近くまで落ちた人もおり，また，反対に健側よりも強くなった症例も見られた[26]。全体的に見ると，日常生活で肩関節の筋力を80％以上使うことはほとんどないため，術後の障害を訴えないものと考える。また同様に広背筋を採取した症例の術後障害を検索してみても機能障害はほとんどない[27]。

4. なぜ下肢に肩甲骨なのか

　下肢に血管柄付き骨移植を行う場合には，一般的に腸骨や腓骨が用いられており，その結果もかなり明らかになってきた。まず，腸骨移植について考えてみると，たしかに十分な大きさの骨は採取できるものの，板状骨でカーブしている。遊離骨移植の場合，このカーブをトリミングすることができるが，血管付きの場合，骨をあまり細かくできず曲面が残るため骨欠損部と移植骨が適合しにくい。また，皮弁を同時に採取する場合，皮弁の血行が安定しているとは言いがたく，しかも皮弁と骨弁の可動性が少ない。その結果，移植骨周囲に死腔を作りやすい。採取後の機能障害として鼠径ヘルニアが指摘されていることも，気になるところである。

　つぎに腓骨を考えてみると，腓骨を採取する場合は，健側から採取することになる。すなわち，健側も正常な足とは言いがたくなる。下腿はそれ自身健康であっても，下腿潰瘍のような難治な障害を起こすことがある。とすると，いずれ両側とも患肢となる可能性が増加する。健側の下肢があるからこそ，患側を治療できなかった場合，切断という手段に切り替えることもできるが，健側の下肢に障害が生じた場合，あまりにも悲惨な結果にならないであろうか。

　また，足部を採取部とした症例の術後機能障害を調べてみると，足趾移植術で母趾や第II趾を切断した人やあるいは外傷などで下腿を切断した人などでは二次的な潰瘍や疼痛などの機能障害がほとんどなく，dorsalis pedis flap や first web flap あるいは lateral calcaneal flap などの軟部組織を採取した症例には，歩行障害や疼痛や難治性の潰瘍，あるいは革靴が履けなかったり左右同じ靴が履けないなどの機能障害が見られている[28]。人間が直立歩行を行っている限り，負荷がかかるのは下肢である。上肢は繊細な運動を必要とするとは言われるものの，あまり筋力は必要としない。また，糖尿病や動脈血栓などによる障害は下肢によく見られるが，上肢にはほとんど見られない。すなわち，長期的に見れば下肢よりも上肢を採取部とした方がよいということになるのではないだろうか。昔から「足腰がしっかりしているから元気だ」という言葉が言い伝えられている[23]。

（関口順輔）

文　献

1) 関口順輔，小林誠一郎，有賀毅二：足部の軟部組織再建について．整形・災害外科 32：703-711, 1989
2) Swartz WM, Mears DC：The role of free tissue

transfers in lower extremity reconstruction. Plast Reconstr Surg 76：364-373, 1985
3) 笠井美彦, 関口順輔, 細田　宏：下腿開放骨折に対する free flap 法の経験. 関東整災誌 16：214-216, 1985
4) Teot L, Bosse JP, Moufarrege R, et al：The scapularcrest pedicled bone graft. Int J Microsurg 3：257-262, 1981
5) Swartz WM, Banis JC, Newton ED, et al：The osteocutaneous scapular flap for mandibular and maxillary reconstruction. Plast Reconstr Surg 77：530-545, 1986
6) 小林誠一郎：遊離骨付肩甲皮弁による下顎の再建. 形成外科 31：317-324, 1988
7) dos Santos LF：The vascular anatomy and dissection of the scapular flap. Plast Reconstr Surg 73：599, 1984
8) Sekiguchi J：A morphological study of the lateral border of the scapula for bone grafting. Jikeikai Med J 37：277-298, 1990
9) Nassif T, Vidal M, Bovet JL, et al：The parascapular flap；A new cutaneous microsurgical free flap. Plast Reconstr Surg 69：591-600, 1982
10) 関口順輔, 小林誠一郎, 加藤文雄：整形外科領域における血管柄付肩甲骨移植術. 整形・災害外科 30：1025-1032, 1987
11) Coleman III JJ, Sultan MR：The bipedicled osteocutaneous scapula flap；A new subscapular system free flap. Plast Reconstr Surg 87：682-692, 1991
12) 古田　淳：Angular branch を茎とする肩甲骨移植. マイクロサージャリー最近の進歩, 原科孝雄編著, pp 89-94, 克誠堂出版, 東京, 1996
13) Maruyama Y：Ascending scapular flap and its use for the treatment of axillary burn scar. Br J Plast Surg 44：97-101, 1991
14) Ohsaki M, Maruyama Y：Anatomical investigations of the cutaneous branches of the circumflex scapular artery and their communications. Br J Plast Surg 46：160-163, 1993
15) Taylor GI, Miller GDH, Ham FJ：The free vascularized bone graft. Plast Reconstr Surg 55：533-544, 1975
16) Tanaka J：Über die Beziehung zwischen der Verteilung von Röntgendichte und Festigkeit auf Druck und Zug in der Schaftmitte der menschlichen Tibia. Z Orthop 122：670-676, 1984
17) 関口順輔, 大森喜太郎, 中西秀樹ほか：橈骨神経麻痺に対する遊離広背筋移植術の応用. 整形外科 33：1642-1644, 1982
18) Girbert A, Teot L：The free scapular flap. Plast Reconstr Surg 69：601, 1982
19) Urbaniak JR, Koman LA, Goldner RD, et al：The vascularized cutaneous scapular flap. Plast Reconstr Surg 69：772-778, 1982
20) 関口順輔, 大森喜太郎：臨床における microsurgery の基本手技. 手術 32：1063-1070, 1978
21) Taylor GI, Watson N：One-stage repair of compound leg defects with free, revascularized flaps of groin skin and iliac bone. Plast Reconstr Surg 61：494-506, 1978
22) 玉井　進, 坂本博志, 福居顕宏ほか：先天性四肢長管骨偽関節症に対する血管柄付腓骨移植術. 整形・災害外科 26：601-612, 1983
23) Sekiguchi J, Kobayashi S, Ohmori K：Use of the osteocutaneous free scapular flap on the lower extremities. Plast Reconstr Surg 91：103-112, 1993
24) 安藤義治, 加藤文雄：偽関節と変形治癒骨折；脛骨・腓骨偽関節・非感染性. 整形外科 MOOK 22, pp 254-267, 金原出版, 東京, 1982
25) Sekiguchi J, Haramoto U, Kobayashi S, et al：Free flap transfers for the treatment of osteomyelitis of the lower leg. Scand J Plast Reconstr Hand Surg 32：171-178, 1998
26) 春山広記, 加藤文雄, 林　弘道ほか：血管柄付肩甲骨移植後の肩の筋力評価：Cybex II を用いて. 肩関節 14：182-186, 1990
27) 増田禎一, 関口順輔, 長瀬　敬ほか：広背筋採取後の肩関節の機能評価について. 日形会誌 20：417-422, 2000
28) 関口順輔, 阪田和明, 小林誠一郎ほか：足から手へ複合移植した症例の足の機能障害について. 日手会誌 2：709-715, 1985

III 下肢の再建

17 筋膜皮弁による下腿の再建

SUMMARY

筋膜皮弁の良好な血行の根拠は下腿深部からの皮膚穿通枝（筋間穿通枝，筋内穿通枝）が下腿深層筋膜を貫く部位にて形成される筋膜血管網に基づくものである。それらの皮膚穿通枝には近位より遠位方向に縦方向に走行するものと深部より浅層にほぼ垂直方向に走行するものとがあり，部位的にその特徴を有している。下腿内側では大腿より下腿へと移行する伏在動脈，後脛骨動脈からの4～5本の筋間穿通枝，下腿前外側では近位より前脛骨反回動脈，前脛骨動脈からの筋内穿通枝，筋間穿通枝が4～5本，また腓骨動脈貫通枝の皮膚穿通枝が存在している。下腿外側では近位より遠位にかけて腓骨動脈からの筋間穿通枝，長腓骨筋からの筋内穿通枝があり，下腿後面では中央部で近位より縦方向に走行する浅腓腹動脈，腓腹動脈からの筋内穿通枝があり，これらが深層筋膜において上下左右に血管網を形成している。

筋膜皮弁は単に深層筋膜を含めて挙上した皮弁であるが，これら深部からの血管群を皮弁の基部に含めたaxial typeの筋膜皮弁とこれらを特別に含めずに挙上したrandom typeの筋膜皮弁がある。上記皮膚穿通枝を含めたいくつかのaxial typeの筋膜皮弁についても記載した。

はじめに

下腿は従来より血行が悪い部位と言われ，その軟部組織欠損に対する修復に難渋することがあった。そのため，その修復には対側下腿からのcross leg皮弁と下肢のギプスによる強固な固定を余儀なくされることが多かった。その後，1970年代はじめのマイクロサージャリーの発展と1970年代後半の筋皮弁の開発により皮弁外科は大いに進歩し，下腿の軟部組織欠損の再建においても，それらの皮弁による修復がなされてきた。その後，1981年のPontén[1]の筋膜皮弁の報告は筋膜血行の研究および深部血管から皮膚への血行形態の詳細な解明への研究を促し，Cormackら[2]により全身における深部血管と皮膚血行との関係，および，それらによる皮弁採取法が記載された。そのような中で，下腿は決して血行が悪いから皮弁手術に難渋するわけではないということが明示され，下腿皮膚欠損創に対する筋膜皮弁による修復は手術手技も比較的容易で，なお血行の安定した方法である。ここでは下腿皮膚血行に基づく筋膜皮弁の特徴と臨床応用について述べるとともに，その延長線上にあるperforator based flapについても記載する。

A 概念

筋膜皮弁とは皮弁の大きな分類から言えば，単に深層筋膜を含めた皮弁ということであるが，このような術式は古くから1911年，Esserら，1976年，Cobbettにより報告され[3]，経験医学的にその有用性が記載されている。しかし，近年の筋膜皮弁術では深層筋膜を含めることにより深部から深層筋膜へと入り込む深部血管からの穿通血管が把握できる。これらにより形成される深層筋膜血管網を取り込んだ豊富な血行を期待した皮弁という点で従来の皮弁とは異なり，むしろ，それら深部血管と穿通枝群との解剖学的根拠に基づく皮弁移植術である。また，深層筋膜を貫く深部血管からの穿通枝群をおのおの血管茎とすれば，そこを中心とした島状皮弁が作成で

きるのは自明の理であり，さらにほぼこの穿通枝群のみを含めた皮弁である perforator based flap[4]の発展へとつながる点で，大きな意味がある。

B 下腿皮膚の血管解剖

下腿の皮膚血行は1981年，Haertsch[5]の解剖学的報告以来，さらに詳細な検索が進み，下腿の皮膚はおもにつぎのような血行形態をとっている（表1）。

1) 下腿を近位から遠位へと向かって縦走する血管群
2) 深部血管から表層へと垂直方向に立ち上がり，下腿筋群の間（筋間）を走行して深層筋膜へと到達する血管群
3) 前脛骨筋，長趾伸筋，長・短腓骨筋，腓腹筋，ひらめ筋などの栄養血管が筋群を貫いたのち筋内穿通枝として深層筋膜へと到達する血管群

下腿内側

近位から遠位へと向かって縦走する伏在神経に沿った伏在動脈があるが，これは大腿内側に起源し，下腿へと続く。そのさらに内側には後脛骨動脈からの筋間穿通枝が下腿の内側を近位から遠位にかけて，脛骨後方約1〜2cmのあたりに4本前後存在する。

下腿後面

腓腹動脈または膝窩動脈から分岐し，内側外側腓腹筋の間を遠位へと向かって縦走する腓腹神経に沿った浅腓腹動脈がある。また，下腿後面には内側外側腓腹筋の栄養血管である内側外側腓腹動脈からの筋内穿通枝が存在する。遠位にはひらめ筋からの皮膚穿通枝もある。

下腿外側

腓骨動脈からの筋間穿通枝が，近位から遠位にかけて腓骨の約1〜2cm後方に4〜5本存在する。そのやや前方には前脛骨動脈の筋間穿通枝が，下腿の前外側，腓骨の約1〜2cm前方に3〜4本存在するが，これらには深部血管から表層へと垂直方向に立ち上がるものと縦走して深層筋膜へと到達する皮膚穿通枝がある。さらに，近位部には前脛骨反回動脈の皮膚穿通枝が，前脛骨筋を貫いて存在している。腓骨外果の約5cm上方には腓骨動脈貫通枝が脛骨と腓骨との骨間膜を貫き皮膚穿通枝を出している。

表1 下腿の皮膚血行

1. 頭側より尾側へと縦方向に走行する皮膚血管群
   - 浅腓腹動脈
   - 伏在動脈
2. 深部血管よりほぼ垂直方向に立ち上がる筋間皮膚血管群
   - 腓骨動脈からの筋間皮膚穿通枝
   - 前脛骨動脈からの筋間皮膚穿通枝
   - 後脛骨動脈からの筋間皮膚穿通枝
   - 腓骨動脈の貫通枝からの皮枝（筋間皮膚穿通枝）
3. 筋皮穿通枝
   - 腓腹筋，前脛骨筋，長趾伸筋，腓骨筋，ひらめ筋など

また，この領域には前脛骨筋，長趾伸筋，長・短腓骨筋の筋皮穿通枝，外側には長・短腓骨筋の筋皮穿通枝が存在する。以上のような皮膚穿通枝群が互いに吻合，連係しつつ豊富な筋膜血管網，皮下血管網を形成している（図17・1）。

C 下腿の筋膜皮弁

筋膜皮弁においても通常の皮弁同様，random type と axial type の皮弁の作成が可能である。すなわち，前述した皮膚穿通枝を皮弁の茎部に意図的に含めるか否かによっておのおのの使い分けができる。しかし，皮弁移動術において，その移動効率の最もよい島状皮弁の作成には前述の皮膚穿通枝を皮弁茎部に含めて作成することになる。しかし，1本の皮膚穿通枝のみによってどのサイズの皮弁が生着できるかについての詳細は不明であるが，ほぼ5×10cm程度の大きさの皮弁は十分に生着できるものと考えられる。いずれにしろ皮弁作成にあたっては，これら皮膚穿通枝の位置をドップラー血流計を用いて確認しておくことが大切である（図17・1）。Axial type となりうる筋膜皮弁を列記した（表2）が，その詳細について論述する。

1. Sural fasciocutaneous (fc) flap

この皮弁は下腿後面に作成できるが，その栄養血管は浅腓腹動脈である。本血管は膝窩動脈または内側・外側腓腹動脈が腓腹筋へ入る手前で分岐し，内側・外側腓腹筋間を腓腹神経に沿って尾側に走行するため，下腿後面のほぼ中央に作成される。皮弁の挙上は深層筋膜下として，通常は腓腹神経，小伏在静脈をも含めて挙上するため，それらの損傷は免れ

① 伏在動脈
② 後脛骨動脈の走向とその筋間皮膚穿通枝
③ 浅腓腹動脈
④ 腓腹筋の筋皮穿通枝
⑤ 前下腿筋間中隔，前脛骨動脈の走向とその筋間皮膚穿通枝
⑥ 腓骨動脈の貫通枝の皮枝
⑦ 後下腿筋間中隔，腓骨動脈の走向，その筋間皮膚穿通枝

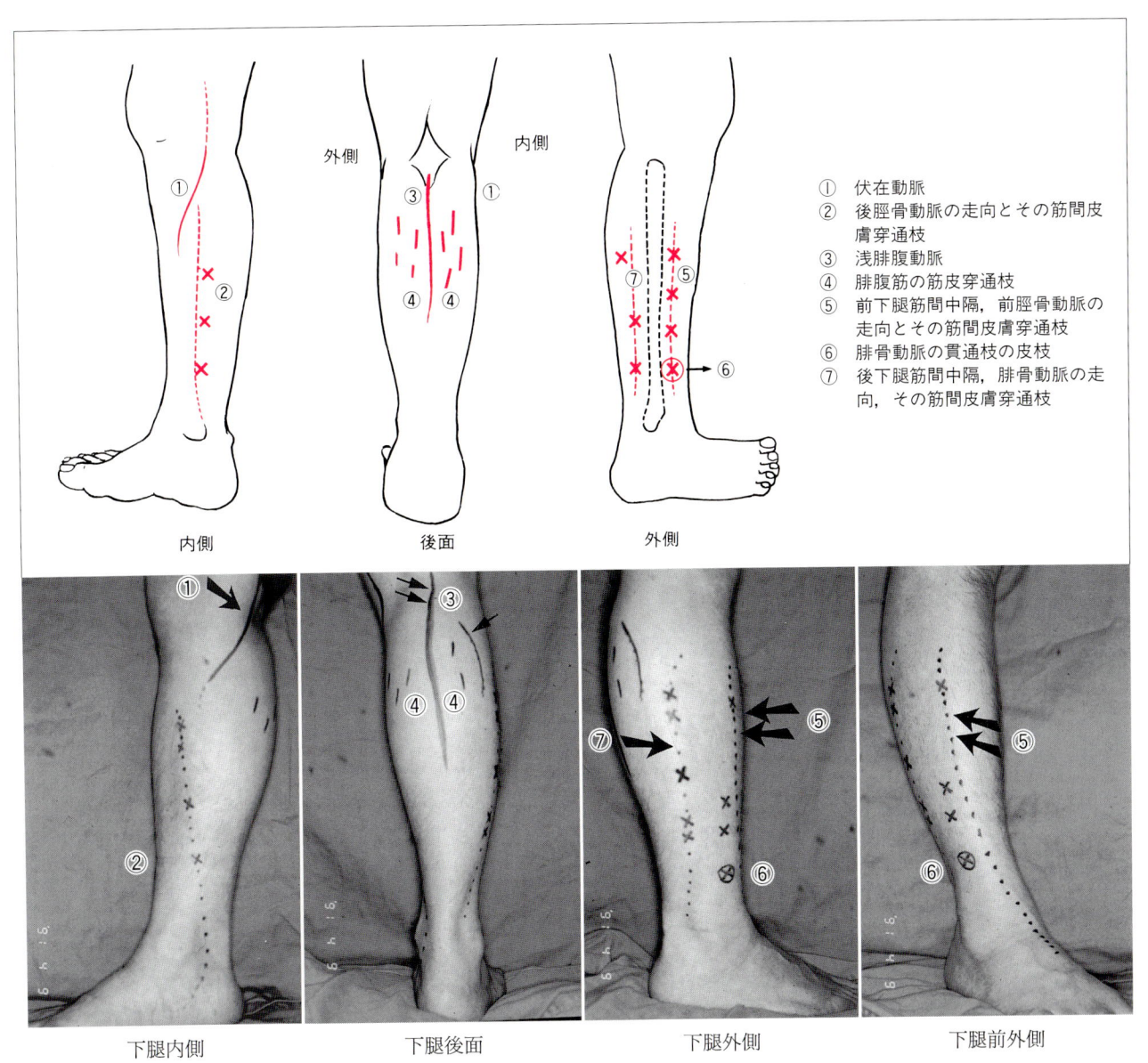

下腿内側　　下腿後面　　下腿外側　　下腿前外側

図 17・1　下腿皮膚へのおもな皮動脈と深部血管からの皮膚穿通枝（シェーマ）とドップラー血流計で検索した生体下腿

表 2　下腿の axial typed fasciocutaneous flap

部位	fasciocutaneous flap	栄養血管
下腿後面	sural fc flap	浅腓腹動脈
	skin fascial gastrocnemius flap	腓腹動脈
下腿外側	peroneal fc flap	腓骨動脈の IMCP
下腿前外側	anterior tibial fc flap	前脛骨動脈の IMCP
	lateral supramalleolar fc flap	腓骨動脈の貫通枝の皮枝
下腿内側	saphenous fc flap	伏在動脈
	posterior tibial fc flap	後脛骨動脈の IMCP
その他	distally based posterior calf fc flap	腓骨動脈の IMCP と浅腓腹動脈

IMCP : Intermuscular cutaneous perforators

170　III. 下肢の再建

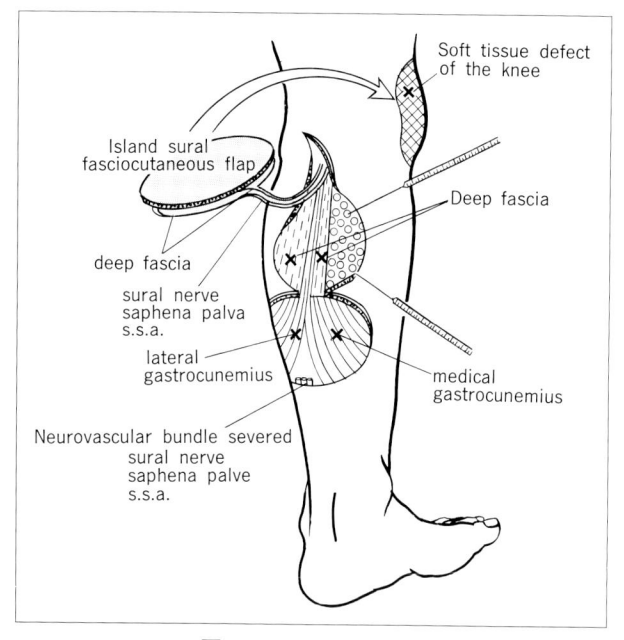

図 17・2　Sural fc flap

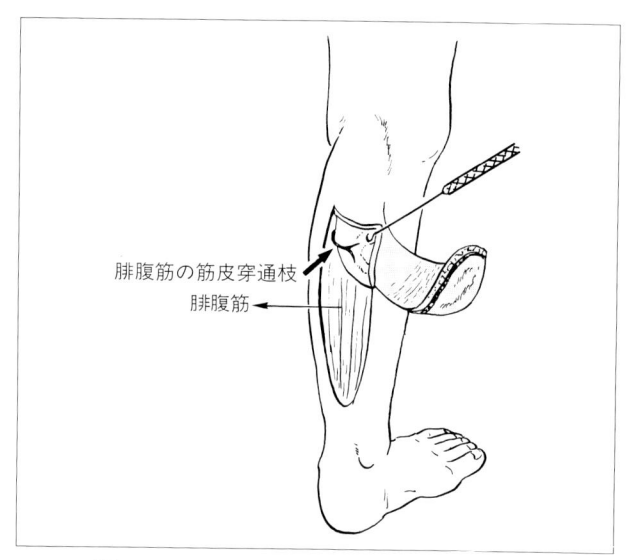

図 17・3　Skin fascial gastrocunemius flap

ない．血管茎が長く採取できるので，膝周囲の軟部組織欠損の修復によい適応となる．遊離皮弁の採取部ともなりうる．また下腿再建における二次手術では cross leg 皮弁を要することがあるが，その際にも島状皮弁に近い作図が可能なため，皮弁茎部の移動にゆとりをもて，有用な cross leg 皮弁の採取部位となる（図 17・2）[6]．

2. Skin fascial gastrocunemius（または popliteal）flap

腓腹筋の主要血管である腓腹動脈は腓腹筋内を走行したのち，筋内穿通枝となって深層筋膜を貫くので，腓腹筋上に作成した有茎筋膜皮弁を Mathes ら[7]は skin fascial gastrocunemius flap と呼んでいる．またこの筋皮穿通枝をさらに中枢にたどると腓腹動脈が展開され，この島状皮弁を Talor ら[8]は popliteal flap と呼んでいる．これも sural fc flap 同様，下腿後面の内側，外側腓腹筋上に作成でき，遊離皮弁の採取部となりうるが，やはり膝周囲の再建に使用できる．この皮弁では腓腹神経を含めずに皮弁を挙上できる（図 17・3）．

3. Anterior tibial flap

この皮弁は前脛骨動脈の筋間穿通枝を血管茎とした皮弁であるが，これには前脛骨筋と長趾伸筋との筋間を走行し，下腿の中 1/3 付近の皮膚に到達する筋間穿通枝と前下腿筋間中隔を走行するが，浅腓骨神経に沿って縦方向に走行しつつやはり下腿の中 1/3 付近にて筋膜，皮膚へと至る中隔穿通枝，さらには同じ前下腿筋間中隔をほぼ垂直方向に走行して筋膜，皮膚へと至る中隔穿通枝があり，そのおのおのが島状の筋膜皮弁として使用できる．時には前脛骨動静脈を切離した逆行性の皮弁として使用できるが，逆行性腓骨皮弁に比較して静脈還流が悪いため，静脈吻合を追加して静脈血を順行性にした方が安全である．その適応は有茎の筋膜皮弁として，島状の筋膜皮弁として，下腿のほぼ全域の組織欠損の修復に使用できる（図 17・4）[9]．

4. Lateral supramalleolar flap

外果の約 5 cm 上方で，前下腿筋間中隔の部位に，腓骨動脈貫通枝の皮枝が深層筋膜を貫く．この皮枝を血管茎とした皮弁であり，逆行性皮弁として使用されることが多いが，静脈還流は比較的よいようである（図 17・5）[10]．

5. Saphenous fc flap

下腿内側では上中 1/3 ほどの領域において，伏在神経に沿って存在する伏在動脈を含めるような皮弁を作成すると島状皮弁が作成でき，膝や下腿の上 1/3 の軟部組織欠損の修復に有用である（図 17・6）．

6. Posterior tibial flap

下腿内側に作成できる．脛骨後縁やや後方に後脛

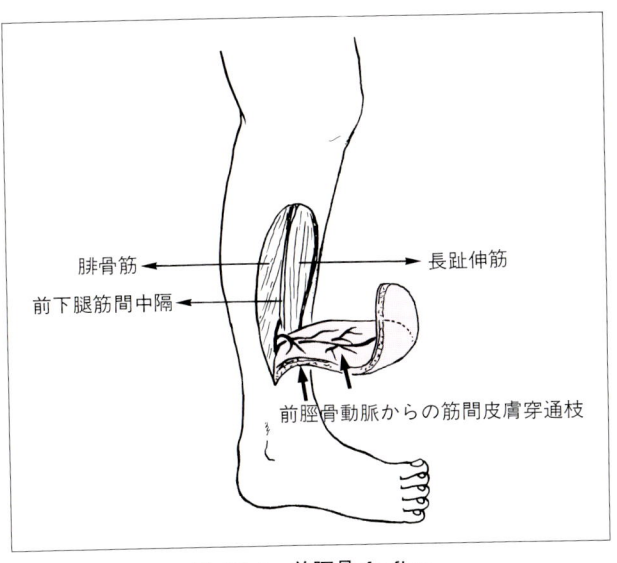

図 17・4　前脛骨 fc flap

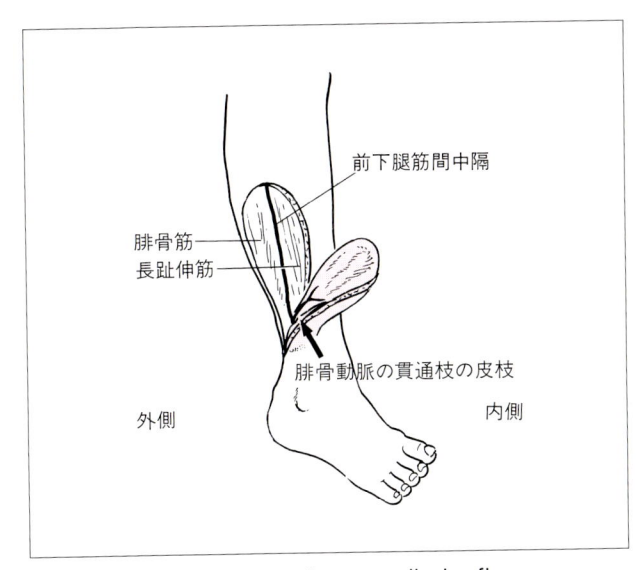

図 17・5　Lateral supramalleolar flap

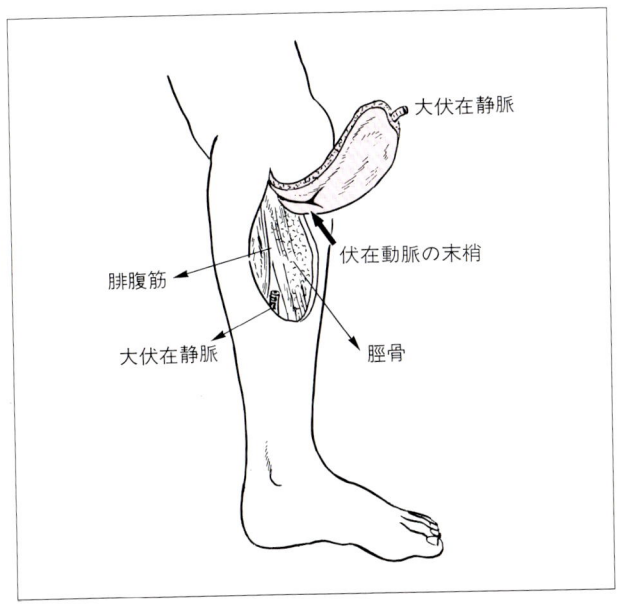

図 17・6　Saphenous fc flap

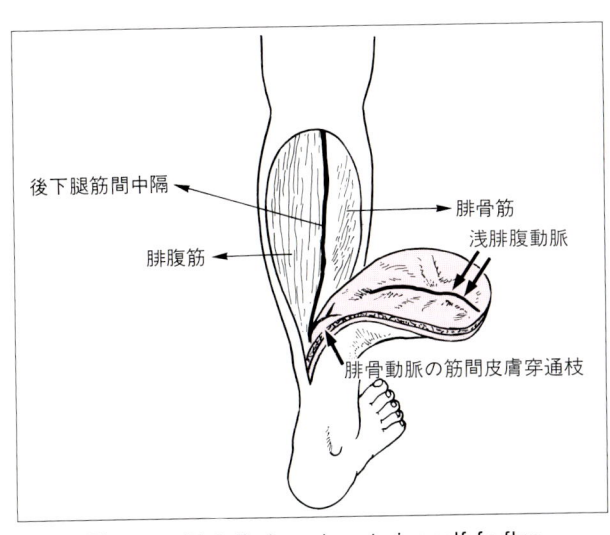

図 17・7　Distally based posterior calf fc flap

骨動脈の筋間皮膚穿通枝を中心に皮弁を作成する。下腿の近位から遠位までに作成でき，逆行性皮弁としての使用も可能であるが，他の方法も考えられる場合には主要血管の切離は控えた方がよい。

7. Peroneal flap

下腿外側に作成される。腓骨後縁の約1～2cm後方に近位から遠位にかけて後下腿筋間中隔からの中隔穿通枝を確認し，皮弁を作図する。有茎皮弁として使用できるが，下腿外側は深い創であっても，骨露出などを来しにくいため，むしろ逆行性皮弁として下腿の遠位や足関節部の再建に使用されることが多い。その際はやはり静脈血の還流不全を来す可能性もある。

8. Distally based posterior calf fc flap

本法は下腿後面の近位の皮膚を下方茎の有茎皮弁として移動する方法であるが，これは浅腓腹動脈と腓骨動脈の中隔穿通枝との筋膜血管網における吻合を利用した皮弁である。下方茎として足関節付近の再建に使用される。この原法では皮弁生着ののち，茎部の切り離しを行い，残った部分を元に戻す手術を要する。同じ方法がreverse sural flapとして報告されているが，皮弁の茎部を皮下筋膜組織のみとし，一期的な皮弁としても使用されている（図17・7）[11]。

D 症　例

【症例1】 46歳，男

陳旧姓アキレス腱断裂にて他病院で手術を受けたが，アキレス腱内側に皮膚壊死を来たした。保存的に1カ月ほど治療したが，難治性となったため当科を紹介された。潰瘍は3×2 cm程度で周囲には不安定な瘢痕が形成されアキレス腱に達しているため，皮弁による修復を検討した。創は部位的に後脛骨動脈の領域であるため後脛骨動脈の穿通枝を茎とした皮弁を考えた。下腿内側にドップラー血流計を用いて後脛骨動脈の穿通枝を確認したところ，下腿内側の下1/3に確かな穿通枝と思われる部位を認めた。

手術は，全身麻酔下に行った。まず，創の郭清と創周囲の瘢痕の切除のあと，これを皮弁の茎に含め，ここを中心に180°回転して創を閉鎖できるように4.5×18 cmの皮弁を作図した。皮弁は深層筋膜をほぼ付けた筋膜皮弁として起こし，筋間穿通枝を丁寧に剝離したのち，皮弁を十分に挙上し180°回転して緊張なく縫合した。皮弁採取部は遊離植皮にて被覆した。術後経過は良好で皮弁および植皮片は完全に生着した。術後2年の現在，特に起立歩行に問題はない（図17・8）。

【症例2】 66歳，男

右下腿上部，膝下中央部に2×3 cm大の難治性皮膚欠損創を認めた。外傷後の皮膚欠損創に対し，某医で長期間保存的治療を受け，その後，双茎皮弁による閉鎖を試みたが，治癒せず当科へ紹介された。皮膚欠損創の大きさから考え，局所皮弁による閉鎖がより好ましいと考え，局所の筋膜皮弁を検討した。創周囲に深部からの皮膚穿通枝をドップラー血流計を用いて確認したが，創の外側やや上方に前脛骨反回動脈からの皮膚穿通枝と思われる皮枝を認めた。これを茎部に含めて4.5×6 cmほどの筋膜皮弁をデザインした。

手術は創のデブリードマンの後，皮弁は筋膜皮弁として挙上し，皮膚穿通枝を損傷しないように剝離したが，皮弁移動に若干の緊張を認めたため皮弁基部にback cutを行い，皮弁移動に緊張のないように欠損部を被覆した。皮弁採取部には一部皮膚欠損を残したため同側大腿部からの遊離皮膚移植術にて被覆した。術後経過は良好で，皮弁，遊離植皮片とも に生着し創は治癒した。術後1年の現在，特に起立歩行に問題はない（図17・9）。

E 考　察

1. 下腿軟部組織欠損の修復法の選択について

下腿軟部組織欠損の修復としては遊離植皮術が最も簡単であるが，深部組織が露出している場合には皮弁移植が必要となる。そこで皮弁移植には通常の皮弁，筋膜皮弁，筋皮弁，筋弁に遊離皮膚移植があり，おのおの有茎皮弁，血管柄付き遊離皮弁として使用できる。その際，組織欠損の部位と大きさにより再建方法は異なるが，再建手段としては手技がより簡単で，皮弁の血行が安定しており，術後障害も少なく，術後形態は整容的にも優れているといった事柄を考慮に入れる必要がある。

患者にとってよりよい治療を考えつつ，最終的には術者の技術と好みに応じた術式をとる。そのような観点から再建法を考察すると通常の皮弁が最もよいはずであるが，下腿は通常の皮弁レベルで，しかもrandom pattern flapを作成すると，「幅：長さ＝1：1」の大原則をくずさないわけにはいかなくなる[12]。したがって小皮膚欠損創以外にはあまり適応がないのが現状である。これに対して筋膜皮弁は，random typeの筋膜皮弁として使用しても，幅：長さ比を通常の皮弁以上に大きく作成できるために，その使用はより便利となる。

しかし，random typeの筋膜皮弁では，幅：長さ比をいったいどこまで大きく作成できるかについては疑問がある。そのため作図する筋膜皮弁の茎部周囲に深部血管からの皮膚穿通枝をドップラー血流計にて確認し，これを皮弁の茎部に含めるように作成すれば，島状皮弁の作成が可能であり，より移動効率の高い筋膜皮弁を作成できることになる。さらに筋皮弁[13]では有茎として腓腹筋がよく使用されるが，筋体の分だけやや bulky となる。また，筋弁に遊離皮膚移植では腓腹筋やひらめ筋が使用されることが多いが[14]，いずれにしろ下腿の重要な筋を使用してしまうことにより，それら筋の廃絶は免れない。

一方，これらの有茎皮弁とは別に血管柄付き皮弁として使用するのであれば，欠損の大きさに応じた皮弁が用いられる。しかも，groin flapのような通

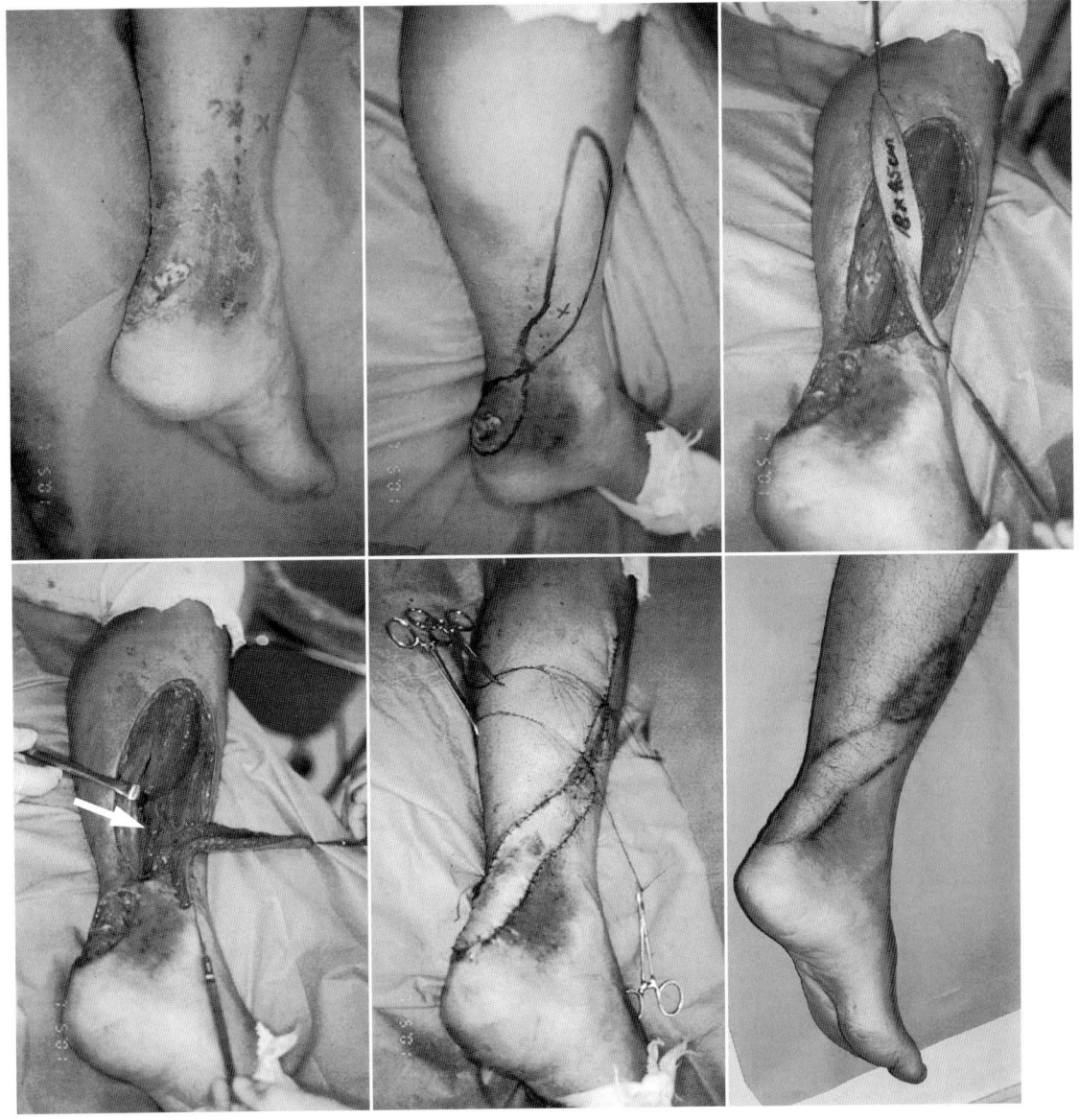

a	b	c
d	e	f

(a) 術前。踵部後面の皮膚欠損創
(b) 後脛骨皮弁のデザイン。×は後脛骨動脈の筋間穿通枝の部を示す。
(c) 創のデブリードマンの後，4.5×18 cm の皮弁を挙上したところ
(d) →は後脛骨動脈の筋間穿通枝を示す。
(e) 皮弁を 180°回転させて縫合したところ。皮弁採取部の一部に分層遊離植皮術を行った。
(f) 術後 6 カ月の状態。創の治癒と安定化を示す。

図 17・8　後脛骨動脈からの筋間穿通枝による筋膜皮弁を用いた再建例（症例 1）

常の皮弁[15]から，筋膜皮弁，筋皮弁など自由に選択できる。ただし，当然手術手技はマイクロサージャリーを必要とするし，他部位に皮弁の採取部位が必要となり，このため手術時間も遷延する。

2. 筋膜皮弁の特徴と perforator based flap について

　筋膜皮弁は前述のように，皮膚・皮下組織を深層筋膜を含めて一塊として挙上すればよいので，その手術手技は比較的容易である。しかし，幅：長さを大きくした皮弁の移動効率をよいものとするためには，皮弁茎部に深部血管からの皮膚穿通枝を含めて挙上することが必要となる。また，その穿通枝を損傷しないように注意をしつつ，皮弁を挙上するため，時に皮膚の知覚神経を損傷してしまうこともありうる。また，深層筋膜までの深い皮膚欠損創を作成すると，欠損部を閉鎖しても同部に陥凹変形を生じてしまうこともあり，皮弁採取部に皮膚移植を行う場

(a) 術前。膝下部の難治性潰瘍。
(b) 隣接部での筋膜皮弁のデザイン。×は下内側膝動脈の皮枝と思われる部位。
(c) 皮弁を挙上したところ。→は下内側膝動脈の皮枝
(d) 創閉鎖をしたところ。皮弁採取部の一部には分層遊離植皮術を行った。
(e) 術後6カ月の状態。創の完全治癒を認める。

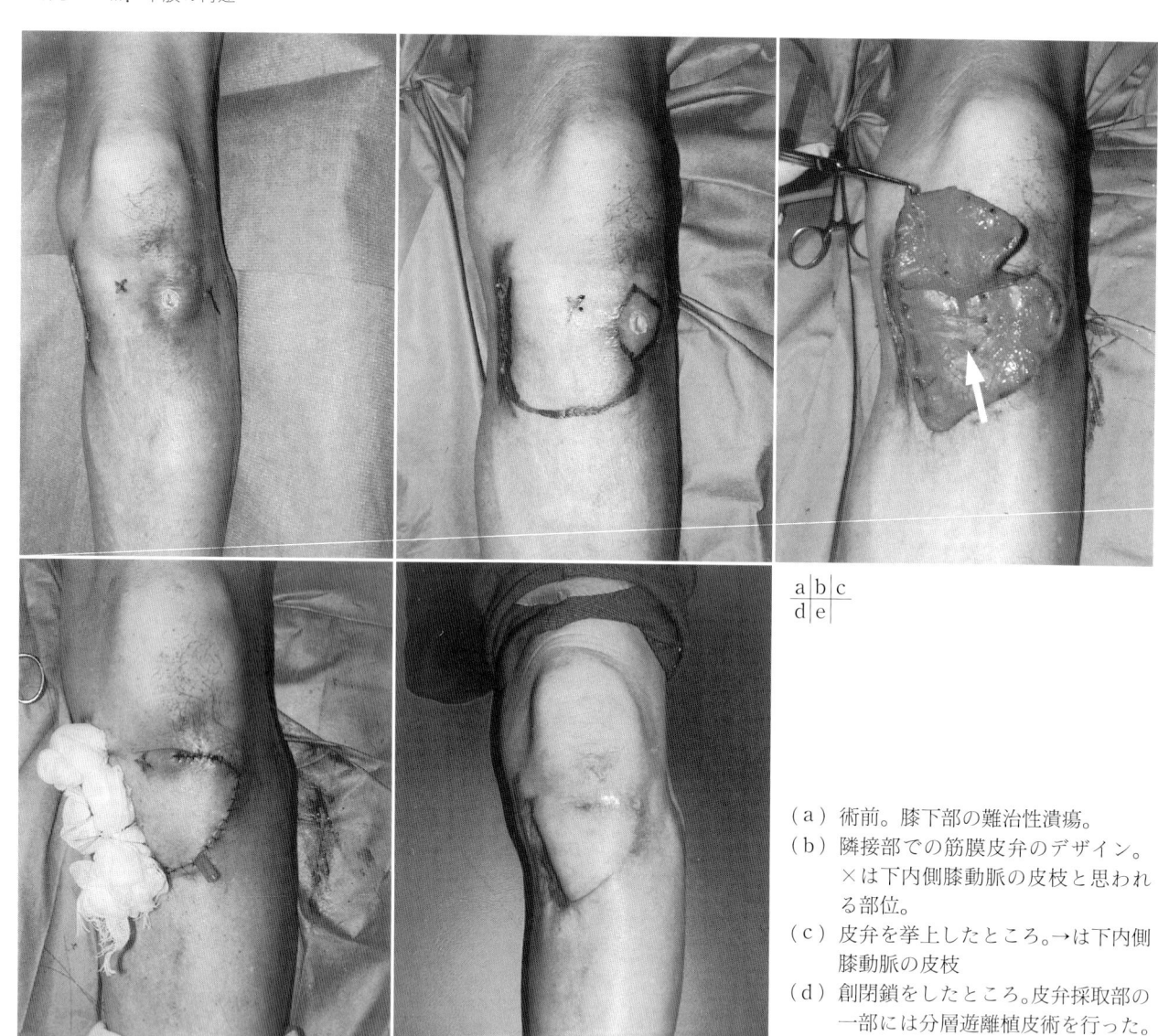

図 17・9 下内側膝動脈皮枝を茎にした筋膜皮弁 flap を用いた再建例（症例2）

合には整容的に好ましくない変形となりやすい。したがって若い女性などの適応はむしろ少ない。最近では穿通枝皮弁 perforator based flap[4]が脚光を浴びているが、下腿の筋膜皮弁の領域においても筋間穿通枝や中隔穿通枝、筋内穿通枝のみを茎とした perforator based flap が作成できる。その筋間穿通枝、筋内穿通枝のみを剝離する場合には損傷のないように注意する必要があるが、筋膜を温存することによって神経損傷や陥凹変形の回避が可能となる。

一方、この筋間穿通枝・筋内穿通枝のみによる perforator based flap では、皮弁の全域を筋膜皮弁としたものに比較して皮弁の生着領域に差が出ることも考えられる。いずれにしろ、今までのように皮弁の全領域を筋膜皮弁としたものではなく、かなりの領域で筋膜を温存した perforator based flap が確立されるものと思われる。

（佐藤兼重，木村直弘）

文 献

1) Pontén B : The fasciocutaneous flap ; Its use in soft tissue defects of the lower leg. Br J Plast Surg 34 : 215-220, 1981
2) Cormack GCL, Lamberty BGH : The arterial anatomy of skin flaps. Churchill Livingstone, Edinburgh, London, 1986
3) Tolhurst DH, Haeseker B, Zeeman RJ : The development of fasciocutaneous flap and its clinical applications. Plast Reconstr Surg 71 : 597-605, 1983

4) Hallock GG : Direct and indirect perforator flaps ; The history and the controversy. Plast Reconstr Surg 111 : 855-865, 2003
5) Haertsch PA : The blood supply to the skin of the leg ; A post-mortem investigation. Br J Plast Surg 34 : 470-477, 1981
6) Satoh K, Fukuya Y, Matsui A, et al : Lower leg reconstruction using sural fasciocutaneous flap. Ann Plast Surg 23 : 97-104, 1989
7) Mathes ST, Nahai F : Clinical applications for muscle and musculocutaneous flaps. pp 550-559, The CV Mosby Com, St. Louis, 1982
8) Taylor GI, Daniel RK : The anatomy of several free flap donor sites. Plast Reconstr Surg 56 : 243-253, 1975
9) Satoh K, Yoshikawa A, Hayashi M : Reverse flow anterior tibial flap Type III. Br J Plast Surg 41 : 624-627, 1988
10) Masquelet AC, Beveridge J, Romana C, et al : The lateral supramalleolar flap. Plast Reconstr Surg 81 : 74-81, 1988
11) Donski PK, Fogdestram I : Distally based fasciocutaneous flap from the sural region. Scand J Plast Surg 17 : 191-196, 1983
12) McGregor IA, Morgan G : Axial and random pattern flaps. Br J Plast Surg 26 : 202-209, 1973
13) McCraw JB, Dibell DG : Experimental definition of independent myocutaneous vascular territories. Plast Reconstr Surg 60 : 212-219, 1977
14) 児島忠雄：筋肉弁を利用した下腿皮膚欠損の修復．手術 34：777-785，1975
15) Harii K, Ohmori K, Ohmori S : Hair transplantation with free scalp flaps. Plast Reconstr Surg 53 : 410-417, 1974

18 筋膜皮弁による足関節部の再建

SUMMARY

足関節部は従来，再建の困難な部位であったが，遊離皮弁あるいは筋膜皮弁とその逆行性皮弁の利用により，再建が容易になってきた。この部位に利用できる筋膜皮弁は浅腓腹動脈を含めた distally based sural flap, peroneal flap, lateral supramalleolar flap, 足背皮弁，内側足底皮弁などがある。皮弁の選択に際しては利用できる血管を評価し，主要血管の犠牲を極力避け，欠損状態を考慮する。われわれは現在 distally based sural flap を第1選択とし，状況に応じて使い分けしている。皮弁の作製に際しては血管解剖を熟知し，血管の愛護的操作が必要である。筋膜皮弁採取部の植皮は目立つので筋膜弁として植皮を併用することもある。

はじめに

下腿では筋膜がよく発達しており，最近ではその血行も詳しく調べられ[1〜6]，さまざまな筋膜皮弁が報告されている。体表解剖学上は足関節部という区分はないが，足関節周辺部と考えて，その再建に利用される筋膜皮弁について述べる。

A 概　念

筋膜は下肢でよく発達しており，他の筋肉の起始・付着となったり，筋肉のポンプ作用による静脈還流を助ける。筋膜の血管網には superficial plexus と subfacial plexus があるが，superficial plexus が優位である[1]。また，Cormack は superficial fascial plexus は方向性があり，下肢では長軸に沿うと言う。筋膜皮弁は皮膚，皮下組織に深筋膜を含めた皮弁であり，筋膜および筋間中隔に存在する血管を含めることにより，skin territory を拡大しようとするものである。下肢の再建は筋弁，筋膜皮弁の開発により進歩したが，足関節部はそれらの皮弁が利用しにくい部位であった。しかし，distally based flap, reverse flow flap[7], neuroskin flap[5], venoadipofascial pedicled flap[6] などの導入により，足関節部への皮弁移植は以前と比べて容易になった。足関節部に利用される筋膜皮弁には表のような皮弁が挙げられる。

B 足関節周辺の血管解剖

前脛骨動脈

前脛骨静脈を伴い前脛骨筋の外側縁に沿って，はじめ長指伸筋，ついで長母指伸筋の内側において骨間膜上を走行し，下伸筋支帯の下を通って足背動脈になる。近位で arteria nervi peronei superficialis を分岐し，この血管は腓骨頭より約8cm遠位で，長指伸筋と腓骨筋の間の前下腿筋間中隔に現われ，浅腓骨神経を伴って下行し，皮膚へ枝を出す(佐藤の type I 筋間皮膚穿通枝[8)9]) (図 18・1)。これにより下腿前外側皮弁[8], Morrison の anterior tibial artery

表　足関節部に利用される皮弁

Distally based sural flap
Lateral supramalleolar flap
Reversed saphenous neurocutaneous flap
Medial plantar flap
Reverse-flow peroneal flap
Dorsalis pedis flap
Reverse-flow posterior tibial flap
Reverse-flow anterior tibial flap
Type I, Type II, Type III

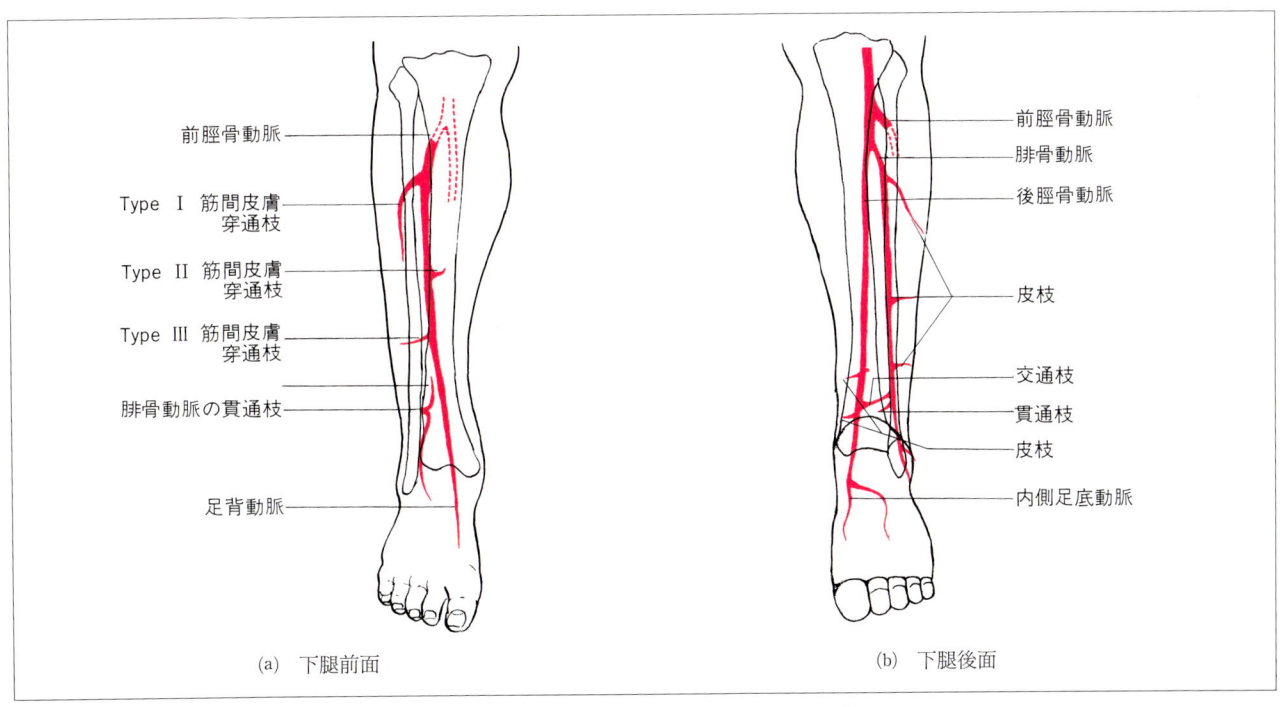

図 18・1 下腿の筋膜皮弁に利用される血管

(a) 下腿前面
- 前脛骨動脈
- Type I 筋間皮膚穿通枝
- Type II 筋間皮膚穿通枝
- Type III 筋間皮膚穿通枝
- 腓骨動脈の貫通枝
- 足背動脈

(b) 下腿後面
- 前脛骨動脈
- 腓骨動脈
- 後脛骨動脈
- 皮枝
- 交通枝
- 貫通枝
- 皮枝
- 内側足底動脈

flap[10] が作製でき，逆行性島状皮弁として足関節部に利用できる．また，脛骨結節の遠位約 12〜14 cm の部位で，前脛骨筋と長母指伸筋の筋間を立ち上がる枝（type II 筋間皮膚穿通枝）を分岐する．これにより Wee[11] の reverse-pedicled anterior tibial flap が作製できる．さらに，脛骨結節の遠位約 17〜22 cm の部位で第 3 番目の筋間皮膚穿通枝を出す．これは長指伸筋の後方を廻り，前下腿筋間中隔に出る（type III 筋間皮膚穿通枝）．これより Satoh[12] の type III の皮弁が作製できる．また，足背動脈により足背皮弁が作製できる．

後脛骨動脈

ヒラメ筋の下面を走行し，下腿下 1/3 の高さでアキレス腱の内方に出て，これに沿って内果の後方に至り，屈筋支帯の下を通って内側足底動脈と外側足底動脈に分岐する（図 18・1）．ヒラメ筋の内側縁に沿って内果より約 4 cm と 6.5 cm 近位で穿通枝を出す[13]．これにより distally based fasciocutaneous flap が作製できる[13)14]．また，内側足底動脈を利用し，内側足底皮弁が作製できる[15]．

腓骨動脈

後脛骨筋と長母指屈筋の間の深部を走行し，ついで腓骨に沿って走り，外果より踵骨の外側に至る．途中で後下腿筋間中隔を通る穿通枝を分岐する．これを利用して reverse flow peroneal flap[16] ができる．外果より 5 cm 近位で，貫通枝が下腿骨間膜を貫いて下腿前面に出，前外果動脈と吻合する（図 18・2）．貫通枝が骨間膜を貫いたところで穿通枝を分岐するので，これを利用した lateral supramalleolar flap が作製できる[17]．前脛骨動脈の欠損例では，腓骨動脈が貫通枝を経て足背動脈に連なる．交通枝は外果より 5 cm 近位で後脛骨動脈と交通する．後脛骨動脈の発育の悪い例では，腓骨動脈が交通枝を経て足底動脈になる．

浅腓腹動脈（superficial sural artery）

膝窩動脈より分岐し，近位 1/4 で筋膜を貫き，筋膜上で下腿後面正中を下方に走行し，皮膚に分布する．血管を足関節まで追うことのできる症例は 65% との報告がある．動脈は小伏在静脈，下腿中央から筋膜を穿通した腓腹神経と伴走し，脛骨外果より 5 cm 近位付近で腓骨動脈の穿通枝と吻合をしている．また，遠位 1/3 で腓腹筋の穿通枝と吻合している．

C 術前の評価

血管の走行，破格および損傷を術前に評価する．外傷例では動脈撮影は必要となる．その場合には 2 方向で，膝から足尖まで撮影し，皮弁に必要な血管

図 18・2　前下腿筋間中隔に現われる血管
血管の下に黒いシートが敷いてある。

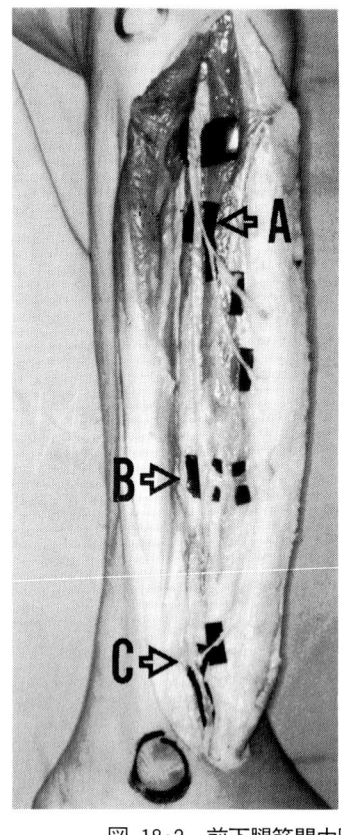

A：arteria nervi peronei superficialis，タイプⅠ筋間皮膚穿通枝

B：タイプⅢ筋間皮膚穿通枝

C：腓骨動脈の貫通枝とその皮枝

の検索と同時に，皮弁作製後に足の循環障害が生じないかチェックする。ドップラー血流計は穿通枝を検索するのに非常に便利である。足関節では骨折，脱臼などの合併症を把握し，その治療を考慮して皮弁移植の計画を立てる。たとえば，創外固定は皮弁の作製，移植に支障を来すことがある。

D 手技および症例

一般的なことについて述べる。皮弁の大きさを決める場合，足関節部は移植床が凸面となるため，それを十分考慮して大きめに作図する。皮弁は180°回転させるため，余裕を持った長さとする。皮弁の作製は皮弁の細い血管を見ながら行うため，エスマルヒ駆血帯は使用せず，患肢を挙上して止血帯を入れると，静脈に少し血液が残り見やすい。皮弁の茎の剝離には先の細くて鈍なマイクロ用剝離鉗子が便利である。血管の本幹を剝離する場合は開創器を利用し，術野を展開するとよい。

1. Distally based sural flap

Distally based sural flap は手技が容易で，血行が比較的安定していて安全なため，近年多くの報告があり，よく利用されている皮弁である[18)〜21)]。著者は小伏在静脈，腓腹神経を含め，茎部は筋膜と静脈，神経のみの島状皮弁とし，安全な範囲で皮下を通して，採取部は縫縮することが多い。茎部は幅2〜3cm程度の皮下組織のみとすることにより回転が容易で安全となると考える。いろいろなバリエーションも報告され，神経を含めないようにした distally based lesser saphenous venofasciocutaneous flap[22)]，筋肉からの穿通枝を同定して筋肉を付着させたもの，ピボットポイントを脛骨外果まで遠位に置いた報告もある。

手技：浅腓腹動脈，腓腹神経の走行を想定し，これを軸に下腿後面に必要な大きさの皮弁をデザインする。ピボットポイントは外果より5cm近位とする。著者の経験した皮弁の大きさは最大4×5cm，茎の長さは9cmであった。皮弁は近位より皮切を加え神経，静脈を同定し，近位より遠位に筋膜下で剝離する。茎は神経，静脈を含めて2〜3cmの幅とし，神経に伴行する細い浅腓腹動脈を損傷しないようにする。皮弁はできるだけ皮下を通して移植する。その際折れ曲がりや圧迫に注意する。

【症例1】 45歳，男，内果部の骨折と皮膚壊死

3×6cmの大きさの皮弁を下腿後面にデザインした。茎の長さは5cmで，ピボットポイントを外果部に置いた。皮弁はうっ血もなく，完全に生着した。皮弁はやや厚い（図18・3）。

2. Lateral supramalleolar flap

ドップラー血流計により，前下腿筋間中隔の下方で動脈の貫通枝を確認する。通常，外果より5cm近位で認められる。この点を含めて皮弁を作製する[23)]。われわれの色素注入試験では6×11cmの皮膚支配領域が得られ，貫通枝より染色範囲の近位まで距離は7cmであった（図18・4）[23)]。前縁は脛骨外側，後縁は腓骨後縁に相当していた。皮弁は筋膜下に剝離する。この皮弁を逆行性島状皮弁として利用する場合は，ピボットポイントを外果の高さとし上伸筋支帯を切開し，骨膜上で茎を剝離する。

【症例2】 12歳，男，二分脊椎に合併した足外側

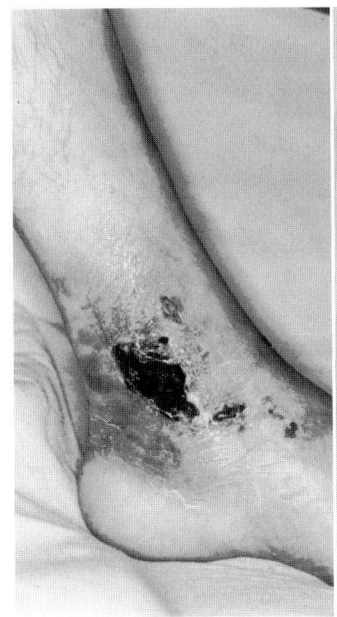

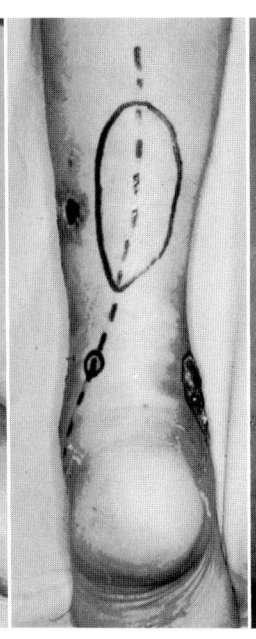

(a) 左内果部の開放骨折と皮膚壊死
(b) 腓腹神経上に3×6 cm の皮弁を作図した。
(c) 腓腹神経，小伏在静脈，筋膜を pedicle とした島状皮弁
(d) 術後3カ月の状態。内果上にはやや厚い。

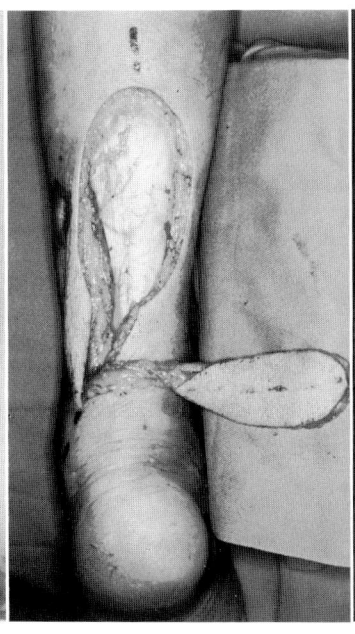

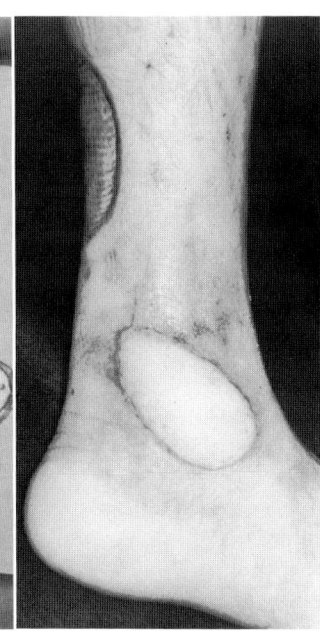

図 18・3 Distally based sural flap（症例1）

の褥瘡
3×10 cm の皮弁を作製し，浅腓骨神経は切断し皮弁に含めた。皮弁は完全に生着した（図 18・5）

3．内側足底皮弁（medial plantar flap）

皮弁の軸を内側足底溝から第1中足骨骨頭に向かう線（母趾外転筋の外側縁）にとり，土ふまず部に皮弁を作図する[15)24)]。手術は仰臥位でも腹臥位でも行うことができる。はじめに皮弁の遠位にて皮切を加え，内側足底動脈の内浅弓枝あるいは総底側指動脈を同定する。血管は足底腱膜の直下にあり，非常に細く，太い総底側指神経を伴っている。したがって，足底腱膜上までメスで切開した後，足底腱膜を剪刀で注意深く切離し，太い神経を目安にして神経血管束を同定する（図 18・6）。そして，血管と神経を分離した後，血管のみを結紮・切断して皮弁を含める。皮弁の周囲を切開する際，メスは斜めに入れ，厚い創縁を傾斜させて植皮の生着を確実にする。皮弁は遠位より挙上し，内側では内側足底動脈の内側枝および母指の固有底側指神経は切断し，ともに皮弁に含め，筋膜と母趾外転筋の間の層で剥離を進める。外側では血管の外側で足底腱膜を切離して，腱膜の上で剥離を進め，足底腱膜の外側部をできるだけ温存する。血管を神経からていねいに剥離し，神

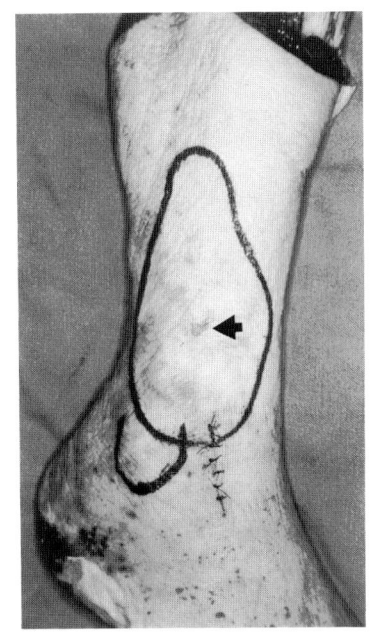

図 18・4 腓骨動脈の貫通枝への色素注入による皮膚染色範囲
➡は貫通枝の位置

経を残すが，皮弁の近位の母趾外転筋の外側部付近では神経の皮枝を認めるので，必要な場合は皮枝を神経本幹より剥離して残す。血管は母趾外転筋の深層を通って近位に向かうので，足関節部の被覆のためには母趾外転筋を切断して，ピボットポイントを内側足底動脈の分岐に置く。皮弁を近位より剥離挙

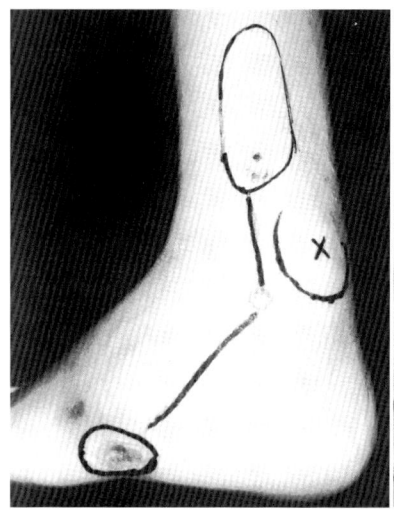

(a) 足外側の褥瘡と皮弁の作図，皮弁の大きさは 3×10 cm
(b) 作製した島状皮弁
(c) 術後 2 年の状態

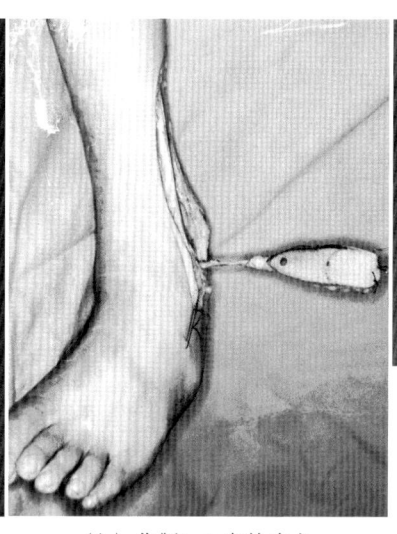

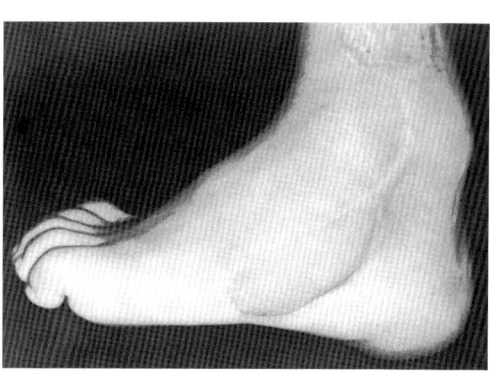

図 18・5　Lateral supramalleolar flap（症例 2）

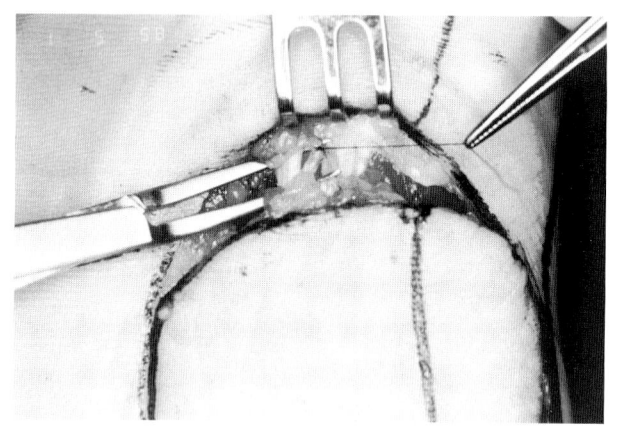

図 18・6　内側足底皮弁の遠位の足底腱膜下における神経血管束
ペアン鉗子で示しているのが神経血管束，糸で示しているのが血管。

上することもできる。皮弁採取部の露出した神経は母指外転筋と短指屈筋を寄せ合わせて被覆し，植皮する。

【症例 3】　27 歳，男，アキレス腱術後皮膚壊死

交通事故により下腿を損傷し，尖足変形を残す。そのためアキレス腱延長術を受けたが，皮膚壊死を来した。10×5 cm と大きい皮弁を母指外転筋を越えて作製し，血管茎を内側足底動脈の分岐部まで剝離することにより，アキレス腱部まで覆うことができた。皮弁は完全に生着した（図 18・7）。

4. Peroneal flap

ドップラー血流計で穿通枝の位置を確認する。穿通枝は腓骨の後縁の後下腿筋間中隔に沿って，点として 3〜5 本同定できる。上 1/3 の穿通枝はヒラメ筋を貫通していたり，後脛骨動脈から分岐することがあるので，遠位の穿通枝の方が剝離しやすいが，腓骨動脈は深部を走行し，剝離が困難になる。1 本の穿通枝を含めて皮弁を作図する[25]。ピボットポイントは外果より近位 5 cm まで置くことができるが，腓骨動脈は腓骨に接して深くなり剝離が困難となるので普通 8 cm にとどめる。大きい皮弁，細長い皮弁の場合は 2 つの穿通枝を含める。体位は腹臥位の方が剝離操作が容易となる。仰臥位で行う場合は股関節を屈曲内旋し，膝を屈曲して，手術台に手台を付け，足を横に出して，なおかつ殿部に枕を入れて挙上し，見やすくする。皮切を前方に加え，筋膜下に剝離し，穿通枝を見つけ，穿通枝を深部に向かって剝離する。皮弁の剝離までは容易であるが，腓骨動脈の剝離は動脈が腓骨に沿って深いため，枝を結紮して剝離を進めるのに苦労する。開創器，止血クリップを使用することにより容易となる。皮弁の移植の際，穿通枝と本幹の部位でねじれを起こしやすいので注意する。内側部に移植する場合は，アキレス腱の深部を通すとよい。

【症例 4】　19 歳，男，交通事故による足関節から足背にかけての皮膚欠損

5×10 cm の皮弁，血管茎 18 cm（本幹 10 cm，穿通枝 8 cm）を作製した。伴行静脈は数珠状に膨れたが，皮弁はうっ血もなく，完全に生着した（図 18・8）。

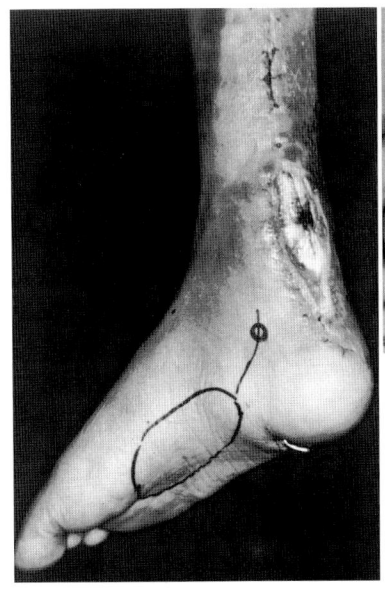

(a) アキレス腱部の皮膚壊死

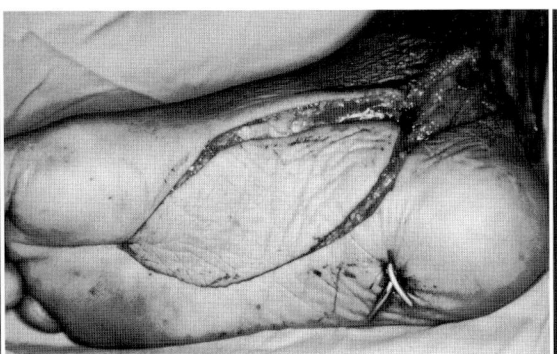

(b) 10×5cm と母指外転筋を越える大きな皮弁を作図する。ピボットポイントは内側足底動脈の基部とする。

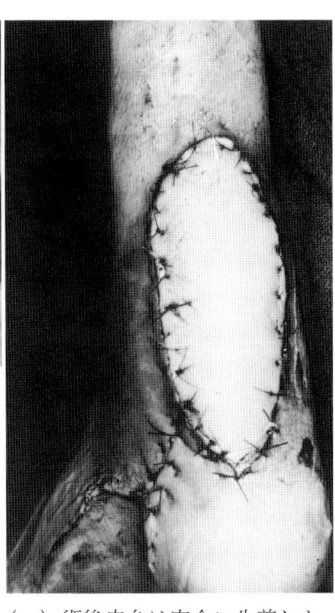

(c) 術後皮弁は完全に生着した。

図 18・7　内側足底皮弁（症例3）

5. Reverse flow anterior tibial flap

1) Type I

前下腿筋間中隔を軸に下腿近位 1/2 に作図する。筋膜下に皮弁を起こし，浅腓骨神経は温存する。これを足関節部に移植するには，前脛骨動脈を長く剝離しなければならない。

2) Type II

前脛骨筋と長指伸筋の筋間を軸として，下腿中 1/2 に皮弁を作図する。皮弁を筋膜下に剝離し，前脛骨筋と長指伸筋の血管を含めた筋間組織を前脛骨筋の一部を含めて取り，前脛骨動静脈に達し，本幹を近位にて結紮して遠位に剝離する。筋間の血管が細く，皮弁はうっ血し，安全な皮弁とは言いがたい[7)11)]。

3) Type III

前下腿筋間中隔で脛骨結節より 17～22 cm 遠位で，ドップラー血流計で皮枝を見つける。これを含めて皮弁を作図する。浅腓骨神経は前下腿筋間中隔の筋膜上を走行するため，皮弁に神経を含めた方が安全である。血管は長趾伸筋の下面を通って本幹に至る。Reverse flow flap として利用するには，静脈は順行性に吻合した方が安全である[12)]。

6. Reversed saphenous neurocutaneous island flap

この皮弁は distally based sural flap と同様のコンセプトで，下腿近位では伏在動脈を，遠位では saphenous nerve と great saphenous vein に伴走する血管を利用する皮弁である[13)14)]。したがって後脛骨動脈の穿通枝との吻合を温存し，穿通枝の位置がピボットポイントとなる。穿通枝の位置は，あらかじめドップラー血流計で同定しておく。通常脛骨内果より約 4 cm と 6.5 cm 近位に存在する[13)]。皮弁は伏在神経，大伏在静脈を軸に作図する。皮弁は筋膜を含めて挙上し，茎部は幅 2～3 cm 程度とする。Cavadas はうっ血のため大伏在静脈は含めず，もし含めた場合は茎部で静脈の結紮を勧めている。この皮弁が distally based sural flap と違う点は仰臥位で手術が行えることである。著者はこの皮弁の経験はなく，外傷による血管の損傷，採取部の瘢痕を考えると，distally based sural flap の利用価値が高いと考えるが，個々の症例により選択することが重要である。

E 術後管理

術後管理は普通の皮弁と同様，挙上，歩行禁止などの安静が必要である。Reverse flow flap としたものは，うっ血に注意する。Lateral supramalleolar flap などの採取部では，移植床が腱部となるため生着しにくい。また，シーネ，ギプスなどで足関節の固定を図り，後面では皮弁の圧迫にも注意する。

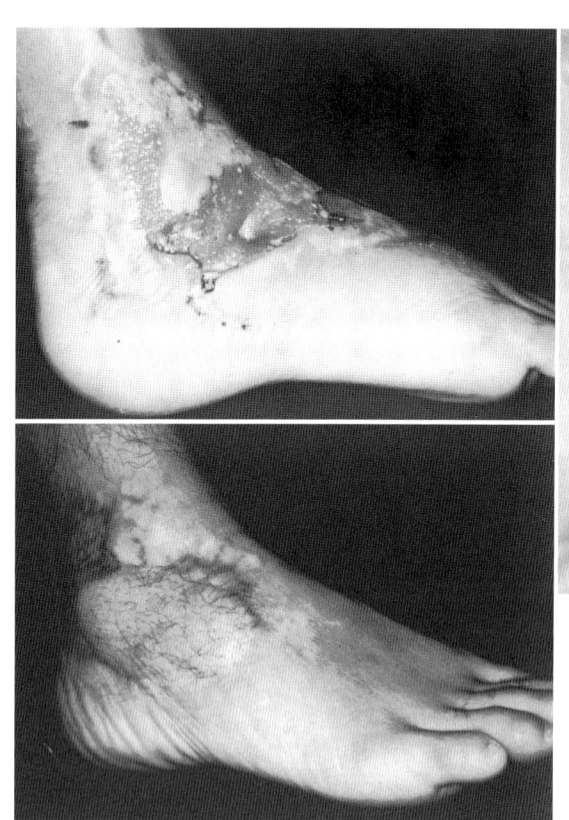

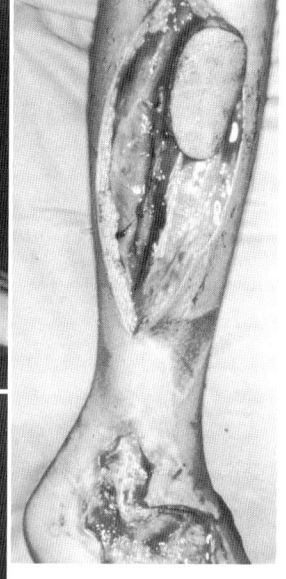

(a) 外傷による足関節部の皮膚欠損
(b) 5×10 cm, 血管茎 18 cm の皮弁を作製した。
(c) 皮弁は生着した。
図 18・8 Peroneal flap (症例4)

F 考 察

1. 適 応

　足関節部は比較的薄い皮弁が必要とされる。そして, できれば主要血管の犠牲を避けたい。最近は neuroskin flap, neuroadipofascial pedicled flap, venoadipofascial pedicled flap などの概念が確立され, 主要血管を犠牲にしない皮弁が利用されている。利用しやすい皮弁として distally based sural flap, peroneal flap, lateral supramalleor flap, reverse saphenous flap などがある。Lateral supramalleolar flap は逆行性皮弁として用いる場合は, 血管が細いので注意する。Reverse flow tibialis anterior flap type III は静脈吻合が必要となることもある。Reverse flow peroneal flap は血行は安定しているが, 腹臥位を要し, 剝離操作が煩雑である。Distally based sural flap は手技が容易で, 使いやすい。その他の anterior tibial artery flap type I は, 足関節に持ってくるには侵襲が大きすぎる。Anterior tibial artery flap type II は不安定な皮弁である。Posterior tibial flap は主要血管を犠牲にする点で, また内側足底皮弁は足底以外に使用することは避けたい。筋膜皮弁ではないが, 足関節に利用できる皮弁として, 足背皮弁, lateral calcaneal flap もある。

2. 禁 忌

　蜂窩織炎・筋膜炎 (necrotizing fasciitis) の既往がある患者には禁忌となる。糖尿病, 動脈硬化など血管病変を持つ患者は, 適応を慎重に決める。

3. 問題点

　皮弁採取部に植皮をした場合は, 瘢痕が目立つ。そのうえ, 筋肉上に植皮するため, 植皮が筋肉に癒着し, 運動時に変形が目立つ。

4. 長所・短所

　筋膜皮弁は type A (random pattern)[3]のものであれば作製は容易であるが, 足関節部では利用しにくく, ここで述べたものはおもに type B あるいは type C であり, 血管解剖に対する知識と愛護的操作が必要である。また, reverse flow flap では, 静脈の吻合を要する場合もある。皮弁は筋皮弁と比べて薄いが, それでも足関節部には厚いことが多い。ま

た皮神経を含めることにより知覚障害を生じるが，日常生活に支障はない。その場合には筋膜弁のみとし，その上に植皮するのも一つの方法と考える。そうすれば同時に採皮部の目立つ変形を避けることもできる。

(鳥居修平)

文 献

1) Carriquiry C, Costa A, Vasconez LO : An anatomic study of the septocutaneous vessels of the leg. Plast Reconstr Surg 76 : 354-363, 1985
2) Cormack GC, Lamberty BGH : A classification of fasciocutaneous flaps according to their patterns of vascularisation. Br J Plast Surg 37 : 80-87, 1984
3) Cormack GC, Lamberty BGH : The Arterial Anatomy of Skin Flaps (2 nd ed). pp 105-131, Churcill Livingstone, Edinburgh, 1994
4) 佐藤兼重, 清水祐紀, 大井直往ほか：下腿 fasciocutaneous flap にたいする解剖学的検討. 形成外科 29 : 88-94, 1986
5) Masquelet AC, Romana MC, Wolf G : Skin island flaps supplied by the vascular axis of the sensitive superficial nerve ; Anatomic study and clinical experience in the leg. Plast Reconstr Surg 89 : 1115-1121, 1992
6) Nakajima H, Imanishi N, Fukuzumi S, et al : Accompanying arteries of the cutaneous veins and cutaneous nerves in the extremities ; Anatomical study and a concept of the venoadipofascial and/or neuroadipofascial pedicled fasciocutaneous flap. Plast Reconstr Surg 102 : 779-791, 1998
7) Torii S, Namiki Y, Mori R : Reverse-flow island flap ; Clinical report and venous drainage. Plast Reconstr Surg 79 : 600-609, 1987
8) Rocha JFR, Gilbert A, Masquelet A, et al : The anterior tibial artery flap ; Anatomic study and clinical application. Plast Reconstr Surg 79 : 396-404, 1987
9) 佐藤兼重, 清水祐紀, 広松直幸ほか：前脛骨皮弁に関する解剖学的考察と臨床的経験. 日形会誌 10 : 203-213, 1990
10) 林 祐司, 鳥居修平：下腿前外側皮弁. 日形会誌 9 : 424-439, 1989
11) Wee JTK : Reconstruction of the lower leg and foot with the reverse pedicle anterior tibial flap ; Preliminary report of a new fasciocutaneous flap. Br J Plast Surg 39 : 327-337, 1986
12) Satoh K, Yoshikawa A, Hayashi M : Reverse-flow anterior tibial flap type III. Br J Plast Surg 41 : 624-627, 1988
13) Amarante J, Costa H, Reis J, et al : A new distally based fasciocutaneous flap of the leg. Br J Plast Surg 39 : 338-340, 1986
14) Cavadas PC : Reversed saphenous neurocutaneous island flap ; Clinical experience and evolution to the posterior tibial perforator-saphenous subcutaneous flap. Plast Reconstr Surg 111 : 837-839, 2003
15) 並木保憲, 鳥居修平, 林 祐司ほか：足底非荷重部を利用した島状皮弁の血管解剖. 日形会誌 7 : 130-140, 1987
16) 吉村光生, 井村慎一, 島村浩二ほか：Peroneal flap による四肢再建. 形成外科 27 : 396-405, 1984
17) Masquelet AC, Beverdige J, Romana C, et al : The lateral supramalleolar flap. Plast Recontr Surg 81 : 74-81, 1988
18) Hasegawa M, Torii S, Katoh H, et al : The distally based superficial sural artery flap. Plast Reconstr Surg 93 : 1012-1020, 1994
19) Hyakusoku H, Tonegawa H, Fumiiri M : Heel coverage with a T-shape distally based sural island fasciocutaneous flap. Plast Reconstr Surg 93 : 872-876, 1994
20) Nakajima H, Imanishi N, Fukuzumi S, et al : Accompanying arteries of the lesser saphenous vein and sural nerve ; Anatomic study and its clinical applications. Plast Reconstr Surg 103 : 104-120, 1999
21) Touam C, Rostoucher P, Bhatia A, et al : Comparative study of two series of distally based fasciocutaneous flap for coverage of the lower one-fourth of the leg, the ankle, and the foot. Plast Reconstr Surg 107 : 383-392, 2001
22) Chen SL, Chen TM, Chou TD, et al : The distally based lesser saphenous venofasciocutaneous flap for ankle and heel reconstruction. Plast Reconstr Surg 110 : 1664-1672, 2002
23) 並木保憲, 鳥居修平, 林 祐司ほか：Reverse flow lateral supramaleolar flap の経験. 形成外科 32 : 787-793, 1989
24) 鳥居修平, 長谷川守正：内側足底皮弁の基礎と臨床. 日本災害医学会会誌 38 : 422-428, 1990
25) Torii S, Namiki Y, Hayashi Y, et al : Reverse flow peroneal island flap for reconstruction of leg and foot. Eur J Plast Surg 11 : 26-31, 1988

III 下肢の再建

19 下肢リンパ浮腫の再建

SUMMARY

下肢リンパ浮腫はその成因から先天性と続発性に分けられるが，われわれが日常よく出会うのは，鼠径リンパ節郭清などの手術や放射線療法などが原因となる続発性リンパ浮腫である。ここでは，下肢リンパ浮腫のうち続発性リンパ浮腫の外科療法，特にリンパ管静脈吻合術による治療を中心に述べる。

続発性リンパ浮腫はリンパ流が閉塞することによって起こる浮腫で，症状の発現には数カ月から数年かかることがあり，その後の浮腫の進行程度はさまざまである。治療の基本は早期に理学療法，薬物療法を中心とした保存療法を行うことであるが，慢性化し，さらに進行した症例では手術療法が必要となる。

最近はマイクロサージャリーの進歩により，種々のリンパ再建術が開発されている。その中でもリンパ管静脈吻合術は手術侵襲が少なく生理的な手術であるという点から，本症に対する外科療法として第1選択とすべき方法である。本法の効果を十分に引き出すには，術前のリンパシンチにより機能的なリンパ管を吻合することが必要である。これに対し，患肢全体が象皮様皮膚変化を起こしているような重度の症例には，入院による徹底した保存治療を行う。その後のリンパシンチによりリンパ管が確認できればリンパ管静脈吻合術を検討するが，浮腫組織切除法は手術侵襲が大きいことや，術後瘢痕による機能障害などの問題点が多く適応すべきではない。いずれにせよ外科療法単独では本症を完治させるのは難しく，本来進行性であるという本症の性格からも，保存療法を含めた総合的な治療を長年にわたり継続していく必要がある。

はじめに

今日われわれがよく遭遇する下肢慢性リンパ浮腫は，外科手術後および放射線治療後に続発する閉塞性リンパ浮腫であり，治療に難渋する疾患の一つである。手術療法だけでリンパの流れを完全に再建することは難しく，その治療には保存療法と外科療法の総合的な治療が必要となる。外科療法の中では，リンパ管静脈吻合術（lymphaticovenous anastomosis，以下LVAとする）が他の手術法と比較して生理的で手術侵襲が少なく，有用な方法である[1〜3]。本稿でははじめに下肢続発性リンパ浮腫の治療概念を述べ，ついでLVAによる治療について，手術手技を中心に解説する。

A 概念

まず浮腫の程度を評価し治療方針を立てることが重要である。浮腫が軽度である症例にはまず保存療法を試みる。これにより多くの症例で浮腫の進行を抑えることができる。

保存的治療法としては，生活指導，薬物療法[4〜6]，空気圧マッサージや弾性ストッキングを用いた治療がある（表1）が，患者にこれらの治療の重要性を十分に説明し，継続して行わせることが必要である[7〜11]。その他の特殊な治療法としては，リンパ球動注療法[12]，マイクロ波による温熱療法[13]がある。浮腫が中等度である症例には，十分な保存療法を行うとともに，手術療法を考慮する。現在まで報告されて

表 1 リンパ浮腫の保存療法

生活指導：患肢挙上，衛生管理，安静，塩分の制限など
薬物療法：利尿剤（ラシックスなど），利水剤（五苓散，柴苓湯など），消炎剤，リンパ循環改善剤（エリベリベン），角化抑制剤（エトレチネート）
空気圧マッサージ（ハドマー，メドマーなど）
弾性ストッキング（コンプリネットなど）
その他：リンパ球動注療法
　　　　マイクロ波温熱療法

表 2 リンパ浮腫のおもな手術療法

- ●リンパ誘導術　drainage operation
  - 皮弁の移行（Gillies, 1950 など）
  - 筋皮弁の移行（Medgyesi, 1983 など）
  - 大網弁の移行（Goldsmith, 1968 など）
  - 小腸弁の移行（Kinmonth, 1982 など）
  - 糸，チューブの皮下埋没（Handley, 1908 など）
  - リンパ管静脈吻合（O'Brien ら，1985 など）
  - リンパ節静脈吻合（Nielobowicz ら，1968 など）
  - リンパ管の橋渡し（Baumeister ら，1981）
  - 静脈の橋渡し（Mandl, 1981）
- ●浮腫組織切除術 excisional operation
  - 切除縫合（Sistrunk, 1918 など）
  - 切除＋植皮による創閉鎖（Charles, 1912 など）
  - 切除＋局所皮弁による創閉鎖（Homans, 1936 など）
  - 脂肪吸引（Teimourian, 1987）
- ●浮腫組織切除＋リンパ誘導術　excisional drainage operation
  - 切除＋表皮剥離皮弁の筋間への埋入（Thompson, 1962）

（芝　英一ほか：四肢リンパ浮腫．外科診療 61：901, 1989
Clodius L：Lymphedema. Plastic Surgery Vol. 6. edited by McCarthy JG, pp 4093-4120, WB Saunders, Philadelphia, 1990
Kinmonth JB：Operative for lymphoedema of the lower limb. The Lymphatics. pp 159-191, Edward Arnord Ltd., London, 1982
吉川欽一：リンパ管の最近の研究の進歩―臨床．外科 Mook No. 46, 静脈・リンパ管の外科，三島好雄編, pp 139-149, 金原出版，東京，1986 より引用改変）

いる手術のうち，代表的な術式[10)14)～16)]を示す（**表2**）。リンパ浮腫の手術療法は，大きく分けて，

- リンパ誘導術（drainage operation）
- 浮腫組織切除術（excisional operation）
- 切除誘導術（excisional drainage operation）

の3つに分類される[10)16)]が，切除誘導術や浮腫組織切除術はその効果が不確実で合併症の問題もあり現在ではほとんど行われていない。リンパ誘導術の中では，近年，手術侵襲が少なく生理的な方法であることからマイクロサージャリーによるリンパ再建法がいくつか報告されている。それらはいずれも手術手技に熟達するのが難しい。

B 解 剖

下肢のリンパ系は，
- 膝窩や大腿静脈など主要静脈に伴走する深リンパ管系（深部リンパ管）
- 皮静脈に沿う浅リンパ管系（浅在リンパ管）

がある。リンパ管静脈吻合術ではこのうち浅リンパ管を利用するので，ここでは浅リンパ系の解剖を中心に述べる。

下肢の浅リンパ管系は皮下脂肪組織中にあって浅・深2層をなす。浅層のリンパ管は superficial fascia 上の皮下脂肪層に存在し，深層のリンパ管はこの筋膜下の脂肪組織に存在する[17)]（**図 19・1**）。また，走行によって，

- 大伏在リンパ管
- 小伏在リンパ管

に分かれる。大伏在リンパ管の主流は，足趾および足底内側縁の皮膚皮下組織から発するが，足背ではこれらリンパ管が何本もたがいに吻合してリンパ管網を形成する。過半は脛骨内果に向かい，大伏在静脈に沿って上行するが，他は脛骨外果に向かい，あるいは下腿前面をそのまま上行し，膝の前下部において内方に転じ，前者に合流する。リンパ管造影でもこれらは anterior lymph trunk[18)] として認められる。リンパ管はさらに上行し，大腿部では下内側より前上方へと，卵円窩に向かって浅鼠径リンパ節に注ぐ。

このように，大伏在リンパ管はほとんど大伏在静脈の前外側に存在し，その数は数本から十数本に及ぶ。小伏在リンパ管は踵部後外側および足底外側縁に発し，小伏在静脈に沿って2～3本になり上行し，膝窩リンパ節に注ぐ[19)]（**図 19・2**）。

186　Ⅲ．下肢の再建

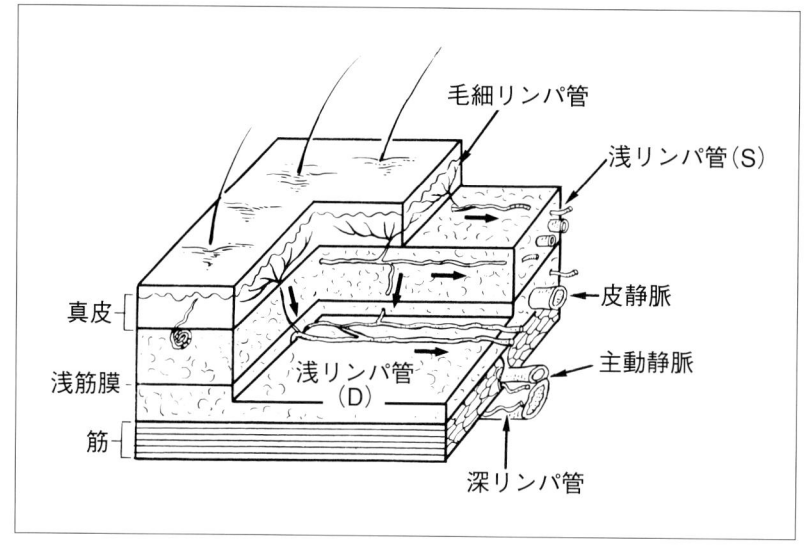

図 19・1　浅・深リンパ管系の解剖（リンパ管と脈管との関係）
　浅リンパ管系（deep fascia 上）の集合リンパ管は浅深2層（浅リンパ管SとD）をなし，浅層のリンパ管は浅筋膜上に，深層のリンパ管は superficial vein に沿って認められる。深リンパ管系（deep fascia 下）の集合リンパ管（deep collecting lymphatics）は主動静脈に沿って上行する。

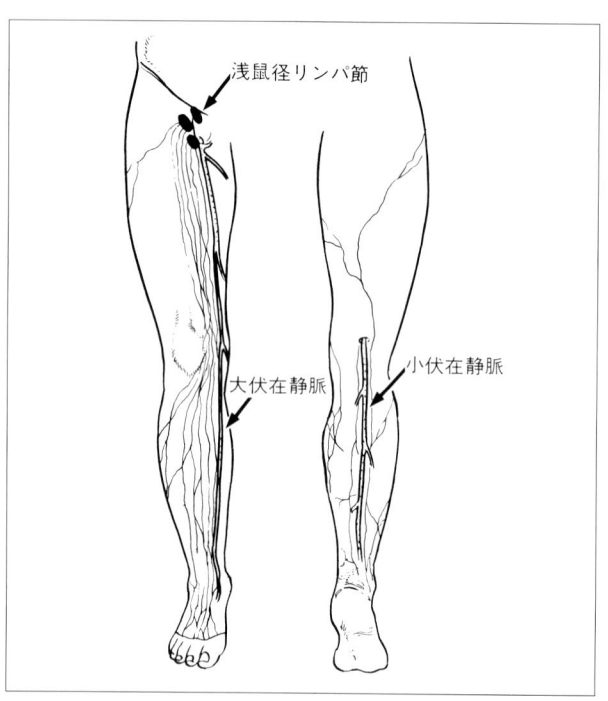

図 19・2　下肢浅リンパ管の解剖（末梢から中枢へのリンパの流れ）
　大伏在リンパ管は下腿前面を上行し，膝部で内側に集束した後，おもに大伏在静脈の前外側を通り鼠径リンパ節に注ぐ。小伏在リンパ管は小伏在静脈に沿って上行し，膝窩リンパ節に注ぐか，あるいはさらに上行し大伏在リンパ管に合流する。
　（忽那將愛：日本人のリンパ系解剖学．p 231, 金原出版，東京，1968 より引用改変）

C　浮腫の評価と術前の検査

　今までに種々の評価方法が報告されているが，下肢の周径計測が最も簡便に行うことができる。阪口ら[20]の報告した評価法が1つの基準となっており，大腿部分では膝蓋骨上縁より 10 cm，下腿では膝蓋骨下縁より 10 cm，足関節直上，足部の中央で周径を計測し，健側肢と患肢の周径の差が 6 cm 以上を重症，2～6 cm を中等症，1～2 cm を軽症としている。このように測定は常に一定の部位で行い，浮腫は朝方よりも夕方に強くなるので，測定誤差を小さくするために，測定時刻を一定にしておく必要がある[3]。
　術前検査として最も有用なのはリンパシンチ[21]である。リンパ管の閉塞部位やリンパのうっ滞部位を確認でき，さらに残存機能するリンパ管の走行を知ることができる。これにより，術前にリンパ管の吻合部位をある程度決めることができる。著者の経験では，リンパシンチで確認できたリンパ管（機能的リンパ管）はほとんど術中に色素で染めることができ，静脈との吻合に利用できる。
　リンパ管の拡張，走行状態などリンパ浮腫の診断にはリンパ管造影が有用であるが，造影後の発熱，まれに造影剤による肺・肝塞栓などの副作用がある[22]。さらに，造影の評価が容易でないなどの理由か

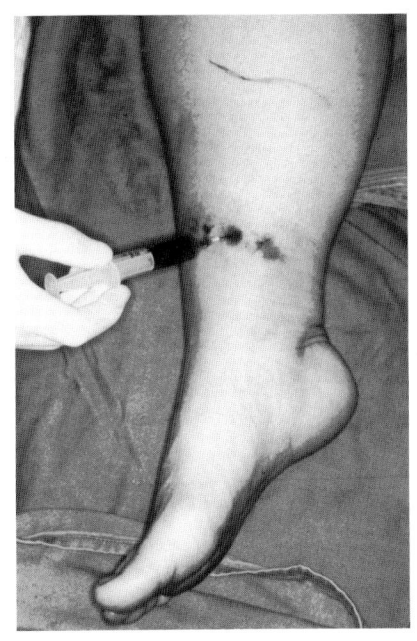

図 19・3 パテントブルーの注入
予定皮膚切開部より遠位部に 5％パテントブルーを皮内皮下に注入する。

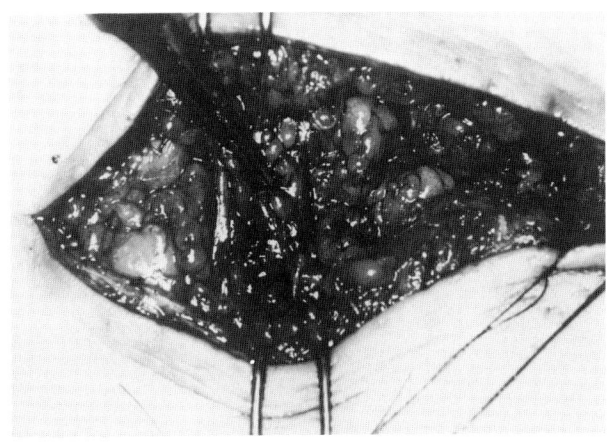

図 19・4 リンパ管の露出
皮下脂肪組織を慎重に剝離し、色素に染まった集合リンパ管を露出する。鑷子の先端は色素に染まったリンパ管を示している。

ら、著者は必ずしも行っていない。

CT, MRI は患肢の皮膚皮下組織の変化を見るために有用であり、皮下組織の増大や trabecula 様構造など、リンパ浮腫に特徴的な所見が得られる[23]。

D LVA の手技

手術体位は、足背、下腿内側、大腿内側を術野とするために、股関節やや外転位、膝軽度屈曲位をとる。麻酔は局所麻酔でも可能であるが、通常 1 肢 3 カ所以上の吻合を行うと、手術時間が 3 時間以上かかるので、硬膜外麻酔あるいは全身麻酔を選択する。吻合部位の選択は術前のリンパシンチを参考にするが、リンパ管造影で言う anterior trunk[17]の流域が中心となる。末梢から、足背中央部、下腿前面遠位 1/3、下腿内側近位 1/3、大腿内側遠位 1/3 を好んで皮膚切開部位としている。

① 切開が決まれば、5％パテントブルーを切開部より 5～6 cm 末梢の 2 カ所に、皮内および皮下へ注入する（図 19・3）。この際に色素を多量に注入すると間質に染み出したり、皮静脈が染まったりして、リンパ管を探すのが難しくなるので、1 カ所の注入量を 0.5～1 cc に止めた方がよい。

② 注入後ただちに注入部をマッサージし、皮膚を皮下まで切開する。皮下の集合リンパ管は皮下脂肪内に存在するので、真皮を切開し、脂肪が露出したところで慎重に剝離を進める。リンパ管が同定できない場合はさらに切開を延長するが、その長さはせいぜい 6～7 cm に止める。

③ リンパ管を露出したら、その周囲を剝離して（図 19・4）静脈を探す。リンパ管はしばしば 2 本併走していることがあるため、剝離は慎重に行う。

④ ついでリンパ管と近接した静脈を吻合する（図 19・5）。静脈の末梢側は結紮し、切離した静脈の中枢側をなるべく弁の近くまで剝離する。これにより静脈血が吻合リンパ管へ逆流するのを防ぐことができる。

⑤ 次に中枢端とリンパ管の末梢を端端吻合し、リンパ管の中枢端を静脈に端側吻合する。このように、リンパ管の中枢側を静脈に吻合するのは本症にリンパ管の弁不全が存在し、リンパの逆流が起こっていると考えるからである（図 19・6）。針数は、リンパ管の外径が 0.2～0.3 mm が 3 針、0.4～0.5 mm が 4 針、0.6～0.8 mm で 6 針程度が適当である。使用する糸は 11-0 ナイロン糸で、長さ 2 mm あるいは 4 mm、太さが 70 μ の針付きがよい。吻合は静脈から先に針を通し、No. 5 マイクロ鑷子を用い、リンパ管の内腔を確認しながら針をかける（図 19・7）[24]。

⑥ リンパ浮腫によりリンパ管腔が拡張し、壁が肥厚している場合は内腔の確認が容易であるが、比較的正常なリンパ管では、リンパ管の内腔を拡張させるためにリンパ管に 10％キシロカイ

図19・5 リンパ管と静脈の吻合

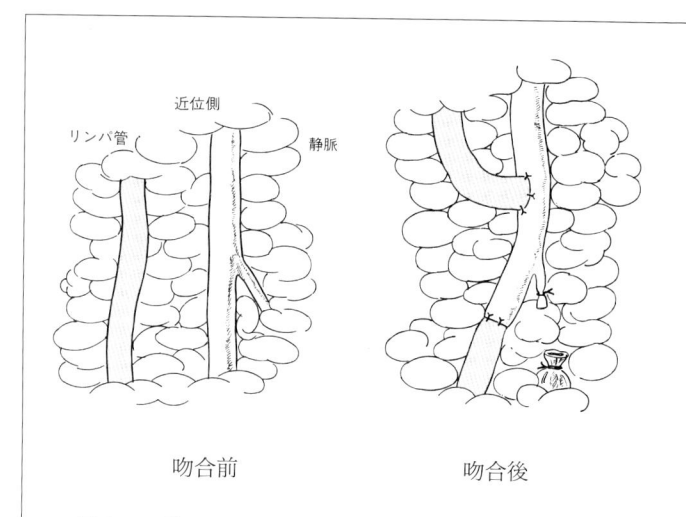

露出した静脈を切離し遠位端を結紮し，近位端とリンパ管の遠位端を端端吻合し，さらにリンパ管の近位端を静脈に端側吻合する。

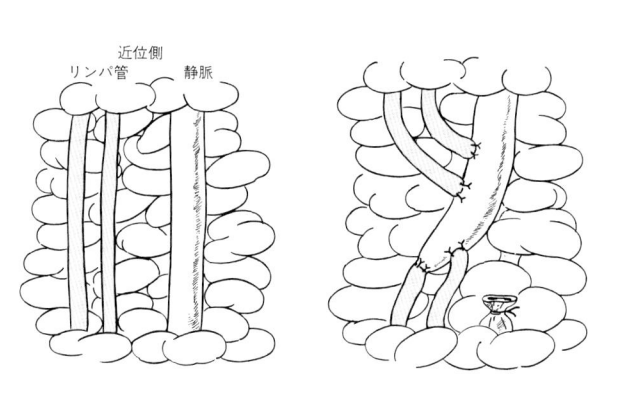

リンパ管が2本併走している場合
露出した静脈を切離し遠位端を結紮し，近位端と1本のリンパ管の遠位端と端端吻合し，残りのリンパ管を静脈に端側吻合する。

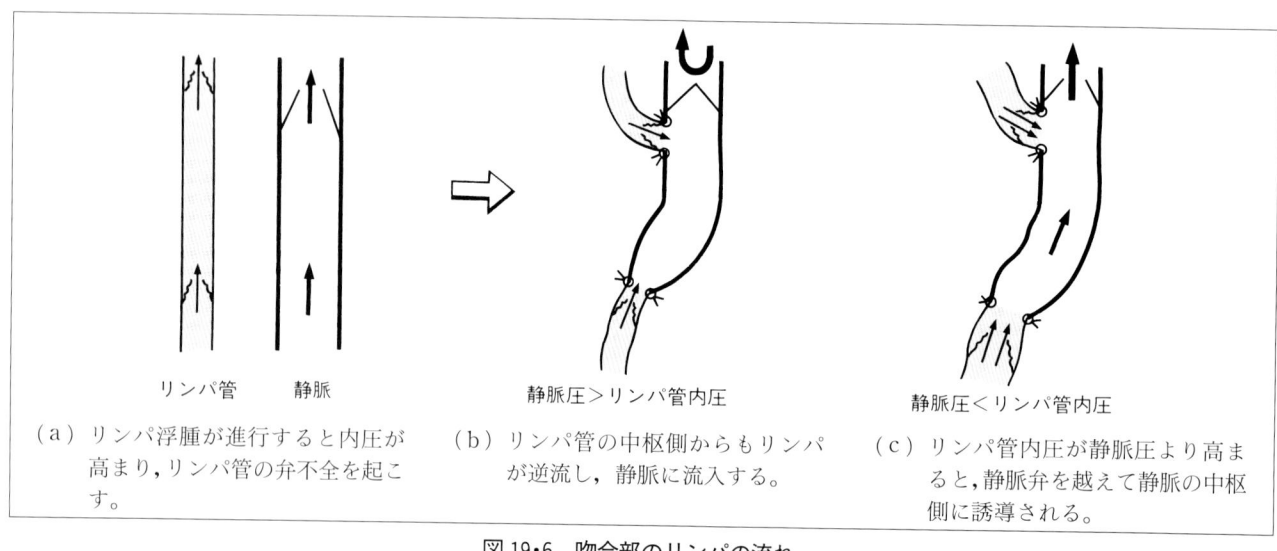

図19・6 吻合部のリンパの流れ

(a) リンパ浮腫が進行すると内圧が高まり，リンパ管の弁不全を起こす。
(b) リンパ管の中枢側からもリンパが逆流し，静脈に流入する。
(c) リンパ管内圧が静脈圧より高まると，静脈弁を越えて静脈の中枢側に誘導される。

ン溶液を散布し，吻合部末梢を数回マッサージする。

⑦吻合が終了したら，創を閉鎖し，包帯で軽く圧迫する。

E 術後管理

術後は3日間ほど患肢の挙上，安静を保ち，4日目から患肢の下垂を始め，術後1週で退院としている。

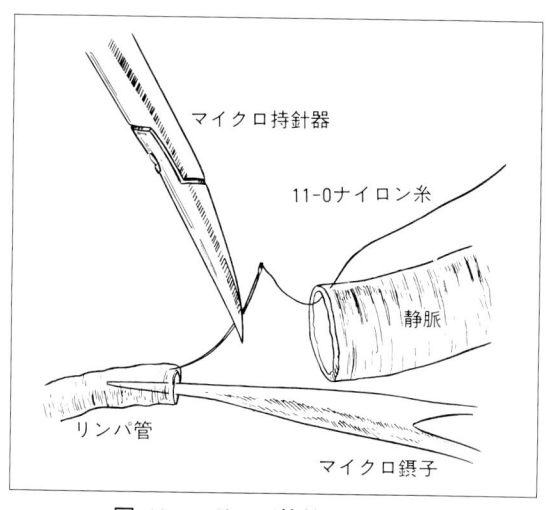

図19・7 リンパ管静脈端々吻合
先に静脈に針を通し，鑷子でリンパ管の内腔を確認しながらリンパ管壁に針を通す。

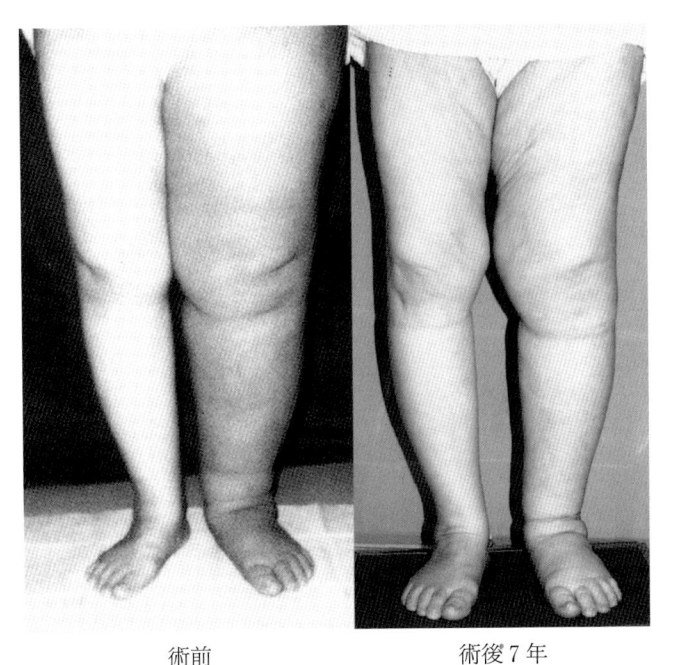

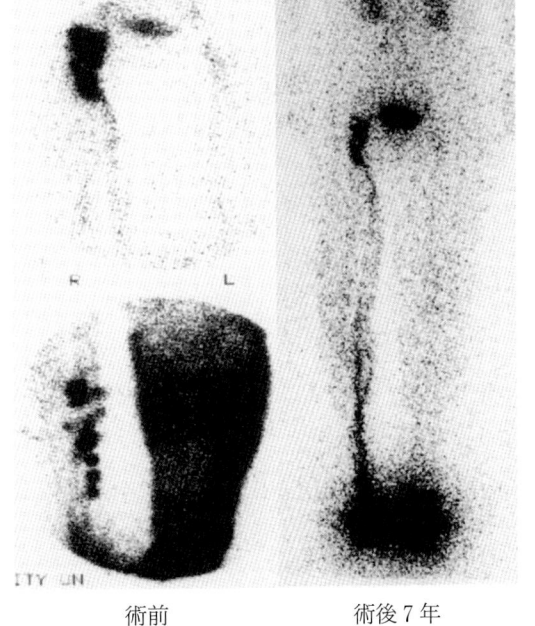

術前　　　　　　　術後 7 年　　　　　　　　　　術前　　　　　　　術後 7 年
(a) 臨床所見　　　　　　　　　　　　　　　　　　(b) リンパシンチ

図 19・8　症例：63 歳，女，左下肢慢性リンパ浮腫
左下腿で術前のリンパのうっ滞が術後改善した。

F 症例

63 歳，女，左下肢慢性リンパ浮腫

10 年前に子宮癌の診断で広汎子宮全摘術，リンパ節郭清，術後 43 Gray の放射線治療を受け，治療終了後 6 カ月から左下肢の腫脹が出現した。初診時，患肢下腿膝蓋骨下 10 cm の周径は 50 cm，大腿部膝蓋骨上 10 cm の周径は 62 cm で，健側周径との差はそれぞれ 14 cm であった。象皮様皮膚変化はないが，浮腫の程度は重度であった。手術は全身麻酔下，下腿の 2 カ所で LVA を行い術後 7 年で大腿，下腿とも周径が 9 cm 減少している。リンパシンチでも術前に見られた左下腿でのリンパのうっ滞は術後に改善した（図 19・8）。

G 考察

1. 手術適応と術式の選択

患肢と健側肢の周径差が 2 cm 以下の軽症例では弾性ストッキングなどによる圧迫療法を指導するが，2 cm 以上の中等症ではリンパシンチを行い LVA の適応を決める。前述したようにリンパシンチで得られる情報は多く，特にリンパがうっ滞する部位で機能的なリンパ管をシンチの画像で確認できれば，LVA によるリンパドレナージが期待できる。これに対し周径差が 6 cm を超え，象皮様皮膚変化を呈している重症例ではリンパシンチを行っても機能的なリンパ管を確認するのが難しい。しかし，このような症例でも皮膚が比較的やわらかい部位でリンパ管を見つけ LVA が可能であった例を著者は経験しており，重症例に対しても LVA の適応があると考えている。

LVA 以外に，lymphatic bridging operation[25)26)] などリンパ再建術の報告が見られる。より生理的な再建法と思われるが，手技が難しくいまだ臨床で用いられる機会は少ない。リンパ誘導と切除術を取り入れた Thompson 法[27)] は長期結果が良好であると

報告されているが，切除術には術後瘢痕による運動制限，知覚障害，手術痕の目立つ変形などの問題が起こる可能性がある[14)15)]。また，liposuctionによる浮腫組織除去術[28)]は整容的にすぐれた方法であるが，著者の経験では術後長期間にわたり疼痛を訴える場合がある。いずれの方法を選択するにせよ，適応は慎重でなければならない。

2．LVA の術後経過と吻合数について

LVA の術後経過であるが，著者の経験では約半数において1年以上の経過で浮腫の改善を認めている。周径が減少した例の多くで，術前に見られたリンパのうっ滞が術後のリンパシンチで改善し，LVAの効果であると思われる。しかし，残りの半数では浮腫の改善がないか，やや悪化していた。悪化した例を見ると，両側の浮腫例や，日常生活で長時間立位をとる例であり，自然経過で悪化したものと思われた。また，浮腫が改善するにつれて，患肢皮膚の軟化を認めるが，患肢全体が一様に改善するのではなく，おもに吻合部のリンパ管流域の皮膚が軟化することが多い。これはリンパ管の皮膚皮下組織の区域支配[14)]を推測させるものであり，1本のリンパ管を吻合しても，浮腫が改善する領域は限られると考えられる。臨床的にもLVAを多く行った症例の方が浮腫が改善しているとの報告[1)2)]があり，十分な手術効果を得るためには機能的なリンパ管をなるべく多く吻合するのが望ましい。

最後に，LVA の長期結果についてであるが，O'Brien ら[29)]，Koshima ら[30)]，Campisi ら[31)]は自覚症，他覚症ともに良好な結果を報告しており，また著者の経験でも他覚的に著効を認めなくとも，自覚症の改善を認める症例も多い。このように，LVAは長期的に見ても効果のある方法で，リンパ浮腫の治療にとって欠くことのできない，外科療法の一つであると思われる。

（前川二郎）

文　献

1) O'Brien BMcC, Sykes PJ, Threlfall GN, et al : Microlymphaticovenous anastomoses for obstructive lymphedema. Plast Reconstr Surg 60 : 197-211, 1977
2) Huang GK, Hu RQ, Liu ZZ, et al : Microlymphaticovenous anastomosis in the treatment of lower limb obstructive lymphedema ; Analysis of 91 cases. Plast Reconstr Surg 76 : 671-685, 1985
3) 前川二郎，吉田豊一，西條正城：リンパ管静脈吻合術による四肢慢性リンパ浮腫の治療．手術 46：1579-1583，1992
4) 石飛幸三，古田凱亮，奈良貞博ほか：静脈・リンパ管障害に対するメリロートエキス製剤（エスベリベン錠）の効果．基礎と臨床 16：895-904，1982
5) 前川二郎，吉田豊一，西條正城：四肢慢性リンパ浮腫に対するツムラ五苓散及びツムラ柴苓湯投与例の検討．漢方医学 15：21-24，1991
6) 大熊守也，森嶋隆文：Etretinate 内服，または外用による象皮病の治療．リンパ学 9：267，1986
7) 小谷野憲一，阪口周吉，藤田　信：慢性リンパ浮腫の治療―遠隔成績からみた適応と問題点．脈管学 30：9-13，1990
8) 加藤逸夫，北川哲也，江川善康ほか：四肢リンパ浮腫の臨床―その病像と保存的療法．リンパ学 10：17-25，1987
9) 阪口周吉：リンパ浮腫の保存的療法―最近の進歩．リンパ学 8：55-58，1987
10) 芝　英一，上林純一，王子佳宣ほか：四肢リンパ浮腫．外科診療 61：901-906，1989
11) 阿部吉伸：保存的治療の概略，リンパ浮腫診療の実際―現状と展望，pp 47-53，文光堂，東京，2003
12) 加藤逸夫，新野秀樹，津田　洋ほか：四肢のリンパ浮腫に対するリンパ球注入療法．外科 MOOK No. 46，静脈・リンパ管の外科，三島好雄編，pp 139-149，金原出版，東京，1986
13) Zhang D, Han L, Gan J, et al : Micro-wave ; An alternative to electric heating in the treatment of chronic lymphedema of extremities. Chinese Med J 99 : 866-870, 1986
14) Clodius L : Lymphedema. Plastic Surgery, Vol. 6, pp 4093-4120, edited by McCarthy JG, WB Sunders, Philadelphia, 1990
15) Kinmonth JB : Operative for lymphoedema of the lower limb. The Lymphatics, pp 159-191, Edward Arnord Ltd, London, 1982
16) 古川欽一：リンパ管の最近の研究の進歩―臨床外科 MOOK No. 46，静脈・リンパ管の外科，三島好雄編，pp 139-149，金原出版，東京，1986
17) Saijo M, Munro IR, Mancer K : Lymphedema ; A clinical review and follow-up study. Plast Reconstr Surg 56 : 513-521, 1975
18) Kinmonth JB : Normal lymphographic appearance ; lower limb and plevis. The Lymphatics, pp 19-39, Edward Arnord Ltd., London, 1982
19) 忽郡将愛：日本人のリンパ系解剖学．pp 205-207，金原出版，東京，1968
20) 阪口周吉：慢性リンパ浮腫の重症度基準について．リンパ学 16, pp 41-44，1993
21) 古寺研一：リンパ造影．画像診断別冊 2：67-73，1986
22) 石田　修：リンパ系の診断法．外科 MOOK No. 46,

静脈・リンパ管の外科,三島好雄編,pp 150-157,金原出版,東京,1986
23) 藤井広一,石田 修,馬淵順久ほか：四肢リンパ浮腫の診断—リンパ造影；CT,MRI. 画像診断 9：308-313, 1989
24) O'Brien BMcC, Morrison WA：Micro-lymphatic Surgery. Reconstructive Microsurgery (1 st ed), pp 485-505, Churchill Livingstone, Edinburgh, 1987
25) Ho LCY, Lai MF, Yeates M, et al：Microlymphatic bypass in obstructive lymphedema. Br J Plast Surg 41：475-484, 1988
26) Baumeister RG, Suida S, Bohmert H, et al：A microsurgical method for reconstruction of interrupted lymphatic pathways；Autologenous lymph vessel transplantation for treatment of lymphedemas. Scand J Plast Reconstr Surg 20：141-146, 1986
27) Thompson N：Buried dermal flap operation for chronic lymphedema of the extremities；ten-year survey of results in 79 cases. Plast Reconstr Surg 45：541-548, 1970
28) O'Brien BMcC, Khazanchi RK, Kumar PA, et al：Liposuction in the treatment of lymphoedema；A preliminary report. Br J Plast Surg：42：530-533, 1989
29) O'Brien B McC, Mellow CG, Khazanchi RK, et al：Long-term result after microlymphaticovenous anastomoses for the treatment of obstructive lymphedema. Plast Reconstr Surg 85：562-572, 1990
30) Koshima I, Nanba Y, Tsutsui T, et al：Long-term follow-up after lymphaticovenular anastomosis for lymphedema in the leg. Reconstr Microsurg 19：209-215, 2003
31) Campisi C, Boccardo F：Microsurgical techniques for lymphedema treatment；Derivative lymphatic-venous microsurgery. World J Surg 28：609-613, 2004

III 下肢の再建

20 皮弁を用いた足底の再建

SUMMARY

中足骨骨頭部を中心とした小さな組織欠損に対しては，足底の皮下組織を茎とするVY形成術の汎用性が高い。欠損範囲が中等度の場合，内側足底動静脈を茎として，土踏まずの部分にデザインされた皮弁（いわゆる内側足底皮弁）を有茎，あるいは遊離皮弁として用いることが第1選択となる。さらにより大きな組織欠損に対しては，下腿後面からの有茎皮弁，あるいは内側足底皮弁以外の遊離皮弁が適応となる。遊離皮弁を用いる場合，筋皮弁，（筋膜）皮弁，筋弁＋植皮の中で，どれを選択すべきかということに関して，現在でも議論の的となっている。

足底部の再建における概要，特に皮弁の選択と，手術方法，その問題点に関して述べた。

はじめに

足部は起立，歩行に際して全体重が負荷される部位であるため，その再建に際しては，術後の疼痛や皮膚潰瘍の形成を避けるために，摩擦や荷重に耐えうる組織を用いる必要がある。一方，足部は身体の末梢に位置するため，有茎皮弁などによる再建方法の選択には制限がある。遊離皮弁の利用はその選択肢の幅を広げることに大いに寄与したが，再建組織の選択や，知覚の再建などに関してはまだ異論が多い。また，再建方法だけではなく，デブリードマン，骨の平坦化など移植床である足底の準備をきちんと行うことが，再建結果を大きく左右する。このような種々の理由のため，足部に満足な機能的・整容的再建を行うことは非常に困難であるが，正しく足底部が再建された際には患者にとって著しいQOLの向上となる。ここでは足底部の再建における概要，特に皮弁の選択と，手術方法，その問題点に関して述べる。

A 概念（再建方法の選択）

足底は，厚い角質，表皮，真皮を持った皮膚組織，線維性の隔壁に富んだ皮下脂肪組織，そして足底筋膜という，ずり応力に耐えられるだけの堅固とした，なおかつショックアブソーバーとしての柔軟性を合わせもつ特殊な解剖学的構造を持っている。このため，可能であれば，これに近い組成を持った組織，すなわち足底の皮膚を用いた皮弁による再建方法が最も優れていると言える[1]。以下，再建方法の選択に関する基本的な考え方を述べる。

欠損範囲が直径約2 cm以下と小さい場合，特に中足骨骨頭部を中心とした組織欠損に対しては，足底の皮下組織を茎とするV-Y形成術の汎用性が高い[2]。欠損範囲が中等度の場合，内側足底動静脈を茎として，土踏まずの部分にデザインされた皮弁（いわゆる内側足底皮弁）による再建が優れている[3,4]。この際，踵部の欠損に対しては，内側足底動静脈の近位をピボットポイントとして順行性に皮弁を利用し[5]，土踏まずより遠位の組織欠損に対しては，皮弁を前進させるか[6]，あるいは逆行性内側足底皮弁[7]として用いる。

同側の内側足底皮弁が何らかの理由で利用できない場合は，対側から遊離皮弁として用いることもある[8]。内側足底皮弁は採取できる大きさに限界があるため，さらにより大きな組織欠損に対しては，下腿後面からの有茎皮弁[9,10]や，他の部位からの遊離皮弁が適応となる。下腿遠位に茎を持つ有茎皮弁は，届く範囲が足底の中程までに限られており，足遠位

部の被覆を行うことはできない．このため，遠位部における広範囲欠損の被覆には遊離皮弁が適応となる．また，外傷などでは欠損部だけでなく，周辺の一見正常に見える組織にも皮膚剝離などの損傷が及んでいる可能性があることを考慮しなくてはいけない．有茎皮弁で欠損部を被覆する場合，皮弁茎部は欠損部位に近いところに存在することになるが，その部位に損傷がなく皮弁血行に問題がないかどうかを判断することは難しい．この点，遊離皮弁であれば，損傷部位から離れた正常組織での移植床血管との吻合をすればよいため，高度外傷による広範囲欠損では遊離皮弁を選択した方がかえって安全であるとも考えられる．また，下腿よりの有茎皮弁は下腿に大きな醜状瘢痕を残すこととなるが，非露出部からの遊離皮弁を選択すればそのようなことはない．このため，特に女性などではこの点にも留意したい．

B 足底の解剖

足底の皮下組織を茎とするV-Y形成術，あるいは内側足底皮弁術の際に重要となる足底の血管・神経解剖に関して述べる．足底の血管解剖に関しては，足立の報告を元にした並木ら[11]の報告や，Lanfreyら[12]の報告などさまざまなものがあるが，本邦では並木らの報告が多く引用されているので，ここでもこれを元にして記述する．

1．血管

足底の皮膚はおもに後脛骨動脈によって栄養されているが，足底の再建においてはこの動静脈の解剖を知ることが重要となる．本動脈は脛骨内果後部の屈筋支帯浅層と深層の間を伴行静脈と脛骨神経とともに通過して足底に入る（図20・1）．まず，後脛骨動脈は，母趾外転筋の起始部付近深層において内・外側足底動脈に分岐する．内側足底動脈は，長母趾屈筋と長趾屈筋を内包する腱鞘の浅層を母趾に向かって走行し，短母趾屈筋の起始である内側楔状骨のレベルで，短母趾屈筋の浅層を走行する浅枝と，深層を走行する深枝とに分かれる．足底を走行する筋，腱組織は，足底腱膜から垂直方向に向かう線維組織である内側足底中隔と，外側足底中隔とによって3つの筋房に分けられるが，内側足底動脈浅枝は内側足底中隔を貫いて中央の筋房内を走行する．ここで

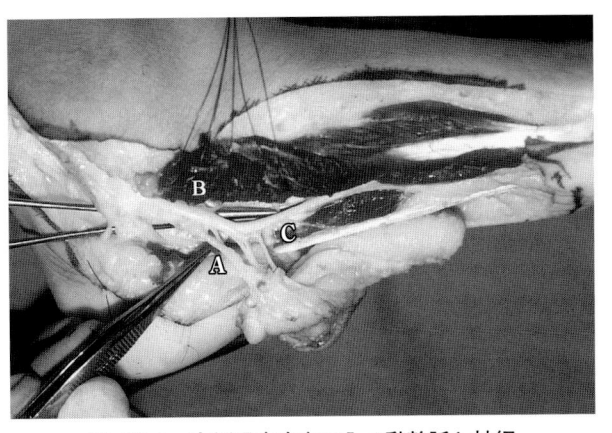

図 20・1 内側足底皮弁に入る動静脈と神経
A：内側足底動静脈浅枝の内側枝　　B：内側足底神経
C：土踏まず部への知覚枝

浅枝は内側枝と内浅弓枝に分かれるが，内側枝は短趾屈筋，母趾外転筋，長・短母趾屈筋に囲まれるような形で中足骨のレベルを末梢へ向かう．土踏まず前縁のレベルでは，足底腱膜と内・外側足底中隔に囲まれた中央の筋房は脂肪組織に富んでおり，この中に内側足底動脈浅枝の内側枝が存在している．内側足底動脈浅枝からは，このレベルで数本の分枝が足底筋膜を穿通し皮下組織へと向かう．さらに内側枝は，外側足底動脈の分枝である第1底側中足動脈と交通し，第1固有底側趾動脈となり母趾へ向かうが，この近辺の解剖に関しては変異も多く，内側枝が細くなり皮枝となって終わるものも見られるとされる[13]．一方，内浅弓枝は，足底腱膜と短趾屈筋の間を前外方に向かって走行し，3本の総底側趾動脈に分かれ，対応する底側中足動脈と合流する．土踏まず中央のレベルでは，内浅弓枝から足底筋膜を貫いて皮枝が出ている．内浅弓枝も底側中足動脈と合流する近辺では解剖学的変異が多く，総底側趾動脈の発達が悪い場合がある[14]．

外側足底動脈は短趾屈筋と足底方形筋の間を走行し，第5中足骨底部に至る．ここで外側枝を分枝して足底動脈弓となり弓状に内側へ向かう．動脈弓から4本の底側中足動脈が分枝した後，第1中足骨間隙で足背動脈の深足底枝と吻合する．

2．神経

脛骨神経は，屈筋支帯浅層と深層の間で内・外側足底神経に分かれる．内側足底神経は，母趾外転筋の下方を内側足底動脈に伴走し，距舟関節のレベル

で土踏まず部分の皮膚知覚枝が分岐する。この知覚枝は，内側足底中隔を貫通後，母趾筋房内へ入り，足底腱膜下脂肪組織内を通り，さらに足底腱膜を貫通して皮膚へと向かう。この知覚枝が分岐する前後で内側足底神経は2つに分枝するが，内側の枝は中央の筋房内を内側足底動静脈内側枝に沿って末梢へ向かい，第1固有底側趾神経となる。外側の枝は内側足底動静脈内浅弓枝に沿って走行するが，これを皮弁内に取り込むと内側枝を損傷することになるので，知覚皮弁とする際には，前述した知覚枝のみを用いる。

C 術前の評価

足部は高血圧，心臓疾患，糖尿病などにおける血管病変が最も顕著に現れる部位の一つである。このため，皮弁による足部再建を考慮する場合，患肢の状態だけでなく患者の全身状態を把握することが大切である。また，その他，閉塞性動脈硬化症，下肢静脈瘤など下肢の病変の有無をチェックする。広範囲欠損などに対して遊離皮弁移植を選択する場合，下肢への遊離皮弁の成功率は，頭頸部などへの成功率に比べて劣っており，これらの合併症が加わればさらに危険度は高まることになる。最近は義足の技術も非常に発達しており，年齢，合併症を考慮すれば，無理に機能しない足部を残すよりも，切断の方が患者のQOLは高い可能性があることも十分知っておく必要がある[15]。

D 手 技

まず，移植床の準備を行うが，骨折がある場合や骨髄炎を伴っている場合などは，整復固定や掻爬などそれらに応じた対処をする。また，再建部位が荷重部である場合，荷重部の骨性隆起には平坦化を行い，荷重面の分散化をすることが重要である[16)17]。以下，各種皮弁における手術手技に関して述べる。

1．皮下茎島状皮弁

血管解剖の項で述べた通り，内側足底動脈から足底腱膜を貫いて皮下組織へ入る穿通枝は，中足骨骨頭部を中心とした前足部に多く見られる[2]。これは外側足底動脈においても同様で，足底外側の中足骨頭部を中心とした前足部において足底筋膜を貫く穿通枝が多く見られる。これらの穿通枝は皮下脂肪組織内で血管網を形成するが，前足部では穿通枝がそれぞれ垂直に立ち上がり，皮下血管網よりも真皮下血管網がより発達しているとされている。このため，主として足底中足骨骨頭部の皮膚・軟部組織欠損に対して，皮下組織を茎とするV-Y形成術が適応される[2]（図20・2）。

皮弁のデザインは，長軸方向に，できるだけ非荷重部に作成する。出血のコントロールのため，ごく小さな欠損以外は必ずターニケットによる止血下で手術を行う。まず，皮弁周囲の皮膚・皮下脂肪組織を切開する。この段階で移動距離を確かめ，不足するようであれば，皮弁の大きさより少し大きめに足底筋膜に切開を加えて移動性を獲得する。その際，足底筋膜の深層に存在する神経・血管の損傷をしないように注意する。皮弁の移動距離は1.5 cm程度であり，移動が足らない時は，前述したように穿通枝は垂直に真皮下まで立ち上がっているため，足底筋膜下を剥離することは危険であり，もう一つ別の島状皮弁を利用すべきである。

V-Y形成術を応用したものとして，澤泉ら[18]は，Step-ladder advancement plantar flapを報告しているが，この方法では4〜5 cmの中等度の欠損でも，植皮術などを行うことなく欠損部の被覆ができるとしている。

2．内側足底皮弁

踵部を中心とした中等度の大きさの組織欠損に対しては，内側足底皮弁が適応となる。内側足底皮弁を血管柄のみとした島状皮弁として，あるいは遊離皮弁として利用する際は，血管造影を事前に行っておくべきである。また，荷重部と非荷重部の境界を明確にするために，foot mirrorや足圧痕を術前に取っておくことも有用である。

皮弁のデザインは必ず非荷重部内に収まるようにするが，頭側では舟状骨上の皮膚を皮弁に含めても血行的に問題はない。これより大きな皮弁が必要な場合は他の遊離皮弁を考慮する。

皮弁の挙上は中枢側の血管柄から末梢の皮弁へ剥離を進める方法[19]とその逆[20]があるが，最近の報告ではほとんどが遠位内側より剥離を開始する方法が取られているようであり[21]，われわれもその方法を

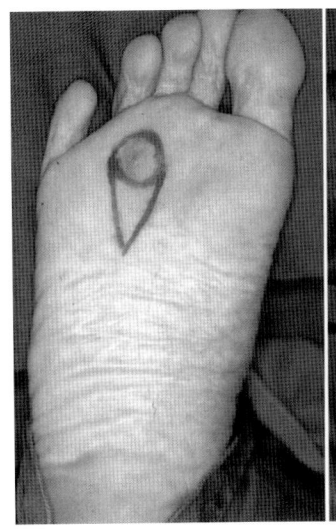

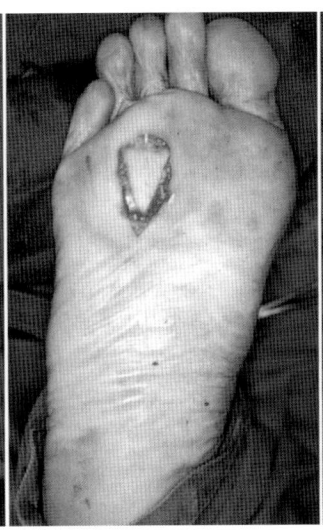

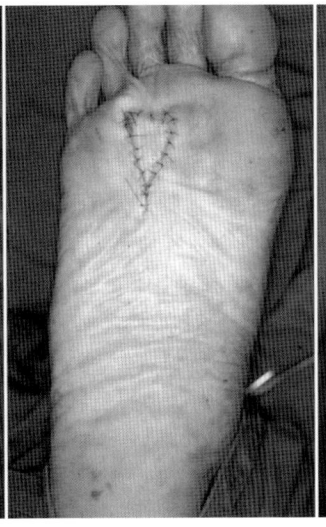

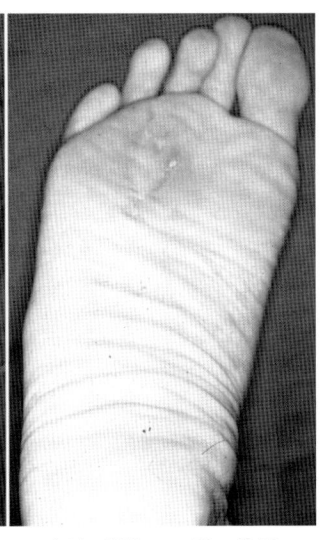

(a) V-Y 皮弁のデザイン　　(b) 皮弁の挙上　　(c) 術直後の状態　　(d) 術後 6 カ月の状態

図 20・2　足底中足骨骨頭部の皮膚軟部組織欠損に対する V-Y 形成術の適応例（26 歳，男，難治性胼胝）

選択している。まず，皮弁の遠位内側より母趾外転筋筋膜上で皮弁の挙上を開始する。母趾外転筋の外側で，短趾屈筋，長・短母趾屈筋に囲まれるようにして存在する脂肪組織の中に内側足底動脈の内側枝があるので，この脂肪組織を筋組織より剝離して皮弁に含めながら中枢側へ剝離を進める。皮弁の外側では足底筋膜を皮弁に含めない方法[11]もあるが，内浅弓枝を安全に皮弁内に取り込むためには，足底筋膜下で皮弁を挙上すべきであると思われる。皮弁を近位へ剝離を進めると，距舟関節のレベルで内側足底神経から分枝して，内側足底中隔を貫いて母趾筋房内へ入る知覚枝を確認することができる。知覚皮弁にする場合はこれを皮弁内に取り込むが，遊離皮弁の際に神経の長さを確保するためには，内側足底神経から fascicular dissection をするか[20]，内側足底神経の内側枝（末梢では第 1 固有底側趾神経）を切断する必要[14]がある。この選択は，知覚枝が内側足底神経の本幹から分岐するか内側枝から分岐するかによって違ってくると思われる。有茎の知覚皮弁とするのであれば，知覚枝の分岐部がピボットポイントとなる。血管柄の長さをさらに確保する必要があれば，中枢側へ血管剝離を進めるが，神経は切断せざるを得ない。

3．逆行性内側足底皮弁

第 1，あるいは 5 中足骨荷重部に欠損部位が限局している場合は，内側足底皮弁を逆行性に利用すること[7]で対応できる。内側足底動脈浅枝の内側枝と外側足底動脈の分枝である第 1 底側中足動脈とは交通しており，内側足底動脈浅枝の内浅弓枝も外側足底動脈の分枝である 3 本の総底側趾動脈に分かれたのち，対応する底側中足動脈と合流する。よって，理論上はこれらの交通を利用した逆行性皮弁が成立するが，解剖の項でも述べたように，この近辺での解剖学的変異は多い。川上ら[7]はこの 2 系統，あるいは内側枝のみを逆行性に利用した報告をしており，鳥居ら[22]，坂村ら[23]は内浅弓枝のみを利用した逆行性皮弁の報告を行っている。

手術方法としては，通常の内側足底皮弁と同様に，土踏まずにデザインした皮弁の内側をまず切開し，母趾外転筋外側と短趾屈筋内側との間で内側枝を確認する。内側枝の遠近位両側に剝離を進め，近位端を結紮する。さらに皮弁を外側に足底筋膜下に挙上し，内浅弓枝を確認する。最後に内側枝と内浅弓枝を遠位に移動が十分になるまで剝離を進めるが，移動部位によってはどちらかを犠牲にせざるを得ない場合もある。

4．下腿からの有茎皮弁

有茎あるいは遊離の内側足底皮弁で被覆できないような大きな足底の組織欠損に対しては，足底部以外からの皮弁を選択することになる。近年，下腿からの有茎皮弁として，あらゆる種類の筋膜皮弁が報告されており，欠損部位に応じて選択することがで

きる[9]。しかし，下腿からの有茎皮弁は，皮弁の届く範囲が足底の中程までに限られているため，踵部あるいは足底中部の外側面を中心に適応される。踵部に対しては，皮弁の移動範囲が広い reverse flow peroneal flap[24]や，distally based sural flap[25]などが候補として挙げられるが，挙上手技が煩雑である reverse flow peroneal flap と比較して，手技も容易で血行の安定している distally based sural flap がおもに使用されるようになっている。足外側面から足底にかけての組織欠損に対しては，reverse flow anterior tibial flap[26]や，supramalleolar flap[27]が用いられてきた。しかし，近年は主要動静脈を犠牲にする皮弁は避けられる傾向にあり，またこの両者は血行が不安定な場合があることが欠点である。Touam ら[28]は，distally based sural flap（sural neurocutaneous skin flap）が使用できない場合にのみ supramalleolar flap を使用するべきであると述べている。それぞれの皮弁の挙上方法などは他稿に譲る。

5．遊離皮弁

内側足底皮弁では被覆できないような広い組織欠損に対しては，下腿からの有茎皮弁以外に，他の遊離皮弁による再建も候補として挙げられる。再建組織としては，大腿筋膜張筋皮弁[29]，DP 皮弁[30]など多くの皮弁が報告されてきたが，現在でも問題となっているのは，筋皮弁，（筋膜）皮弁，筋弁＋植皮のうち，どれを選択すべかということである。遊離皮弁が開発された当初は広背筋皮弁など筋皮弁による再建の報告が主であったが[31]，その後は，諸外国では，広背筋などの筋弁と植皮の組み合わせがよいとする報告[32]〜[34]，あるいは筋膜皮弁がよいとする報告[35][36]が多い。Rainer ら[37]は，この両者を比較したところ，筋弁と植皮の組み合わせの方が，筋膜皮弁より潰瘍を形成する率が低かったと述べている。しかし，いったん潰瘍を形成した場合，植皮部からの再上皮化には時間がかかることも考慮する必要があると思われる。荷重部の潰瘍化の原因として，足の変形のため靴がフィットしないことなども挙げられており[16]，植皮の方が潰瘍を形成しにくいというよりも，筋弁の方が形状を成形しやすいことが合併症が少ない理由であるとわれわれは考えている。

遊離皮弁移植に際しては，皮弁のレイアウトと移植床血管の位置関係をよく把握しておく必要がある。移植床血管としては，動脈は足背動脈あるいは後脛骨動脈と吻合することがほとんどである。外傷の場合などでは，損傷部位から離れた正常組織内で移植床血管との血管吻合を行うようにする。このためには欠損部位から吻合部位まで正常皮膚を切開して，この部位まで皮弁を差し込んで血管茎を被覆する必要がある。あまり大きな切開が必要と考えられるときは，extracorporeal free flap の形で移植を行えば，皮弁を差し込む必要もなく形態的にもよい[38]。この場合，二次的に血管茎を切離する必要があるが，局所麻酔程度で行える。ただし，血管柄の部分が開放創となるので，感染への対処が必要である。静脈は伴走静脈，あるいは皮静脈を選択するが，皮弁の静脈との口径差がさほどない限りは，われわれは伴走静脈を選択するようにしている。吻合形態としては，動脈はできるだけ端側吻合とし，静脈は端々吻合としている。

E 術後管理および二次的修正術

V-Y 形成術のような比較的小さな手術でも術後は少なくとも 2 週間，できれば 3 週間，荷重歩行を不可とする。有茎の内側足底皮弁や下腿からの有茎皮弁の場合，皮弁移植部への植皮術はほぼ必ず必要となる。したがって下腿への植皮術の術後管理と同様，術後 2 週間は患肢の下垂を禁止する。遊離皮弁移植術の術後管理に関しては，最初の 1 週間はベッド上安静，次の 1 週間は患肢挙上での車椅子移動を可としている。その後は下垂訓練を 10 分程度から開始し，皮弁のうっ血などが患肢の下垂によって見られなくなれば，1, 2 週間後より荷重を伴う歩行訓練を開始する。その間リハビリテーション医師とも相談しながら，必要に応じて装具を作成する。

大きな皮弁による再建を行った場合，選択した皮弁自体の形状や，血管茎への圧迫を避けるための植皮術などの処置の結果，二次的に修正術を要することが多い。靴を履いたときにどの部分が邪魔になっているかを患者によく聞き，また，装具との兼ね合いを考慮したうえで，二次修正の方法を決定する。

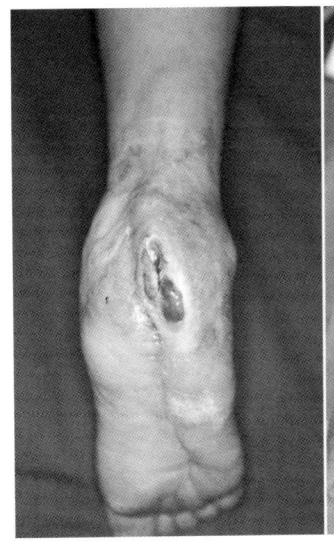

(a) 足底部の踵骨骨髄炎を伴う難治性潰瘍，術前の状態

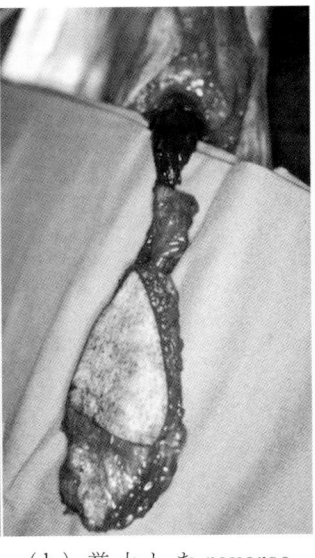

(b) 挙上した reverse flow peroneal flap

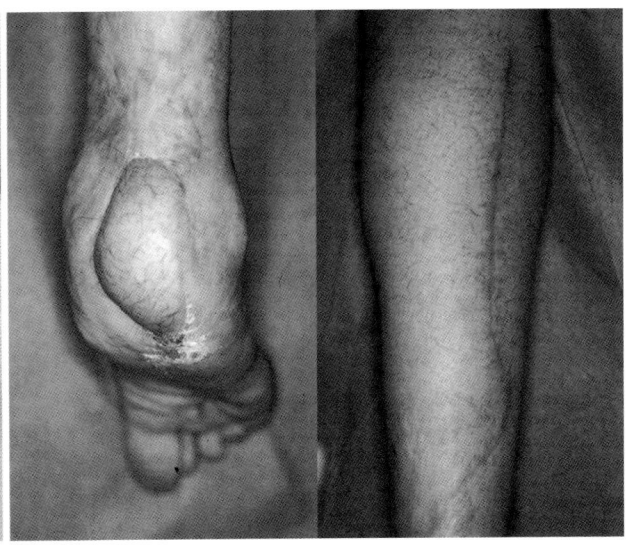

(c) 術後2年の状態

図 20・3　Reverse flow peroneal flap による再建例（症例1）

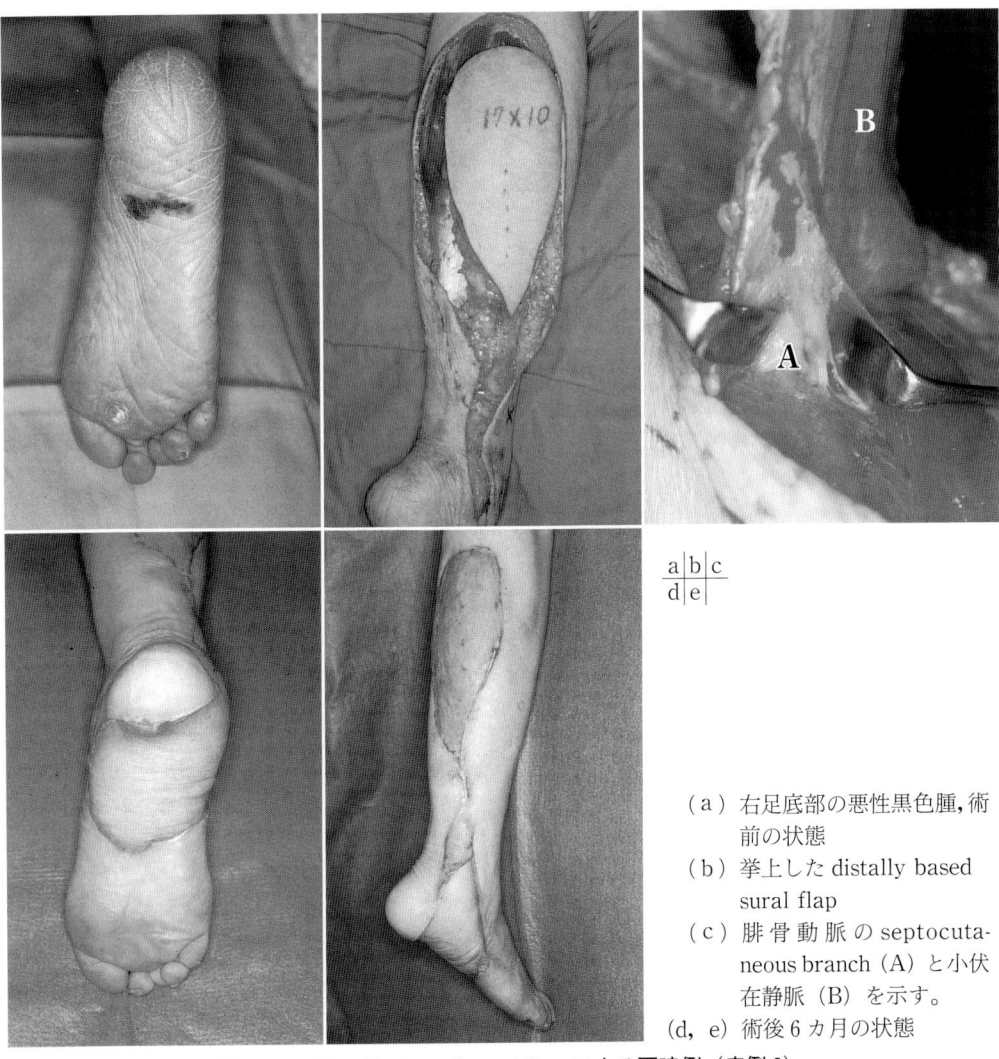

a	b	c
d	e	

(a) 右足底部の悪性黒色腫，術前の状態
(b) 挙上した distally based sural flap
(c) 腓骨動脈の septocutaneous branch (A) と小伏在静脈 (B) を示す。
(d, e) 術後6カ月の状態

図 20・4　Distally based sural flap による再建例（症例2）

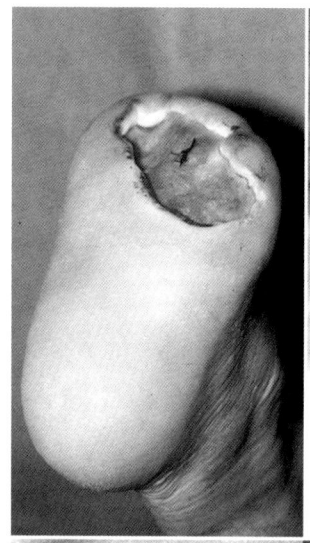

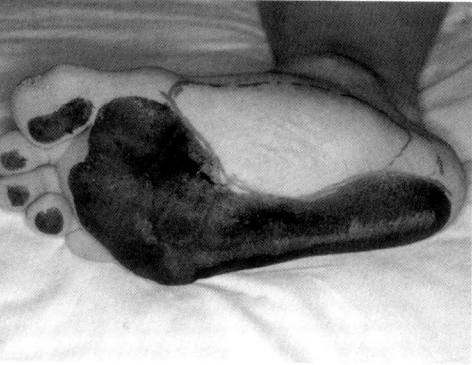

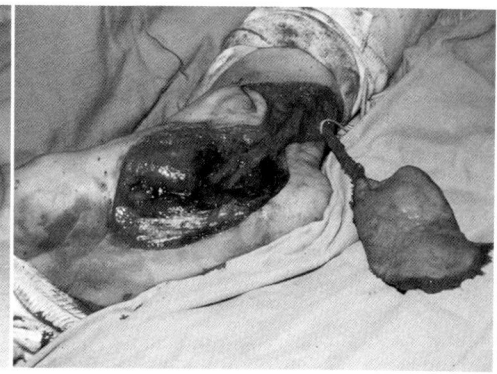

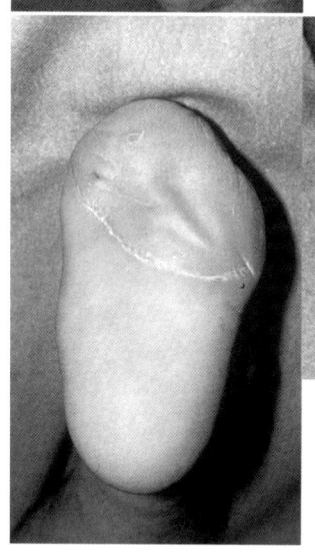

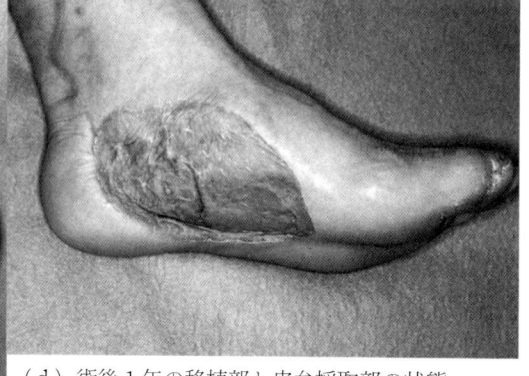

図 20・5 遊離内側足底皮弁による再建例（症例3）
（波利井清紀ほか：下肢再建術における皮弁の適応と術式の選択．形成外科33：1041-1048, 1990 より引用）

（a）左足底部の難治性潰瘍，術前の状態
（b）右足底より採取した足圧痕
（c）挙上した右内側足底皮弁
（d）術後1年の移植部と皮弁採取部の状態

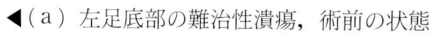

F 症例

【症例1】 30歳，男，踵骨骨髄炎

幼少時の交通事故後，踵骨の骨髄炎を伴う足底潰瘍が残存していた．潰瘍の切除，拘縮の解除の後，踵骨のデブリードマンと平坦化を行った．生じた組織欠損部に対して，下腿外側より reverse flow peroneal flap の移植を行った．皮弁の遠位1/3は真皮脂肪弁として軟部組織欠損の充填に用いた．皮弁採取部は直接縫合した．術後2年，潰瘍の再発はなく，ほぼ通常の歩行が可能となっている（図20・3）．

【症例2】 70歳，女，悪性黒色腫

右足底部の悪性黒色腫に対して広範囲切除術および再建術を予定した．高齢であるため，対側からの遊離内側足底皮弁の採取は合併症を残す可能性があると判断し，同側下腿からの distally based sural flap による再建を行った．術後6カ月で荷重部位に過角化を示すが，ほぼ問題なく歩行が可能である（図20・4）．

【症例3】 38歳，男，足底難治性潰瘍

左足底部の難治性潰瘍に対して対側からの遊離内側足底皮弁移植を予定した．術前に足圧痕を採取しておき，非荷重部より皮弁の採取を行った．知覚の再建は行っていないが，術後1年，潰瘍の再発などは見られていない（図20・5）．

【症例4】 64歳，男，足部剝脱創

バイク乗車中，事故に遭い右足 degloving injury を受傷した．受傷後すぐに足背動脈，および足底部において剝脱した皮弁を救済するため血管吻合を

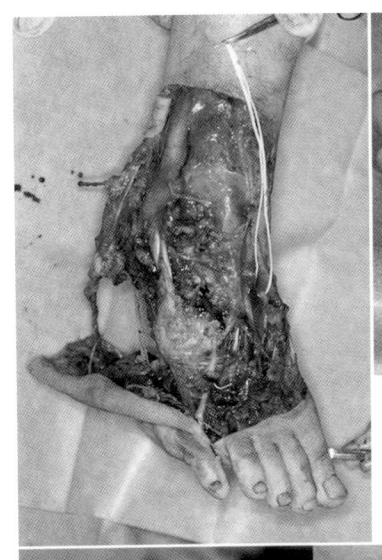

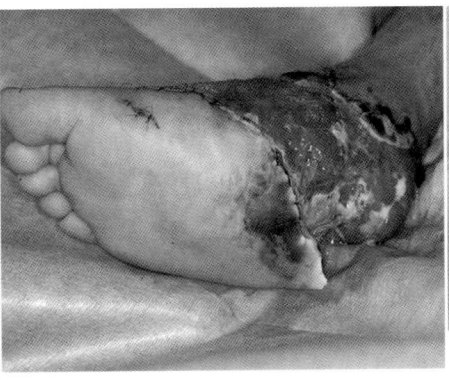

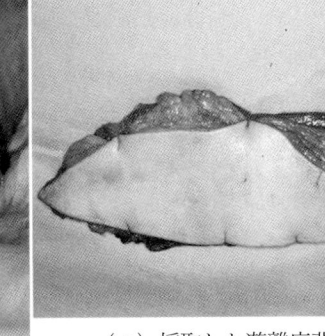

(c) 採取した遊離広背筋皮弁

(b) 術前の状態

◀(a) 受傷時の状態

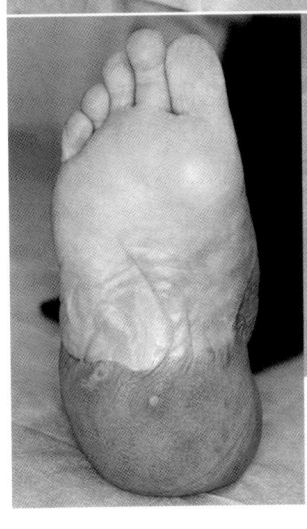

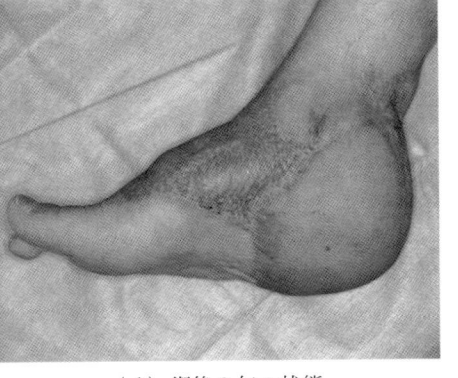

(d) 術後2年の状態

図 20・6 遊離広背筋皮弁による再建例（症例4）
（多久嶋亮彦ほか：Free flap による足底再建；皮弁の選択と問題点について．形成外科 46：1039-1047, 2003 より引用）

行ったが，踵部の皮膚組織は壊死となった．踵部の組織欠損は広範囲で切断も考慮されたが，足趾の感覚は十分にあり，患者の希望もあったため，3週間後に広背筋皮弁を用いて再建を行った．6カ月後に除脂肪術を行った．術後2年の現在，形態もよく，踵部の潰瘍化などは見られていない（図20・6）．

G 考 察

従来，足底荷重部位の再建において重要な点は，耐荷重性，知覚再建，整容の改善であるとされてきた[39]．耐荷重性の点からは，非荷重部より採取できる皮弁，いわゆる内側足底皮弁が第1選択となるが，これ以外の皮弁を使用せざるを得ない時が問題となる．筋肉組織を介在した方が pad としてクッションになってよいと考えるか，筋膜の方が踵骨への固着がよいと考えるか，いまだその結論を見ていない．また，皮弁より筋弁と植皮を組み合わせた方がよいとする意見もあるが[37)40]，植皮の方が皮弁より耐荷重性に優れているとは考えにくい．筋弁と植皮を組み合わせることの利点は，足全体の形状を整えやすいことにあり，靴や足底板などにフィットすることが荷重部の潰瘍化などを減らすことに繋がっているのではないかと思われる．靴を履くことが日常である欧米人にとってこれは重要なことであり，筋弁と植皮の組み合わせがよいとする報告が日本からは少なく，外国から多いこともうなずけることである．また，欧米人は肥満の人が多く，筋皮弁では皮下脂肪のため厚くなり過ぎることも大きな要因であろう．一方，その意味では近年は thinning された皮弁[41]や，いわゆる穿通枝皮弁[42]なども開発されつつあり，皮弁あるいは筋膜皮弁が劣っているとされる，

形状を整えることの困難さという点は、解決されつつあるのではないかと思われる。この点に関してはさらに検討が必要と思われるが、現段階では皮弁の選択よりも、いかに正常の形態に近い形に再建を行うかということがより重要であると考えている。

次に知覚の再建についてであるが、前腕皮弁や内側足底皮弁において、神経縫合を伴う知覚再建を行い、その重要性を強調する報告が多くなされてきた[13]。しかし一方、近年では知覚再建の必要性を疑問視する報告も相ついでいる。岡田らは、繊細な知覚の再現はなくとも防御知覚程度で十分であるとしており[43]、鳥居らも深部知覚があれば知覚皮弁にこだわる必要はないとしている[22]。Kuranら[44]は、知覚再建を伴う前腕皮弁と、遊離筋弁と植皮を組み合わせた2つのグループを比較したところ、長期的にはペドグラム分析上、あるいは潰瘍形成において差はなかったと述べている。これらのことより、内側足底皮弁の有用性は知覚皮弁にあるのではなく、やはりその耐荷重性にあるのであろうと思われる。

荷重部における潰瘍形成などの問題点を減少させるもう一つのポイントとしては、別府ら[45]も指摘しているように、踵骨の整復、平坦化といった足部の構築学的な再建がより重要と思われる。これは単に踵骨の底面を削って平坦にするということだけでなく、足関節の固定を行うべきか否かなども含まれるため、整形外科医との密な連携が必要である。

さらに、術後のリハビリテーション時における患者への教育も重要である。長時間の立位や、歩行はできれば避けるようにし、常に自分の足底の状態をチェックするように患者に指導する。Perttunenら[46]は、遊離皮弁で足底を再建した患者の歩行状態を分析し、多くの患者が皮弁を含む部位には荷重しないような歩行の仕方をしていたと報告しているが、潰瘍化などの合併症を避けるためには、ある程度のこのような意識はむしろ必要と思われる。

（多久嶋亮彦，波利井清紀）

文献

1) Mir y Mir L : Functional graft of the heel. Plast Reconstr Surg 14 : 444-450, 1954
2) Colen LB, Replogle SL, Mathes SJ : The V-Y plantar flap for reconstruction of the forefoot. Plast Reconstr Surg 81 : 220-228, 1988
3) Shanahan RE, Gingrass RP : Medial plantar sensory flap for coverage of heel defects. Plast Reconstr Surg 64 : 295-298, 1979
4) Harrison DH, Morgan BD : The instep island flap to resurface plantar defects. Br J Plast Surg 34 : 315-318, 1981
5) 宮本義洋，茂木定之，生田義和ほか：「つちふまず」皮弁（instep island flap）に必要な足底の解剖と手術の要点．日形会誌 7 : 389-401, 1987
6) 沢辺一馬，石河利広，都甲武史ほか：内側足底動脈前進皮弁による足底遠位荷重部潰瘍の再建．日形会誌 22 : 392-396, 2002
7) 川上重彦，岡田忠彦，塚田貞夫ほか：Distally based medial plantar flap による足底前 1/3 部の再建．形成外科 31 : 698-703, 1988
8) Morrison WA, Crabb DM, O'brien BM, et al : The instep of the foot as a fasciocutaneous island and as a free flap for heel defects. Plast Reconstr Surg 72 : 56-65, 1983
9) Amarante J, Costa H, Reis J, et al : A new distally based fasciocutaneous flap of the leg. Br J Plast Surg 39 : 338-340, 1986
10) Nakajima H, Imanishi N, Fukuzumi S, et al : Accompanying arteries of the lesser saphenous vein and sural nerve ; Anatomic study and its clinical applications. Plast Reconstr Surg 103 : 104-120, 1999
11) 並木保憲，鳥居修平，林 祐司ほか：足底非荷重部を利用した島状皮弁の血管解剖．日形会誌 7 : 130-140, 1987
12) Lanfrey E, Grolleau JL, Moscovici J, et al : The vascular anastomotic network of the first web space ; A site of great interest. Plast Reconstr Surg 101 : 544-545, 1998
13) 小林誠一郎，関口順輔：神経付き内側足底皮弁．形成外科 33 : 1061-1069, 1990
14) 並木保憲，鳥居修平：足底非荷重部を利用した皮弁作製に必要な局所解剖．形成外科 31 : 682-689, 1988
15) Sommerlad BC, Mcgrouther DA : Resurfacing the sole ; Long-term follow-up and comparison of techniques. Br J Plast Surg 31 : 107-116, 1978
16) Durham JW, Saltzman CL, Steyers CM, et al : Outcome after free flap reconstruction of the heel. Foot Ankle Int 15 : 250-255, 1994
17) Uroskie T, Colen L : Soft tissue reconstruction for the heel and plantar foot. Foot Ankle Clin 6 : 801-826, 2001
18) 澤泉雅之，丸山 優：Step-ladder advancement plantar flap による足底再建．形成外科 46 : 1019-1028, 2003
19) 光嶋 勲，飯野知足，添田周吾ほか：足底荷重部潰瘍に対する free or pedicled medial plantar flap の経験．形成外科 29 : 2-7, 1986
20) 小林誠一郎，関口順輔：Free medial plantar flap による足底荷重部位の再建．形成外科 31 : 704-713, 1988
21) 坂村律生，柴田 実，杉原平樹：内側足底皮弁及び逆

行性内側足底皮弁による足底再建．形成外科 46：1009-1018, 2003
22) 鳥居修平, 石川博彦：下肢領域の再建．形成外科 44：889-897, 2001
23) 坂村律生, 佐々木了, 国分一郎ほか：逆行性内側足底皮弁による足底再建；荷重状態と知覚についての検討による術後評価．日形会誌 17：551-557, 1997
24) Yoshimura M, Imura S, Shimamura K, et al：Peroneal flap for reconstruction in the extremity；preliminary report. Plast Reconstr Surg 74：402-409, 1984
25) Hasegawa M, Torii S, Katoh H, et al：The distally based superficial sural artery flap. Plast Reconstr Surg 93：1012-1020, 1994
26) Wee JT：Reconstruction of the lower leg and foot with the reverse-pedicled anterior tibial flap；Preliminary report of a new fasciocutaneous flap. Br J Plast Surg 39：327-337, 1986
27) Masquelet AC, Beveridge J, Romana C, et al：The lateral supramalleolar flap. Plast Reconstr Surg 81：74-81, 1988
28) Touam C, Rostoucher P, Bhatia A, et al：Comparative study of two series of distally based fasciocutaneous flaps for coverage of the lower one-fourth of the leg, the ankle, and the foot. Plast Reconstr Surg 107：383-392, 2001
29) Nahai F, Hill L, Hester TR：Experiences with the tensor fascia lata flap. Plast Reconstr Surg 63：788-799, 1979
30) Russell RC, Guy RJ, Zook EG, et al：Extremity reconstruction using the free deltoid flap. Plast Reconstr Surg 76：586-595, 1985
31) Serafin D, Sabatier RE, Morris RL, et al：Reconstruction of the lower extremity with vascularized composite tissue；Improved tissue survival and specific indications. Plast Reconstr Surg 66：230-241, 1980
32) Gordon L, Buncke HJ, Alpert BS：Free latissimus dorsi muscle flap with split-thickness skin graft cover；A report of 16 cases. Plast Reconstr Surg 70：173-178, 1982
33) Stevenson TR, Mathes SJ：Management of foot injuries with free-muscle flaps. Plast Reconstr Surg 78：665-671, 1986
34) May JW Jr, Rohrich RJ：Foot reconstruction using free microvascular muscle flaps with skin grafts. Clin Plast Surg 13：681-689, 1986
35) Noever G, Bruser P, Kohler L：Reconstruction of heel and sole defects by free flaps. Plast Reconstr Surg 78：345-352, 1986
36) Rautio J, Asko-Seljavaara S, Laasonen L, et al：Suitability of the scapular flap for reconstructions of the foot. Plast Reconstr Surg 85：922-928, 1990
37) Rainer C, Schwabegger AH, Bauer T, et al：Free flap reconstruction of the foot. Ann Plast Surg 42：595-606；discussion 606-597, 1999
38) 浅野裕子, 波利井清紀, 朝戸裕貴ほか：Extracorporeal free flap による再建例の検討．日本マイクロ会誌 13：261-266, 2000
39) 波利井清紀, 山田敦, 川島孝雄ほか：下肢再建術における皮弁の適応と術式の選択．形成外科 33：1041-1048, 1990
40) Ferreira MC, Besteiro JM, Monteiro Junior AA, et al：Reconstruction of the foot with microvascular free flaps. Microsurgery 15：33-36, 1994
41) Akizuki T, Harii K, Yamada A：Extremely thinned inferior rectus abdominis free flap. Plast Reconstr Surg 91：936-941, 1993
42) Koshima I, Inagawa K, Urushibara K, et al：Paraumbilical perforator flap without deep inferior epigastric vessels. Plast Reconstr Surg 102：1052-1057, 1998
43) 岡田和子, 池田和夫, 横山光輝ほか：皮弁移植による足底部再建例の検討；平均 5 年以上の経過観察例．日本マイクロ会誌 11：172-176, 1998
44) Kuran I, Turgut G, Bas L, et al：Comparison between sensitive and nonsensitive free flaps in reconstruction of the heel and plantar area. Plast Reconstr Surg 105：574-580, 2000
45) 別府諸兄, 清水弘之：踵骨部足底を含めた広範囲軟部組織欠損の再建法．整形・災害外科 43：913-917, 2000
46) Perttunen J, Rautio J, Komi PV：Gait patterns after free flap reconstruction of the foot sole. Scand J Plast Reconstr Surg Hand Surg 29：271-278, 1995

21 足趾先天異常の治療の進歩

SUMMARY

足趾先天異常の治療は，日常生活上，歩行に支障がないという機能的改善と，外見を可及的正常に近づけるという整容的改善の2点がおもな目標となる。どちらを重点に置くかは疾患や罹患部位によって異なり，例えば小趾列多趾症や合趾症では再建趾の太さや長さ，移植皮膚の色調といった整容面が重視される。

一方，形態の改善が機能の向上につながる疾患もあり，母趾列多趾症や巨趾症では変形の是正によって足の機能の改善がはかられる。合趾症に対してはいくつかの新しい手技が発表されており，また先天性絞扼輪症候群ではその形成過程に関する知見や，大腿などの比較的太い部位にレーザーを用いた胎児手術の報告など飛躍的な進歩が見られる分野もある。

本稿では多（合）趾症，合趾症，先天性絞扼輪症候群，第Ⅳ趾短縮症，巨趾症に関して，その基本的な概念や治療法を述べ，自験例の提示とともに考察を加えた。

A 多（合）趾症

1．概念

疫学

多（合）趾症は足趾先天異常の中で最も多い疾患であり，鴨原ら[1]の報告では出生1万人に対し6.4人の発生率であった。また，多趾発生部位別にみると，小趾列が88％と最も多く，中央列，母趾列ともに6％ずつとなっている。

分類

平瀬[2]は外観に基づいて3型に分類し，各足趾が独立分離しているものをType A，重複趾と隣接する趾列の間に合趾のないものをType B-1，合趾のあるものをType B-2とした（図21・1）。これに加えてまれではあるが浮遊状多趾をもつものも存在する。母趾列多趾症ではType B-1が多く全体の43％であり，中央列多趾症ではType B-1が72.7％と最も多い。小趾列多趾症ではType B-2が53％を占め

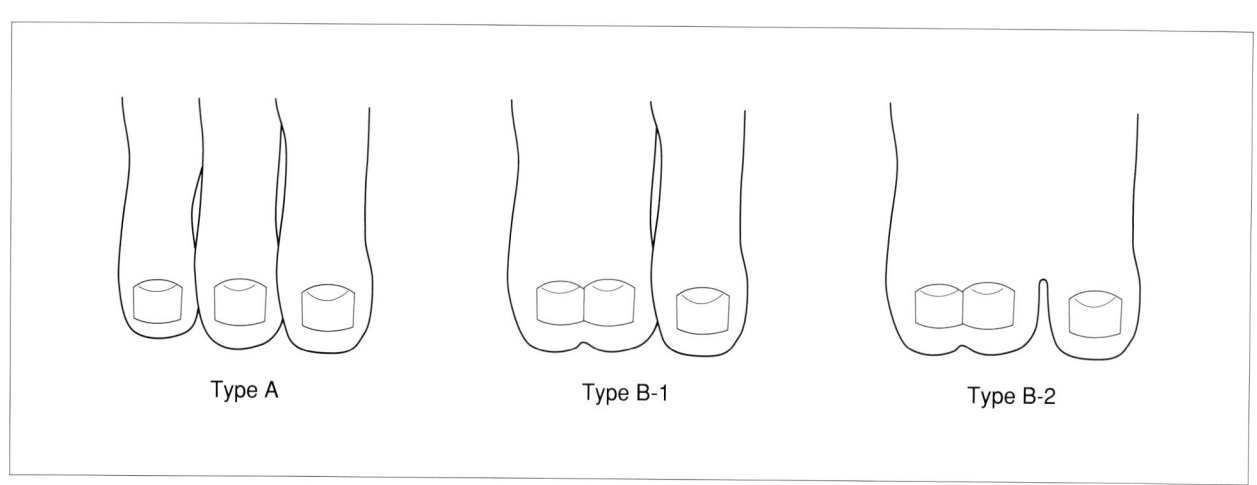

図 21・1　多趾症の外観に基づいた分類（平瀬）

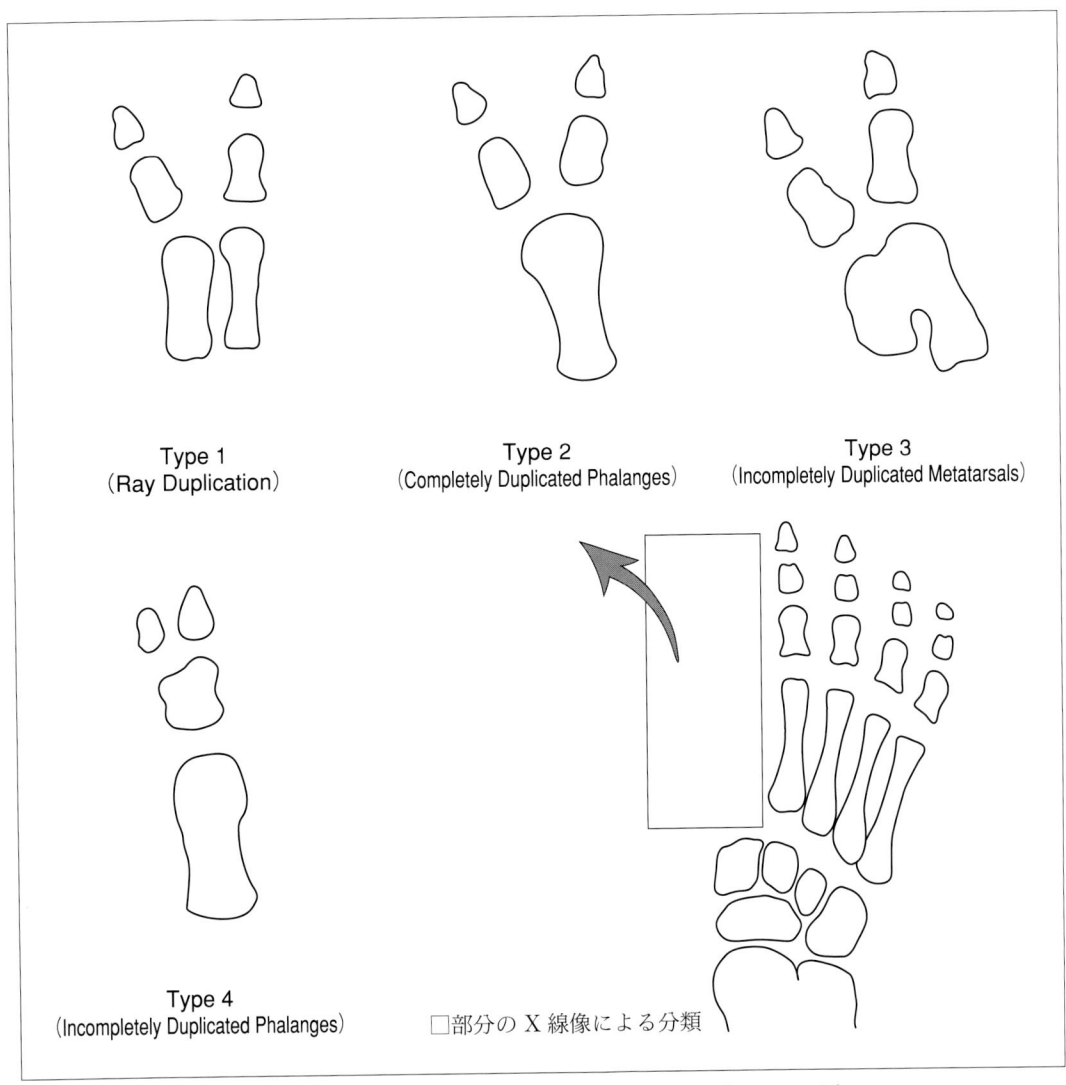

図 21・2 母趾列多趾症の単純 X 線像による分類（Masada ら）
(Masada K, et al：Treatment of preaxial polydactyly of the foot. Plast Reconstr Surg 79：251-258, 1987 より引用改変)

る。また，X線による分類として，分岐レベルによって中足骨型，基節骨型，中節骨型，末節骨型に分けたもの[3]や，母趾列多趾症を4型に分けたMasadaら[4]の分類（図21・2）などがある。

2．術前の評価

治療目標

小趾列多趾症では靴を履いたときの痛みや左右の靴のサイズをそろえる目的で治療を行うこともあるが，整容的な改善が大きなウエイトを占める。一方，母趾列多趾症では外見はもとより機能的再建が重要となる。

切除趾の決定

切除趾の決定要因として，爪のサイズや趾の形態といった外観的なものと，趾骨の配列やその発育状態といった構造的なものがあるが，整容的改善あるいは機能的改善といった目的に応じて，この両者から総合的に判断し切除趾を決定する。

3．手 技[5]

1）小趾列多趾症

小趾列多趾症の治療は第Ⅳ趾との合趾の有無によって若干異なる。合趾のないものは，切除趾の爪甲，爪母，爪床を一塊として切除後，趾骨のみを摘出する。摘出後の中節骨の基節骨あるいは中足骨骨頭の変形は切除する。第Ⅴ趾（内側趾）切除の場合，第Ⅵ趾（外側趾）の外反変形に対する対策が重要で，第Ⅴ趾に付着する関節包を剥離し，これを第Ⅵ趾脛骨側に緊張を持たせて強固に縫着する必要がある。第Ⅵ趾切除の場合，剥離した小趾外転筋を第Ⅴ趾腓

骨側にゆるく縫着するか，そのまま切離のみとしても問題はない。これらの処理ののち，生じた余剰皮膚で温存趾の形態を整える。

合趾のあるものは，上記の作業に加えて合趾の処理が必要となる。すなわち趾間皮膚の形成および分離によって生じた皮膚欠損の閉鎖であるが，詳細は次の合趾症の項で述べる。合趾のあるものに第Ⅵ趾切除を行う場合，第Ⅴ趾はその両側に切開が加えられることになり循環障害の危険性が生じるという理由から，第Ⅴ趾切除を推奨する考えが一般的である。しかし，形態や趾骨アライメントなどから第Ⅵ趾切除を行う場合は，趾間分離を先に行い，第Ⅴ趾の趾動脈を確認し温存すれば，安全に手術を行える。

2）中央列多趾症

中央列多趾症に関する報告は非常に少ない。しかしその中には分類困難な症例が比較的多く見られるため，個々の症例に応じた工夫が必要となる[2)6)]。Type B-1 で切除趾の決定が困難な症例でしばしば行われる Bilhaut-Cloquet 法はのちに爪甲の形態に不満が残ることが多いため推奨されない。

3）母趾列多趾症

基本的な事項として以下が挙げられる。
①切除趾に停止する伸筋腱，屈筋腱，母趾内転筋腱あるいは母趾外転筋腱は付着部骨膜下で切除し，必要に応じて保存趾に移行する
②切除趾趾骨摘出の際は，関節包と側副靱帯をできるだけ温存し再建に利用する
③趾骨摘出後の基節骨あるいは中足骨の骨頭の変形は切除する

保存趾アライメント矯正のため，切離した腱や関節包を保存趾骨膜に緊張を持たせて縫着する場合や，逆に変形の原因となっている緊張を解除する目的で切離のみとする場合もある。

内反変形を合併しているものは，その原因に対する処置が必要である。すなわち，中足骨や趾骨内側面の線維性索状物の切除のほか，皮膚および関節包の形成不全，基節骨のデルタ変形，母趾外転筋と内転筋の不均衡などの是正を行う必要がある。

4．術後管理

関節形成や遊離植皮を行った場合は足趾先端から 0.8 mm キルシュナー・鋼線を刺入し患趾の安静をはかる。この際，趾の動きが制限されればよいので

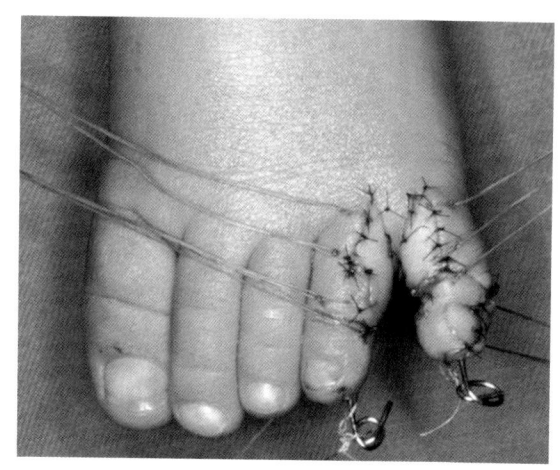

図 21・3 小趾列多趾症の術後，鋼線による固定

必ずしも骨や関節に刺入する必要はない。鋼線が抜けたり埋没したりしないよう，鋼線の断端を曲げて輪を作り，そこに糸を通して趾尖に縫合固定する（図21・3）。さらに膝関節軽度屈曲位で足先から大腿まで，スコッチキャスト™（3Ｍヘルスケア社）などによるギプス固定を行う。ギプスは鋼線先端が出ないよう十分な長さを取るが，術後に趾尖部を確認するため足先部分はあけておく。骨突出部には褥瘡を形成しないようクッション材を厚めにするなどの注意が必要である。ギプスは麻酔覚醒前に切割を済ませておく。感染を疑わせるような所見や汚染がない限りは特に創処置などを行う必要はないが，趾尖色調のチェックは十分に行う。もし異常があれば，ただちにタイオーバーあるいはギプスの状態を確認する。強い疼痛がある場合も阻血や感染を疑い，ただちにその原因を究明する。ギプス包帯はシャーレ状にカットしておき，創処置や抜糸の際に取りはずせるようにしておく。抜糸は術後 7～10 日で完了し，キルシュナー・鋼線とギプス固定は術後 2～3 週ほど継続する。植皮部に対し，術後 6 カ月程度のコーバン™（3Ｍヘルスケア社）による圧迫を行う。また趾間形成を行ったものも術後 1 年程度のコーバン™による趾間圧迫を継続する。

5．症 例

【症例 1】 1 歳，男，内反変形を伴った左母趾列多趾症

腓骨側母趾を温存することとし，切除趾皮膚に 3 つの皮弁（温存趾脛骨側の被覆，趾尖部の被覆，MTP 関節部の皮膚性拘縮を解除するための横切開

部へ挿入）をデザインした。

術中，脛骨側趾骨内側面に停止する腱様の索状構造物を認め，脛骨側趾骨とともにこれを切除した。また，この過程で3皮弁への血管を確認したところ，底側皮弁に切除趾への神経血管束と思われる太い神経血管束を含むことができ，内側に作成した皮弁にもこの血管からの分枝を含めることができた。母趾内転筋腱の切離，さらに関節包の解除により，内反変形はおおよそ修正された。伸筋腱の走行に異常は認められなかった。母趾を矯正位に保ちキルシュナー・鋼線で固定した。MTP関節脛骨側から背側にかけて切除趾からの足底成分の皮弁を挿入した。当然，皮膚の色調や質感には問題が残るが，今回は良好な血流のある組織で関節部を被覆することを最優先し，あえて遊離植皮は行わなかった。

術後6カ月では，周囲の日焼けにより足底皮弁が白く目立つが，内反変形はよく矯正されている（図21・4）。

6．考　察

小趾列多趾症の手術では太くなりがちな温存趾を細くするよう留意する必要がある。基本的な事項としては切除趾の趾骨摘出後に残された中枢側関節面骨頭の余剰部分を，関節が不安定にならない程度に切除することが重要である。このほかに，可能であれば神経血管束を損傷しないように保存趾周囲の脂肪を切除することも考慮する。また，皮膚欠損部の被覆の際は厚い足底側の皮弁が趾背近くまで回りこむようなデザインは避け，趾腹以外はなるべく背側よりの皮弁を用いる。

必要ならば躊躇せず脛骨内果下部からの遊離全層植皮を行う。重複趾が軟骨性に癒合している場合はこれを適切と思われる太さにメスで切除し，健側と同程度の太さになるよう心がける。細かい作業となるため拡大鏡などを使用した丁寧な手術が望まれる。

また，短縮変形を伴っていることも多いので，見かけ上趾長が長く見えるよう趾間は十分に深くすることも重要である。

B 合趾症

1．概　念

出生1万人に対し2.4人と多趾症についで多く見られる。性別発生率は1万出生あたり男2.9，女1.8である[1]。第2，第3趾間に多く，合趾の程度は水かき状のものから趾尖までの癒合を認めるものまで種々のレベルがあり，また皮膚のみが癒合したものや骨の癒合を伴うものもある。

2．術前の評価

機能的に問題となることはほとんどなく，単なる整容的改善が目的となる。単純X線像などから趾骨の癒合の有無を確認しておく。また分離により生じた皮膚欠損部の処理方法について事前に検討しておく。

3．手　技

1）背側矩形（M型）皮弁＋遊離全層植皮を行う方法[7)8)]

合趾症の手術としては最も一般的な方法である。よい結果を得るためには，健常趾間と同じ趾間を再建すること，また，周囲皮膚と同じ色調・質感の遊離植皮を目標とすることとなる。

前者に対しては隣接健常趾間に背側皮弁や底側三角弁を描き，これから合趾部分に行う趾間形成術のシミュレーションを行うとよい。これによって背側皮弁の幅や長さが決定され，皮弁の移動や遊離植皮部位の形状が明確となるため，実際の手術操作を行う際に非常に参考となる。実際は術後の趾間上昇を考慮し，皮弁の基部を隣接する健常趾間より数mmほど近位側にずらしておくとよい。

後者に対しては採取部を脛骨内果から土踏まずまでの間に設定し，遊離植皮部が背側に近い場合は脛骨内果近くから，底側に近い場合は土踏まず近くからの遊離全層植皮を行うとよい。通常，採取部は縫縮可能である。

2）遊離植皮を用いない方法
皮弁を用いる方法[9)〜13)]（図21・5）

これまでにいくつかの局所皮弁のみによる手術法が報告されている。症例によっては非常に有用では

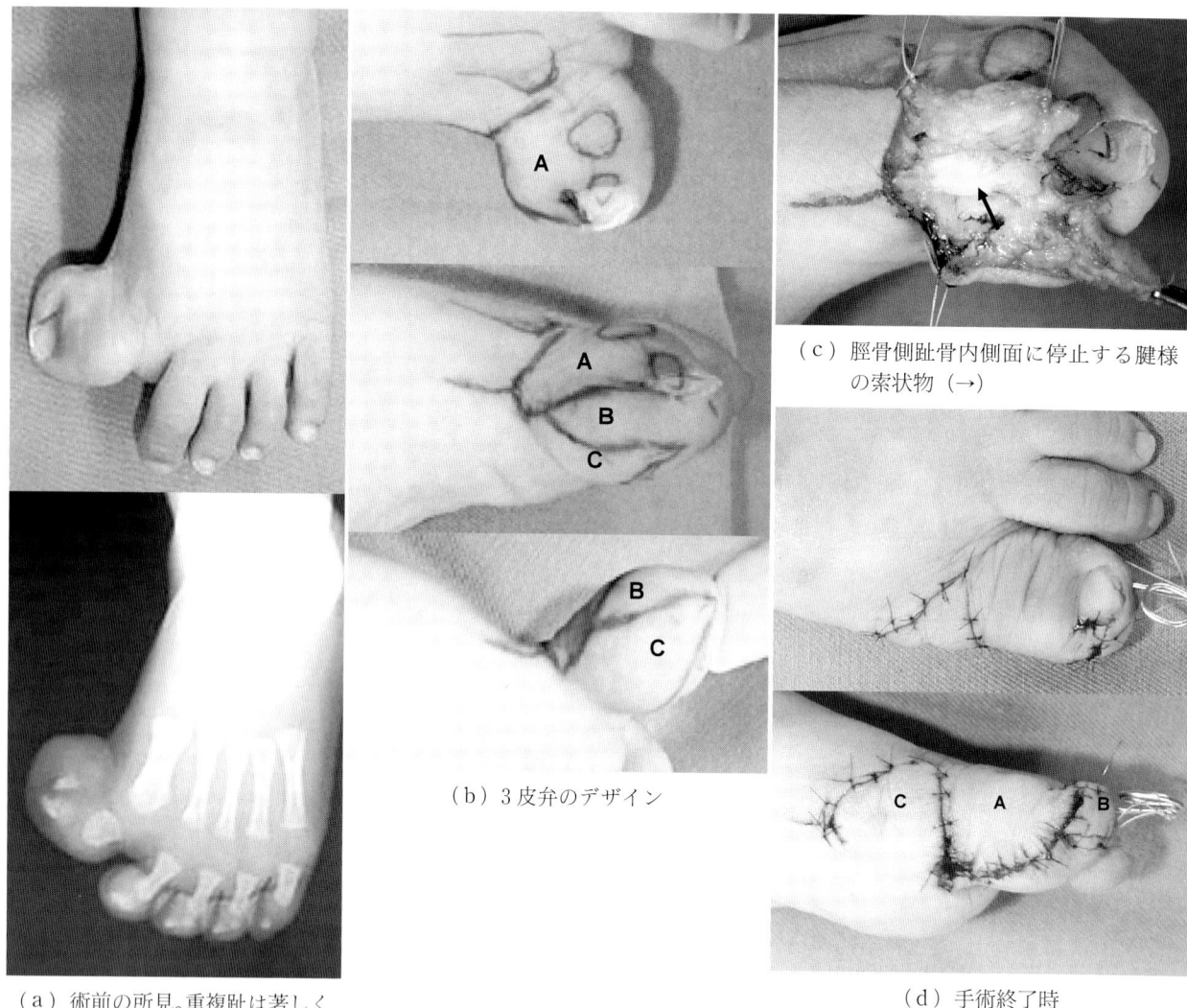

(a) 術前の所見。重複趾は著しく内反している。
(b) 3皮弁のデザイン
(c) 脛骨側趾骨内側面に停止する腱様の索状物（→）
(d) 手術終了時
(e) 術後6カ月の所見。コーバン™による矯正位保持を行った。

図 21・4　内反変形を伴う左母趾列多趾症例（症例1）

あるが，やはり合趾部分の皮膚に十分余裕がある例以外への適用は難しい。無理をするあまり皮弁の壊死や再建趾の変形を来たすことのないよう十分検討したうえで手術を行うべきである。

開放療法[14]（図 21・6）

背側矩形皮弁による趾間形成ののち，皮膚欠損部をそのまま開放とし上皮化させる方法である。開放療法期間中は抗生剤含有軟膏と非固着性ガーゼによるドレッシングを週1回行う。上皮化までに約4週間かかるが，平均5.7年（3～9年）の長期経過観察において肥厚性瘢痕や色素沈着などの発生は見られないとしている。術後1年間は再建趾間が浅くなる

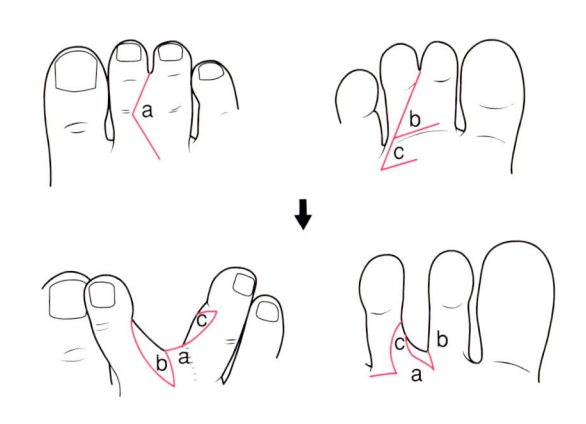

図 21・5 合趾症に対し，皮弁を用いる方法

中村ら[9]の方法
(中村 潔ほか：合趾症手術の新しい試み．形成外科 36：89-94, 1993 より引用改変)

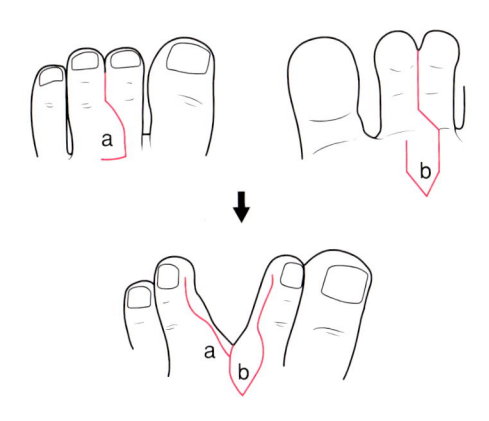

Parkら[11]の方法
(Park S, et al：Reconstruction of incomplete syndactyly of the toes. Plast Reconstr Surg 98：534-537, 1996 より引用改変)

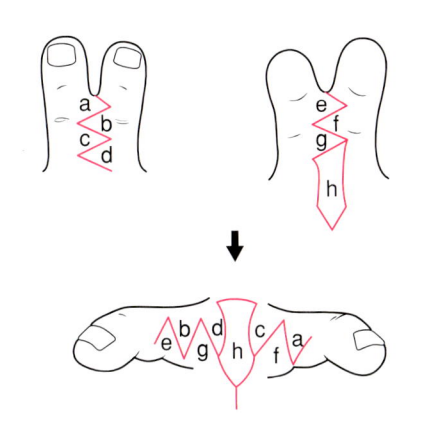

Itohら[10]の方法
(Itoh Y, et al：A new operation for syndactyly and polysyndactyly of the foot without skin grafts. Br J Plast Reconstr Surg 48：306-311, 1995 より引用改変)

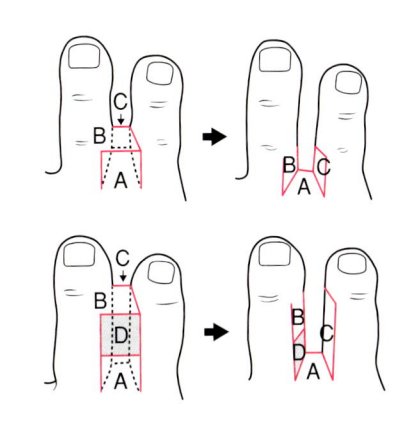

板東ら[12]の方法
(林 礼人ほか：足趾多合趾症に対しわれわれの行っている手術法—皮下茎皮弁を用い植皮を必要としない指間形成術—．日形会誌 21：521-527, 2001 より引用改変)

傾向があるため，従来法と同様十分な後療法が必須である．

4．術後管理

特に遊離植皮を行った場合，創部の安静が重要である．多趾症の項で述べたものと同様の処置を行う．コーバン™による趾間の圧迫は必須である．

5．症 例

【症例2】 1歳，男，右母・第II趾および第III・IV趾合趾症

第1趾間および第3趾間の形成と幅の広い第2趾間の狭小化を行った．趾間形成は背側M型皮弁と遊離全層植皮を行った．第1趾間分離中に神経血管束

を確認できたため，これをⅡ趾側へ残すように剝離を行った．第2趾間は紡錘形に切除し過剰趾と思われる遊離骨を摘出した．すべての植皮片を同側脛骨内果下部から採取し，タイオーバー固定を行った．採取部は一次縫縮が可能であった（図21・7）．

植皮片は完全生着し，後療法により趾形態や趾間は良好に保たれている．

6．考　察

通常，足趾の合趾症では手指のような拘縮が起こりにくいので底側の縫合線は直線的でも構わないとされている．しかし，母趾〜第Ⅲ趾の合趾症例で，術後，成長に伴って母趾IP関節に屈曲拘縮を来した症例を経験しており（図21・8），少なくとも母趾に関しては拘縮予防を考慮してジグザグの縫合線とするか，長期にわたって術後経過観察を注意深く行う必要があるかもしれない．

C 先天性絞扼輪症候群

1．概　念

主として四肢を中心に体表面の環状絞扼から組織欠損にいたる病態を生じる症候群で，足における発生率は出生1万人あたり0.5人[1]と，比較的多い疾患である．同様な病変は頭部顔面や躯幹にも発症することがある．四肢では臨床症状として，通常，以下のものが部位や程度もさまざまに，種々の組み合わせで現れる．

絞扼輪
肢趾の全周性もしくは部分的な輪状絞扼で皮膚に限局するものから，筋肉・骨に及ぶものもある．

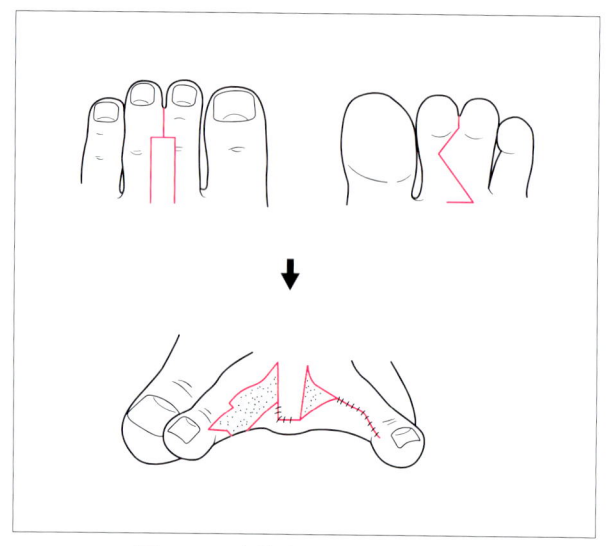

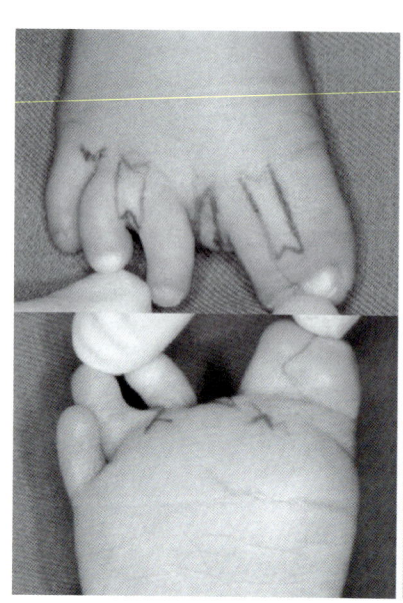

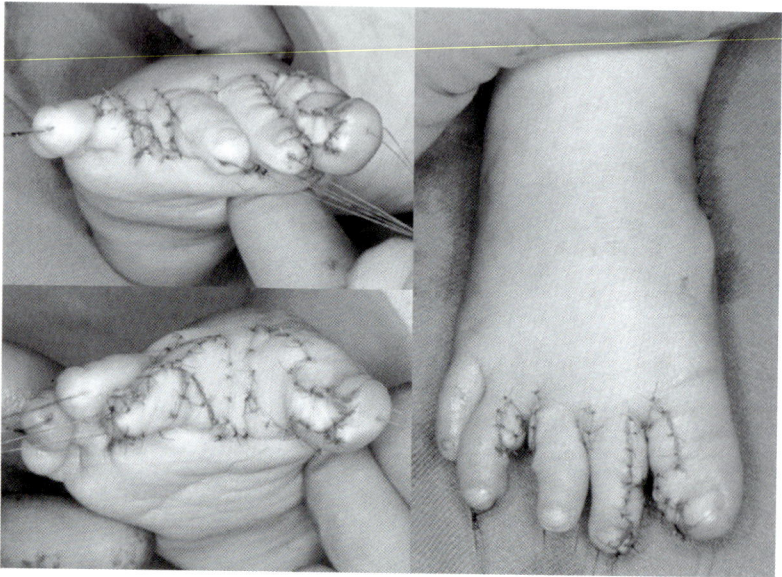

図 21・6　合趾症に対する開放療法
(Kawabata H, et al：Open treatment of syndactyly of the foot. Scand J Plast Reconstr Surg Hand Surg 37：150-154, 2003 より引用改変)

（a）デザイン　　　　　　　　　（b）手術終了時
図 21・7　右母・第Ⅱ趾および第Ⅲ・Ⅳ趾合趾症例（症例2）

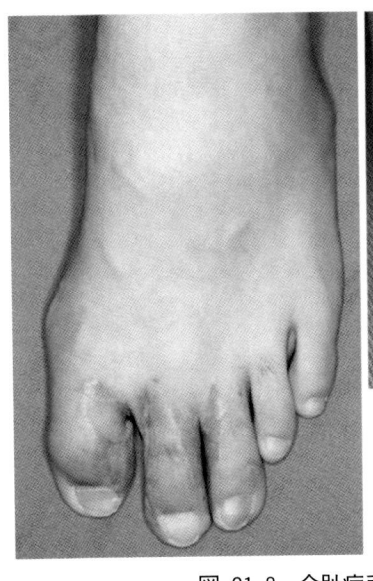

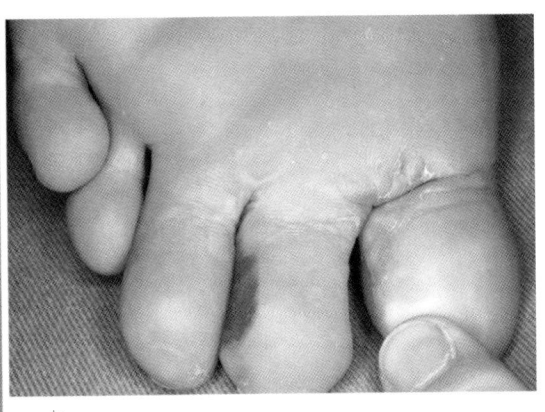

a|b
(a) 第II, III趾は伸展しているが, 母趾はIP関節で屈曲拘縮を来していた。
(b) 底側では, 母趾には術後の瘢痕拘縮を認め, 第II趾の脛骨側創痕も軽度の拘縮を呈している。

図 21・8　合趾症手術後, 母趾に屈曲拘縮を来した例
右足母趾～第III趾の合趾症例。1歳時に合趾症手術が施行されている。12歳時, 成長とともに母趾が伸びにくくなったことを主訴として再診した。

リンパ浮腫

絞扼輪の末梢側に見られ, 高度な例では風船状腫大を呈する。指趾ではウインナー状の外観を呈することが多い。

先端合趾

通常の皮膚性合趾症で末節骨が癒合するものや, Apert症候群などに見られる骨性合趾を伴ういわゆるcomplex syndactylyにおける先端合趾症とは異なり, 形態的には複数趾の趾尖部を束ねるようにして癒合した合趾で, 通常は皮膚性である。隣接趾をとびこえて癒合する場合もある。合趾は趾全長にわたるものや趾間に正常皮膚が瘻孔状に取り残された有窓性合趾もある。また, 索状物で離れた趾と連結されるものもある。

切　断

肢趾にさまざまなレベルで見られる。末節切断では爪が痕跡的に残るものもある。

2. 発生原因

現在まで, 皮下組織形成不全説や血管破綻説, 羊膜破裂説などが報告されているが, 確定されていない。可能性の高いのは羊膜破裂説で, 羊膜破裂シークエンス (amnion rupture sequence, amniotic band syndromeあるいはamniotic deformity, adhesion, and mutilation sequence) の部分症状とする説が現在では有力視されている[15]。これは, 何らかの原因で胎生早期の羊膜破裂と, それに引き続く胎児表面への羊膜癒着や索状化した羊膜が胎児体表にまとわりつき, 胎児の成長に伴って同部位が相対的に細く絞扼されることにより, 絞扼部遠位の血行不全からうっ血や壊死を引き起こすものである。最近では, この説を裏付けるように, 胎児内視鏡において羊膜破裂や索状となった羊膜断片の絡みつきを示唆する所見も報告されている[16]。

3. 胎児期診断と胎児手術

現在ではMRIや超音波診断によって妊娠20週前後に, 四肢の絞扼輪やそれより末梢の腫大, 循環不全などを察知することが可能とされている。絞扼が発見された後, 胎児の発育に伴い, 絞扼部より末梢の血行不全から壊死に陥る過程も観察されている[17]。また, 羊膜索によりいったん形成された絞扼が, 妊娠経過中に自然に解除されたという報告[18]もある。さらに, 胎児手術としてレーザーによる索状物の解除なども試みられている[16]。現時点ではこれらは技術的には大腿や前腕など比較的太い部位に用いられており, 足趾への応用は難しいと思われるが, 技術革新により今後は指趾病変の治療法としても期待される。

4. 手術時期

通常は足趾の手術同様, 1歳前後から絞扼部の修

正や合趾の分離を行う。先端合趾の症例で変形が高度な場合には，その解除を1歳前から開始することも考慮する。その際，単純X線像で各趾の配列を十分に確認しておく。特殊な例として，出生直後に絞扼輪による末梢の高度循環障害やリンパ浮腫を認める場合には，緊急処置として新生児期でも絞扼解除が行われる。同様に，出生前診断がついている場合には，あらかじめ早期手術を考慮しておくべきかもしれない。いずれの場合も，複数回の手術を要することが多い。

5．手 技

1）絞扼輪の手術

生直後の緊急手術

絞扼部末梢の高度浮腫や血行不全が対象となる。この場合，絞扼部の解除と必要に応じてZ形成術が行われる[19)20)]。また，前腕例であるが，静脈吻合を追加して良好な結果を得たという報告もある[21)]。ただし，足趾の絞扼輪症候群は生命予後には直接関係しないので，早期手術を行う場合には十分なインフォームドコンセントを得る必要があるであろう。早期手術で末梢の血行に問題がなくなり，リンパ浮腫が軽快すれば，通常の症例と同様に再建を計画する。

待期的手術

整容的改善が主目的となる。絞扼輪の修正には，以前は，全周性にZ形成術やYV形成術がなされたが，縫合線が目立つなど整容的に劣るため，可及的に直線的に縫合した方がよい[22)23)]。絞扼が全周性病変の場合は，通常は深部血管を温存すれば一期的に再建可能であるが，絞扼が高度であれば2回に分けて再建してもよい。血管損傷を避けるため必ず顕微鏡下あるいは拡大鏡下で手術を行う。

手術では，陥凹部に面する遠位および近位側の皮膚と皮下の瘢痕様組織を切除する。うっ血予防のために皮静脈を可及的に温存する。ついで，両端の皮下脂肪を引き寄せて陥凹部を平坦化したのち，皮膚縫合を行う。この際，趾背側面ではできるだけ直線的に縫合する。再拘縮予防や相対する切開線の長さを合わせるため，適宜，側正中でZ形成術やYV形成術を追加してもよいが新たにくびれを生じないよう気をつける。底側の軽度の陥凹は整容的には問題となりにくいが，歩行によって絞扼輪の部分で亀裂を生じやすいため，やはり段差をなくすように修正する。また，痕跡的な爪甲が靴に当たって痛む場合には爪母を含めて切除することも考慮する。

2）合趾の手術

隣接趾が単純に癒合している場合には個々の足趾の同定に問題はない。しかし，先端合趾により複雑に趾が絡み合っているような症例では捻転や切断が合併し，癒合形態が多岐にわたるため，個々の足趾の同定を単純X線像から慎重に検討し，分離可能な趾から順次手術を行う。腫大した足趾の分離に際しては，皮下脂肪を切除して太さを調節する。分離に際しては神経血管束を損傷しないよう，拡大鏡下で慎重に作業する。有窓性合趾の場合，瘻孔状となった部分が狭い場合には同部の皮膚を利用できることはまれであるが，比較的広く開窓している場合には，ていねいに剝離することで局所皮弁として応用できる場合もある。また，趾間形成は通常の合趾症のように背側や足底側に矩形皮弁や三角皮弁を作成して趾間に挿入するが，皮膚にゆとりがなく皮弁を作成できない場合もある。末梢欠損により短縮している症例では，趾間を通常より深く作成することで，見かけ上の趾長延長をはかる。皮膚欠損部には脛骨内果下部や手関節尺側など色調・質感の良好な部位からの遊離全層植皮を行う。複数回の手術が必要なことが多いので計画的な採皮を行う。植皮片はタイオーバー固定を行うが，血行障害に十分に注意する。趾骨に変形がある場合には骨切りによる追加修正も必要となる。

6．術後管理

前項と同様の管理が必要である。特に，趾間圧迫は徹底して行う必要がある。

7．症 例

【症例3】 1歳，女，右足の先天性絞扼輪症候群

第Ⅱ趾から第Ⅳ趾が束ねられたように癒合している。第Ⅳ趾は第Ⅲ趾に乗り上げるように最背側に偏位して，かつ，爪甲は欠損している。また第Ⅳ趾と母趾は索状物で連結されている。手術では，第4趾間と第2趾間の同時分離も可能と思われたが，癒合した第Ⅲ，Ⅳ趾の血行不全が危惧されたため，初回手術で第4趾間の分離を行い，半年間隔で第2，第3趾間を順次分離した。さらに，第Ⅱ趾基節骨の斜趾

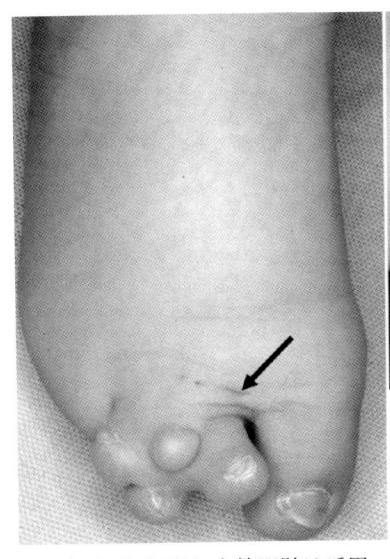

(a) 初診時所見。右第IV趾は爪甲が欠損している。第IV趾と母趾の間は索状物で連結されていた（→）。

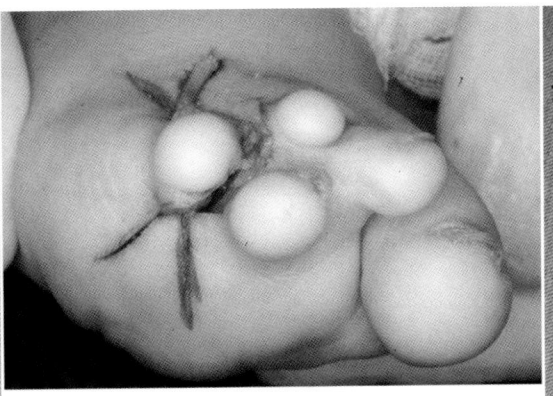

(b) 初回手術では第4趾間の分離に際して、背側と底側の三角弁で趾間形成を行った。

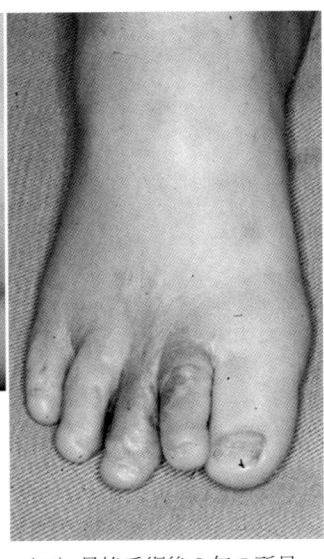

(c) 最終手術後3年の所見。整容的・機能的に良好な結果が得られている。

図 21・9　先天性絞扼輪症候群の症例（症例3）

変形に対して楔状骨切りを追加した。最終的には整容的、機能的に良好な足趾が再建できた（図21・9）。（なお，本症例は，北山吉明ほか：興味ある足趾先天性絞扼輪症候群例，日形会誌 3：206-210，1983 と同一症例である。）

8. 考　察

先天性絞扼輪症候群は出生前診断が可能であり，血行不全や高度のリンパ浮腫を認める症例では足趾の壊死や高度変形予防のため出生直後の緊急手術も考慮されるべきである。将来的には胎児手術の対象となるかもしれない。本症候群の表現形は極めて多彩であり，変形の修正は個々の症例に応じて計画する必要がある。緊急例を除けば，通常1歳前後から再建を開始するが，先端合趾の高度例では足趾の変形が固定化しないよう早めにする。合趾の分離は基本的には通常の合趾症手術と同様であるが，配列が乱れているため各趾の同定を確実に行う必要がある。絞扼輪の修正は原則的に縫合線が直線になるように配慮する。Z形成術やVY形成術を行う際は側正中部など目立たない部位を選ぶ。なお，手指では骨移植や仮骨延長法による指長の延長が行われることがあるが，足趾ではその適応は少ないと思われる。

D 第IV趾短縮症

1. 概　念

短趾症の一型で中足骨骨端線の早期閉鎖により生じると考えられている。女性に多く，成長とともに他趾との趾長差が顕著となってくる。歩行に影響はなく治療の主目的は整容的改善である。手術は単純X線像で中足骨骨端線の閉鎖が認められる思春期以降に行う。手術法は骨移植による一期的骨延長法と仮骨延長法とがある。

2. 術前の評価

単純X線写真から必要延長量の評価を行う。20mm以上の延長を要する場合は仮骨延長法が推奨される[24]。

3. 手技[25]および術後管理

1）骨移植
関節内骨片挿入法（神中法）[26]
MPT関節部背側縦切開より入り，MTP関節を切除したのち，骨移植を行う。長趾および短趾伸筋腱，屈筋腱は step-ladder 状に切離し延長するが，短

趾伸筋腱と屈筋腱は単純切離でもよい。移植骨は腸骨（原法では脛骨を使用，頭蓋骨外板の報告もある）より採取し，基節骨と中足骨の髄腔に挿入するための突起をもった骨串を作成し，移植する。通常内固定は不要で，下腿から足先までのギプス固定を術後2週間継続したのち歩行訓練を開始する。本法は骨癒合を期待するものではなく，術後1年ほどで半数以上に移植骨の一端に偽関節が形成される。偽関節を形成した症例での愁訴は少なく，むしろ強直となった症例で走行や足尖歩行に困難を訴えることがある[27]。

中足骨・骨幹部への骨移植

解剖学的に正常に近い再建方法であるが，浅および深横中足靱帯によると思われる移動制限があり，延長量の大きなものには適さない。骨癒合が得られるまでの期間，十分な固定と安静が必要である。

2）仮骨延長法[28]

中足骨骨幹部に骨切りを行い，仮骨の出現状態を確認しながら骨延長器で延長する方法である。骨移植を行う方法と比べ，神経血管束や筋，腱などの軟部組織も徐々に延長されると考えられ，移動量が大きい場合でも十分な延長が得られる。骨切り後，一定の待機期間ののち延長を開始する。延長終了後は2～4カ月の固定期間をおくが，この期間中は全荷重が可能である。仮骨形成が不良もののみ延長器除去後に足底板を使用する。

4．症　例

【症例4】 11歳，女，右第Ⅳ趾短縮症

単純X線写真で健側より約14 mmの短縮を認めた。第Ⅳ中足骨上の縦切開より進入し，骨膜の縦切開から骨幹部を展開した。骨延長器（エクステンションプレートシステム®，ケイセイ医科工業）を固定したのち，骨幹部の骨切りを行った。延長器のシャフトは第4趾間より体外へ導出した。術後5日より骨延長を開始し，1日0.5～1 mmの延長を行った。術後26日には17 mmの延長が得られた。神経症状や患趾の血行障害は認めなかった。体外に出ている延長器のシャフトを切断し，3カ月間の固定期間をおいたが，その間単純X線像で順調な仮骨形成が確認された。延長器除去時には良好な骨形成が認められた。延長器除去後も患趾の変形や短縮はなく，皮切部およびシャフト導出部の瘢痕も目立たず患者の満足度は高かった。また，歩行時や走行時における愁訴はなく，整容的，機能的に良好な結果であった（図21・10）。

5．考　察

ここに紹介した症例で使用している骨延長装置は，おもに頭蓋顔面骨に用いられているものである。この装置は大部分が皮下に埋入され，延長用のシャフトのみが体外に出ているため装着後も邪魔にならず，創外固定タイプのようなピン刺入部の瘢痕形成がないなど整容的にも優れている。固定期間中はシャフトを切断し埋没することで通常の生活が可能となるという利点もある。いずれの術式でも，術中，術後を通して患趾の血行障害に十分注意する。

E 巨趾症

1．概　念

過成長による異常である。巨趾症は異種起源のものの総称であり，足趾に単独で発生するものや症候群の部分症状として見られるものなどがあるが，ここでは真の巨趾症（macrodactyly associated with nerve-orientated lipofibromatosis あるいは nerve territory orientated macrodactyly（NTOM））について述べる。

真の巨趾症は巨趾を呈するものの中で最も多く見られ，遺伝性はない。進行の経過から，

static type：生下時より罹患しているが成長率が他の趾と同じもの

progressive type：急激かつ進行性に過成長するもの

に分類される。神経組織内への脂肪の浸潤が目立つ。神経が過成長の原因と考える説もある。

2．手　技

手術の目的は，減量による足のサイズおよび形態の改善を行い普通に靴が履けるようにすることである。巨趾症の手術で用いられる手技としては以下のものがある。

　a．骨端線の切除（趾節骨，ときに中足骨）
　b．肥大した神経の除去あるいは神経の部分切除後に端々吻合

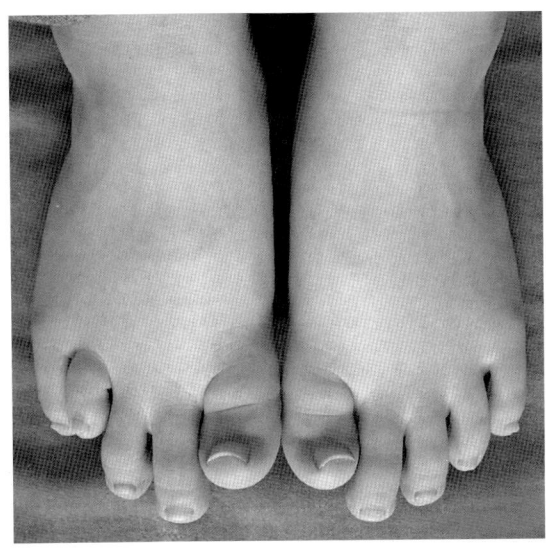

(a) 術前の所見。右第Ⅳ中足骨の短縮が見られる。

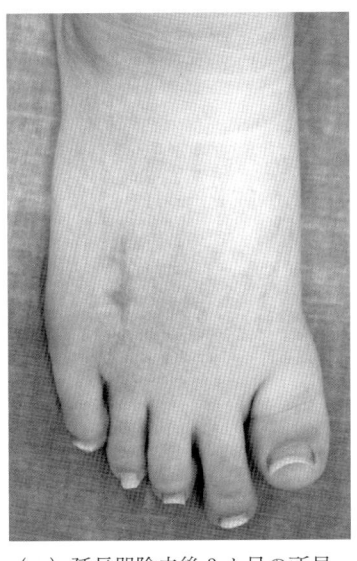

(c) 延長器除去後3カ月の所見。皮切部および第4趾間のシャフト導出部の瘢痕は目立たない。X線像では、良好な仮骨形成が見られる。

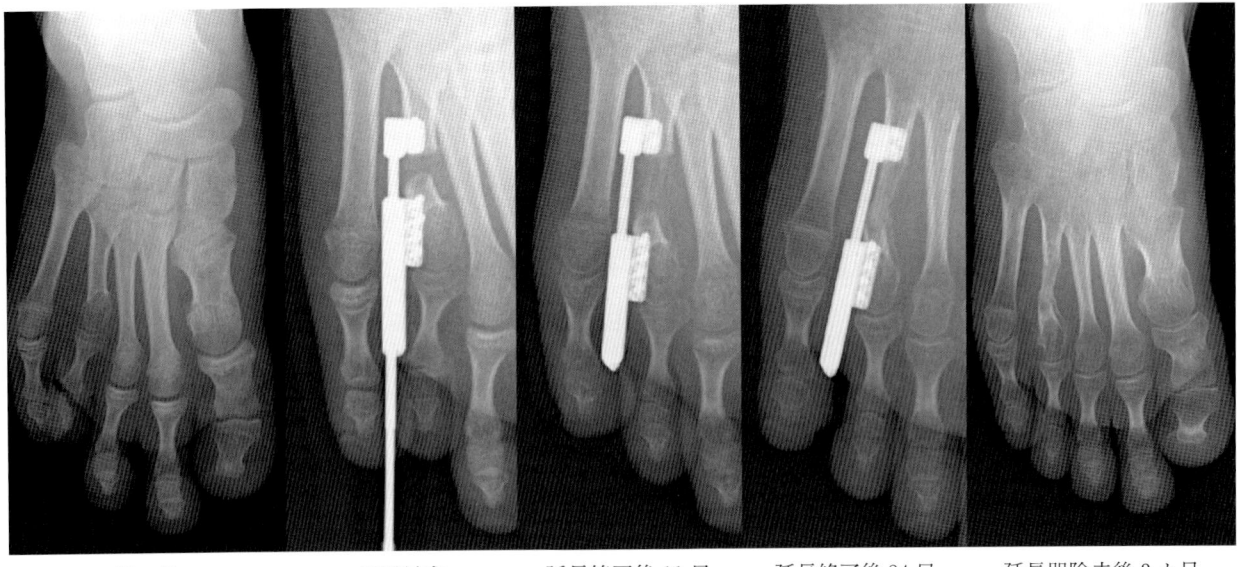

術　前　　骨延長中（術後16日）　　延長終了後11日（術後37日）　　延長終了後84日（術後110日）　　延長器除去後3カ月

(b) 単純X線像

図 21・10　第Ⅳ趾短縮症例（症例4）

　　c．段階的な debulking（肥大した皮膚軟部組織や骨軟骨組織の切除）
　　d．短縮手術（趾節骨切除，津下法[29]，Barsky法[30]）
　　e．足趾切断あるいは趾列切断

　症例の年齢や罹患部位，程度によってこれらを単独あるいは組み合わせての治療となる。幼小児期ではaやbにより過成長を阻止し変形を最小限とすることを目標とする。神経切除に関しては手術により過成長が止まることもあるとされるが，その効果についての一定の見解はなく，横径縮小目的で行われることが多い。年長児以降ではcやdによる横径の縮小および長軸方向の短縮が中心となる。必要に応じて楔状骨切除や指間形成術，植皮術などの修正術を加える。短縮，縮小が困難な重症例では趾列切断を考慮する。

3. 術後管理

術後，縫合部に肥厚性瘢痕の発生を見ることや[31]，皮下組織の肥厚，硬化を来たすなどの過剰な線維化を生じることがあり，圧迫などの後療法を徹底する。肥大神経切除例で患趾の知覚低下を呈する場合には，将来的に同部位に難治性潰瘍を生ずる可能性があることも念頭に置き，長期間の経過観察を要する。

4. 症 例

【症例5】 7カ月，女，右第II，第III趾の合趾を合併した巨趾症

初回手術は第2趾間の分離を行った。術後，著明な皮膚の硬化が見られた。初回手術の2年後，皮膚軟部組織のdebulking，肥大神経と趾骨の切除を行った。この際，爪の縮小および後方移動も行ったが，皮膚の著明な瘢痕化により十分な移動は得られなかった。その後，再度debulkingを行った。

現在，患趾のサイズは健側よりひと回り大きめで，第II趾の爪変形が見られるが，左右同じサイズの靴を履き，歩行や走行に支障はない。単純X線像では菲薄化した趾骨を認めるが，骨以外の部分はほとんどが硬化した皮膚および皮下組織である（図21・11）。

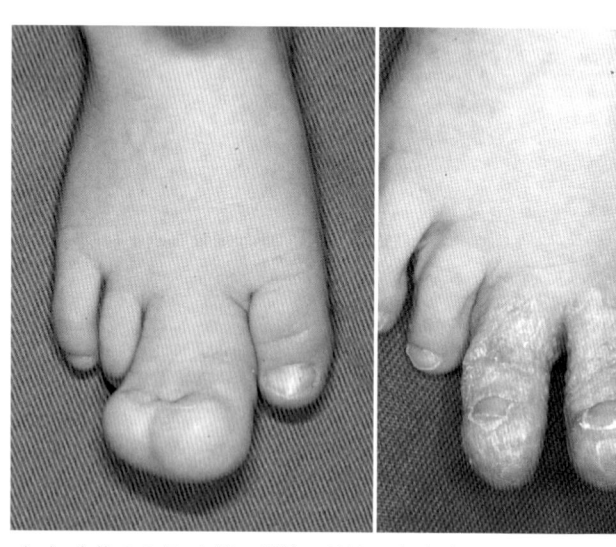

（a）生後7カ月，右足の術前の所見　　（b）初回手術後，著明な皮膚の硬化が見られた。

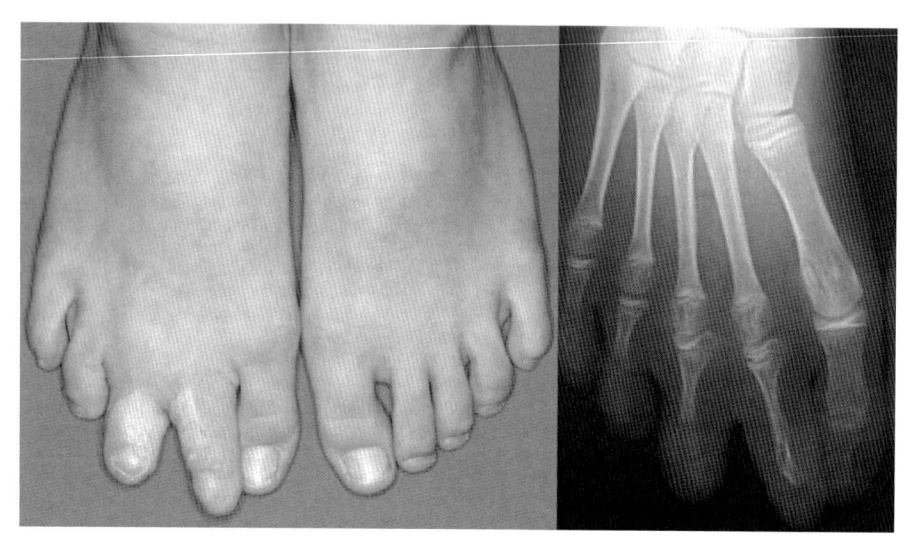

（c）最終手術後6年の所見。左右同じサイズの靴を履いており，歩行や走行に支障はない。

図 21・11　第II，第III趾の合趾を合併した巨趾症例（症例5）

5. 考 察

15症例17足の巨趾症術後の疼痛および靴に関する評価を行った報告[32]によると，母趾以外の足趾の巨趾に対して足趾切断を行った症例の多くで術後評価が低い結果となった。これは足幅の是正が得られていないためであり，整容的，機能的な観点から趾列切断が有用であると述べている。一方，母趾では骨端線切除や趾節骨切除による趾長短縮が行われたが，十分なdebulkingを行わなければ良好な結果は得られないとしている。このように母趾とそれ以外の足趾の治療を分けて考える方が合理的であると思われるが，わが国では指（趾）の数が問題となることも多く，治療法の選択は家族と十分に相談し慎重に行う。

また，新しい再建法として，爪を含めた患趾先端をthin osteo-onychocutaneous flap[33]として挙上し，骨の短縮と軟部組織のdebulkingを同時に行ったうえで，趾先端の再建を行う方法が報告されている[25]。提示した症例においてもthin osteo-onychocutaneous flapによる爪の再建を予定していたが，趾間分離の影響で皮膚の硬化が予想以上に強く十分な移動が得られなかった。巨趾症ではしばしば術後に患趾皮膚の著明な硬化が見られ，その後の再建が非常に困難になることがある。症例5のような合趾を伴う場合，初回にthin osteo-onychocutaneous flapによる爪の移動とdebulkingおよび合趾の分離を同時に行うべきかもしれない。

（吉田　純，石倉直敬）

文 献

1) 鴫原　康，今野宗昭：足先天異常の疫学的検討．日小整会誌9：93-96，2000
2) 平瀬雄一：足多指症の分類と治療．慈恵医大誌102：1773-1792，1987
3) 里見隆夫，中村純次，長野哲也ほか：足母指多指症の分類と治療．形成外科21：393-394，1978
4) Masada K, Tsuyuguchi Y, Kawabata H, et al：Treatment of preaxial polydactyly of the foot. Plast Reconstr Surg 79：251-258, 1987
5) 今野みどり，児島忠雄：多趾症．OS now No.26 足部疾患の治療―Part 2, pp 108-114, メジカルビュー社，東京，1997
6) 酒井直彦，大竹尚之，島倉康人ほか：7趾を有する中央列多趾症の1例．日形会誌21：310-313，2001
7) 石倉直敬，川上重彦：足の先天異常；合趾症．形成外科45：S 157-S 163, 2002
8) 大慈弥裕之：合趾症．Os now No.26 足部疾患の治療―Part 2, pp 104-107, メジカルビュー社，東京，1997
9) 中村　潔，南條文昭：合趾症手術の新しい試み．形成外科36：89-94，1993
10) Itoh Y, Arai K：A new operation for syndactyly and polysyndactyly of the foot without skin grafts. Br J Plast Reconstr Surg 48：306-311, 1995
11) Park S, Eguchi T, Tokioka K, et al：Reconstruction of incomplete syndactyly of the toes. Plast Reconstr Surg 98：534-537, 1996
12) 坂東行洋，梁井　皎，瀬野久和ほか：先天性および熱傷性軽度合指に対するthree-square-flap法による指間形成術．形成外科39：131-136，1996
13) 林　礼人，西田匡伸，小室裕造ほか：足趾多合趾症に対しわれわれの行っている手術法；皮下茎皮弁を用い植皮を必要としない指間形成術．日形会誌21：521-527, 2001
14) Kawabata H, Ariga K, Shibata T, et al：Open treatment of syndactyly of the foot. Scand J Plast Reconstr Surg Hand Surg 37：150-154, 2003
15) 黒木良和：羊膜破裂シークエンス．新先天奇形症候群アトラス，梶井正ほか編, pp 360-361, 南江堂，東京，1998
16) Keswani SG, Johnson MP, Adzick NS, et al：In utero limb salvage；Fetoscopic release of amniotic bands for threatened limb amputation. J Pediatr Surg 38：848-851, 2003
17) Tadmor OP, Kreisberg GA, Achiron R, et al：Limb amputation in amniotic band syndrome；Serial ultrasonographic and Doppler observations. Ultrasound Obstet Gynecol 10：312-315, 1997
18) Pedersen TK, Thomsen SG：Spontaneous resolution of amniotic bands. Ultrasound Obstet Gynecol 18：673-674, 2001
19) 平川正彦，大友昌子，前沢尚美ほか：足部の高度リンパ浮腫を生じた先天性絞扼輪症候群の早期手術例．日形会誌10：425-431，1990
20) Nogami H, Ito H, Arao K, et al：Congenital balloon digits in two neonates caused by constriction rings. Pediatr Surg Int 16：533-535, 2000
21) Tercan M, Esenkaya I, Demir CY：Severe constricting ring syndrome；Case report. J Reconstr Microsurg 16：363-365, 2000
22) Upton J, Tan C：Correction of constriction rings. J Hand Surg 16 A：947-953, 1991
23) 渡　捷一：絞扼輪症候群とその治療．形成外科32：1185-1194，1989
24) 楢崎和人，南郷明徳，仁木久照ほか：仮骨延長法による中足骨短縮症の治療．別冊整形外科25 足の外科最近の進歩, pp 47-52, 南江堂，東京，1994
25) 田中克己，平野明喜：足の先天異常；その他の先天異常（第IV趾短縮症，裂足，巨趾症など）．形成外科45：S 165-S 171, 2002

26) 福岡真二, 岩本幸英：第四趾短縮症 神中法（関節内骨片挿入法）. Os now No.26 足部疾患の治療—Part 2, pp 132-135, メジカルビュー社, 東京, 1997
27) Urano Y, Kobayashi A：Bone-lengthening for shortness of the fourth toe. J Bone Joint Surg 60 A：91-93, 1978
28) 楢崎和人, 南郷明徳, 仁木久照ほか：第四趾短縮症仮骨延長法による治療. Os now No.26 足部疾患の治療—Part 2, pp 136-141, メジカルビュー社, 東京, 1997
29) Tsuge K, Ikuta Y：Treatment of macrodactyly. Plast Reconstr Surg 39：590-599, 1967
30) Barsky AJ：Macrodactyly. J Bone Joint Surg 49 A：1255-1266, 1967
31) 田中啓之, 川端秀彦, 柴田徹ほか：合趾を伴った巨趾症に発生した術後過剰瘢痕の2症例. 日児整外会誌 8：102, 1999
32) Chang CH, Kumar SJ, Riddle EC, et al：Macrodactyly of the foot. J Bone Joint Surg Am 84：1189-1194, 2002
33) Koshima I, Moriguchi T, Soeda S, et al：Free thin osteo-onychocutaneous flaps from the big toe for reconstruction of the distal phalanx of the fingers. Br J Plast Reconstr Surg 45：1-5, 1992

III 下肢の再建

22 陥入爪・巻き爪の再建

SUMMARY

手術療法と保存的治療の最近の報告をまとめてみた。

陥入爪に対しては，爪甲の発生や局所解剖に関する新しい知見を元に，近年より確実で負担の少ない手術法へと発展しつつある。また，保存的療法もさまざまな素材を使った試行錯誤がなされており興味深い。

巻き爪に関する治療法については，著者の考案した2つの指数（爪幅指数，爪高指数）の組み合わせによる形態評価法，ならびに手術方法を述べた。

はじめに

陥入爪は日常の診療の中で取り扱う機会の多い疾患である。患者は歩行にも差し支えるほどの強い疼痛や炎症性肉芽腫を訴えて受診するが，一般外科医の間では炎症性肉芽腫の切除・焼灼がいまだに行われている。爪甲の発生や局所解剖に関する新しい知見を元にした，より確実で負担の少ない治療法の普及が望まれる。

一方，巻き爪に関する治療法は比較的少ない。ここでは著者の考案した手術方法と形態評価法を中心に述べる。形態異常を数値化することで初めて手術結果を具体的に評価できるようになった。

A 概 念

陥入爪（ingrown nail）とは，爪甲側縁が側爪郭に食い込む状態を指す。続発する疼痛や炎症性肉芽腫を鬼塚[1]は陥入爪症候群と呼んだ。一方，古くから"ingrown nail"という用語は不適当であると指摘されてきた。Fowler[2]は爪甲自体，正常の形態を呈している症例が大半であることから"embedded nail"と呼んだ。

一方，巻き爪は incurvated nail, inverted nail, involuted nail[3], endonychia constrictiva[4], unguis constringens, transverse overcurvature, convoluted nail[5]など「弯曲」を意味する表現や，工具の"やっとこ"（pincer nail），楽器のトランペット（trumpet nail），ギリシャ文字の「Ω」（omega nail）など形状が類似するほかの名詞をあてた表現もある。邦語では爪甲過度内方弯曲症，挟み爪[6]，弯曲爪などが用いられて来たが，現在，日本形成外科学会用語集には「巻き爪」として収載されている。

このように多くの呼称が存在することは，すなわち疾患としての定義づけが曖昧なためである。事実，「陥入爪」と「巻き爪」という似通った用語はかなり紛らわしい。多くの一般臨床医の間では陥入爪も巻き爪もすべて「巻き爪」として認知されているようである。また皮膚科の教科書の中には「陥入爪」の記載に巻き爪と考えてよい症例写真が掲載されているものもある。この混同の原因は両者の鑑別が主として形態による判断でなされているためであろう。爪の形態は個人差も多く，明確な線を引きがたいのも少なくない。両者を区別する厳密な定義はいまだ存在せず，DuVries[3]は陥入爪と言われる症例の25％に巻き爪が含まれると指摘し，Parrinelloら[7]は陥入爪の重症型を巻き爪としているが，治療法の違いもあり陥入爪と巻き爪は別疾患と考える報告者が多い[1,8,9]。

B 爪甲の解剖と機能

爪甲は爪母表皮胚芽層の細胞膜や核の遺残を有す

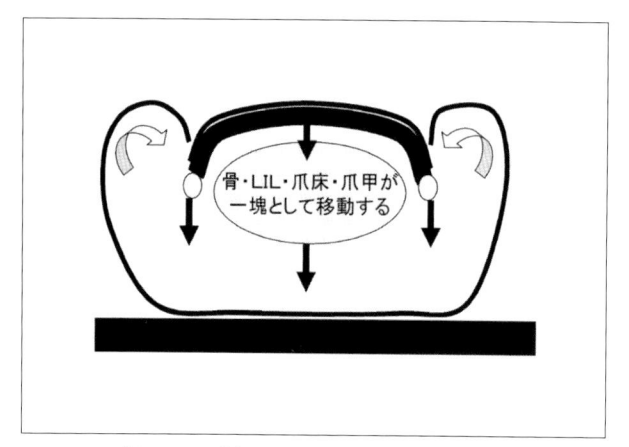

図 22·1 踏み込みの力と爪甲への関係

爪床は LIL (Lateral Interosseous Ligament：外側骨間靱帯) に強固に付着し，爪床の保持機能として働いている[15]。

足趾を強く踏み込むと，末節骨・LIL・爪床・爪甲が一塊となって足底方向に押し付けられる。逆に側爪郭は上方に浮き上がり，爪甲側縁に強く接する。

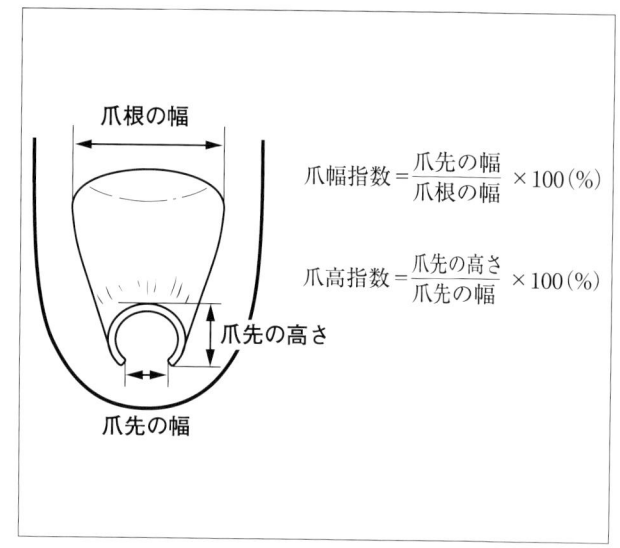

図 22·2 われわれの変形爪計測法
（小坂正明ほか：巻き爪に対する新しい術式と評価法．日形会誌 19：676-681，1999 より引用改変）

る不全角化物である[10]。爪甲は爪母で形成され，爪床上を遠位に向かって成長する。爪甲はほぼ長方形をなし，その 4 辺は後爪郭，側爪郭，爪下皮の 4 カ所の角質と連続している。

爪甲の詳細な産生メカニズムには主として 2 つの学説があり，いまだに一元化はしていない[10]。

Lewis らの「3 層 3 元説」

爪甲は染色上の差異から 3 層に分けられ，それぞれ別々の母地を持つとした[11]。

Zaias らの「1 層 1 元説」

Zaias は，autoradiography を用いて実験した結果，爪甲の形成には爪母のみが関係し後爪郭上皮・爪床は関係ないとし，Lewis らの 3 層 3 元説に反論した[12]。

これら異なる学説は，異なる染色・標識方法を用いたことによると思われるが，現在はさまざまな臨床知見と相まって Zaias の「1 層 1 元説」が受け入れられている[10]。

爪甲の機能

ヒトは歩行する際，足趾（主として母趾）で地面を蹴って前方に移動するため，片方の足には体重の 2〜3 倍の力が加わるという[13]。爪甲は末節骨より末梢まで存在し，足趾に加わる衝撃を吸収する緩衝材の役割を果たしている。末節骨より末梢の爪甲の下に存在する脂肪組織や末節骨の変移を防いでいる。

ひとたび抜爪や深爪などにより爪甲が著しく短くなると，踏み込みの際，側爪郭や爪下皮が爪甲縁よりも押し上げられ陥入爪が発症すると考えられている[1)14]（図 22·1）。

爪甲の形はさまざまであるが，Parrinello ら[7]は 23 例の cadaver を用いた研究で，末節骨基部の表面形状と爪甲近位部の形状に高い相関関係があると述べた。また爪甲末端でも骨表面との関連性は重要である。陥入爪ではいわゆる"深爪"が原因であることが多いので，末節骨表面が支えとなって爪甲の過度の内巻きを見ることは少ない。末節骨が爪甲の弯曲を防いでいる。一方，巻き爪では切りにくいために爪を切らない症例が多く，爪甲遊離縁が末節骨先端を超えて生長すると力学的"支え"を失い弯曲が増悪し，筒状にまで狭まる[6]。

C 評価法

碓井[16]は弯曲の程度を軽度・中等度・高度の 3 つに分け，また児島ら[17]は正常型・弯曲型・屈曲型に分類した。しかし弯曲の程度は実にさまざまであり，ピタリとあてはまる分類はしがたい。そこで著者は弯曲度を数値化して術前後の比較が可能な評価法を考案した[18)19]。

爪根と爪先の幅径・高径・爪の長さを計測し，これらの数値を元に 2 種類の指数を算出する（図 22·2）。

これらの指数を元に爪の変形度（弯曲度）を客観的に評価している。

爪幅指数

$$\frac{\text{爪先の幅}}{\text{爪根の幅}} \times 100 \, (\%)$$

指数は 100％に近いほど幅広で，0％に近いほど先細りであることを意味する。

爪高指数

$$\frac{\text{爪先の高さ}}{\text{爪先の幅}} \times 100 \, (\%)$$

0％に近いほど平坦で，高値ほど爪の背面への突出が強いことを示す。

D 治療の実際

陥入爪

1. 原　因

Frost[20]は陥入爪の原因を(1)外圧，(2)内圧，(3)全身的要因，(4)その他の4つに分類し，合計48項目の疾病・状態を挙げた。爪甲側縁先端が母趾先端より遠位にあれば爪甲側縁先端は陥入しない[2]ことから，諸家の見解を総合すると，「深爪などの不適当な爪切り」が主因と考えられている。しかし深爪から陥入爪を発症するにはいくつかの誘因が必要である（図22・3）。

誘因1：ハイヒールなどの窮屈な靴が普及してから本邦でも急速に陥入爪患者の増加を見た[1]ことから，爪を横方向に締める力が重要な誘因とされている。

誘因2：柔道選手，力士などに発生率が高い[9]とされ，自験例でも肥満が急速に進行した若者に多く見られたことから，母趾先端に圧迫や過大な力が加わることが重要な誘因と考えてよい。ボールを蹴る，つまずく，なども誘因となる[13]。

誘因3：増悪因子として，碓井[21]は不潔な衛生状態を強調している。

これらの原因・誘因によって陥入爪症候群[1]とも呼ばれる悪循環[1)22)]が生まれる（図22・3）。Clarkeら[23]は軍人（船員1,000人，歩兵1,000人）を調査し，歩兵は船員の約4倍の陥入爪発生率であったと指摘した。硬い靴を履き，重量物を背負って行軍する歩兵は陥入爪の誘因をより多くもっていたためであろう。

2. 病　期

さまざまな原因により持続的な圧迫が加わると，やがて局所炎症（疼痛・発赤・腫脹・熱感）を生じ，感染性肉芽腫が形成される。Heifetz[24]は3つの病期に分類した。

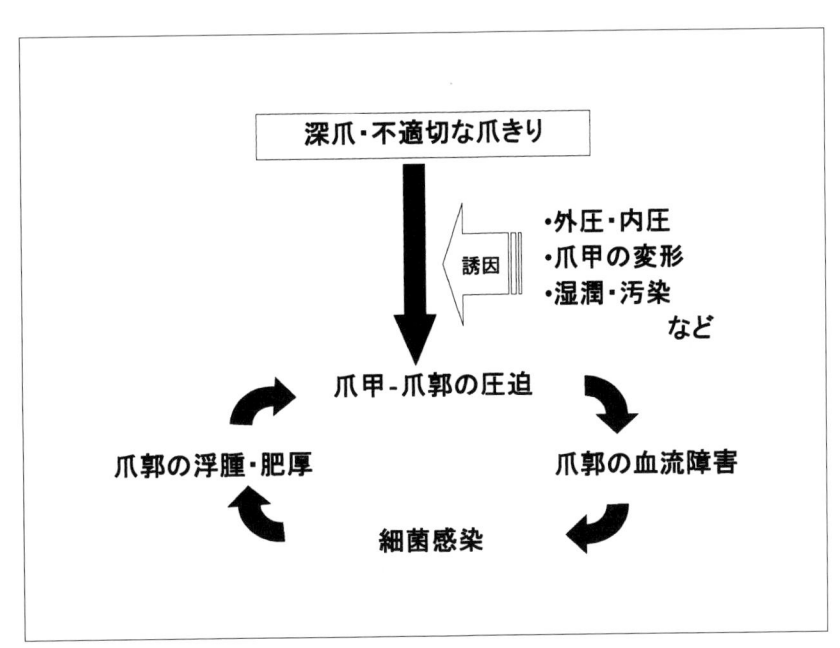

図 22・3 陥入爪の原因と誘因
陥入爪症状の悪循環を示す。

第1期：爪郭の発赤と軽度の腫脹。疼痛を訴える
第2期：急性炎症期。感染と排膿。爪郭は発赤し，腫脹が著しい
第3期：慢性炎症期。爪郭の過形成と炎症性肉芽腫が見られる

第1期は保存的治療が，第2・第3期は手術治療が必要と考えられている[25)26)]。

3．保存的治療

陥入爪の治療の目的は，爪甲側縁の陥入による疼痛・炎症を治療することにある。患者の多くは外来初診時に排膿を伴う炎症性肉芽腫を伴っているため，原則として保存的治療から治療を開始する。

Foot care

軽症例では保存的な foot care で軽快することが知られている。窮屈な履物を避け，入浴・シャワーを勧めて清潔に保つよう指導する[1)21)27)]。また自己判断での不適切な爪切りを厳禁とし，爪甲の角の部分を残すように切り方を指導する[14)]。

対症療法

従来，肉芽腫の切除，硝酸銀や電気メスによる焼灼などが行われてきたが，これだけでは軽快しにくい。爪甲と爪郭の接触を解除することが炎症の軽快につながる。食い込んだ爪甲縁直下に綿花，ガーゼ，シリコン管（翼状針のビニールキャップも使い勝手がよい）などを挿入し，爪甲縁を浮かせて疼痛の緩和，炎症の軽快をはかる。爪甲縁先端が前方限界溝を超えるまで成長すれば自覚症状はほぼ消失する[9)]。このように対症療法は爪の成長を利用するもので，手術とは根本的な差異があり，患者に foot care の重要性を認識させる意味で重要な役割を担っている[22)]。

最近，形状記憶合金やアクリル樹脂[6)]を用いて陥入した爪甲縁を平坦化させる試みも報告されているが，忍耐と労力を要する。しかも適切な保険請求項目がないことも課題である。

4．手術療法

1）手術時期

Mogensen[25)]は慢性炎症期（Heifetz[24)]の第3期）でも手術禁忌ではないと述べているが，一般的に化膿の時期には，術後腫脹の拡大，創感染などの恐れがあるため根治術を行わない方がよい[9)]。まず綿花法などの保存的療法を行う[1)]か，強く陥入した部分のみ抜爪し[26)]，側爪郭の浮腫・硬化が鎮静化してから手術を行うようにする。

なお，抜爪の是非については論じるまでもないが，今なお他医で抜爪を受けた患者を見ることがある。Murray ら[28)]は陥入爪患者で1回抜爪した場合の再発率は64％，2回受けた場合では86％，3回受けた場合でも80％の再発率を報告した。安易な抜爪を繰り返すべきではない。

2）代表的手術

(1)爪母・爪床・爪甲・爪郭を切除する方法[24)28)29)]
(2)爪母・爪甲を切除する方法[29)~32)]
(3)爪床爪郭弁法[33)34)]

など3タイプの術式に大別できる。術式の選択は，術後の疼痛・安静期間・治癒までの日数・術後合併症・再発率などのほか，術式が単純で術者間の差が生じにくい，などを考慮して行う。

以下に著者が行っている陥入爪手術について述べる。

3）手　術

手術日には術後を考えて先端の開いたサンダルやスリッパを持参させる。

①手術前に10分ほど温水で足浴を行う。その際，ピンセットに綿花の小片を摘み，爪甲側縁や爪下皮を擦って汚れを落とす。温浴によって爪甲が軟らかくなり切離しやすくなる。

②足趾から足部中央付近までを消毒した後，1％リドカイン溶液約5 ml を用い，趾神経ブロックを行う（図22・4）。

③駆血用に趾基部にネラトンカテーテルを巻き，術者の左手で足趾全体を強く把持し，駆血してからカテーテルを締め込む。ちょうど四肢手術でエスマルヒ駆血帯を巻いてからターニケットを加圧する要領である。

④デザインを示す（図22・5-a）。基本的には labiomatricectomy であるが，Mogensen の直線デザイン[25)]では爪母外側（爪母潜在縁深部）を取り残す可能性が高い[29)]ため，後爪郭と側爪郭の境界部を斜切開[2)9)15)30)31)33)34)]する。

注意：最初に皮膚を切開すると切開創から出血が見られる。この時，趾全体を術者の手指で握りこむと残存する血液が流出してくる。流出しなくなるまで脱血すると完全な無血野が得られ

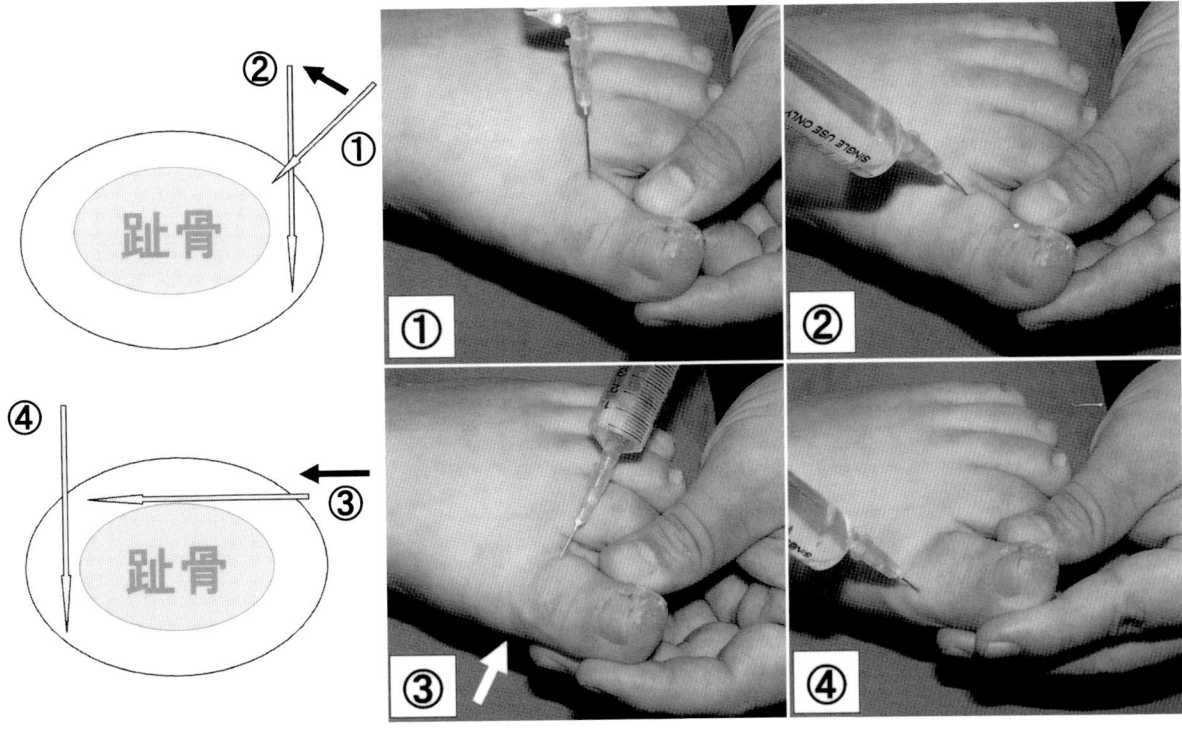

図 22・4 足趾ブロックの実際

①の刺入点より，まず背側神経を麻酔する。針を抜かず，②そのまま趾骨の外側を通って針先を足底方向に進め，掌側神経を麻酔する。この針をゆっくりと引き，皮膚から出る直前に針先の方向を対側に向け，③を麻酔する。ここでいったん針を抜き，すでに麻酔された③の皮膚から④に向かって進め，掌側神経を麻酔する。皮膚を"刺す"痛みは最初の①だけですむ。

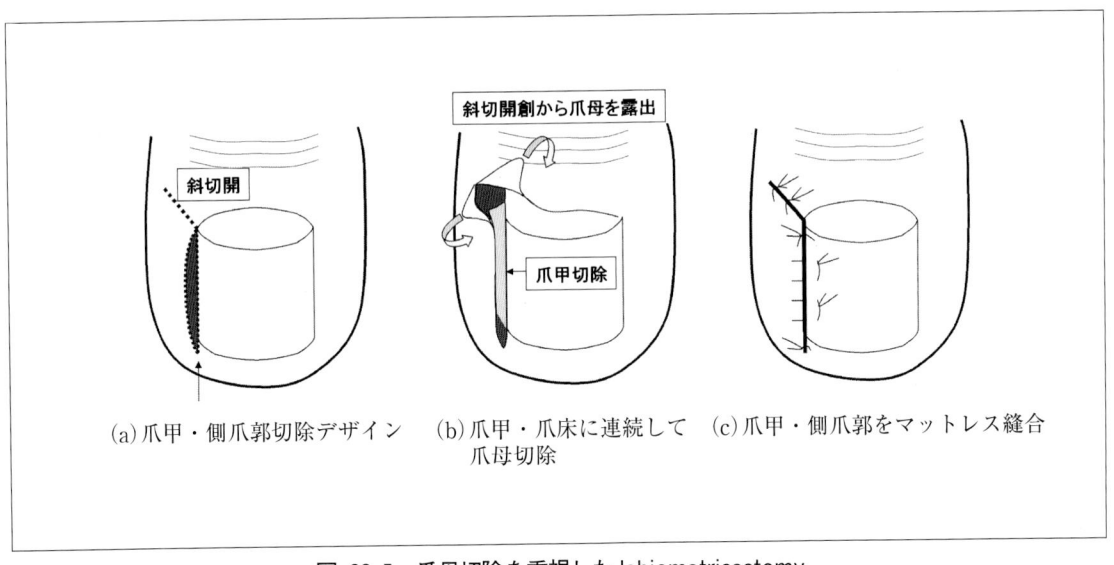

(a) 爪甲・側爪郭切除デザイン　(b) 爪甲・爪床に連続して爪母切除　(c) 爪甲・側爪郭をマットレス縫合

図 22・5 爪母切除を重視した labiomatricectomy

爪母潜在縁付近の見やすさは格段に向上する。

⑤末梢方向より外側骨間靱帯（Lateral Interosseous Ligament，以下 LIL と略す）[15]直上で爪郭・爪床・爪甲を楔状に切開し，これを中枢に向かって進め，爪母を含めて一塊に切除する（図 22・5-b）。

⑥爪甲と側爪郭を 4/0 ナイロン糸でマットレス縫合し手術を終了する（図 22・5-c）。

⑦ガーゼドレッシング，弾性包帯をややきつめに巻く。患肢の下に枕を敷いて挙上し，足趾を助手の手でしっかり握ってから止血帯を緩め，そのまま 10 分間圧迫したのちに退室させる。

⑧会計待ちや帰宅中の交通機関内でも足を組んで挙げる，など患趾挙上を指導しておく。

5．術後管理

包帯交換：手術翌日に包帯交換し，過圧迫による血流障害の有無や止血状態を確認する。以後，適宜通院させ，術後7日に皮膚縫合部を，10日目に爪甲のマットレス縫合部を抜糸する。

安静度：原則として歩行に制限はないが，術後3週までは全力疾走など激しい運動，重量物の運搬などを禁止する。

入浴：手術翌日より患趾以外のシャワー浴程度は許可する。抜糸が完了すれば日常の清潔習慣に復する。

6．考　察

陥入爪治療は歴史的に非常に古くから行われている。すべての文献を渉猟できないが，1947年のClarkeら[23]の論文に概要が述べられている。

陥入爪の手術は，11世紀にAlbucasimが，16世紀にAmbroïse Paréが側爪郭の肉芽腫を焼灼したことに始まる。17世紀には爪甲自身が着目され，Fabriciusは陥入した爪甲側縁を切除した。その後，1899年Footeは炎症性肉芽腫とともに爪甲・爪床・爪母を0.5cmの幅で楔状に切除した。1929年Winogradは爪上皮にも切開を加え，外側0.3～0.6 cm爪甲を切除した後に爪床・爪母を掻爬した。この方法はWinograd法としてその時代に広く行われたが，Clarkeら[23]は31％の症例に，Murrayら[28]は29.7％の症例に陥入爪再発を報告した。その後，爪郭爪母楔状切除法としてDuVries法[3]，Mogensen[25]のlabiomatricectomy法，鬼塚法[1]が報告されている。

一方，現在の児島法などに代表される選択的爪母切除法[9)15)26)31)]の原型は1958年のFowler[2]の報告に始まる。Fowlerは従来の古典的楔状切除の欠点として，デザイン上，後爪郭の操作がしにくく爪母の切除が不十分になりやすいことを指摘し，爪の外側1/4の爪母を切除した。Fowlerはまた骨膜の切除までは不必要であると述べ，児島ら[15]も賛同している。

このように手術対象が，肉芽腫→陥入爪甲→爪甲・爪床・爪母・爪郭→爪母のみへと変遷した。

一方，保存的治療は1763年にHeisterが爪甲側縁直下に綿花を挿入して爪甲を浮かせたとの記録がある[23]。日本では江戸時代中期にあたる極めて古典的な方法である。しかし，患者自身が施行可能[14]である点で現代でも通用する[9]。

手術適応について

Heifetz[24]は第1期のみが保存的治療の適応であり，第2期以降は手術適応であると述べている。Lloyd-Davisら[14]は第2期であっても保存的治療によって完全に治癒したと述べている。碓井[16]は，手術適応は肉芽形成の有無ではなく，爪甲辺縁が水平に近い弯曲であれば保存的治療ですむが，垂直に近く変形した症例では保存的治療は一時しのぎに過ぎないとし，このタイプを手術適応と考えている。

より確実な治療を目指して

今では一般的術式として認識されている爪母爪郭切除術labiomatricectomyは一概に根治性が高い術式であるとは言えない。Mogensen[25]もlabiomatricectomyを行った患者の9％に再発を認めたと報告したように，要は確実な爪母処理がなされているか否かである。

後藤ら[35]は，陥入爪の症例は形成外科のほか，さまざまな科を受診するため必ずしも適切な治療が行われていない，と指摘した。後藤ら[35]の報告によると前医にて不適切な治療を受けた不結果例117例を分析した結果，陥入爪再発・爪棘形成が87.2％，粉瘤2.6％，高度の爪変形10.3％と，程度の差はあれ爪母の取り扱いの不備による不結果ととれる。

爪母を確実に切除できるか否かが爪棘などの合併症を予防する鍵であり，さまざまなコツが報告されている。岡本ら[29]は，爪母潜在縁の外側部分を除去する際，弯曲剪刃の先を外側に向けて爪母を切除することを強調し，また初心者が行う場合は切除範囲の抜爪後，創内をピオクタニンなどの色素で着色すると取り残しが防げるとした。大隈ら[32]は細部鉗子でつかんだ爪母を骨膜上で完全に剥離し，爪母が抵抗なく2～3mm引き出されたところで最深部を切離すると述べている。取り残しの主因は爪母と脂肪組織の境界が不明確なためであり，無血術野の徹底，ルーペによる術野の観察が不可欠である。

巻き爪

巻き爪に関する手術は陥入爪に比較して歴史が浅く，報告も少ない。児島ら[36]によると incurvated nail（巻き爪）の最初の記述は Frost[20] によるとされる。

巻き爪の原因は，爪下血腫などの外傷，爪白癬などの爪疾患，趾骨変形を来たす疾患（爪下外骨腫，骨関節炎），側弯症，家系内発生などが報告されており[36)37]，宇田川[38]は広義の瘢痕拘縮によるものと考えている。しかし陥入爪ほどは体系付けられておらず，不明な点も多い[5]。

1. 保存的治療

巻き爪の多くは陥入爪のような炎症性肉芽腫を伴わないが，歩行時や寝具が当たる[8]ことで疼痛を訴える。外観上，改善し疼痛がなくなれば治療のゴール[1]である。

疼痛のない軽症例は保存的治療を試みてよい。術後の疼痛や安静期間を望まない場合に対症療法として爪側縁を部分切除してフェノール法を行うことがあるが，変形自体は残存し爪甲が極めて細くなってしまう難点がある[27]。

一方，超弾性ワイヤー，アクリル樹脂などを用いて爪甲を矯正する方法も試みられている[6)13)26]が，継続性，作成に費やす時間・労力，治療費の請求方法，根治性など未解決の課題は多いが，患者の負担が少ないことから今後の発展に期待したい（**表1**）。

また薬物治療では尿素軟膏[5)26)37]（ウレパール®，大塚製薬など）を用いて爪甲を柔らかくして爪甲を剝削する工夫もされている。

2. 手術療法

1）術前検査

通常の術前検査のほか，足趾側面X線写真を撮影し，末節骨背面の骨棘の有無を把握しておく[18)19]。

2）手術手技（図22・6，図22・7）

消毒・麻酔・駆血操作は陥入爪の項目と同一である。以下のステップで手術を行う。

① 抜爪：爪床を傷つけないようにていねいにエレバトリウムで爪甲下を剝離する。次に爪上皮と爪甲溝をていねいに剝離し，前方から爪甲を挙上する。最後に爪根を剝離して抜爪が完了する。抜爪後，綿棒等で爪洞内を色素で着色しておく（**図22・6-a，b**）。

② 切開：爪縁から5〜6mm離して魚口（fish-mouth）状の切開線をデザインし，足趾先には背面凸の三角弁（一辺5〜6mm）を設ける（**図22・6-c**）。皮切の際，三角弁部分はまっすぐ垂直にメスを入れ，末節骨先端まで達する。側面は盲目的に LIL を損傷しないよう，皮下脂肪レベルでいったん止める。

③ 爪床皮弁挙上：皮弁を趾先から挙上する。末節骨の骨膜下をメスでていねいに剝離すれば LIL が確認できるので靱帯上を切離挙上する。なお皮弁の裏から色素が透見できるので爪洞損傷が回避できる。

注意：挙上の際，末節骨背面の骨突出に特に注意を要する。骨棘付近には明らかな骨膜がないためメス先を使って微細に切離しないと，爪床

表1 巻き爪に対する保存的治療と手術療法の比較

	保存的治療[6)13]	手術療法[17)18]
費用	アクリル樹脂の実費，その他加工機械などの備品の設置が必要	手術費，内服薬品代，創傷被覆材など処置料（両側の場合は入院費）が必要
治療期間・follow-up の頻度	3〜4カ月に1度，矯正を行う。最短6カ月，最長30カ月を要した	爪甲の成長が終了するまで約6カ月間，月に1度の経過観察を行う。
再発	矯正器具を除去後，再発例の報告がある	完全に元通りに再発した症例はない
入院の要否	不要	片側であれば通院で可　両側では入院が望ましい
保険適応	適応なし	現在巻き爪手術の項目はない。便宜上，陥入爪手術（K091-2：爪床爪母の形成を伴う複雑なもの）で算定している。

アクリル樹脂を用いた巻き爪の保存的治療と手術療法を比較した。保存的治療は患者の負担が少なく，通院で治療できる利点を有するが，根気と労力を要する。

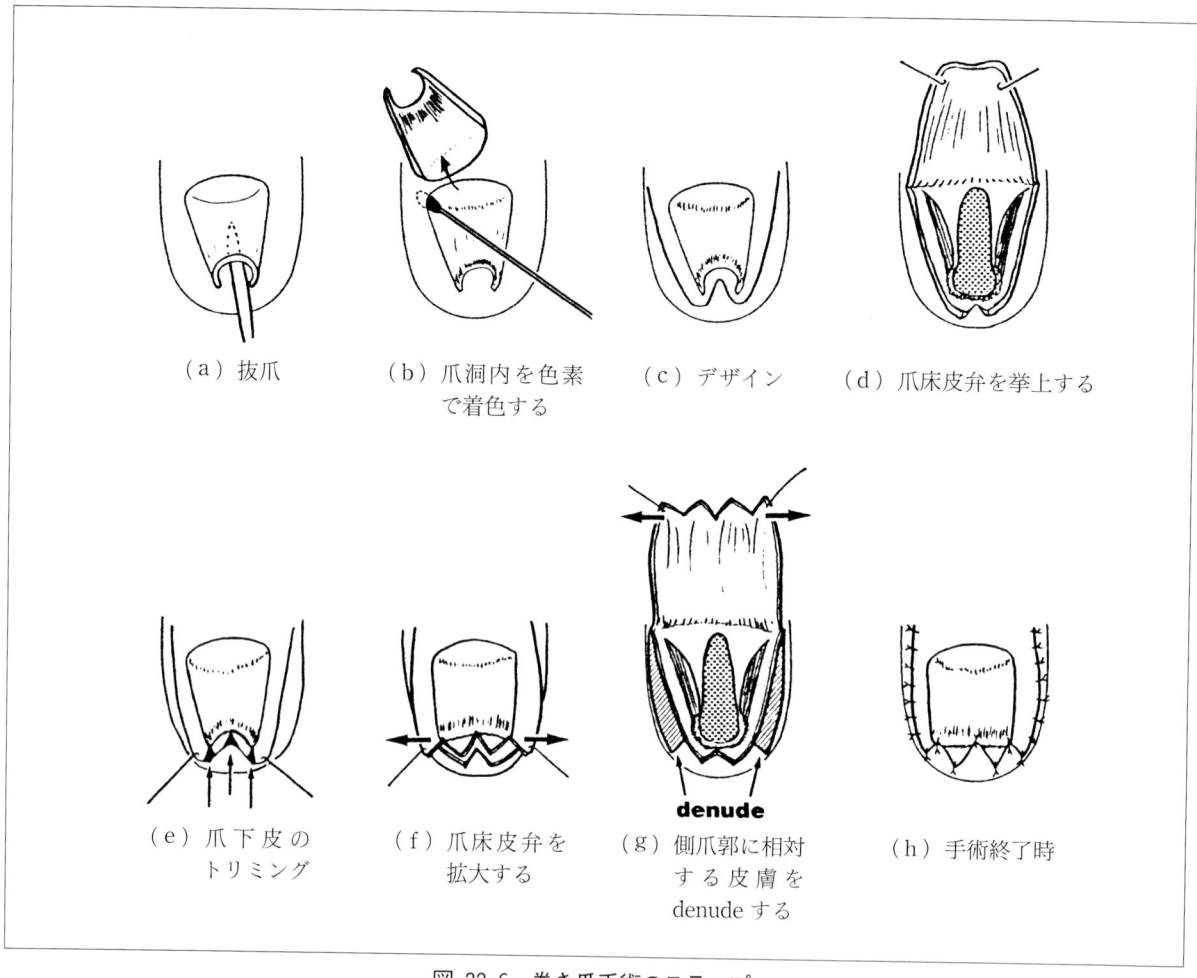

図 22・6　巻き爪手術のステップ
(小坂正明ほか：巻き爪に対する新しい術式と評価法．日形会誌 19：676-681, 1999 より引用改変)

(a) 抜爪
(b) 爪洞内を色素で着色する
(c) デザイン
(d) 爪床皮弁を挙上する
(e) 爪下皮のトリミング
(f) 爪床皮弁を拡大する
(g) 側爪郭に相対する皮膚をdenudeする
(h) 手術終了時

皮弁に穴が開くことがある。いったん骨棘を超えれば骨膜下に入るので，中枢に向かってエレバトリウムでスムーズに剝離できる。末節骨基部（爪母のレベル）まで骨膜下に剝離する（図22・6-d）。

④骨削除：末節骨先端から基部まで，背面の骨突出を骨ヤスリで水平に削る（図22・6-d：点画）。骨棘は巻き爪手術例のほぼ全例に認めた現象である。たとえ術前X線で骨棘を認めなくても，実際に爪床皮弁を挙上すると顆粒状表面を有する骨棘を認める。

⑤爪床皮弁の拡大：爪床皮弁先端の硬く縮んだ爪下皮の3カ所（中央とコーナーの部分）にトリミングを行う。爪床が横方向に楽に広がるまで切離する。爪床自体はやわらかいのでかたく縮んだ部分を切除すれば容易に広がる（図22・6-e, f）。

相対する皮膚縁に同様のトリミングを行い，側爪郭に相対する領域をdenudeし（図22・6-g：斜線部），側爪郭皮弁の土台とする。この土台により側爪郭の再陥没を予防する。最後に皮弁を被せ縫合する。ジグザグ部は頂点だけの縫合でよい（図22・6-h）。

⑥ドレッシング：爪床表面に創傷被覆材を置き，血腫防止用に軽い圧迫包帯を行う。包帯後，駆血を解除し，手術を終了する。なお術中に採取した爪甲は細菌検査に提出し，爪白癬の有無を再検査する。

3．術後管理

術後経過と留意点

抜糸までのケア：術後は患肢挙上とし，弾力包帯を用いて圧迫を続ける。術後数日で疼痛がなくなるため，両足施行例でも歩行を許可する。包帯交換は隔日に行い，創感染や皮弁血流障害の有無などをチェックする。自験例でも三角弁先端の部分壊死や

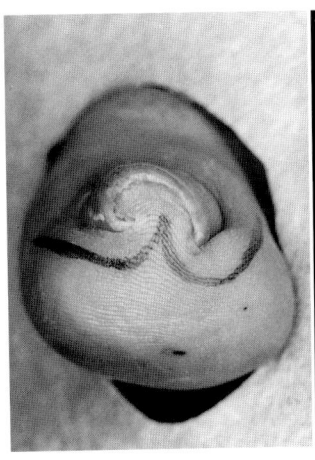

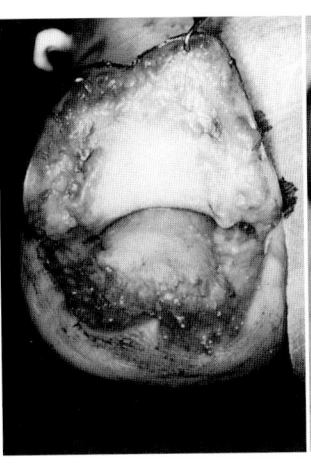

(a) デザイン　　　(b) 爪床皮弁の挙上。図　　(c) 側爪郭に相当する領域を　　(d) 術直後
　　　　　　　　　　22・6-d に相当する。　　　　denude すると皮弁の陥
　　　　　　　　　　　　　　　　　　　　　　　　没を是正する土台となる。
　　　　　　　　　　　　　　　　　　　　　　　　図 22・6-g に相当する。

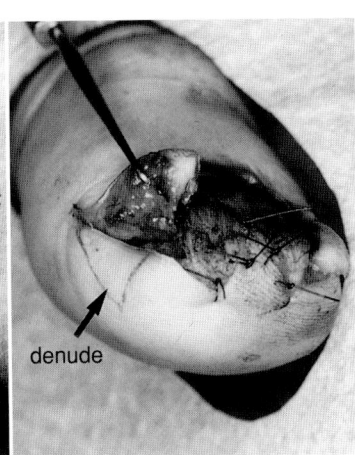

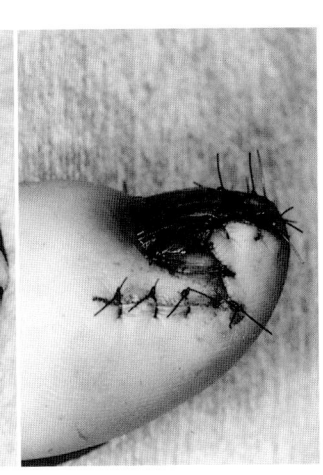

図 22・7　巻き爪手術の実際
(小坂正明ほか：巻き爪に対する新しい術式と評価法．日形会誌 19：676-681, 1999 より引用改変)

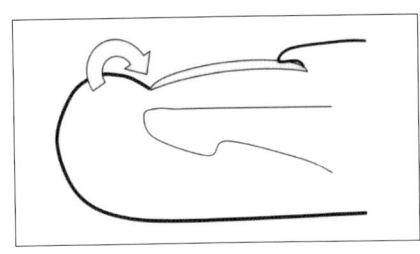

(a) 巻き爪手術後, 新生爪甲がほ　　(b) 足浴で爪甲をやわらかくした　　(c) 綿花挿入直後の状態
　　ぼ爪床遠位端まで成長すると,　　　のち, 先の細い鑷子(アドソン
　　爪甲先端が前部爪郭にくい込む　　　鑷子や異物鑷子など)を爪甲先
　　傾向がある (特に踏み込みの　　　　端直下に挿入し, 爪下皮との間
　　際)。この時期のケアが巻き爪　　　に隙間を作る。綿花小片を水に
　　手術後で最も重要である。爪甲　　　濡らして紙縒り(コヨリ)のよ
　　先端部はまだ薄くやわらかい　　　　うに細工し横方向より挿入す
　　ので, この時期に, くい込みを　　　る。
　　矯正し, 正常な成長を誘導しな
　　ければならない。

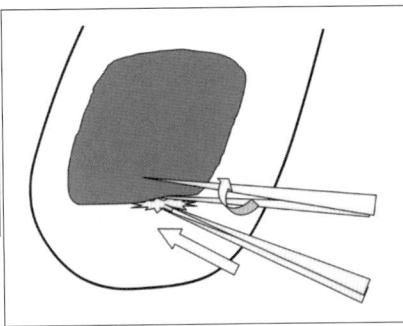

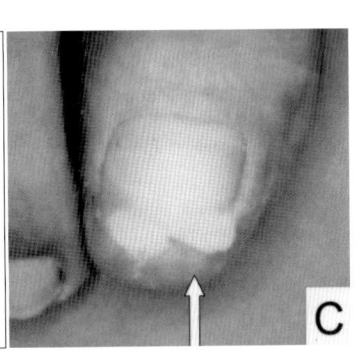

図 22・8　爪甲限界線付近での陥入の矯正法

局所感染例も経験したが, 全例, 問題なく治癒し, ジグザグ切開痕はまったく目立たない。爪床が上皮化すれば創傷被覆材を除去して入浴を許可する。抜糸は 7 日で半抜糸, 10〜14 日で全抜糸する。

経過観察：抜糸後の経過観察は 1 カ月ごとに行い, 爪甲の成長を計測, 爪郭への陥入の有無などをチェックする。抜爪後, 爪が乾燥するとなかなか成長が遅い印象がある。著者は, ケラチナミン軟膏®(興和社)を 1 日 1〜2 回爪甲に塗布し乾燥を防ぐようにしている。こうすると爪の成長が停滞しにくい。

術後数カ月経過し, 爪甲の成長が最終段階に入ると, まれに爪甲の先端がくい込む症例が見られる。対策として, 爪甲先端が爪下皮を超えるまで綿花法を行うとよい(図 22・8)。この間は 2 週間ごとに通院させ, くい込みが矯正されていることを確認する。

4. 症　例

代表症例を提示する。

【症例】　33 歳, 女, 両側巻き爪

爪甲は背側に浮き上がり, 内側爪甲側縁は強く巻き込んでいる。歩行時の疼痛と審美的改善を目的として手術を行った。術前 (A) の爪幅指数は右側

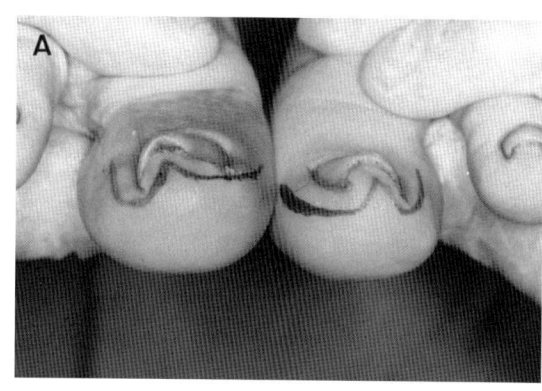

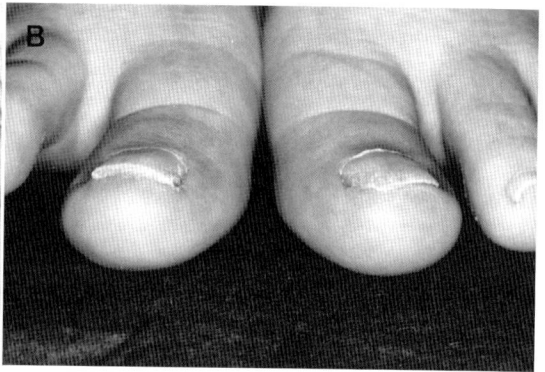

(A) 術前　　　　　　　　　　　　(B) 術後 11 カ月の状態
図 22・9　巻き爪の治療例（33 歳，女，両側母趾巻き爪）
（小坂正明ほか：巻き爪に対する新しい術式と評価法．日形会誌 19：676-681，1999 より引用）

表 2　著者の施設における巻き爪手術症例

症例数	36 例 52 趾
性差	男性 9 例，女性 27 例
年齢分布	13～88 歳（平均 48.6 歳）
罹患部位	両側 16 例
	片側 20 例（右 10 例，左 10 例）
術後経過観察期間	6～42 カ月（平均 18 カ月）

48.5％，左側 31.8％，爪高指数は右側 112.7％，左側 176.2％と高度の巻き爪変形を認めた。術後（B）爪幅指数は右側 100％，左側 100％。爪高指数は右側 13.3％，左側 13.3％と満足できる平坦な爪甲形態を獲得した（図 22・9）。

過去 6 年間の巻き爪手術 36 例 52 趾の結果をまとめた（表 2，図 22・10）。安定した治療成績が得られていることがわかる。

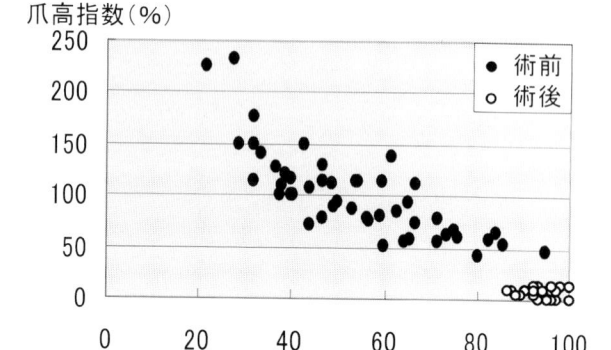

5．考　察

巻き爪手術の報告は陥入爪に比較して極めて少ない(表 3)。これらの術式[3)4)16)～19)37)～41)]には共通するいくつかの重点項目が存在する。

抜爪の要否について

抜爪については意見の分かれるところである。児島ら[17)]，後藤[26)]，黒川[40)]は全抜爪しない理由として，術後爪甲の肥厚の恐れ，ガーゼ交換時の疼痛緩和を挙げている。しかし，高度に弯曲した爪甲を温存すると逆に爪床の平坦化に支障が生じること，創傷被覆材（アクアセル®，コンバテック社など）を用いることでガーゼ交換時の疼痛は十分回避できる，などの理由で著者は抜爪を否定しない。

図 22・10　爪高指数・爪幅指数を用いた巻き爪手術前後の比較
術前（●），術後（○）の計測結果をプロットした。全例に良好な爪甲形態の改善が認められた。

切開線について

1959 年の DuVries[3)]の論文には現在行われる巻き爪手術手技の原点が見て取れる。切開線は魚口状切開か，または陥入爪手術と同じ楔状切除を両側に行う術式に大別されるが，唯一異なる手術法として Brown ら[37)]が抜爪後，趾尖に 2 カ所の皮膚切開を入れブラインド操作で爪床を剝離挙上する方法を発表している。この剝離操作で爪溝直下にスペースを作り，そのスペースに真皮移植を行うものである。侵襲の少なさという点で注目されるが，真皮移植がどれだけ volume を維持できるかは疑問である。

骨突出部の処理について

巻き爪における末節骨先端部の背面への骨突出は古くから指摘されている[3)4)]。爪高指数が示すとおり，爪甲先端は全例，背面に向かって反り上がっている。背面の骨棘と一致するが，では「爪の屈曲変

表 3 巻き爪手術術式の比較

報告年	報告者（文献番号）	概要	抜爪	骨棘削除	爪母の処理
1959	DuVries[3]	爪床皮弁	行う	行う	—
1970	Fosnaugh[4]	両側の爪郭楔状切除	行う	行う	行う
1979	Suzuki[39]	爪床縦切開，分層植皮	行う	—	—
1985	宇田川[38]	爪床皮弁。中央に切割	行う	—	—
1985	児島[16]	L 型切開	—	行う	行う
1992	碓井[15]	爪床皮弁。中央にZ形成	行う	—	—
1994	黒川[40]	両側の爪郭楔状切除	—	行う	行う
1999	小坂[17][18]	ジグザグ爪床皮弁	行う	行う	—
2000	Brown[37]	側爪溝直下に真皮移植	行う	—	—
2004	林[41]	爪床爪母挙上法	行う	行う	—

巻き爪手術は陥入爪手術に比べて報告例が少ない。各手術法の相違点を示す。

形」と「骨棘形成」はどちらが先の現象であろうか。DuVries[3]は爪甲の変形は末節骨背面の変形によって二次的に起こるとしたが，鬼塚[1]，尾郷[31]は爪縁巻き込みによる二次的隆起であると述べており，著者も同意見である。爪縁が内方に巻き込むと爪甲中央部は相対的に背面に向かって歪む。爪甲直下の爪床も背面に引き上げられるが，爪床は骨膜とかたく癒合しているため，骨背面に牽引力が働き，骨添加が進み，やがて骨棘が形成されると考えている。

爪母の処理は必要か

児島ら[17]，黒川[40]は爪郭形成術と爪母切除を組み合わせた術式を報告している（**表3**）。しかし著者は爪床前縁を拡大することが筒状に狭まった巻き爪変形に対する重要な解決策と考えており，結果として爪甲幅を縮める爪母切除は不必要と考えている。

その他の課題として，手術の保険請求の際の問題がある。保険点数表では「陥入爪手術」（K-091）は収載されているが，「巻き爪」の手術項目は存在しない。陥入爪ほど患者数は多くなくても潜在的な患者は少なからず存在すると思われる[18]ため，保険請求できるよう手術項目の新規申請が望まれる。

（小坂正明）

文 献

1) 鬼塚卓也：足趾の爪の変形．形成外科手術書(第2版)，pp 1005-1008，南江堂，東京，1988
2) Fowler AW：Excision of the germinal matrix：A unified treatment for embedded toe-nail and onychogryphosis. Br J Surg 45：382-387, 1958
3) DuVries HL：Diseases and deformities of the toe-nails. Surgery of the foot, edited by Inman VT, pp 204-222, The CV Mosby Co., St. Louis, 1959
4) Fosnaugh RP：Surgery of the nail. Skin surgery, edited by Epstein E, pp 604-628, Charles C. Thomas Pub., Springfield, 1970
5) Haneke E：Pincer nail. Nail Surgery：A text and atlas, edited by Krull EA, et al, pp 168-171, Lippincott Williams & Wilkins, Philadelphia, 2001
6) 東 禹彦，久米昭廣，谷口龍生ほか：爪甲過度内方彎曲症（挟み爪，巻き爪）のアクリル人工爪による治療．皮膚 42：437-444，2000
7) Parrinello JF, Japour CJ, Dykyj D：Incurvated nail. Does the phalanx determine nail plate shape? J Am Podiatr Med Assoc 85：696-698, 1995
8) 児島忠雄，室田英明，河野稔彦ほか：Endonychia constrictiva (incurvated nail) とその手術法．形成外科 21：100-104，1978
9) 尾郷 賢：陥入爪．形成外科 44：S 255～S 258，2001
10) 鈴木順夫：爪甲の発生，成長と再生．形成外科 31：94-102，1988
11) Lewis BL：Microscopic studies of fetal and mature nail and surrounding soft tissue. Arch Dermatol 70：732-747, 1954
12) Zaias N, Alvarez J：The formation of the primate nail plate；An autoradiographic study in squirrel monkey. J Invest Dermatol 51：120-136, 1968
13) 東 禹彦：陥入爪甲．MB Derma 81：188-194，2003
14) Lloyd-Davies RW, Brill GC：The aetiology and out-patient management of ingrowing toe-nails. Br J Surg 50：592-597, 1963
15) 児島忠雄，長野哲也，平川正彦ほか：われわれの陥入爪の手術法．形成外科 25：515-523，1982
16) 碓井良弘：陥入爪の観血的療法．整形外科 43：1243-1252，1992
17) 児島忠雄，長野哲也，今井孝行ほか：陥入爪 incurvatea nail の治療上の問題とわれわれの方針．形成外

科 28：454-459, 1985
18) 小坂正明, 上石 弘：巻き爪に対する新しい術式と評価法. 日形会誌 19：676-681, 1999
19) Kosaka M, Kamiishi H：New strategy for the treatment and assessment of pincer nail. Plast Reconstr Surg 111：2014-2019, 2003
20) Frost L：Root resection for incurvated nail. J Natl Ass Chiropodists 40：19-28, 1950
21) 碓井良弘：Ingrown toe-nail に対するわれわれの治療法. 形成外科 25：401-409, 1982
22) 南條文昭：変形爪の治療について；陥入爪治療を中心として. 形成外科 24：364-372, 1981
23) Clarke BG, Dillinger KA：Surgical treatment of ingrown toenail. Surgery 21：919-924, 1947
24) Heifetz CJ：Ingrown toe nail. Am J Surg 28：298-315, 1937
25) Mogensen P：Ingrowing toenail；Follow-up on 64 patients treated by labiomatricectomy. Acta Orthop Scandinav 42：94-101, 1971
26) 後藤昌子：陥入爪・巻き爪の再建. 四肢の形成外科最近の進歩（第 1 版）, 児島忠雄編著, pp 209-216, 克誠堂出版, 東京, 1993
27) 市岡 滋, 中塚貴志：陥入爪, 巻き爪. 形成外科 46：S 228-S 229, 2003
28) Murray WR, Bedi BS：The surgical management of ingrowing toenail. Br J Surg 62：409-412, 1975
29) 岡本泰岳, 中島龍夫, 吉村陽子ほか：陥入爪開放療法における最近の改良点. 形成外科 36：1261-1265, 1992
30) Giannestras NJ：Ingrown toenail-onychocryptosis. Foot disorders；Medical and surgical management, edited by Giannestras NJ, pp 434-436, Lea & Febiger, Philadelphia, 1973
31) 尾郷 賢：陥入爪, 巻き爪の治療. 形成外科 45：S 235-S 236, 2002
32) 大隈 昇, 飯田直成：われわれの陥入爪手術法（第 3 報）；術後の安静を最小限とした陥入爪根治術. 形成外科 37：1325-1331, 1994
33) 大野宣孝, 竹内ひろみ, 鹿児島博子ほか：陥入爪の手術法. 日形会誌 2：231-238, 1982
34) 桑名隆一郎, 浦田喜子, 松本真理ほか：爪床爪郭弁法による陥入爪の手術法. 臨皮 42：179-182：1988
35) 後藤昌子, 児島忠雄, 石井昌博ほか：最近 5 年間の陥入爪症例の検討；とくに不適当な治療を受けた症例について. 形成外科 34：603-608, 1991
36) 児島忠雄, 奥村講准朗, 河野稔彦：Incurvated nail の検討と治療成績. 形成外科 24：358-363, 1981
37) Brown RE, Zook EG, Williams J：Correction of pincer-nail deformity using dermal grafting. Plast Reconstr Surg 105：1658-1661, 2000
38) 宇田川晃一：彎曲爪（Incurvated nail）の手術法. 手術 39：249-253, 1985
39) Suzuki K, Yagi I, Kondo M：Surgical treatment of pincer nail syndrome. Plast Reconstr Surg 63：570-573, 1979
40) 黒川正人：全抜爪を行なわない巻き爪の手術法. 形成外科 37：75-78, 1994
41) 林 雅裕, 千明信一, 石井啓子ほか：巻き爪の手術と術後成績；8 年間 66 症例の治療経験. 日形会誌 24：345-349, 2004

和文索引

あ
アクリル樹脂　220,223
足趾先天異常　202
圧迫療法　45,46,47

い
石川浩三　126
石川の分類　132
陰圧閉鎖ドレッシング　31,35,36

え
エキスパンダー挿入（内視鏡補助下）　2
エキスパンダー法　1,6
延長速度　42

お
鬼塚法　222

か
外側骨間靱帯　221
外側足底動脈　193
外側大腿皮弁　24
仮骨延長法　212
仮骨形成　42
下肢慢性リンパ浮腫　184
下腿前外側皮弁　176
カラードップラー法　20
患肢温存手術　7,16
陥入爪　217

き
機能的筋皮弁移植術　10
逆行性筋膜皮弁　109
逆行性後骨間皮弁　107,110
逆行性前腕皮弁　107,109,135
逆行性短趾伸筋弁　142
逆行性橈骨動脈造影法　57
逆行性内側足底皮弁　192,195
逆行性母指背尺側島状皮弁　94
逆行性指動脈知覚皮弁　93
逆行性指動脈島状皮弁　87
胸背動脈穿通枝皮弁　21
巨趾症　212
筋膜の血管網　176
筋膜皮弁　19,115,145,167,168

く
クリッペル・トレノニー症候群　44,46

け
脛骨内果・腓骨外果部穿通枝皮弁　27
形状記憶合金　220
血管柄付き肩甲骨移植術　157

血管柄付き骨移植術　157
肩甲回旋動脈　157,158,159
肩甲骨外側縁の特徴　162

こ
硬化剤の選択　47
硬化療法　45,46,47
後脛骨動脈穿通枝皮弁　27
合指症　58,71
合趾症　205
後大腿皮弁　24,26
合短指型　69
合短指症　56
絞扼輪症候群　56
児島法　99,222
骨延長器　37,38
骨性合指症　56,61
骨軟部悪性腫瘍　7,16

さ
サーモグラフィー　20
佐藤のtype I 筋間皮膚穿通枝　176
佐藤（Satoh）のtype III の皮弁　177

し
尺側手根屈筋皮弁　123
尺側反回動脈　117
尺側反回皮弁　118
手掌ポケット法　129
上下殿筋動脈穿通枝皮弁　26
小三角皮弁　59,71
小趾列多趾症　202,203
掌側前進島状皮弁　90
掌側前進皮弁　90
小伏在リンパ管　185
静脈奇形　44,45
上腕外側皮弁　120
上腕後面皮弁　120
上腕内側皮弁　119
深下腹壁動脈穿通枝皮弁　21
神経血管柄三角皮弁前進法　88
深部リンパ管　185

す
水疱の処理　75

せ
切除縁評価　8
切除誘導術　185
切断指再接着術　125
前外側大腿皮弁　22
浅在リンパ管　185
浅腸骨回旋動脈穿通枝皮弁　22
穿通枝皮弁　19,20,174

先天異常手　42
先天性絞扼輪症候群　208
前内側大腿皮弁　24

そ
創外固定器　37
爪高指数　219
爪甲の解剖と機能　217
爪甲の機能　218
爪甲を矯正する方法　223
創傷被覆材　76
爪皮弁　99
爪幅指数　219
足趾（第II趾）皮弁　99
側頭筋膜弁　135

た
第1背側中足骨動脈の解剖　98
大腿筋膜張筋穿通枝皮弁　24
大腿筋膜張皮弁　196
大腿二頭筋短頭筋弁　152,155
大伏在リンパ管　185
第IV趾短縮症　211
多（合）趾症　202
玉井の分類　125,126,127,132

ち
知覚再建　83
知覚皮弁　83,109
中央列多趾症　202,204
中隔穿通枝皮弁　145
中隔皮弁　115
肘筋皮弁　124
中側副上腕皮弁　121
超弾性ワイヤー　223
長橈側手根伸筋皮弁　124

て
ティッシューエキスパンダー
　　　　1,61,62,68
手先天異常　55
手先天異常の分類マニュアル　55
デブリードマン　79,80,128
殿大腿皮弁　26

と
橈骨動脈穿通枝皮弁　21
同種植皮　81
島状皮弁　83
動静脈奇形（AVM）　44,47
橈側側副動脈　116
橈側反回動脈　116
橈側反回皮弁　120
ドップラー聴診法　20

な

内側足底神経　193
内側足底動静脈　192
内側足底動脈浅枝　193
内側足底動脈浅枝の内側枝　193
内側足底動脈穿通枝皮弁　27
内側足底皮弁　179, 192, 193, 194
内側大腿皮弁　24

に

II度深達性熱傷　75
II度浅達性熱傷　75

ね

熱傷深度　75
熱傷深度の判定　75

は

背側矩形（M型）皮弁　205
背側矩形弁　58
背側指神経　84
ハイドロコロイド　76
ハイドロジェル　76
反回骨間動脈　108, 117
反回骨間皮弁　121

ひ

皮下茎島状皮弁　194
皮下組織茎島状皮弁　88
皮膚性合指症　56, 58
平瀬の分類　202

ふ

フィルムドレッシング　31, 36
複合裂手　56
伏在皮弁　26
腹壁バンキング　134
腹壁皮弁　134
浮腫組織切除術　185

ほ

母指形成不全　73
母指切断　37, 42, 43
母指多指症　69, 72
母指背側の皮膚血行　85
母趾列多趾症　202, 204

ま

巻き爪　217, 223

も

モニタリングリザバードーム　2, 4, 6

ゆ

遊離肩甲骨移植術　162
遊離趾骨移植術　64, 65
遊離皮弁　196
指延長法　37, 42
指神経背側枝　84
指背側皮膚の血行　85

よ

横軸形成障害　69
横軸形成障害合短指型　72

り

リンパ管奇形（LM）　44, 46
リンパ管静脈吻合術　184
リンパシンチ　186, 189
リンパ浮腫　185
リンパ誘導術　185

れ

レーザー治療　45, 46, 47
裂手症　63, 72
裂閉鎖　63

わ

腕橈骨筋皮弁　123

欧文索引

A

adecuate wide procedure 8, 17
ALT flap 22
AMT flap 24
anconeous flap 124
antecubital flap 123
anterior lymph trunk 185
anterior tibial (arterial) flap
　　　　　　　　154, 170, 176
anterolateral flap 22
anteromedial thigh flap 24
arterio-venous malformation 44
avulsion injury 140
axial regional flap 145

B

biological dressing 76
brachioradialis m-c flap 123
Brent 法 125, 129
Büchler 83
Buck-Gramcko 法 59, 61, 72

C

composite graft 125, 129, 132
curative procedure 8, 17

D

DB 75
DDB 75
deep inferior epigastric artery perforator flap 21
degloving injury 134
DIEP flap 21
distally based fasciocutaneous flap 177
distally based posterior calf fc flap 171
distally based sural flap 178
distal transverse palmar arch 126
DMF flap 83, 87, 93
dorsal middle phalangeal finger flap
　　　　　　　　　　　　83, 87
DP 皮弁 196
DTPA 126
DuVries（法） 217, 222

E

extended TWA flap 138, 142
extensor carpi radialis longus flap 124

F

first web flap 99

flexor carpi ulnaris flap 123
Foucher 83

G

genu flaps 145, 154
gluteal thigh flap 26

H

Heifetz の病期の分類 219
hemipulp flap 97, 99

I

I-GAP flap 26
incurvated nail 217
inferior gluteal artery perforator flap 26
ingrown nail 217
innervated cross finger flap
　　　　　　　　　　83, 86, 93
in situ preparation 法 9, 10, 13, 15
International Society for the Study of Vascular Anomalies (ISSVA) 44
interosseous recurrent flap 117, 121

K

kite flap 83
Klippel-Trenaunay Syndrome 44
Kutler 84, 88
Kutler 変法 89

L

labiomatricectomy 220, 222
lateral interosseous ligament 221
lateral supramalleolar flap
　　　　　　　　　170, 177, 178
lateral thigh flap 24
lateral upper arm flap 120
Lewis らの 3 層 3 元説 218
long pedicle perforator flap 19
lower posterolateral thigh flap 150
LVA 184
lymphatic malformation 44
lymphaticovenous anastomosis 184

M

Masada らの分類 203
Matev 37, 42
medial arm flap 119
medialis pedis flap 97
medial or lateral malleolar artery perforator flap 27
medial plantar artery perforator flap 27
medial plantar flap 179

medial thigh flap 24
middle collateral flap 121
Mogensen 220, 222
moist wound healing 36
Morrison 96, 97

P

partial toe transfer 99
perforator based flap 167, 173, 174
peroneal flap 154, 171, 180
pincer nail 217
pin prick test 75
popliteal flap 170
popliteo-posterior thigh flap
　　　　　　　　　　148, 154
posterior arm flap 120
posterior calf flap 151, 154
posterior thigh flap 24
posterior tibial artery flap 154
posterior tibial artery perforator flap 27
posterior tibial flap 170
PPT flap 148

R

radial artery perforator flap 21
radial recurrent flap 120
RAP flap 21
reversed saphenous neurocutaneous island flap 181
reverse flow anterior tibial flap 181
reverse flow peroneal flap 177
reverse flow saphenous island flap 152
reverse medial arm flap 118
reverse-pedicled anterior tibial flap 177
reverse upper arm flap 120
reverse vascular pedicle digital island flap 87

S

saphenous fc flap 170
saphenous flap 26, 152, 154
SCIP flap 22
SDB 75
septocutaneous flap 145, 154
S-GAP flap 26
short pedicle perforator flap 19
skin fascial gastrocnemius flap 170
SLG flap 148, 154
SMG flap 149
Snow-Littler 法 64, 72
stepladder 法 89

subfacial plexus 176
Subzone 分類 126,127
Sugihara 61
superficial brachial flap 117,123
superficial circumflex iliac artery perforator flap 22
superficial plexus 176
superior gluteal artery perforator flap 26
superior lateral genu flap 148
superior medial genu flap 149,154
sural (fasciocutaneous) flap 151,154,168
Swanson 56

T

tangential excision 75,77
TAP flap 21
tensor fascia lata perforator flap 24
TFL perforator flap 24
Thompson 法 189
thoracodorsal artery perforator flap 21
tissue expander 法 1,61,62,68
Tranquilli-Leali 84,88
Tranquilli-Leali 変法 89
true perforator flap 19,30
tubed abdominal flap 135
tubed flap 135
TWA flap 136,142
twisted flap 96
twisted wrap-around flap 136
type II 筋間皮膚穿通枝 177
type III 筋間皮膚穿通枝 177

U

ulnar recurrent flap 118

V

V.A.C.™システム 33,35
van der Biezen 法 61,62
vascular malformation 44
venous malformation 44
VY 形成術 192,193,194
VY 前進皮弁 88

W

Webster 59
wrap around flap 96,97

Z

Zaias らの1層1元説 218
Zone 分類 126,127

形成外科 ADVANCE シリーズ I-2
四肢の形成外科：最近の進歩 〈検印省略〉

1993年 6月21日　第1版第1刷発行
2002年 5月 1日　　〃　　第2刷発行
2005年10月11日　第2版第1刷発行

定価（本体 19,000 円＋税）

　　　　　　　　監修者　波利井清紀
　　　　　　　　編集者　児島　忠雄
　　　　　　　　発行者　今井　　良
　　　　　　　　発行所　克誠堂出版株式会社
　　　　　　　〒113-0033　東京都文京区本郷 3-23-5-202
　　　　　　　　電話（03）3811-0995　振替 00180-0-196804
　　　　　　　　URL http://www.kokuseido.co.jp

ISBN 4-7719-0297-6　C 3047　￥19000 E　　印刷　三報社印刷株式会社
Printed in Japan © Tadao Kojima 2005
・本書の複製権・翻訳権・上映権・譲渡権・公衆送信権（送信可能化権を含む）は克誠堂出版株式会社が保有します。
・**JCLS**＜㈱日本著作出版権管理システム委託出版物＞
本書の無断複写は著作権法上での例外を除き禁じられています。複写される場合は，そのつど事前に㈱日本著作出版権管理システム（電話 03-3817-5670，FAX 03-3815-8199）の許諾を得てください。